科学出版社普通高等教育案例版医学规划教材

供医学检验技术等专业使用

案例版

临床输血学检验技术

主　编　夏　荣　蔡晓红

副主编　邱　艳　乐爱平　周华友　李忠俊　张　军　卢发强

编　委（按姓氏笔画排序）

于　洋（中国人民解放军总医院第一医学中心）　　王　震（浙江省人民医院/

卞茂红（安徽医科大学第一附属医院）　　　　　　　　　　杭州医学院附属人民医院）

文爱清（陆军军医大学大坪医院）　　　　　　　尹　文（空军军医大学第一附属医院）

卢发强（大连大学附属中山医院）　　　　　　　乐爱平（南昌大学第一附属医院）

朱　颖（赣南医科大学第一附属医院）　　　　　向　东（上海市血液中心）

刘志远（北京市红十字血液中心）　　　　　　　李长清（中国医学科学院输血研究所）

李忠俊（陆军军医大学第二附属医院）　　　　　李剑平（辽宁省血液中心）

杨　茹（武汉血液中心）　　　　　　　　　　　邱　艳（北京市红十字血液中心）

张　军（蚌埠医科大学第一附属医院）　　　　　张　琦（复旦大学附属华山医院）

张树超（青岛大学附属医院）　　　　　　　　　陈　伟（新疆维吾尔自治区人民医院）

陈春霞（四川大学华西医院）　　　　　　　　　林俊杰（上海市血液中心）

周小玉（江苏省人民医院/　　　　　　　　　　周华友（南方医科大学南方医院）

　　　　南京医科大学第一附属医院）　　　　　桂　嵘（中南大学湘雅三医院）

夏　荣（复旦大学附属华山医院）　　　　　　　顾海慧（海军军医大学第一附属医院）

黄豪博（福建医科大学附属协和医院）　　　　　谢　珏（浙江大学医学院附属第一医院）

蔡晓红（上海交通大学医学院附属瑞金医院）

秘　书　杜丹心（复旦大学附属华山医院）

　　　　曾一梅（上海交通大学医学院附属瑞金医院）

科学出版社

北　京

郑 重 声 明

为顺应教学改革潮流和改进现有的教学模式，适应目前高等医学院校的教育现状，提高医学教育质量，培养具有创新精神和创新能力的医学人才，科学出版社在充分调研的基础上，首创案例与教学内容相结合的编写形式，组织编写了案例版系列教材。案例教学在医学教育中，是培养高素质、创新型和实用型医学人才的有效途径。

案例版教材版权所有，其内容和引用案例的编写模式受法律保护，一切抄袭、模仿和盗版等侵权行为及不正当竞争行为，将被追究法律责任。

图书在版编目（CIP）数据

临床输血学检验技术/夏荣，蔡晓红主编. —北京：科学出版社，2024.6
科学出版社普通高等教育案例版医学规划教材
ISBN 978-7-03-078513-8

Ⅰ.①临⋯　Ⅱ.①夏⋯②蔡⋯　Ⅲ.①输血–血液检查–医学院校–教材　Ⅳ.① R446.11

中国国家版本馆 CIP 数据核字（2024）第 095952 号

责任编辑：胡治国/责任校对：宁辉彩
责任印制：张　伟/封面设计：陈　敬

科学出版社 出版
北京东黄城根北街 16 号
邮政编码：100717
http://www.sciencep.com
北京华宇信诺印刷有限公司印刷
科学出版社发行　各地新华书店经销
*
2024 年 6 月第　一　版　开本：787×1092　1/16
2024 年 8 月第二次印刷　印张：17
字数：502 000
定价：**59.80** 元
（如有印装质量问题，我社负责调换）

科学出版社普通高等教育案例版医学规划教材

（医学检验技术专业）

丛书编写委员会

前　言

血液，作为"生命之本"的认知，起源于人们对于生命现象的探索，古代宗教一直热衷于进行血液的祭祀，血液被认为是神圣的信仰和创生的源泉。人类对于血液的应用最早体现在饮血和放血，古埃及人赞誉这种做法有益健康。15 世纪末，意大利名医杰内西奥（Genesio）企图采用输血救治垂危的罗马教皇，结果是以受血者和献血者都死亡的悲剧而告终。一直到 1901 年，奥地利生物学家兰德施泰纳（Landsteiner）发现了 ABO 血型，输血才从蒙昧走向科学。

近年来，随着临床输血实践的不断深入，输血医学飞速发展，已成为临床医学下的二级学科。党的二十大报告强调，要"推进健康中国建设""把保障人民健康放在优先发展的战略位置，完善人民健康促进政策"。输血作为抢救患者生命不可或缺的重要治疗手段，其内涵建设显得尤为重要。输血医学是研究血液及其衍生物应用于疾病治疗的一门学科，主要研究与血液和输血相关的基础理论、血液免疫机制与临床治疗、输血技术应用与扩展、献血服务与血液质量、成分输血与成分血应用、经血液传播疾病的预防与治疗、信息化管理等，研究和推广输血新技术，达到输血的科学性、安全性、有效性和可及性。

本教材共分 14 章，详细介绍了临床输血过程中所涉及的各类成分血制备和保存及输注适应证和输注方法；各类成分血血型系统及检测技术；血液成分的临床应用；临床输血程序；患者血液管理；特殊临床情况下的检测与输血；输血不良反应；输血传播性疾病；血液安全监测；输血治疗新技术等相关内容。

本教材的编写原则为在加强"基础理论、基本知识、基本技能"（三基）的基础上，突出"新"和"精"、系统性和实用性，最大程度上反映输血医学领域的新发现、新进展。本教材坚持思想性、科学性、先进性、适用性的统一，每章均结合案例讲解，进行案例分析、问题导航及知识拓展，特别强调理论与实践的联系，注重培养医学生掌握临床输血路径，提高输血检验实验技能和创新能力。

本教材编者均为从事输血医学专业的医疗、教学和科研一线的专业技术人员，具有丰富的临床经验和扎实的理论基础。本教材可作为医学检验技术本科生和临床医学本科生、研究生的输血医学教学用书，也可作为输血医学相关领域专业技术人员的辅导教材。

受编者水平所限，书中难免有疏漏之处，敬请读者批评指正。

夏　荣

2023 年 12 月于上海

前　言

目　　录

第一章 绪 论

一、输血医学的定义及研究领域

输血医学是研究血液及其成分（包括血液代用品）应用于疾病治疗的一门学科，我国《输血医学术语》（WS/T 203—2020）将其定义为：输血医学是临床医学的重要组成部分。主要研究与血液和输血相关的基础理论、血液免疫机制与临床治疗、技术应用与扩展、献血服务与血液质量、成分输血与血液制品应用、经血液传播疾病的预防与治疗、信息化管理等，研究和推广输血新技术，达到输血的科学性、安全性、有效性和可及性。近年来，临床医学对输血医学的内涵要求不断提升，加之各种高新技术不断向输血医学领域的渗透，输血医学飞速发展并已成为医学科学中的一个重要分支。2016 年 7 月 25 日，中国国家标准化管理委员会发布 2016 年第 11 号公告，批准在"320 临床医学"下增设二级学科"输血医学"，学科代码 32032。"输血医学"二级学科下设置基础输血学、献血服务学、输血技术学、临床输血学、输血管理学和输血医学其他学科共 6 个三级学科，自 2016 年 7 月 30 日起实施。

输血医学是临床医学中的一门独立的典型交叉学科，与相关生物学、基础医学和临床医学，诸如免疫学、遗传学、生理学、生物化学、低温生物学、分子生物学、医学生物工程学、病毒学、医用高分子学和卫生管理学等学科相互交叉和渗透，相互促进，共同发展。输血医学的研究领域包括基础输血学、输血技术学、临床输血学、献血服务学和输血管理学等内容。基础输血学主要研究免疫血液学、血型群体遗传学、人类白细胞抗原（HLA）、输血传播性疾病、血液替代品和通用血研究等。输血技术学主要研究血液采集、分离与制备技术；输血传播性疾病检测技术；白细胞去除技术；血液辐照技术；病毒灭活技术；血液低温冻存技术；血液冻干技术；输血相容性检测技术；血小板配型技术；组织配型技术；输血相关血栓与止血检测技术；血液保存与运输技术等。临床输血学主要研究全血、成分血、血液制品的临床应用；输血适应证与禁忌证；输血前评估及输血后疗效评价；输血护理；输血不良反应及防治；细胞治疗；基因工程产品的应用；血浆置换与单采治疗；胎儿和新生儿溶血症输血治疗和自体输血等。献血服务学主要研究无偿献血宣传、献血者招募、建立稀有血型血液供者库、咨询、管理、护理和服务等；输血管理学主要研究血站质量管理、医院临床用血全程质量管理以及实验室的质量管理等。

二、输血医学发展史

输血的最初概念只是将献血者的血液输注给患者，特别是发生严重出血的患者，以达到缓解患者症状、保证机体各组织器官血液供应、纠正缺氧症状的治疗目的。现在输血已发展成一门独立的临床医学学科——输血医学。输血医学围绕将无偿献血者捐献的血液输注给患者进行救治这一中心，研究、开发和应用一切可采用的科技手段及管理措施，提高输注的血液及其成分以及血液代用品的质量和安全性，从而保证临床输血的科学性、安全性、有效性及可及性。输血医学如同其他医学学科的发展历程一样，是随着人类社会的发展而逐渐发展起来的，人们对输血医学的认识也是从原始逐步走向科学的过程。

1. 血液循环的发现 哈维（Havey）是英国 17 世纪著名的生理学家和医生，于 1616 年第一次提出了关于血液循环的理论，明确指出血液不断流动的动力来源于心肌的收缩压。1628 年他将血液循环理论整理成论文并发表，使人们第一次认识到循环系统的构成和功能，这一新观念也促成了血管内液体输注试验的出现，为临床输血奠定了理论基础。

2. 动物与人体间输血 在人们对血液循环系统和生理结构认知的基础上，1665 年英国医生洛厄（Lower）用鹅毛管将一只犬的动脉与另一条放血后濒临死亡的犬的静脉相连接，并成功将其救治。最早的人体输血是在 1667 年，法国德尼（Denis）先后将羊血和牛血输注人体，但随着有受试者因此而死亡，17 世纪后期西欧各国相继立法禁止输血，输血治疗的尝试因此停滞了很长时间。

3. 人与人之间输血 18 世纪期间，虽输血实践毫无进展，但红细胞携氧功能等输血相关的血液生理学基础逐渐被认知，这也推动了 1818 年英国产科医生布伦德尔（Blundell）首次对产妇大出血患者实施了人与人之间的输血治疗，一些产后严重出血的患者经输血被成功救治。虽然当时还无法解释为什么有些患者输血后得以成功救治，而有的却死亡了，但其开创的输血治疗在当时的医学界还是引起了不小的轰动。之后他还首次发明了直接输血法及重力输血器，利用重力来做输血时的推动器，这种输血方法沿用了 100 年左右。目前公认其开创了直接输血法，并作为第一位把人血输给人的先驱者而载入史册。之后，詹宁斯（Jennings）等报道了 243 例输血病例，其中 114 例（46.9%）患者输血后康复。当时血型理论尚未出现，对于溶血性输血反应、血液凝固和操作污染等所导致输血不安全事件还知之不清。

4. 消毒方法的建立 1867 年英国外科医生利斯特（Lister）首创了消毒法，将输血器具消毒，并实行手术无菌操作，有效降低了输血相关感染性风险。

5. 抗凝剂的发明 1774 年英国解剖学家休森（Hewson）发现中性盐有抗凝作用，但并未应用于临床。直至 1868 年产科医生希克（Hick）发现在血液中加入磷酸钠能起到抗凝作用；1890 年瑞士两位生理学家首次发现在血液中加入少许草酸盐或枸橼酸钠能防止血液离体后凝固，24 年后，比利时、阿根廷和美国的科学家几乎同时发现枸橼酸钠的抗凝作用，并在 1943 年首次配制出酸性枸橼酸盐-葡萄糖（ACD）抗凝保存液。

6. 血型发现 1900 年，兰德施泰纳（Landsteiner）发现了人类红细胞 ABO 血型系统，为此，他获得了 1930 年的诺贝尔生理学或医学奖，并赢得了"血型之父"的美誉。1939 年 Landsteiner 和威纳（Wiener）发现了 Rh 血型，1958 年法国多塞（Dausset）首次发现了人类白细胞抗原，人类血小板抗原是 1959 年后陆续被发现的。人类血型的发现是输血史上划时代的贡献，标志着现代输血的发端。

7. 交叉配血试验 自发现血型系统后，交叉配血试验被正式提出和应用，开启安全输血新内涵。1907 年赫克通（Hektoen）首次将凝集技术引入了输血前测试，建立了交叉配血试验。1908 年奥滕伯格（Ottenberg）首次实施交叉配血试验，进行相容性血液输注，部分解决了溶血反应的问题。1945 年英国免疫学家库姆斯（Coombs）发明了抗球蛋白试验，使得检测不完全抗体（IgG）成为可能，这种间接和直接的血液凝集检测试验后被称为 Coombs 试验。目前交叉配血试验已广泛应用于临床，保障输血安全。

8. 血库的建立 1918 年在第一次世界大战期间首次出现了战地血库，1921 年伦敦有了输血服务所和输血服务中心。1927 年美国出现有偿供血组织，次年出现了无偿供血组织。1937 年美国首家血库在芝加哥成立，随后发达国家开始普遍建立专业的采供血机构和医院血库，规模化、系统化的血液采集、储存、运输和发放的运作和管理体系开始形成，这就是血库技术体系（blood banking），血库技术使输血治疗成为临床常规。1948 年美国血库协会（American Association of Blood Banks，AABB）成立。我国于 1944 年在昆明成立了"军医署血库"；1947 年 9 月，南京中央医院血库成立；1953 年，解放军后勤部在沈阳建立了新中国第一个大型血库；1958 年在中国医学科学院建立了第一个血站，现在全国已建成涵盖各省、市级和军队的血站系统。

9. 成分输血 20 世纪中期以前，临床输血研究的重点主要集中在如何提供充足的血液供应。同时临床资料显示 80% 以上的患者不需要传统的全血输注，只需要血液中的一种或两种成分。随后提出应根据患者需要分别输入血液中的不同成分。20 世纪 70 年代成分输血开始逐渐替代全血输血，这是临床输血史上又一项历史性的变革。成分输血具有安全性、有效性，以及一血多用、节约血液资源等优点。

10. 自体输血 1885 年米勒（Miller）首次利用磷酸钠的抗凝作用实施回收式自体输血，1921 年格兰特（Grant）将预存式自体输血首次应用于临床，1965 年克勒费科恩（Klövekorn）将稀释性自体输血用于临床。1978 年全自动自体血液回收系统研制成功。目前自体输血已广泛应用于包括骨科、妇产科、心血管和神经外科等多个临床领域，不仅能有效避免异体输血所致传染病风险和不良反应，还能有效节约血液资源，同时减少了患者的医疗经济负担，具有深远的社会意义和经济意义。

11. 限制性输血 由于血液供应不足以及异体输注所带来的潜在风险，国内外学者对临床用血的安全性和合理性逐渐重视，输血治疗由开放性过渡到限制性，即患者须达到一定输血指征才能给予输血。但由于不同个体对贫血的耐受能力各不相同，不同器官对供氧的需求及贫血耐受能力亦不相同，因此尚需开展对不同人群、不同部位手术限制性输血指征的系统研究，明确不同疾病状况下的特定输血策略。

12. 患者血液管理 2010 年第 63 届世界卫生大会首次对全面推行患者血液管理（patient blood management，PBM）提出了明确要求，2011 年世界卫生组织（World Health Organization，WHO）的血液安全全球峰会的主题即为 PBM，其定义是以患者为中心，采用循证医学证据和系统方法，使患者管理、输血质量、医疗效果最优化。PBM 的目的是通过安全合理地使用血液及其成分，最大程度地降低不必要的血液输注，最终改善患者的预后与转归。

13. 输血医学二级学科建立 输血医学二级学科的设立，不仅对我国临床输血，更将对输血医学的基础与临床起到推动作用，是输血医学发展的一个新起点，是输血学科发展史上的里程碑。

临床输血学历经了几个世纪的演变，已从单纯的全血输注转为成分血输注，从开放性输血转为限制性输血，目前正探索个体化输血治疗，对于患者的救治起到不可替代的作用，但是相比于其他医学分支，它还是一个年轻的学科，基础研究相对薄弱，相关治疗机制还不明确。随着输血医学二级学科的建立，输血医学基础与临床实践的不断进步，临床输血学势必会步入一个快速发展的新时代。

三、输血医学伦理

国际通用的医学伦理学基本原则一般是尊重、有利、不伤害、公正原则。输血医学临床工作中蕴含着深刻的医学伦理理念。输血治疗所用血液有其特殊性，来源于无偿献血者的爱心捐献。为了向临床提供最安全和适当的血液及其成分，采、供血机构不可避免地面对和承担献血服务和输血医学实践中的伦理问题。常见输血医学伦理问题包括血液资源的可及性、输血费用增加、输血感染风险、输血相关不良反应及输血后疗效存在的争议等方面。

2021 年初国际输血协会（International Society of Blood Transfusion，ISBT）伦理委员会常委会（Standing Committee on Ethics）起草新版规范《输血医学伦理规范》的伦理原则，患者输血过程中涉及的医学伦理主要有：患者除了获得公平的治疗外，其自主权也需要得到尊重。决定输血应当是为了患者的利益，避免对患者造成不必要或不合理的伤害。

案例 1-0-1

患者，女，49 岁，因"血尿 4d 伴发热、头痛、呕吐 1d"于 2008 年 2 月 14 日入院，诊断为血栓性血小板减少性紫癜（TTP）。主治医师给患者实施血浆输注治疗，在输注后 1 周的检验报告发现该患者梅毒阳性，患者家属认为是输血感染。调查发现，该患者输血前并没有签署输血治疗知情同意书，且没有进行梅毒检验。患者家属既不交费，也不陪护，要求医院负全部责任。

问题：

1. 该患者梅毒阳性的可能传播途径有哪些？
2. 该患者的医疗纠纷的责任方是谁？

----- **案例 1-0-1 问题导航** -----

1. 患者输血前知情同意的内容有哪些？
2. 患者输血前知情同意的确认形式是什么？
3. 我国《临床输血技术规范》要求患者输血前须做哪些传染病学检测？

输血医学伦理原则主要包括以下几个方面。

（一）知情同意原则

知情同意（informed consent），亦称"知情后同意"（last informed consent），是自主权的具体表现形式，是临床诊疗工作中处理医患关系的基本伦理准则之一；它可分为两部分，一部分是知情原则，指在医疗卫生服务过程中，医务人员行医时必须将病情发展、诊断结论、治疗方案（输血方案）、恢复程度、疾病预后及治疗费用等方面的翔实信息，特别是诊治方案的性质、依据、作用、损害、风险及有可能出现的意外等情况，向患者和（或）家属进行充分告知；另一部分是同意原则，在患者和（或）家属知情的基础上，经过思考并充分理解后，自主作出决定，并以相应的方式表达其同意或拒绝此种治疗方案的意愿或承诺。对于输血治疗来说就是，输注成分血之前必须让患者了解输血存在的已知危险/益处和（或）替代性治疗方式。患者有权接受或拒绝输血。

（二）医疗最优化原则

医疗最优化原则（principle of best medicine）指在临床实践中，医务人员在选择诊疗方案时秉承以最小的代价获取最大效果的决策原则，也可称为"最佳方案原则"，即在有效诊疗条件下，采用痛苦最小、耗费最少、疗效最佳、副作用最小的诊疗方案，也是行善原则、不伤害原则在临床工作中的具体应用。在输血医学里，医疗最优化原则是采取最佳采、输血原则。

（三）医疗保密原则

医疗保密原则通常是指医务人员在医疗服务过程中不向他人泄露能造成医疗不良后果的有关患者疾病的隐私。所谓"医疗不良后果"是指泄露患者此类隐私会直接或间接损害其身心健康及人格、尊严和声誉等。医疗保密原则是对医务人员的特殊要求，既是法定义务也是道德义务。医疗保密的伦理条件：医疗保密实施的前提是不伤害患者的自身健康与生命利益；不伤害他人利益；不损害社会公众利益；不能与现行法律相冲突。

（四）协作原则

二维码　案例 1-0-1 问题导航的知识聚焦

协作原则（principle of each help）即医学服务中（包括采、输血服务）医医、医患互相合作、互相帮助的伦理原则。在医医、医患关系中，要求医务人员共同维护患者利益和社会公益；彼此平等，互相尊重；彼此独立，互相支持和帮助；彼此信任，互相协作和监督；互相沟通交流，团结一致，共同为患者的健康去努力。

----- **案例 1-0-1 分析** -----

梅毒是由梅毒螺旋体导致的传染性疾病，主要传播途径是性传播，其他的传播途径还包括母婴垂直传播、母婴水平传播、血液传播及间接接触传播。而该患者 49 岁，梅毒阳性的可能传播途径为性传播、血液传播和（或）间接接触传播。

由于该患者输血前并未按照《临床输血技术规范》相关规定进行输血前传染病学检测，因此该患者产生梅毒的原因一方面不排除其在输血前已经感染梅毒；另一方面虽然血站会对献血者进行相关梅毒及输血传播传染病的检测，但是由于窗口期的存在也不排除患者是由输血导致的梅毒感染。

在本案例中首先医疗机构并未告知患者输血风险和签署知情同意书，其次输血前未进行患者梅毒相关检测，不能证实其梅毒感染与此次医疗行为无关，因此不能排除患者感染梅毒与此次输血医疗行为存在一定的因果关系，医院应承担一定的责任。

四、输血医学发展趋势

输血医学是一门从社会学到医学，从基础到临床的综合性学科，也是一门桥梁学科，是现代医学不可或缺的重要组成部分。近年来，随着输血医学的飞速发展，特别是我国输血医学二级学科的建立，大大推动输血医学基础研究及临床输血实践的不断发展。目前输血医学发展动态以及将来所面临的挑战，可以从以下几个方面解读。

1. 免疫血液学（immunohematology）　是免疫学的一个分支，也是现代输血医学的重要理论基础，主要研究血液及其成分的抗原、抗体及抗原抗体的相互作用。血型是血液成分的一种遗传多态性标记，是产生抗原抗体的遗传性状，其定义最初是指红细胞表面抗原，而后发现血液中白细胞、血小板、粒细胞和血浆蛋白都有各自的抗原。截至 2023 年 7 月 31 日，世界上被认可的人类血型系统共有 45 种，包含 360 种红细胞抗原。新确认和增加了 1 个红细胞血型系统 CD36，确认和增加的 6 个抗原分别是 005 号 LU 系统的 LU11、LURA，006 号 KEL 系统的 KHOZ，022 号 KN 系统的 KNMB，030 号 RHAG 系统的 THIN 和红细胞新系统 045 号 CD36 的 CD36.1。随着研究的不断深入，可能还会发现并确认更多新的血型系统。发现人类血型系统的意义远不止输血安全，它还直接推动了免疫血液学和移植生物学的发展，并成为遗传学、人类学、法医学和输血医学等的重要研究工具。

2. 输血新技术　随着输血医学的进一步发展，分子生物学技术已广泛应用于输血医学的研究和临床实践中，如红细胞血型基因分型、血小板血型基因分型、HLA 分型和病毒核酸检测等。血液检测已实现标准化、自动化、批量化，而血液传播病原体的血液免疫学及核酸检测方法的不断创新，提高了检测质量、降低了检测成本，并缩短了输血传播传染病检测的窗口期，并使配合性成分输血不断发展。新的输血设备与材料，如血液辐照仪、白细胞过滤器、血细胞分离机、自体血回输机等的应用，既提高了输血疗效、节约了血液资源，又保障了临床输血安全。新一代成分血制品，如基因重组细胞因子、凝血因子的研究和应用，以及造血干细胞移植、治疗性单采、富血小板血浆治疗及细胞治疗等新技术的临床逐步推广，使输血医学有了更广阔的发展空间。输血医学已由最初的简单配血、发血逐步发展为集相关血液、细胞采集和治疗于一体的综合性学科。

3. 细胞治疗　近年来，随着细胞生物学尤其是干细胞生物学的飞速发展，细胞治疗在基础研究领域取得了很大的进展。按照细胞种类可以分为干细胞治疗和免疫细胞治疗，部分基础研究成果已开始在血液系统疾病、心血管系统疾病、神经系统疾病、肌肉骨骼相关疾病、糖尿病等多种疾病的临床试验中得到应用，并取得了令人振奋的初步研究成果，展示了广阔的临床应用前景。虽然细胞治疗的临床应用在国外已经取得了瞩目的成果，但目前我国仍相对滞后，尚缺乏统一的细胞治疗标准和评价体系，急需在规范诊疗标准的同时进一步提高疗效与特异性，扩大适应证，并不断探索新的治疗方法，为我国细胞免疫治疗的国际化和专业化发展奠定基础。

4. 治疗性血液成分单采　是指分离和去除患者血液中某些病理性血液成分，然后废弃和（或）回输正常血液成分，使患者因血细胞或血浆质和（或）量的异常而产生的相关症状很快去除并好转，是一种有效而且较为简便、安全的血液治疗手段。从本质上讲，成分血单采是古老的放血疗法的延伸与拓展，在科技发达的今天，古老的放血技术已经演变为由全自动血液分离机完成的血液单采术。治疗性血液成分单采在国外开展较早，其适应证由美国单采协会（American Society for Apheresis，ASFA）指南规定，目前已经更新至第 9 版，共列举了 91 种疾病、166 种适应证，包括多种血液系统疾病、泌尿系统疾病、神经系统疾病、风湿性疾病等，用于系统指导临床运用治疗性单采术。我国在这方面的研究技术尚待进一步提高，随着输血医学的发展需要和对外交流的增加，治疗性血液成分单采势必会成为临床输血学的一个重要发展方向。

5. 精准输血　临床医学目前已进入到精准诊断和精准治疗的新时代，输血治疗在精准医疗思路的指引下，也迈入个体化精准输血时代。精准输血有两个层面：广义上指针对每个患者制订个体化的输血方案，在合适的时间进行合适的输血。狭义上由于血细胞上抗原众多，血浆内成分复杂，从安全、有效输血的原则出发，精准输血要体现供受者之间多成分的相合/相容性，指所输注血液成分应与受者血液成分的抗原抗体相合/相容，包括红细胞系统、白细胞系统、血小板系统、血浆蛋白等。

6. 电子交叉配血　这是输血技术在信息化时代发展的必然产物。红细胞 ABO 血型的发现是探索性输血与科学性输血的分界点，是现代科学输血的里程碑。紧随其后的 ABO 同型输血、配合性输血和交叉配血试验的应用为安全输血提供了重要保障。然而，传统的血型血清学交叉配血试验，包括盐水介质凝集技术、聚凝胺法、柱凝集法、抗球蛋白法、酶法等都存在相关的缺点，如实验项目多、重复操作多、实验时间长、书面记录多、交接环节多、劳动强度大、易受假性结果影响、易发生人为差错等。因此，人们试图摆脱血型血清学交叉配血试验的束缚，在信息化高速发展的当代，电子交叉配血应运而生。AABB 第 14 版指南中规定，采用抗球蛋白法，不规则抗体筛查试验结果如为阴性，常规的抗球蛋白法交叉配血试验可不做。1989 年英国血液学标准委员会也将电子交叉配血写入指南。电子交叉配血的要求：①受血者和献血者的血型结果要绝对正确；②受血者及献血者不规则抗体筛查为阴性；③必须具备电子交叉配血操作的硬件设施和软件系统。电子交叉配血是一套经过确认的软件系统，用来确定献血者血液和受血者之间是否配合，这种配合性需要通过计算机软件逻辑性程序来确定。

电子交叉配血的优越性主要体现在节省时间、减少实验室工作量、减少交叉配血与输血比例、减少对交叉配血标本量的需求、排除血清学交叉配血出现的干扰、实现输血全过程信息化等。需要指出的是：尽管电子交叉配血具有上述优越性，但也存在一定的局限性，在某些情况下不适合开展电子交叉配血，仍然要使用传统的血清学交叉配血试验。但是，这种情况在工作实践中相对少见（一般不会超过 2%），这并不能掩盖电子交叉配血的优势。

7. 血液代用品　血液是来源于人体的一种资源，因此血液的供应和安全等都受到人体资源开发的限制，故人们一直在寻找合适的血液替代品来代替这种宝贵的资源。近几十年来通过科学家的长期努力，血液代用品的相关基础科学和制备工艺技术取得了突破。目前血液代用品主要是指红细胞和血小板代用品。红细胞代用品主要分为合成化合物、天然血红蛋白类携氧载体和人工红细胞三大类；血小板代用品则尚处在试验阶段。虽然血液代用品离临床的广泛应用仍有一段距离，但因其在降低输血风险及战伤急救等方面的独特优势，血液代用品研究一直是输血医学的重要课题之一。

8. 血液安全　输血为现代医学的发展作出了巨大贡献，是救治患者不可替代的有效手段，但与所有的医疗行为一样，输血同样有风险性。输血风险可以分为非免疫性输血风险、免疫性输血风险、感染性输血风险和输血差错性事件等。尽管通过有效的献血前征询、先进的采血后检测、血浆病毒灭活、白细胞滤除、科学合理用血等多种手段可以降低输血风险，但仍然无法完全避免。如何规避输血风险，使临床输血更加安全有效，是输血医学面临的永无止境的挑战。

9. 血液资源的可及性　目前，随着医疗机构临床用血需求不断增加，无偿献血量增长幅度远跟不上临床用血需求的增长，各地时常有血液资源阶段性偏型紧缺的报道。目前唯一的解决办法就是开源与节流。开源主要是致力于改善社会公众对自愿无偿献血的认识不高、意识不强、缺乏积极性的现状，要让无偿献血成为一项公益事业，使无私奉献、救死扶伤的无偿献血事业深入人心并得到社会公认。同时更要避免献血相关的不良反应，并将其发生率控制到最低。节流则是广泛开展患者血液管理，严格把控输血指征及自体输血等措施来减少不必要的异体血输注，节约宝贵的血液资源。

临床输血学未来的发展并不局限于以上几个方面，随着基础医学、临床医学及输血医学相关支撑学科的发展和研究的不断深入，必将推动输血医学全面发展，从而更好地服务患者。

知识拓展

1. 保证输血安全的关键实验技术有哪些？简述其基本原理。
2. 输血医学未来的发展方向有哪些？
3. 输血伦理学的核心内容有哪些？

（夏　荣）

第二章　成分血的制备和保存

血液产品主要包括临床输注全血成分血、血浆制品、血细胞和组织，本章主要讨论全血成分血的制备和保存。

第一节　成分血制备原料血的采集和要求

成分血（blood components）是采用物理的或化学的手段，将人体的血液制备成单一成分或几种成分的混合体，并在适宜的条件下保存，供临床使用的一类血液产品。可以通过单采的方法直接从献血者体内采集制备，称为单采成分血；也可以将采集的血液进行分离，制备成红细胞、血小板、血浆等各类成分血，从人体初始采集用于制备各类成分血的血液，称为原料血，又称全血（whole blood，WB）。全血既可以用于成分血制备的原料，也可以作为一种血液产品直接用于全血适应证的患者。本节重点介绍全血捐献采集相关内容。

案例 2-1-1

新入校的一位女大学生，利用周末和同学结伴游览，其间路过血站在街头的无偿献血车，经工作人员的宣传和鼓励，决定无偿献血，奉献爱心，健康检查合格后开始采血。由于是首次献血，该同学有点紧张，在护士的精心护理下，很快完成了采血过程。准备离开采血车时，突感头晕不适，医护人员立即请其安静就坐休息，给予糖水饮用等照料，待恢复后让其和同学一起离开。第 2 天血站对其进行随访，无异常现象出现，并希望她 6 个月后再次参加自愿无偿献血。

问题：

1. 献血者管理一般流程包括哪些？
2. 献血前需要做健康检查吗？
3. 献血不良反应的诱因有哪些？
4. 出现献血不良反应如何处置？

案例 2-1-1 问题导航

1. 如何选择合格的献血者？
2. 采血过程中要控制的环节有哪些？
3. 如何预防献血不良反应的发生？

一、献血者管理

在遵从科学和输血伦理的基本原则下，献血者管理包括献血者识别、招募（动员邀请）、选择（健康征询筛查）、献血和保留（召回与关爱）等数个环节。对献血者精准分类，并对不同类型献血者群体的变化进行评估，可以准确识别潜在献血者、估算每年的采供血量、制订献血者招募计划和保留策略，以保障血液供应。

根据献血者献血的动机，一般可将献血者分为自愿无偿献血者、有偿献血者、家庭替代献血者和定向献血者。根据献血次数、献血频率和献血行为所处的状态等，可将献血者分为：①初次登记献血者（newly registered donors，NRDs），指在血站登记，但还没有成功献血经历的个人，其为献血者招募的重要对象。②初次献血者（first time donors，FTDs），指首次参加献血的个人，其为献血者招募保留的主要目标对象。③定期献血者（regular donors，RgDs），一般指过去 24 个月内献血次数≥2 次、最近 1 次献血时间 <12 个月的定期合格献血者。献血间隔的差别，会直接导致对 RgDs 的定义不同，例如，由于我国全血献血间隔期定为 6 个月，我国《献血者健康检查要求》（GB 18467—2011）将定期献血者定义为献血次数≥3 次且近 12 个月内献血次数≥1 次的献血者。RgDs 的重要性在于有助于实现有效预约，安排血液采集计划，满足对特定血型和成分血的需求，确保血液稳定供应。④回归献血者（returning donors，RtDs），指献血次数≥1 次但最近 1 次献血距上一次献血时间 >24 个月的献血者，是献血者招募保留的主要目标对象。⑤暂停献血者（lapsing donors，LDs），一般指过去 24 个月内献血次数≥1 次，但未再献血的时间 >12 个月的献血者；一旦成为 LDs，停止献血的可能性加大。⑥终止献血者（stopped donors，SDs），指包括收到献血邀约无回应、永久被延期献血、有献血不良反应经历并明确自己放弃献血的献血者，是体现献血者招募保留综合管理能力的一个指标。⑦活跃献血者（active donors，ADs），指每年都献血的献血者。⑧不活跃献血者（inactive donors，IADs），指最近 12 个月内未献血的献血者，是献血者招募保留的主要目标人群，通过及时提醒 IADs 献血间隔，可以预防 LDs 和 SDs 的出现。

在血液库存预警、血液库存偏型、血液需求增长、献血者人群减少、FTDs 比例过高以及不同季节等都需要招募补充献血者。献血者招募保留一般包括献血者识别、献血知识宣传、献血动员教育和献血者关爱管理等内容。只有在了解人们想成为献血者的意图以及献血者献血动机的基础上，将一般人群和献血人群的人口统计学特征、社会/心理学特征应用到献血者招募保留过程，才可能实现对潜在献血人群的有效定向招募以及改变人们不愿参加无偿献血的观念和行为。

研究无偿献血者献血动机是制定招募保留的基础。国际上采用的动机研究理论有以下几个。①对抗历程理论（opponent-process theory）：认为献血者由于在献血过程中体验到温情和被尊重，因此，献血者能够克服一些影响献血的负面因素，成为 RgDs，该理论可以解释献血者的重复献血行为。②归因理论（attribution theory）：指在没有外力胁迫或诱惑的前提下，献血者认为献血是一件应该去做的事情而献血，是来自献血者自身的一种利他主义选择。③承诺模型理论（commitment model theory）：指献血者接受了无偿献血理念，意识到患者不断需要更多的血液，而付诸持续献血的行为。④理性行为理论（theory of reasoned action）：指无偿献血体现社会文明程度的价值观念被献血者接受认同，认为献血是一项重要的公民义务，对社会的责任感决定其献血，该理论可以有效解释献血者的献血行为。也有研究认为献血者的献血行为可能更多的是由献血者的情感和情绪决定的，而不是献血者经过谨慎理性思考后的结果。

献血者招募通常需要采取多种方式和借助各种社会资源，如应用爱达营销模式（AIDA marketing）等。血站、红十字会、志愿组织（voluntary organization）和学生团体或者其他社会民间组织都可以协助完成。但是献血者招募的"营销"和传统的市场营销不同，献血作为公益行为，要将情感营销给献血者，建立起终身关系，而不是卖产品。因此，招募应包括临床用血需求、献血流程、献血条件要求以及献血安全保障等相关信息，同时营造社会崇尚、自我价值实现的积极向上的献血理念。

另外献血者的选择标准、献血便利程度和献血环境、献血服务质量和工作人员专业水平（包括对献血者体检结果的解释、对献血不良反应的处置、对献血后献血者的回访等）等献血体验因素都会影响献血者的献血行为。FTDs 的献血体验经历和是否发生献血不良反应是影响献血者保留的至关重要的因素。

献血者健康管理也是献血者关爱保留的重要措施之一。对献血者血红蛋白要求的定期再研究、预防献血者缺铁等都是输血界关注的问题。特别是对 RgDs 铁含量的监测，为预防 RgDs 缺铁性贫血的风险，献血者健康管理已引入了口服铁疗法等措施。

总之，综合考虑献血频次、延迟献血率、不活跃献血者率和暂停献血者率等影响因素，提高 RgDs 在献血人群中的比例，维持一支稳定持续的健康献血者队伍是献血者管理的最终目标。

二、血液采集

血液采集是招募的献血者在献血现场完成血液捐献的过程。目前主要有两种方式，一种是利用全自动血液单采机采集成分血，是 21 世纪初随着自动化技术进步和临床对成分血需求的增加，进而发展起来的血液采集方式。该方法将符合要求的献血者体内一定量外周静脉血采集至单采机的成分血分离器具中，通过离心分离等原理收集所需要的成分血。血液单采能够实现一次采集大量的成分血，包括血小板、血浆和红细胞以制备单采成分血（原理详见本章第二节）。另一种是传统的全血采集方式，即采用特定的方法将符合要求的献血者体内一定量的外周静脉血采集至塑料血袋内，并与一定量的保存液混合，保存液的介绍详见本章第三节。该方式成本低、简单，易操作，是目前血液采集的主要方式。全血作为各种成分血分离制备的原料血，其采集的质量直接影响各种成分血的质量。全血采集容量一般为 400～450ml，也可以根据具体情况采集小容量，如 200ml 或 300ml，整个过程一般需要 45～60min。该过程可以分为 3 个主要阶段。

（一）血液采集前关键环节

1. 献血者注册登记　首先将招募的欲献血者个人基本信息录入献血者信息库，目的一是作为潜在献血者进行管理；二是保证其捐献的血液在献血者、血液产品和受血者这个输血链条上实现可追溯性。

2. 献血者健康征询　目前国内外通用做法是在签署知情同意书的前提下，献血者在医护人员的指导下自行完成法定献血者健康征询表。该表内容一般涉及献血者当前身体健康状况、既往史、生活习惯和是否存在人类免疫缺陷病毒（艾滋病病毒）感染等经输血传播传染病的高危行为。通过征询让献血者了解经血液传播感染的疾病有哪些危险行为，让潜在献血者做出自我延期献血或自我排除献血的决定。

3. 献血者体格检查　根据国家标准《献血者健康检查要求》，对献血者身高、体重、体温、血液和血红蛋白进行检查，各地可根据流行病学现状选择献血前检测特定指标，如乙肝表面抗原等。

4. 采血前准备　告知献血者献血注意事项，准备采血耗材、器材，并对采血耗材等进行标识。

（二）血液采集过程控制

1. 选择采血部位和穿刺　宜选择肘部横侧静脉采血，避免在肘窝的内侧或外侧（尺、桡神经附近）穿刺，肘正中静脉（median cubital vein）采血有增加发生血肿的危险。每只胳膊只能尝试穿刺一次；即使失败，不要重复穿刺。穿刺时在一个方向进针。

2. 防止细菌污染　将最先采集的 10～30ml 血液分流到转移袋中，与皮肤消毒联合以减少细菌污染血液的风险。

3. 防止血液凝集　采用手动或自动摇摆仪，在新鲜血液流出血管进入到采血袋过程中，定时摇动血袋，让血液和保存液充分混合。

4. 控制采血容量　血液采集量不得超过或低于标准总量的 10%。全血按容量（ml）或单位（U）进行计量，我国将 200ml 全血计量为 1U，即 1U 全血为 200ml 全血，自 200ml 全血中分离的各类成分血也计量为 1U；欧美国家常采用 450～500ml 全血计量为 1U。

5. 控制采血时间　一般 200ml 全血采集时间应少于 3min，400ml 全血采集时间应少于 6min。200ml 全血采集时间大于 5min，或 400ml 全血采集时间大于 10min，应给予特殊标识，所采集的全血不可用于制备血小板成分血。200ml 全血采集时间大于 7min，或 400ml 全血采集时间大于 13min，应给予特殊标识，所采集的全血不可用于制备新鲜冰冻血浆。

（三）血液采集后处置

1. 留取血液标本和热合血辫　为防止空气进入血袋，在移除采血针前应夹紧血辫管。留取血液标本用于血液筛查和输血前实验室检查。

2. 血液暂存控制　全血一旦采出，应尽快将全血温度降至 2～6℃保存，制备浓缩血小板的全血原料，为保持血小板活性，应置于常温保存。

3. 采血后护理　拔针后献血者应用力按压穿刺部位，用止血绷带进行固定。应告知献血者在规定的时间内不要移除绑带并避免剧烈活动，采血后在现场要休息观察至少 30min。避免发生献血不良反应。

（四）献血不良反应的管理

献血类似于进行性失血，是对机体一种轻度的生理挑战，需要一系列的神经-心血管反应以维持适当的血压、脑灌注。虽然一次献血 200～450ml，对献血者来说是能耐受和安全的，但并非完全没有风险。献血者在献血前中后各个环节中，因生理、心理、环境以及工作人员态度和操作技术等各种因素引起的任何不适，或以血容量急剧下降及自主神经功能障碍为特征的综合征，称为献血不良反应。

1. 献血不良反应分类　按献血不良反应发生的部位，可将献血不良反应分为全身性和局部性反应；按献血方式分类原则，单采成分血献血相关不良反应通常单独分为一类；按献血不良反应发生时间，可以分为即发型和迟发型献血不良反应；根据发生地点，可以分为献血现场发生的献血不良反应和非献血现场发生的献血不良反应；根据献血不良反应对献血者造成的影响，可以分为严重性献血不良反应和一般性献血不良反应。例如，最常见的献血相关迷走神经反应就是一种全身性反应，无论献全血还是单采成分血，均可发生。以即发型献血不良反应居多，迟发型献血不良反应较少，可以在献血现场发生，也可以在献血者离开献血现场后发生。不良反应程度以轻型为主，出现晕厥等意识丧失的情况为少数。

对献血不良反应进行分类的主要目的是帮助医护人员快速识别是否发生了某种献血不良反应，以及及时采取对应的处置措施，总结预防建议。导致献血不良反应发生的相关性评价和严重程度判定标准，国内外都有已发布的标准供参考，详见第十三章第二节。

2. 献血不良反应的诱因　引发献血者发生献血不良反应的因素有很多，有时甚至是多因素叠加导致，包括以下几种。

（1）生理因素：一般年龄＜30 岁，女性、低血压、血容量偏低的首次献血者比较容易出现献血不良反应；献血者空腹、餐后时间，影响空腔脏器压力改变和带来进餐扩张刺激等也易引发献血不良反应；过度疲劳、睡眠不佳或身体不适、女性月经状况也会发生献血不良反应；献血时体位采用坐位，可使下肢肌肉和静脉张力降低，血液蓄积下肢，回心血量和心排血量减少，收缩压下降，影响脑部供血，易引发献血不良反应；献血后转换体位，献血后站起过快时由于重力作用，压力感受器反射弧中断，不能及时反射调节，使血液沉积于下肢，回心血量减少，血压下降，脑部供血不足，也易引发献血不良反应；晕针晕血史和低扩张压也是献血不良反应的诱因。

（2）心理因素：献血者对献血动机、献血行为的认同感，自我效能认知、控制感，人际关系对其献血行为的鼓励和支持度，对采血穿刺疼痛的心态以及献血不良反应引起的连锁反应等因素，都会对其献血前精神紧张程度起到一定的作用。精神过度紧张、焦虑和恐惧可影响血液儿茶酚胺释放，如肾上腺素分泌增加，引起血管收缩，心肌收缩力加强，刺激左心室及颈动脉压力感受器，反射性地增强迷走神经活动，影响献血状态。

（3）献血环境等外部因素：空气污浊、温度过低或过高、拥挤嘈杂等不良献血环境，等候献血时间过长、医护人员服务态度不友善、沟通技巧欠佳以及采血技术不娴熟等外在因素都极易诱发献血不良反应。

3. 献血不良反应的处置和预防　献血不良反应的处置预防原则包括以下几点。

（1）献血前告知献血不良反应的风险和可能危害，让献血者明白将其任何不适的症状及时告知工作人员是一件重要的事，预防措施实施到位，如把献血者总血容量（total blood volume，TBV）和估算血容量（estimated blood volume，EBV）作为体检和采血量的指标，为献血者提供水、等渗、电解质等各类饮品，培训献血者做肌肉张力动作（applied muscle tension，AMT）提升血压，培训娴熟的穿刺技术，在综合考虑肘窝神经血管分布的解剖结构个体差异基础上选择最佳采血部位。

（2）尽可能采用头低足高位开展采血。采血中注意引导献血者分散注意力，让献血者感到舒适。采血中出现血肿、剧痛等异常症状时应立即停止采血。

（3）培训快速识别、诊断和采取正确对症处置的能力。向献血者解释发生献血不良反应的可能原因，使其放心并致歉；强调献血后要在献血场所休息，应让其完全恢复且感觉良好后离开采血现场，建议从事危险工作的献血者24h内不要回到工作岗位，如警察、驾驶员等。提醒献血后注意事项，尤其是针对迟发性不良反应或非献血现场发生的献血不良反应。对出现不良反应的献血者应强调如症状持续超过一定时间，应及时就医，寻求专业诊治。对出现献血不良反应的献血者及时回访关爱，让其放心再次献血，对有血管迷走神经献血不良反应史，或反复晕厥或抽搐史的人永久性不能献血，以保障其安全。

三、血液保存容器与成分血制备耗材

血液保存是各类成分血应用的基础。目前成分血的保存方式主要有常温液态保存（liquid preservation），如用于血小板和粒细胞保存；低温液态冷藏保存，如用于红细胞保存；低温冰冻保存，如用于血浆保存；深低温冰冻保存（$-78℃$干冰和$-196℃$液氮保存），如红细胞和血小板添加保护剂后降温至$-65℃$以下保存以及冰冻干燥保存、低温干燥、常温干燥和血液复壮等多种保存方式，以适用于不同成分血的保存。成分血保存要达到最佳状态，其保存容器至关重要。1918年美国的罗伯逊（Robertson）设计了采集血液的瓶子和整套采血器具，在早期只采集输注全血，全血的储血容器为采血真空玻璃瓶，并使用了几十年。玻璃储血容器不仅易碎、不易运输，不是一次性使用，防止细菌污染的环节烦琐，使用的橡胶塞易老化；而且血液保存介质中的成分如枸橼酸，对玻璃材料中硅酸盐有一定的腐蚀作用。1950年美国的沃尔特（Walter）发明塑料采血容器。20世纪50年代初期，美国军队血库使用高分子聚氯乙烯（polyvinyl chloride，PVC）生产塑料血袋，使全血保存容器变得轻便、不易破碎和利于运输等优点，并率先用于朝鲜战场。我国是20世纪60年代开始研制塑料血袋。20世纪70年代二联采血袋、三联采血袋以及各类多联塑料血袋的发明，推动了成分血的制备和应用，使输血医学领域取得了重大进步。目前一套无破损、无渗漏、无污染的含全血保存液和红细胞添加液等密闭无菌塑料血袋系统，方便易行地实现了全血成分血的采集、成分血制备、保存和输注全过程。

（一）传统型血袋

传统型血袋是指带穿刺器、针刺保护装置、采血装置、止流夹、排气夹和导管、输血插口、抗凝剂和（或）保存液等附属零部件的袋式塑料容器，也可带有转移管和附属血袋。根据血袋数量可以分为单袋血袋、二联血袋、三联血袋和多联血袋等不同类型；根据导管与血袋连接方式可以分为上上管型血袋和上下管型血袋等；根据血袋功能可以分为采血母袋、分离袋、转移袋、留样袋、汇集袋、分装袋、光照袋、去白细胞过滤器血袋和保存袋等。

以邻苯二甲酸二(2-乙基己基)酯（DEHP）作为增塑剂的PVC塑料血袋，辅助以聚丙烯（polypropylene，PP），在很长时间内曾是标准的全血采集、成分血制备和保存容器。但由于DEHP影响激素代谢，干扰正常激素的产生，存在降低男性生殖力，增加患糖尿病、癌症的风险以及引起代谢紊乱，故对DEHP的安全性提出了质疑。进入21世纪，许多国家和地区开始限制使用缓慢降解的DEHP及邻苯二酯类物质在食品包装、儿童玩具和医疗器械中的应用。但因含有增塑剂DEHP的PVC袋，在红细胞保存期间DEHP可插入红细胞膜而减少溶血，故增塑剂在增加血袋柔软性之外，无形中在保存过程中对红细胞起到了一定的保护作用，对延长红细胞的保存时间起到了一定的作用。如果要替换DEHP，就涉及相应保存液和添加液等血液保存介质的改变，以弥补DEHP对红细胞膜的保护。为了解决DEHP的替代问题，自2000年开始，发达国家对非DEHP增塑剂的广泛研究，新增了4种非邻苯增塑剂，包括环己烷1,2-二甲酸二异壬酯（1,2-cyclohexane dicarboxylic acid，di-isononyl ester，DINCH）、偏苯三酸三辛酯（triotyl trimellitate，TOTM）、对苯二甲酸二辛酯（dioctyl terephthalate，DEHT）和丁酰柠檬酸三正己酯（butyryl tri-n-hexyl citrate，BTHC），作为塑料 PVC 血袋的增塑剂。

（二）血小板成分血专用保存血袋

血小板具有亲水性，与玻璃接触易黏附在其表面，发生活化产生伪足并失去功能。因此血小板采集、制备和保存在塑料材质的容器中效果更好。

血小板在体外塑料袋内保存过程中，血小板能量代谢活跃，能量主要来源于无氧酵解，其次为有氧酵解和戊糖磷酸途径（pentose phosphate pathway，PPP）。如果保存袋的气体交换不能满足血小板氧消耗，血小板会发生无氧代谢，血小板糖酵解速度约是红细胞的 15 倍，导致糖酵解增加而产生大量乳酸堆积，耗氧量大和生成的 CO_2 不能及时排出袋外，容易出现氧分压（PO_2）下降、二氧化碳分压（PCO_2）上升，最终导致 pH 下降，影响血小板的功能。因此，血小板需要透气性好的血袋，血小板保存袋的透气性要求明显高于红细胞和血浆保存袋。所以，相比于传统型血袋，血小板保存袋的袋膜薄，容量相对大，主体塑料膜材料透氧性高。常用如聚烯烃（polyolefin，PE）和 PVC，一般表面需要经过特殊处理。血小板专用保存袋的生产也经历了从 DEHP 增塑的 PVC 到非 DEHP 增塑的保存血袋，新的增塑剂采用 TOTM、BTHC 和 DINCH 等，提高保存袋的透气性和降低增塑剂的析出，提高保存后血小板的质量，进一步保障了血小板成分血的安全性。

（三）深低温冻存袋（freezing container）

为满足临床对稀有血型等特殊需求，有时需要将成分血在深低温（–80℃以下）条件下长期保存。为确保成分血在速冻过程中耐受–196℃液氮的气相和液相的急剧的物理状态改变，耐受添加的高浓度甘油或 10% 二甲基亚砜等保护剂，在冰冻状态下保持其密闭性，以及经受得住在液氮中的移动碰撞和保证搬运中不破碎，因此，深低温冻存袋具有特殊性，受专利保护，专用深低温冻存袋价格昂贵。现在红细胞成分血和血小板成分血在–80℃低温条件下冻存可用 PVC 袋或 PE 袋，脆性较小，可减少冻存成分血在保存和运输过程中的破损率。–196℃条件下的冻存可采用专用乙烯-乙酸乙烯共聚体（EVA）冻存袋或聚烯烃冻存袋，发生红细胞溶血较少，具有良好的抗冲击力。

（四）其他种类成分血制备耗材

1. 白细胞过滤器 是用于滤除全血及成分血中白细胞的器材。其工作原理是利用过滤器中材料的特征，通过孔径的机械阻滞筛滤作用和直接或间接吸附机制，去除血液中的白细胞。根据成分血体积、血细胞大小、细胞可塑性和生物功能，可分为全血、红细胞成分血、血小板成分血和血浆成分血过滤器；根据过滤器的化学吸附机制，可分为阳离子型、阴离子型和中性型过滤器；根据成分血制备策略，可分为血袋组装型（in-line）和单体型（single）过滤器。滤器过滤材料的选择不仅是要有效去除白细胞，更重要的是具有良好生物兼容性，在提高白细胞去除率的同时，确保红细胞、血小板、血浆蛋白和凝血因子的活性不受影响。目前使用的滤器材料有棉花纤维、乙酸纤维素、尼龙纤维和聚酯纤维等。白细胞过滤器的使用见本章第二节。

2. 病原体灭活装置 目前广泛使用的成分血病原体灭活方法：有机溶剂/表面活性剂（solvent/detergent，S/D）处理法，需要专门的 S/D 灭活血浆血袋；亚甲蓝光化学（methylene blue photochemical，MB-P）法，需要配置吸附过滤器血袋，吸附清除亚甲蓝灭活剂；补骨脂素光化学法对应的灭活装置有 S-59 灭活血浆装置和 S-59 灭活血小板装置。

二维码 案例 2-1-1 问题导航的知识聚焦

案例 2-1-1 分析

1. 在对人群有效识别的前提下，通过发布广告、借助媒体、举办活动等方式宣传献血知识和弘扬奉献精神，动员和教育适龄公民献血，对献血者献血前后进行关爱，让其成为固定重复的献血者，实现献血者的有效保留。

2. 有献血意愿的献血者，只有通过献血前需要做的健康检查，至少包括健康征询、体格检查和排除危险因素，才符合献血要求，这样才能保护献血者和受血者的双重安全。

3. 由于生理和心理原因，献血者在整个献血过程中可能会出现献血不良反应，其中女性、首次献血、紧张是诱发迷走神经性献血不良反应的常见诱因。

4. 献血者发生献血不良反应时，如果在采血现场，医护人员要迅速识别不良反应的可能类型，给予处置，并在采血现场留观和告知注意事项。

知识拓展

1. 良好献血者管理的理念是什么？
2. 为招募保留献血者，通常将献血者分为几类来进行有针对性的招募？
3. 如何指导献血者完成收缩肌肉操？

（邱　艳）

第二节　成分血制备

全血在其保存条件下，其中的凝血因子、血小板、粒细胞等出现活性不稳定的现象，从功能上表现为"全血而不全"特征，且输注大量全血可能会增加心脏负担，引起循环超负荷、心力衰竭、肺水肿甚至死亡等不良事件。因此，成分输血占据临床输血的主体。全血主要用于特殊患者或在特定环境下使用。成分输血是输血医学发展史上重要的里程碑，不仅可提高血液利用率，延长有效成分的保存时间，还可降低输血不良反应的发生率。成分血可以在一定条件下采用物理或化学的特定方法从全血中分离制备而成，也可以使用血液单采机直接采集或制备单采成分血。

二维码 2-2-1　全血和成分血血液类型的知识导图

临床使用的成分血主要有红细胞成分血、血小板成分血、血浆成分血和冷沉淀凝血因子，粒细胞成分血目前临床使用较少，主要使用单采粒细胞。本节主要介绍成分血的制备技术原理及制备流程。

案例 2-2-1

患者，女，23 岁，血型为 AB 型 RhD 阴性，诊断为急性淋巴细胞白血病，造血干细胞移植术后，主管医师为该患者申请红细胞 2U、新鲜冰冻血浆 200ml 和血小板 1 个治疗剂量，并告知输血科该患者需要输注辐照血液。输血科当前仅有 AB 型 RhD 阴性冰冻红细胞库存。取血时护士提出血小板外观浑浊，不如新鲜冰冻血浆澄清透亮，要求更换或退血。

问题：

1. 该患者为什么需要输注辐照成分血？如无辐照成分血，是否可以用去白细胞成分血代替？
2. 哪些成分血可进行辐照处理？哪些成分血可以不处理？
3. 如何判断血小板外观正常与否？血小板常见的异常外观有哪些？

---- **案例 2-2-1 问题导航**

1. 从制备原理的不同阐明去白细胞成分血是否可以代替辐照成分血。
2. 成分血的正常外观是怎样的？引起异常外观的原因有哪些？

一、成分血制备技术与原理

成分血制备是指根据全血中各种成分血的相对密度（relative density）不同、大小（size）不同、液体介质（surrounding fluid）不同及细胞黏性（viscosity）不同，用物理的或化学的方法将全血及成分血进行处理制备而成的各种浓度和纯度较高的成分血的血液加工技术。

（一）成分血制备技术主要种类

1. 沉降技术　根据各种成分血相对密度的差异，通过沉降分层得到浓度、纯度较高的单一成分。成分血相对密度从低到高分别是：血浆（1.025～1.030）＜血小板（1.030～1.060）＜淋巴细胞（1.050～1.078）＜粒细胞（1.080～1.095）＜红细胞（1.090～1.111）。全血沉降分层后，上层为浅黄色的血浆，下层为红色的红细胞，在血浆与红细胞之间的灰白色混合层为白膜层，主要包括血小板和白细胞（含粒细胞、淋巴细胞等）。

（1）离心法：通过相对离心力（relative centrifugal force，RCF）将比重不同的成分血分层的技术。RCF 以重力加速度 g 的倍数来表示。RCF 与离心机 RPM 的换算公式为：

$$RCF = \frac{1.119}{100\,000} \times R \times (RPM)^2$$

式中，R 表示离心机转轴中心点与离心杯中心点的距离，单位为厘米（cm）。RPM 单位为 r/min。成分制备离心力一般不得超过 $5000g$。

根据离心力大小，离心方法有以下几种。

轻离心：通常是指将全血中血浆和血小板与其他细胞有形成分分离的方法。一般为 $200g$～$1200g$。

重离心：通常是指将全血中血浆与其他细胞有形成分分离的方法。一般为 $2000g$～$5000g$。

（2）自然沉降法：仅通过重力作用，使不同比重的成分血自然分层的过程。自然沉降需要的时间较长，一般在不具备离心条件等情况下采用。

2. 分离转移技术　使用分浆夹或成分血分离机，将不同层的成分血分离，或采用虹吸方法，即利用液面高度差产生的作用力使成分血分离。

3. 过滤技术　是指根据成分血颗粒大小不同，将特定成分血去除的过程。关键参数是滤器的孔径、流速和压力差等，血细胞的变形能力影响过滤效果。目前过滤技术主要应用于各类成分血的白细胞滤除。白细胞滤除可降低非溶血性发热反应、白细胞抗原同种免疫反应及巨细胞病毒（CMV）和人 T 淋巴细胞病毒（HTLV）-I/II 感染等输血不良反应的发生率，对输血安全具有十分重要的意义。去除白细胞的方法有离心法、沉降法、洗涤法、冰冻融化法、照射法及过滤法等，其中过滤技术效果理想，应用最为广泛。过滤法指采用白细胞专用滤器滤除成分血中的白细胞。第一代滤器诞生于 20 世纪 60 年代，为筛网过滤器，网孔 170～260μm，只能滤除血液中肉眼可见的碎片，并不能过滤白细胞。第二代滤器，网孔 20～50μm，可滤除 70%～90% 的白细胞。第三代滤器采用吸附技术，可滤除 99.9% 的白细胞。

4. 辐照（irradiation）技术　是指通过一定剂量的射线对成分血进行照射，破坏成分血中免疫活性细胞的增殖能力，可有效预防输血相关移植物抗宿主病（transfusion associated graft versus host disease，T-GVHD）。辐照成分血一般为红细胞类、血小板类、粒细胞等，应符合 WS/T 623—2018 的相关要求。辐照过程可使有核细胞的 DNA 产生不可逆的损伤并干预其正常修复过程，造成淋巴细胞丧失有丝分裂活性，停止增殖。采用辐照血液可预防 T-GVHD，避免来自供体移植物的淋巴细胞在受体内迁移、增殖，进而攻击宿主抗原。

一般使用 X 射线或 γ 射线，照射剂量通常为 25～50Gy，成分血任何部位的照射剂量不小于 25Gy 且不高于 50Gy。照射后的成分血宜尽快使用。

5. 病原体灭活（pathogen inactivation）技术　是指利用物理或化学方法灭活全血及成分血中可能存在的细菌、病毒等病原体的过程。病原体灭活技术的关键是安全性和有效性，在有效灭活病原体的同时，最大程度地保留血液中的有效成分及活性。目前已在临床上应用的灭活方法有以下几种。

（1）S/D 法：有机溶剂/表面活性剂（S/D）处理法最先成功应用于血浆蛋白制品的灭活，随后扩大应用于凝血因子制品、静脉注射免疫球蛋白和血浆。有机溶剂可以破坏病毒包膜脂质，使病毒丧失传染性和繁殖复制能力，表面活性剂可进一步提高有机溶剂破坏病毒脂质包膜的能力，从而提高病原体灭活效力。S/D 处理法对凝血因子损伤小，处理后凝血因子回收率较高。

（2）MB 法：亚甲蓝（MB）是一种化学光敏剂，可与病原体的核酸和蛋白质结合，在适当波长的光照射下，发生系列光化学或光生物效应，导致病原体失活。亚甲蓝没有较好的核酸靶向性，以破坏病原体的膜成分为主，因此可灭活大多数脂质包膜病毒，对非包膜病毒如 HAV、B19 等病毒则灭活效果不理想，主要用于不含细胞成分的血浆病原体灭活。亚甲蓝处理后可通过配套的滤器去除残留亚甲蓝，使血浆恢复原来的外观和色泽，残留亚甲蓝浓度应 ≤ 0.30μmol/L。

（3）补骨脂素光化学法：补骨脂素在长波紫外线（UVA）照射下激活，主要作用于核酸，可与胞嘧啶作用形成胞嘧啶环状复合物，使核酸产生不可逆的交联，达到灭活病原体的效果。补骨脂素光化学法灭活病原体的种类多，灭活效力高，且对血小板损伤较小，可用于血浆和血小板成分血的灭活。

（4）核黄素光化学法：核黄素，即维生素 B_2，具有可逆的氧化还原特性，经紫外线或可见光照射，可与鸟嘌呤发生电子移转，导致核酸键结构发生改变。与亚甲蓝不同，核黄素光化学法也可用于红细胞、血小板或全血制剂的病原体灭活。

6. 洗涤技术　是指成分血纯化的过程，用于去除成分血中非预期的成分。一般使用 0.9% 氯化钠注射液等溶液。用于红细胞成分血、冰冻解冻去甘油红细胞和血小板的洗涤等。

7. 成分血容量规格制备技术

（1）汇集：是指将多袋成分血合并的过程，以使单袋成分血达到有效治疗剂量的制备过程。有八爪鱼汇集法和火车串联法。

（2）分装：是指将一袋全血或成分血分装成满足临床治疗需要的小剂量包装的过程。常用于儿科等有小剂量需求的患者。

8. 单采术　是利用血细胞分离机，采集特定成分血的实时制备成分血的技术，也可应用于治疗性单采或成分血置换。单采成分血主要包括单采红细胞、单采血小板、单采血浆和单采粒细胞。

单采术按照工作原理大致分为 3 类，离心式、膜滤式和吸附式。膜滤式和吸附式常用于临床治疗。设备核心耗材一般为无菌封闭离心容器、膜滤器和吸附柱。传统的离心式单采术为单针双程采集，两套二联袋在采血管部位用三通管并联，共用一个采血针，第一程采集完毕并分离特定成分血后回输其他成分血和生理盐水。回输毕，再进行第二程采集。目前主要采用连续流动式离心式的分离机，收集和回输过程同时进行，耗材由分离杯、产品收集袋、转移袋、管路系统等组成一个密闭系统。

膜滤式血细胞分离机的工作原理是利用滤膜的分子筛特性，将血浆或颗粒大小不等的血小板与其他血细胞成分分离，分为单膜滤过式和双膜滤过式。单膜滤过式使用膜型血浆分离器将血浆分离出来并且全部废弃，同时补充等量的新鲜冰冻血浆或白蛋白溶液。双膜滤过式先使用膜型血浆分离器将血浆分离出来，然后将血浆成分通过更小孔径的膜型成分血分离器，清除血浆中的高分子量成分，而其他低分子量成分随着补液回输至体内。吸附式血细胞分离机是利用免疫吸附柱选择性或特异性去除血浆中与免疫相关的致病物质。

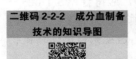

二维码 2-2-2　成分血制备技术的知识导图

血细胞分离机采集的单采成分血通常浓度和纯度较手工法更高。

（二）成分血制备仪器设备

成分血制备和保存的主要设备包括大容量低温离心机、分离支架、分浆夹、血细胞分离机、采血秤、电子秤、热合机、无菌接驳机、超净工作台、滤白柜、冷沉淀凝血因子制备仪、血浆病原体灭活柜、血液辐照仪、储血冰箱（4℃±2℃）、速冻冰箱、–20℃ 以下低温冰箱、血小板恒温振荡仪等。

（三）成分血制备环境

成分血制备环境应符合《血站技术操作规程》相关规定：制备环境应当卫生整洁，定期消毒；应尽可能以密闭系统制备成分血，无菌接驳过程视作密闭系统操作；用于制备成分血的开放系统，制备室环境微生物监测的动态标准应达到《药品生产质量管理规范》C级洁净区的要求，操作台局部应达到《药品生产质量管理规范》A级洁净区的要求；制备需要冷藏的成分血时，应尽可能缩短室温下的制备时间。

二、临床常用成分血的制备流程

制备方法可采用手工制备、半自动或全自动血液分离机等手段。手工制备法制备成分血主要通过多联塑料血袋、大容量低温离心机和分浆夹来完成。

常用的采血袋主要是传统型血袋的四联袋，包括采血母袋（全血）袋、红细胞添加液袋和两个空转移袋，其中一个转移袋用于分离血浆，另一个转移袋可用于分离浓缩血小板或冷沉淀凝血因子。制备浓缩血小板或冷沉淀凝血因子的子袋要用专用保存袋。使用带白细胞过滤器的采血袋时，应先过滤白细胞，再制备成分血。制备成分血时将多联装置置于低温离心机中，在一定条件下进行离心。离心结束后，先取出离心杯，再从离心杯中取出血袋，避免振动，进行目视检查，确认离心效果，观察血袋及其导管有无渗漏，离心杯中有无血迹，如有破损，应做消毒和报废处理。根据各类分离设备的操作规程，将不同的成分血转移至密闭系统的转移联袋中，以最大限度地收集目的成分（红细胞、血小板、血浆等），并且使不需要的其他成分的残留量以最小的方式进行分离和转移。

分离不同的成分血采用的离心力、离心时间和离心温度不同。根据所制备成分血要求和离心机操作手册，确定相对离心力、离心时间和温度等参数，编制离心程序。分离血浆和红细胞时常采用离心力较大的离心程序，常称之为重离心，而分离富血小板血浆时常采用离心力较小的离心程序，即轻离心。制备血小板、粒细胞的离心温度为20～24℃，制备其他成分血的离心温度为2～6℃。

（一）红细胞成分血的制备

红细胞占全血总量40%以上，是临床输血中最常用的成分血。红细胞成分血有浓缩红细胞、悬浮红细胞、去白细胞全血、去白细胞红细胞、洗涤红细胞、冰冻红细胞和辐照红细胞等。

1. 浓缩红细胞（concentrated red blood cell，CRBC） 采用特定的方法将采集到多联塑料血袋内的全血中的大部分血浆分离出后剩余部分所制成的红细胞成分血。200ml全血制备的浓缩红细胞，一般容量为120ml±12ml，Hb含量≥20g。

浓缩红细胞可在全血有效保存期内任何时间分离制备。浓缩红细胞制备流程如下。

（1）将全血置于大容量低温离心机内，进行重离心。

（2）离心后取出血袋，避免振动，在低温操作台上用分浆夹将大部分血浆分离至空转移袋内。

（3）核对血袋上的献血条形码，如一致则热合断离，制备成浓缩红细胞成分血。

2. 悬浮红细胞（suspended red blood cell） 采用特定的方法将采集到多联塑料血袋内的全血中的大部分血浆分离出后，向剩余物中加入红细胞添加液制成的红细胞成分血。悬浮红细胞中Hct适中（0.50～0.65），黏度低，输注过程较为流畅，是目前临床应用最广泛的一种红细胞成分血，适用于大多数需要输注红细胞提高携氧能力的患者。200ml全血制备的悬浮红细胞，Hb含量≥20g。

三联袋和四联袋均可制备悬浮红细胞，制备流程如下。

（1）将全血置于大容量低温离心机内，进行重离心。

（2）离心后将血袋放置在分浆夹中，将尽可能多的血浆转移至转移袋。

（3）将红细胞保存液袋内的保存液转移至红细胞袋，充分混合即为悬浮红细胞成分血。

（4）核对血袋上的献血条形码，如一致则热合断离，制备成悬浮红细胞。

3. 去白细胞全血　去白细胞全血是使用白细胞过滤器清除全血中几乎所有的白细胞，并使残留在全血中的白细胞数量低于一定数值的成分血。200ml 全血制备的去白细胞全血白细胞残留量应≤2.5×10^{6}个。

去白细胞全血制备流程如下。

（1）使用含白细胞过滤器的多联塑料血袋采集全血。

（2）根据白细胞过滤器生产方说明书的要求进行过滤操作。应当在采血后 48h 内，或根据白细胞过滤器要求完成白细胞过滤。

（3）过滤前应检查血液的外观，并充分混匀后进行过滤。打开白细胞过滤器前的血袋导管夹，悬挂全血袋，血液在自身重力作用下经白细胞过滤器流入下端血袋中。

（4）血液过滤完后，关上血袋夹。打开旁路夹和血袋夹，将下端血袋中的空气排出，在白细胞过滤器下方热合血袋导管并离断。

4. 去白细胞红细胞　是使用白细胞过滤器清除红细胞中几乎所有的白细胞，并使残留在红细胞中的白细胞数量低于一定数值的红细胞成分血或使用含白细胞过滤器的多联袋采集全血，并通过白细胞过滤器清除全血中几乎所有的白细胞，将该去白细胞全血中的大部分血浆分离出后，向剩余部分加入红细胞添加液所制成的红细胞成分血。如上所述，去白细胞红细胞有两种制备方法：一种方法是保存及制备成分血前对全血进行过滤，该方法可减少因保存过程中白细胞破坏及炎症因子产生和释放引起的输血不良反应发生的风险，过滤流程同去白细胞全血；另一种方法是制备成浓缩红细胞和悬浮红细胞后使用白细胞过滤器过滤，制备流程如下。

（1）用无菌接驳设备或在洁净工作台内按无菌技术将白细胞过滤器接入红细胞血袋。

（2）将红细胞成分血倒置悬挂于血液滤白柜上，红细胞通过白细胞过滤器转移至空转移袋中。

（3）过滤完成后，核对血袋标识，如一致则热合断离，制备成去白细胞红细胞制剂。

（4）使用白细胞过滤器时，应严格按照生产厂家操作说明书进行，并注意使用时间和温度。如果在白细胞过滤后，将血液转移至不属于原联体血袋的其他血袋，应当建立与实施标识控制机制，保证过滤后血液的正确标识。

（5）白细胞残留量要求与去白细胞全血相同。

5. 洗涤红细胞（washed red blood cell）　指采用特定的方法将保存期内的全血、悬浮红细胞用大量等渗溶液洗涤，去除几乎所有血浆成分和部分非红细胞成分，并将红细胞悬浮在氯化钠注射液或红细胞添加液中所制成的红细胞成分血。200ml 全血制备的洗涤红细胞，容量为125ml±12.5ml，Hb 含量≥18g，上清蛋白质含量＜0.5g。

洗涤红细胞制备流程如下。

（1）待用洗涤溶液联袋提前放置冷藏保存，无破损渗漏，溶液外观正常，在有效期内。将合格血液用作制备洗涤红细胞的起始血液。

（2）使用无菌接驳机将待洗涤的红细胞袋导管和洗涤溶液联袋进行无菌接驳连通。

（3）将洗涤溶液移至红细胞袋内，每单位红细胞中加入的液体量为 100～150ml，夹紧导管，混匀。

（4）按照制备洗涤红细胞的离心程序进行离心操作。

（5）离心后将血袋取出，避免振荡，垂直放入分浆夹中，把上清液和白膜层转移至空袋内，夹紧导管。

（6）重复（3）～（5）步骤，洗涤 3 次。

（7）每单位红细胞中加入约 50ml 红细胞保存液或适量生理盐水，混匀后热合，贴签，入库。

（8）如果在开放环境制备，应严格遵从无菌操作。

（9）如果在开放环境制备或最后以生理盐水混悬，洗涤红细胞保存期为 24h。如果是在密闭无菌环境中制备且最后以红细胞保存液混悬，洗涤红细胞保存期与洗涤前的红细胞悬液相同。

6. 冰冻红细胞（frozen red blood cell）　指采用特定的方法将自采集日期 6d 内的全血或悬浮红细胞中的红细胞分离出，并将一定浓度和容量的红细胞冰冻保护剂甘油与其混合后，使用速冻设备进行速冻或直接置于-65℃以下条件下保存的红细胞成分血。将冰冻红细胞解冻后，清除几乎所有的甘油，并将红细胞悬浮于一定量的氯化钠注射液中的红细胞成分血，称为冰冻解冻去甘油红细胞（deglycerolized red blood cell）。

200ml 全血制备的冰冻解冻去甘油红细胞，容量为 200ml±20ml，Hb 含量≥16g，白细胞残留量≤$2×10^7$ 个。

冰冻红细胞及冰冻解冻去甘油红细胞制备流程如下：

（1）红细胞甘油化

1）取拟冰冻保存的全血或悬浮红细胞，离心去除上清液，用无菌接驳技术将红细胞转移至容量适当、适宜冰冻保存的转移袋内。

2）在无菌条件下，缓慢滴加复方甘油溶液至红细胞袋内，边加边振荡，使其充分混匀。

3）在室温中静置平衡 30min，放入速冻机中速冻，含 20% 甘油的冰冻红细胞在-120℃以下条件保存，含 40% 甘油的冰冻红细胞在-65℃以下保存。

（2）冰冻红细胞的解冻：从低温冰冻保存箱中取出冰冻红细胞，立即放入 37～40℃恒温水浴箱中，轻轻振动使其快速融化，直至冰冻红细胞完全解冻。

（3）洗涤除去甘油：将专用洗涤盐液袋与解冻红细胞袋无菌接驳，采取渗透压梯度递减方法洗涤。

1）在无菌条件下，缓慢滴加 0.9% 氯化钠溶液至红细胞袋内，边加边振荡，使其充分混匀。

2）按照制备冰冻解冻去甘油红细胞的离心程序进行离心操作。

3）离心后将血袋取出，避免振荡，垂直放入分浆夹中，把上清液转至空袋内。

4）在无菌条件下，缓慢滴加适量 0.9% 氯化钠溶液至红细胞袋内，边加边振荡，使其充分混匀。

5）按照制备冰冻解冻去甘油红细胞的离心程序进行离心操作。

6）离心后将血袋取出，避免振荡，垂直放入分浆夹中，把上清液转至空袋内。

7）重复 4）～6）步骤，洗涤 3 次。

8）最后 1 次的洗涤上清液应无明显溶血迹象。

9）使用自动化设备制备冰冻红细胞和冰冻解冻去甘油红细胞时，按照设备使用说明书进行操作。

7. 辐照红细胞（irradiated red blood cell）　是指使用照射强度为 25～30Gy 的 γ 射线对红细胞成分血进行照射，使红细胞成分血中的 T 淋巴细胞失去活性所制成的成分血。

辐照室应符合国家有关电离辐射防护与辐射源安全标准等相关要求。实际操作时应按照不同厂家提供的辐照仪说明书要求进行。每次进行血液辐照处理时，应放置辐照剂量测试条，以观察辐照剂量是否达标，如剂量不达标，成分血应按未辐照成分供临床使用，但保存期同已辐照成分血。血液辐照最低剂量为 25Gy，血液任何位点的辐照剂量不宜超过 50Gy。

红细胞在采集后 14d 内可辐照，辐照后可再储存 14d，且不超过原保存期。辐照血小板、粒细胞的保存期不变。在辐照过程中应严格区分未辐照和已辐照血液的标识。

（二）血小板成分血的制备

目前血小板成分血的制备方法主要有两种：一种是手工法，制备的血小板为浓缩血小板，可利用汇集技术进行多人份混合浓缩血小板的制备；另一种是用单采术从献血者体内直接进行采集，制备的血小板为单采血小板，一位献血者可采集 1 或 2 个治疗剂量的血小板。血小板进行去除白细胞、辐照等处理，可得到相应的血小板成分血。

1. 浓缩血小板（platelet concentrate，PC）　是指采集后置于室温保存和运输的全血于采集后6h 内，或采集后置于 20～24℃中保存和运输的全血于 24h 内，在室温条件下将血小板分离出，并悬浮于一定量血浆内的成分血。200ml 全血中的血小板通过分离、浓缩至 25～38ml 并保存在血小板专用保存袋中即为 1U 浓缩血小板，血小板含量≥$2.0×10^{10}$ 个，红细胞混入量≤$1.0×10^9$ 个。浓缩血小板可在 20～24℃条件下振荡保存 5d，一般需要多袋联合使用。

浓缩血小板有富血小板血浆（platelet rich plasma，PRP）法和白膜（buffy coat，BC）法两种制备方法，也可采用离心法分离白膜。浓缩血小板制备流程如下。

（1）PRP 法

1）将采集后室温保存 4～6h 的三联袋或四联袋全血，进行轻离心。

2）将上层富血小板血浆转移至空袋内，热合断离得到一袋富血小板血浆。

3）室温静置 30～60min，将富血小板血浆袋重离心，上清为血浆，沉淀物为血小板。

4）留取适量血浆，将多余的血浆转移至另一空的转移袋，热合断离，制备成一袋浓缩血小板。

5）将浓缩血小板袋在室温下静置 1～2h，待自然解聚后，轻轻混匀血袋，制备成浓缩血小板，20～24℃环境下振荡保存。

（2）白膜法

1）将采集后置室温 6h 内或者静置过夜的四联袋全血放入离心机内，进行重离心。

2）离心后分出上层血浆至第 1 个转移袋，留下 20～30ml 血浆，将剩余血浆连同白膜层及白膜层下 1.5cm 的红细胞（约 60ml）转移至第 2 袋。

3）热合断离红细胞袋和血浆袋。

4）室温静置至少 2h 或者 20～24℃下保存过夜，将第 2 袋（白膜袋）和另一个空袋进行轻离心。

5）第 2 袋富血小板血浆（上层）转移至空袋即为浓缩血小板，热合断离，弃去白细胞袋。

（3）离心法

1）将全血放入离心机后，进行重离心。

2）启动分离血小板的程序，按仪器操作说明进行。

3）分离结束后，设备自动热合，同时取下富有血小板层挤入 2 号转移袋进行第 2 次轻离心。

4）将第 2 次离心后的血袋置于悬挂架上，进行分离，取下分离好的血小板，热合称重，一般为 80～90ml。

2. 混合浓缩血小板（pooled platelet） 是指采用特定的方法，将 2 袋或 2 袋以上的浓缩血小板合并在同一血袋内的成分血。制备混合浓缩血小板应建立相应程序，确保汇集后血袋标识的唯一性和可追溯性。混合浓缩血小板可采用富含血小板的白膜混合后离心制备，也可以将制备好的单袋浓缩血小板进行混合，制备流程如下。

（1）白膜混合制备

1）将制备好的富含血小板的白膜，用无菌接驳的方法进行连接、汇集，根据汇集后的容量，选择适宜的血袋。

2）轻离心后，分离出混合浓缩血小板并废弃白膜袋。

3）如分离于血小板专用袋，应采用无菌接驳方式连接。

（2）单袋浓缩血小板混合制备：将制备好的单袋浓缩血小板进行汇集。如汇集在血小板专用袋，应采用无菌接驳的方法进行连接、汇集。

3. 单采血小板（apheresis platelet） 是指使用单采术在全封闭条件下自动将符合要求的献血者血液中的血小板分离并悬浮于一定量血浆内的单采成分血。单采血小板成分血血小板含量高，红细胞混入量少，输入患者体内的细胞抗原种类远少于混合浓缩血小板，故可有效降低同种免疫的发生率及传播输血相关病原体的风险。储存期 5d 的单采血小板容量为 250～300ml，血小板含量≥$2.5×10^{11}$ 个，红细胞混入≤$8.0×10^9$ 个，白细胞混入≤$5.0×10^8$ 个。

单采血小板采集流程如下。

（1）对于单采血小板的献血者，当次采集 1 个治疗剂量的，采前血小板计数：≥$150×10^9$/L 且＜$450×10^9$/L，预测采后血小板数≥$100×10^9$/L；当次采集 2 个治疗剂量的，应当根据献血者体重、循环血量、血小板压积等因素综合评估，确保采后血小板数≥$100×10^9$/L。

（2）根据血细胞分离机屏幕提示完成耗材安装，采集前管路安装按照厂家说明书进行操作。

（3）根据血细胞分离机提示，录入献血者体重、血小板计数等相关信息，并进行单采血小板参数设置。

（4）静脉穿刺成功后，松开采血针一侧和留样袋一侧止流夹，使最先流出的血液流入留样袋，15～20ml用作血液检测标本。夹闭留样袋一侧止流夹，松开血细胞分离机一侧止流夹，将血细胞分离机调至采集模式，使血液进入分离管路开始采集。

（5）严格按照血细胞分离机的操作要求进行操作，并做好相关记录。

（6）为缓解血小板采集时抗凝剂给献血者带来的不适，可在静脉穿刺前给予献血者口服钙剂补钙。

（7）采集过程中，应加强与献血者的沟通，尽量详细告知采集流程，并告知采集过程中设备提示音、警示灯、袖带压力等的意义；在进行每一项主要操作之前，与献血者沟通并取得配合。与献血者进行交流，观察献血者面容、表情，及时发现并处置献血不良反应。

（8）嘱献血者在压脉带加压时手反复做握紧放松动作，必要时给予握力器协助。

（9）记录献血者在采集过程中的相关数据，如采血量、成分血分离处理血量、生理盐水及抗凝剂用量等。

（10）采集完成后，松开压脉带，关闭采血管路上的主流夹后拔针。

（11）如遇回输不畅，在征得献血者同意后，可更换新的采集针重新穿刺后回输。

4. 去白细胞血小板 去白细胞血小板是指使用血小板专用白细胞过滤器将血小板成分血中的白细胞滤除后的成分血，制备流程如下。

（1）用无菌接驳设备或在洁净工作台内按无菌技术将白细胞过滤器接入血小板血袋。

（2）将血小板成分血倒置悬挂于血液白细胞过滤柜上，血小板通过白细胞过滤器转移至空转移袋中。

（3）过滤完成后，核对血袋标识，如一致则热合断离，制备成去白细胞血小板成分血。

（4）使用白细胞过滤器时，应严格按照生产厂家操作说明书进行，并注意使用时间和温度。如果在白细胞过滤后，将血液转移至不属于原联体血袋的其他血袋，应当建立与实施标识控制机制，保证过滤后血液的正确标识。

（5）去白细胞血小板中白细胞残余量应≤$5.0×10^6$个。

5. 辐照血小板 血小板辐照处理流程与红细胞相同，采用的辐照剂量也与辐照红细胞一致。血小板在保存期内均可辐照，辐照后可保存至从采集算起的正常保存期限。

（三）血浆成分血和冷沉淀凝血因子的制备

血浆是血液的非细胞成分，含有水分、无机物、糖类、脂类和蛋白质等。血浆中的蛋白质主要包含白蛋白、免疫球蛋白、凝血因子及纤溶蛋白等。血浆成分可由全血离心制备，也可以通过血细胞分离机进行采集。血浆成分常见种类有新鲜冰冻血浆、冰冻血浆和去冷沉淀血浆。血浆成分经过病原体灭活处理后制备成病原体灭活新鲜冰冻血浆或病原体灭活冰冻血浆，可降低输血传播性疾病的风险。新鲜冰冻血浆也可进一步加工制备成冷沉淀凝血因子。

1. 新鲜冰冻血浆（fresh frozen plasma，FFP） 是指采集后储存于冷藏环境中的全血，最好在6h（保存液为ACD）或8h（保存液为CPD或CPDA-1）内，但不超过18h将血浆分离出并速冻呈固态的成分血。全血用于制备浓缩血小板成分时需置于室温下保存，分离出的血浆为冰冻血浆，不可作为FFP。200ml全血采集时间＞7min或400ml全血采集时间＞13min时，应给予特殊标识，所采集的全血不可用于制备新鲜冰冻血浆。FFP含有全部的凝血因子，包括不稳定凝血因子（如凝血因子Ⅴ和Ⅷ），容量应为标示量±10%，血浆蛋白≥50g/L，凝血因子Ⅷ≥0.7U/ml。

新鲜冰冻血浆制备流程如下。

（1）将采集的全血离心后，在分浆夹或者血液分离器中将尽可能多的血浆转移至转移袋。

（2）血浆中红细胞混入量少（目视观察）即可将血浆袋热合断离。

（3）如血浆中红细胞混入量较多，应当经过第 2 次重离心后，把上清血浆转移至另一空的转移袋中，热合断离（如欲制备冷沉淀凝血因子，则保留两联袋结构）。

（4）使用专用设备将血浆进行速冻，按操作说明书进行冰冻操作，建议在 60min 内将中心温度降至-30℃以下。速冻过程中的血袋不应重叠堆放。

（5）速冻后储存。

2. 单采新鲜冰冻血浆（apheresis fresh frozen plasma，aFFP） 是指使用血细胞分离机在全封闭条件下自动将符合要求的献血者血液中的血浆分离出并在 6h 内速冻呈固态的成分血。利用血细胞分离机采集血浆，已成为血浆来源的一条重要途径。采集原理和方法与单采血小板相类似。单采血浆在 6h 内速冻并冰冻储存，制成单采新鲜冰冻血浆。采集方法按血细胞分离机的操作手册进行。单采新鲜冰冻血浆质量要求、储存温度、储存条件及适应证同新鲜冰冻血浆。

3. 冰冻血浆（frozen plasma） 是指采用特定的方法在全血的有效期内，或不符合新鲜冰冻血浆制备条件时，将血浆分离出冰冻呈固态的成分血，抑或新鲜冰冻血浆保存期超过 1 年后，即成为冰冻血浆，血浆中因子Ⅴ、因子Ⅷ等不稳定的凝血因子含量明显减少，其他成分含量与新鲜冰冻血浆相似。冰冻血浆容量应为标示量±10%，血浆蛋白≥50g/L，可用于补充稳定凝血因子，不适用于不稳定凝血因子缺乏引起的凝血障碍，包括因子Ⅴ、因子Ⅷ等。

4. 病原体灭活血浆（pathogen inactivated plasma） 是指采用病原体灭活技术进行灭活处理的血浆，可降低输血相关病原体传播风险。目前，我国血浆病原体灭活方法主要为亚甲蓝光化学法。病原体灭活处理后血浆中因子Ⅴ、Ⅷ和纤维蛋白原水平均有所降低（有文献报道凝血因子活性降低 50%～70%，临床输血治疗中需适当增加剂量）。病原体灭活冰冻血浆标示量和血浆蛋白要求同未灭活血浆，亚甲蓝残留量应≤0.3μmol/L。

亚甲蓝光化学病原体灭活血浆制备流程如下。

（1）根据血浆的规格选择相应亚甲蓝病原体灭活器材。

（2）用无菌接驳机或在 A 级洁净工作台内按无菌技术将血浆袋与亚甲蓝病原体灭活器材血袋连接。

（3）将血袋悬挂于支架上，打开导管夹，使血浆经"亚甲蓝添加元件"，流入光照袋，严禁挤压。

（4）将已经加过亚甲蓝的血浆连同过滤器整齐摆放在血浆病原体灭活架上。

（5）将摆放整齐的血浆放入医用血浆病原体灭活柜中，点击灭活启动，进行光照。

（6）光照处理后的血浆经病原体灭活装置配套用的输血过滤器过滤，滤除亚甲蓝和绝大部分白细胞，过滤时严禁挤压，排尽袋内空气后热合，即得病原体灭活血浆。

5. 去冷沉淀冰冻血浆（plasma cryoprecipitate reduced） 是指新鲜冰冻血浆分离冷沉淀凝血因子后的去冷沉淀上清液（简称冷上清）制备的冰冻血浆。与新鲜冰冻血浆相比，缺少因子Ⅷ、因子ⅩⅢ、血管性血友病因子（vWF）、纤维蛋白原及纤维结合蛋白等；但白蛋白，血管性血友病因子裂解蛋白酶（a disintegrin and metalloprotease with thrombospondin type 1 motif member 13，ADAMTS13）和其他凝血因子等与新鲜冰冻血浆含量相当。

6. 冷沉淀凝血因子（cryoprecipitated antihemophilic factor） 简称冷沉淀，是采用特定的方法将保存期内的新鲜冰冻血浆置于 2～6℃冰箱中过夜融化或在 1～6℃水浴装置中融化，分离出大部分血浆，并将剩余的冷不溶物质在 1h 内速冻呈固态的成分血。冷沉淀凝血因子富含 5 种成分：因子Ⅷ、因子ⅩⅢ、vWF、纤维蛋白原和纤维结合蛋白。来自 200ml 全血分离的冷沉淀因子Ⅷ≥40U、纤维蛋白原≥75mg；来自 400ml 全血分离的冷沉淀因子Ⅷ≥80U、纤维蛋白原≥150mg。

用于制备冷沉淀凝血因子的起始血液为新鲜冰冻血浆。冷沉淀凝血因子制备流程如下。

（1）离心法

1）取出待制备冷沉淀的新鲜冰冻血浆，置于 2～6℃冰箱中过夜融化或在 1～6℃水浴装置中融化。

2）当血浆基本融化时，在 2～6℃的环境下重离心。将大部分上层血浆移至空袋，制成去冷沉淀的冰冻血浆。将留下的 40～50ml 血浆与沉淀物混合，制成冷沉淀凝血因子。冷沉淀凝血因子宜在制备后 1h 内完成速冻。

（2）虹吸法

1）将新鲜冰冻血浆袋置于 1～6℃水浴装置中，另一空袋悬于水浴箱外，位置低于血浆袋，两袋之间形成一定的高度落差。

2）血浆融化后，随时被虹吸至空袋中，当融化至剩下 40～50ml 血浆与沉淀物时，闭合导管，阻断虹吸。转移至空袋的血浆，制成去冷沉淀的冰冻血浆。将血浆与沉淀物混合，制备成冷沉淀凝血因子。冷沉淀凝血因子宜在制备后 1h 内完成速冻。

（四）粒细胞成分血的制备

单采粒细胞（apheresis granulocyte）是指在全封闭的条件下采用血细胞分离机将药物动员后外周血粒细胞含量符合条件的献血者血液中的粒细胞分离出来，并悬浮于一定量血浆内的成分血。单采粒细胞采集场所必须建立单采粒细胞辅助剂使用剂量和管理的标准。对于促进粒细胞单采的药物，需规定一定周期内献血者可服用的辅助剂最大累积量。如在献血者健康征询中发现该类药物可能会导致该献血者发生健康状况恶化，则不得给献血者服用。

每袋单采粒细胞容量为 150～500ml，中性粒细胞含量≥$1.0×10^{10}$ 个。粒细胞成分中会混有一定量的血小板和红细胞，血细胞比容应≤0.15。粒细胞在储存过程中活性迅速下降，采集后宜尽快辐照和输注。粒细胞必须通过标准的血液过滤器输注，但不能使用白细胞过滤器或微团聚体过滤器输注。

单采粒细胞采集流程如下。

（1）根据血细胞分离机屏幕提示完成耗材安装，采集前管路要求按照厂家说明书进行操作。

（2）根据血细胞分离机提示，录入献血者体重等相关信息，并进行单采粒细胞的参数设置。

（3）静脉穿刺成功后，松开采血针一侧和留样袋一侧止流夹，使最先流出的血液流入留样袋，15～20ml 用作血液检测标本。

（4）严格按照血细胞分离机的操作要求进行操作并做好相关记录。

（5）采集过程中，应加强与献血者的沟通，尽量详细告知采集流程并告知采集过程中设备提示音、警示灯、袖带压力等的意义；在进行每一项主要操作之前，与献血者沟通并取得配合。

（6）与献血者进行交流，观察献血者面容、表情，及时发现并处置献血不良反应。采集程序进行中如出现口唇周围麻木现象，可给予献血者口服葡萄糖酸钙。

（7）粒细胞采集过程中做好关键指标的记录，包括采集时间、品种、体外循环血量、抗凝剂的使用量等。

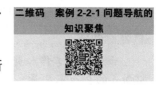
二维码　案例 2-2-1 问题导航的知识聚焦

（8）采集完成后，松开压脉带，关闭采血管路上的主流夹后拔针。

（9）如遇回输不畅，在征得献血者同意后，可更换新的采集针重新穿刺后回输。

案例 2-2-1 分析

1. 急性淋巴细胞白血病患者，造血干细胞移植围手术期，处于免疫抑制状态，输注的成分血中具备免疫应答功能的同种异体淋巴细胞（主要是 T 淋巴细胞）经输血进入体内后迁移、增殖，可能会引起严重攻击并破坏宿主体内细胞和组织的免疫反应，即输血相关移植物抗宿主病。辐照处理可使成分血中的 T 淋巴细胞 DNA 变性并失去增殖活性，预防免疫功能低下的患者发生 T-GVHD。

去白细胞成分血主要用于降低非溶血性发热反应、白细胞抗原同种免疫反应及巨细胞病毒（CMV）和人 T 淋巴细胞病毒（HTLV）-I/Ⅱ感染等输血不良反应的发生率，因此，预防输血相关移植物抗宿主病时，不能代替辐照血液。

2. 红细胞成分血、血小板成分血、粒细胞成分血及未经冰冻的血浆成分血均可以进行辐照。冰冻后的血浆成分血及冷沉淀等成分血可不进行辐照处理。

3. 血小板成分血肉眼观察应呈淡黄色云雾状，不如液体状态血浆成分血澄清透亮，云雾状外观属于正常情况，但需要注意与细菌污染造成的外观浑浊进行鉴别。

血小板成分血常见异常外观有色泽异常、蛋白质析出、气泡及重度乳糜等情况。

知识拓展

1. 病原体灭活技术对不同种类的病原体灭活效果是否相同？为什么？

2. 不同方法制备的成分血其有效成分含量存在一定的差异，请简要阐述原理。

（尹 文）

第三节　红细胞成分血的保存

红细胞成分血保存的目的是为失去体内循环正常生理环境的红细胞提供离体后的适宜存活条件，使经过保存的成分血输入受者体内仍具有一定的功能。红细胞成分血体外保存主要考虑以下几个因素：①防止红细胞凝集。如添加抗凝剂螯合钙离子。②降低红细胞代谢水平，包括降低保存温度，添加代谢减缓剂如异丙嗪等。实验证明，葡萄糖在 25℃ 时的代谢速度约为 4℃ 的 10 倍，而在 25℃ 时存储的红细胞失去活力的速度也是 4℃ 的 10 倍。因此，在室温下储存 1d 的红细胞，其体内回收率降低程度相当于 4℃ 保存 10d 的结果。③维持能量代谢所需的三磷酸腺苷（ATP）浓度和 pH 水平，最大限度地减少红细胞损伤，延长红细胞寿命。现在采用含葡萄糖、磷酸盐和碳酸盐等成分的全血保存液和红细胞添加液来保存红细胞成分血，以及增加保存液体积，增强保存液缓冲能力等。④防止氧化。添加抗氧化剂，如谷胱甘肽（GSH）、超氧化物歧化酶（SOD）、维生素 E 等，抵抗氧化损伤，发挥 GSH 介导的抗氧化作用，维持 GSH 的水平和还原状态。⑤维持细胞形态。加入红细胞膜稳定剂，如铵离子、甘油等，穿透红细胞膜，增大细胞表面张力，阻碍膜的小泡化，防止红细胞微粒的形成，减少溶血。前面讲到的传统型血袋中增塑剂 DEHP，在储存期间可插入红细胞膜，起到减少溶血的作用。⑥防止微生物的污染和抑制其生长，包括选择健康献血者、使用带旁路转移袋的采血袋预防细菌污染的血液进入采血袋中、消毒采血穿刺部位的皮肤、过滤白细胞和病原体灭活等综合手段。总之，不断延长血液保存期，以及过期红细胞成分血复壮等血液保存技术，是输血技术学的重要研究领域。

案例 2-3-1

血站血库工作人员在接收当日采集的全血入库时发现，含血液保存液 II 的一袋标识容量为 300ml 的全血不足量，对该血液采集过程的各相关环节核查后确认由于献血者有献血不良反应导致停止采血所致，外观检查无溶血等异常现象。

工作人员接收后应如何处置这袋全血？

问题：

1. 采血时，如何保证血液不凝固？

2. 红细胞添加液在成分制备中如何发挥作用？

3. 如何评价红细胞成分血质量？

---- **案例 2-3-1 问题导航**

1. 红细胞保存介质的研制应从哪几个方面考虑？

2. 研制病原体灭活红细胞成分血应从哪几个方面评价其是否可用于临床？

一、红细胞成分血的保存介质

采集的全血或制备的成分血需要在离体的情况下继续保持活性和功能，除了专门的保存容器，还需要特定的红细胞保存介质，起到抑制红细胞离体后快速衰亡的作用。红细胞保存介质主要有以下4类。

（一）全血保存液（preservative solution）

以抗凝剂、葡萄糖等为主要成分的用于防止血液凝固、维持血液内各种组分（红细胞、血小板）活性和生理功能的一类药剂。一般灌注在采集全血的采集袋内，或多联采血袋的采血母袋中，称为全血保存液。

血液抗凝剂是防止血液凝固和红细胞破坏的化学物质，如柠檬酸钠、肝素、乙二胺四乙酸二钠（EDTA-2Na）。20世纪初，柠檬酸钠，又名枸橼酸钠，作为抗凝剂广泛用于输血，但是保存红细胞约1周后就出现溶血。劳斯（Rous）和特纳（Turner）发现葡萄糖可以延缓溶血，开发了第1个全血保存液，即柠檬酸盐和葡萄糖的混合物，即Rous-Turner保存液。Rous-Turner保存液最大的问题是采用加热方法灭菌，糖会焦糖化。1943年，洛蒂特（Loutit）和莫利森（Mollison）通过将枸橼酸加入枸橼酸钠和葡萄糖的混合物，将保存液pH降低到5.03，制备出了酸性枸橼酸盐-葡萄糖（ACD）保存液，很好地解决了这一问题，并一直沿用至今作为全血的保存液。ACD保存液有两个配方，即A方和B方。A方是B方的浓缩液，是早期广泛使用的保存液。添加磷酸盐的保存液可以防止细胞被动丢失磷酸盐，使溶液的pH升到5.63，高pH利于维持高2,3-双磷酸甘油酸（2,3-DPG）的水平，枸橼酸盐-磷酸盐-葡萄糖（CPD）保存的红细胞略好于ACD保存液。两者都可在保存全血21d后，红细胞回输给其原始供者后，24h红细胞回收率为70%～80%。

随着保存液的不断深入研究发现，丢失有机磷酸盐和ATP的红细胞存活不好。1968年，希尔兹（Shields）提出了CPD中加入腺嘌呤（CPDA-1）的保存液配方，结果显示该配方能显著改善全血保存状态。1979年，公认CPDA-1作为红细胞保存液可将红细胞保存至5周。全血保存液经历ACD、CPD和CPDA-1的发展阶段，是基于葡萄糖、磷酸盐和腺嘌呤等代谢底物和中间物被发现认识的结果。各种保存液的配方和使用比例见表2-3-1。

表 2-3-1 全血保存液的种类及配方

全血保存液种类		血液保存液-I（ACD-A）	血液保存液-II（ACD-B）	血液保存液-III（CPD）	CPDA-1
全血保存液组分分子式和含量（g/L）	枸橼酸（citric acid）$C_6H_8O_7 \cdot H_2O$	8	4.8	3.27	3.27
	枸橼酸钠（sodium citrate）$Na_3C_6H_5O_7 \cdot 2H_2O$	22	13.2	26.3	26.3
	无水葡萄糖（dextrose）$C_6H_{12}O_6$	24.5	13.3	25.5	31.9
	磷酸二氢钠（monobasic sodium phosphate）NaH_2PO_4	—	—	2.22	2.22
	腺嘌呤（adenine）$C_5H_5N_5$	—	—	—	0.275
	保存液pH（室温测定）	5.03（4.5～5.5）	5.03（4.5～5.5）	5.63（5.3～5.9）	5.63（5.3～5.9）
	100ml血液所需保存液体积（ml）	15	25	14	14
	全血保存期（d）	21	21	21	35

其中枸橼酸可以避免保存液中葡萄糖在高温灭菌中焦糖化。枸橼酸钠是介质中的基本抗凝物质，除螯合钙离子外，还能阻止溶血的发生。

葡萄糖是红细胞代谢所必需的营养成分，尽管红细胞除代谢葡萄糖外，也代谢其他糖，如果糖、甘露糖、半乳糖和三碳糖二羟基丙酮。但在设计开发血液保存液时，发现上述各种糖，对红细胞的体外保存不起任何作用。葡萄糖是合成 ATP 和 2,3-DPG 的底物，减慢细胞中有机磷的消失，以维持红细胞的活性和功能。

磷酸二氢钠代谢产生的 CO_2，可由内在的 $Ca(OH)_2$ 中和掉，增强缓冲能力，避免了保存液 pH 的降低，减少 2,3-DPG 分解，延长红细胞的保存期。另外，红细胞会被动失去磷酸盐，在保存液中添加磷酸盐可以防止这种损失。枸橼酸盐-磷酸盐-葡萄糖（CPD）以全血保存液 1∶7 的体积比储存的红细胞，保存效果略好于 ACD。

腺嘌呤作为红细胞合成 ATP 的前体，通过 AMP 代谢过程的补救途径，在腺嘌呤磷酸核糖基转移酶作用下合成 AMP：

$$腺嘌呤+磷酸核糖基焦磷酸（PRPP）\longrightarrow AMP+焦磷酸（PPi）$$

此反应是血液保存的关键，促进红细胞 ATP 合成。红细胞腺嘌呤核苷酸库中含 ATP 85%～90%，含 ADP 9%～12%，含 AMP 1%～3%，三者含量与红细胞能量代谢、核苷酸代谢及维持红细胞功能密切相关，腺苷激酶在维持三者比值恒定中起了重要作用。在红细胞储存期间，核苷酸会被大量消耗。因此，全血保存液和（或）红细胞添加液中加入腺嘌呤（adenine），腺嘌呤可进入红细胞，为补充耗尽的 ATP 提供底物，从而延长红细胞的保存期。

维持高 ATP 浓度同样是现代血液保存的关键目标。红细胞中核苷磷酸化酶的存在，使红细胞可用核苷（如肌苷）来进行 ATP 合成：

$$肌苷+磷酸（Pi）\longrightarrow 核糖-1-磷酸+次黄嘌呤$$

该反应形成核糖-1-磷酸时并不消耗 ATP。随后核糖-1-磷酸通过戊糖磷酸途径转化为果糖-6-磷酸，再进入糖酵解途径产生 ATP。理论上肌苷可以作为红细胞复壮液的成分，促使耗尽 ATP 的红细胞启动糖酵解途径。但是，实际上不能在血液保存液中加入肌苷，因为其代谢产物次黄嘌呤在体内会迅速转化为尿酸。肝功能受损或高尿酸血症的患者，输注含肌苷的血液，能提高血浆尿酸水平，导致相关输血不良反应的出现。

值得注意的是由于所有保存液是酸性的，采集的 pH 7.35 的静脉血与 pH 5.0～5.6 的保存液混合后 pH 约为 7.05。起初人们担心最初几滴进入的血液会因突然浸入酸性保存液中而受到较大损伤。但经验证明红细胞似乎可以最微弱的溶血或活力丧失来克服这个问题，红细胞并未产生明显溶血和不可逆地失去活性。血红蛋白分子的缓冲能力对消除酸性环境的影响也起到了一定的作用。

（二）红细胞添加液（additive solution）

对全血和成分血进行再加工时，针对某一种成分血而加入的能保持和（或）营养该成分血生物活性、维持其生理功能的一类药剂，称为添加液。一般灌注在多联采血袋的子袋或分离转移袋中。血小板添加液在本章第四节中介绍。

由于全血中血浆作为生产血浆成分血、白蛋白和凝血因子等成分血的原料，在被分离时大部分保存液随血浆一起分离出去，不仅造成剩余红细胞浓稠，在临床输注过程中出现流动黏滞、流速变慢的现象，而且体积、蛋白质和糖损失，缓冲能力降低，储存中容易发生溶血，研究发现浓缩红细胞比容越高，红细胞 ATP 浓度和体内回收率就越低。因此，为了改善剩余红细胞的保存条件和维持生存活性，需要在分出血浆后的剩余红细胞中补充容量和营养物，这些需求推动了红细胞添加剂的研发和应用。

红细胞添加液的选择可以很多。如胶体溶液代血浆羟乙基淀粉（HES）、晶体溶液代血浆及专门的红细胞添加液。氯化钠-腺嘌呤-葡萄糖（SAG）是第 1 个广泛使用的添加剂，对应的全血保存液是 CPD，添加目的在于补充血浆分离后的容积和葡萄糖。红细胞在 SAG 保存液中储存 5 周后会有 1% 溶血。在 SAG 中加入甘露醇作为"膜稳定剂"，可以加固细胞膜，使溶血降低 50% 以上并增加溶液的渗透压。随后氯化钠-腺嘌呤-葡萄糖-甘露醇（SAG-M）及其衍生物 AS-1、AS-5 等得到广泛使用。

添加液的研究使用一般基于全血保存液的种类。改良配方的添加液是用枸橼酸盐和磷酸盐来代替甘露醇，包括美国使用的保存液 CP2D/添加液 AS-3 系统和保存液 CP2D/添加液 SAG-CP 系统，以及在我国广泛使用的日本配方 CPD/MAP（甘露醇-腺嘌呤-磷酸盐）系统。不过这些保存效果基本一致，红细胞储存 6 周后存活率约为 82%，红细胞溶血率约 0.4%。上述这些红细胞添加液被归为第一代红细胞添加剂。一般初始 pH 为 7.0。第一代添加剂最大的缺陷是对红细胞膜损伤较大，即对长期储存红细胞的变形能力和存活力损伤较大。但对临床的影响尚不清楚。

新一代添加液开发研制的关注点是通过提供磷酸盐和缓冲剂发挥作用。碳酸氢盐作为缓冲剂，可通过维持红细胞高 ATP 浓度并利用甘露醇和低渗条件限制溶血来防止红细胞凋亡。该添加液起始 pH 接近 7.2，维持 2,3-DPG 浓度达到 2 周。碳酸氢盐的缓冲能力可使红细胞至少储存 7～8 周。与延长储存时间相比，该添加剂在其他方面的能力具有更大吸引力，一是可改善红细胞存活力、减轻对红细胞膜的损伤、改善储存红细胞 2,3-DPG 及 ATP 的浓度，可使保存 6 周的红细胞回收率达到 88%。二是注意配方和 pH 之间的平衡，可通过抑制二磷酸甘油酸变位酶活性并同时维持糖酵解，使储存红细胞可用 ATP 的量增加了一倍。三是增加添加液的体积以提高缓冲能力，使保存时间延长。但体积增大会导致血细胞比容降低，不适合临床使用，特别对婴儿和大量输血的创伤患者。博伊特勒（Beutler）开发的红细胞添加液 BAGP 就是通过加入磷酸盐和缓冲剂而发挥作用，以提高 pH 来维持 ATP 和 2,3-DPG，但尚得到广泛使用。

（三）红细胞深低温冰冻保存保护剂

红细胞对冰冻非常敏感，低温可造成红细胞损伤至破裂溶血。目前损伤原理主要有三点。一是盐变性原理。洛夫洛克（Lovelock）等提出，水结成冰过程，使细胞内外产生高浓度电解质作用于细胞膜，增加通透性，并使细胞膜上形成一些小孔，融化时水进入细胞内引起渗透休克，这是慢速冰冻（如冰冻速率在 10℃/min 以下）损伤的原因。二是冰晶的机械作用。快速冰冻时，细胞内形成冰晶，作用于细胞膜，导致细胞膜上产生小孔，导致不可逆地丧失半透性。虽然快速冰冻细胞使水没有时间进入细胞内即可防止细胞破裂，但当冰冻速率不能完全预防细胞损伤时，就需应用冰冻保护剂。在使用冰冻保护剂时由于增加了细胞总水量，也可起到预防细胞破裂的作用。三是化学损伤。冰冻过程中，细胞外部水分比内部水分冰冻较早，造成渗透梯度，水分自细胞内扩散至细胞外，导致细胞脱水和溶质浓缩，在此过程中，蛋白质组分异常靠近，使蛋白质中巯基和二硫键发生协同不可逆的反应，导致蛋白质变性而引起细胞死亡。

冰冻保护剂可分为穿透性和非穿透性两种。穿透性保护剂，也称细胞内保护剂，有甘油、二甲基亚砜（DMSO）和丙三醇等，可以自由通过细胞膜的小分子，具有高溶解度及对细胞无毒性，与水形成氢键，提供的渗透力不使水分外移，防止冰晶在细胞内形成，避免细胞发生冰晶损伤。同时，在细胞内外维持一定的浓度，降低细胞内外未结冰溶液中电解质的浓度，使细胞免受高浓度电解质的损伤。

甘油是最常用的渗透性保护剂，是一种无色透明、具有甜味的糖浆状液体，与水易混合，化学性质稳定。有两种浓度的甘油已被应用于冰冻红细胞制备。一种是约 20% 的"低"浓度甘油，用在液氮中通过"程序性"降温快速冰冻红细胞；另一种约 40% 的"高"浓度甘油，用在-80℃中缓慢冰冻红细胞。低浓度甘油冰冻红细胞必须保存在液氮中，而高浓度甘油冰冻红细胞在低于-65℃的温度下就可以达到稳定。维护液氮罐的高成本和液氮中冰冻产品的运输困难，都限制了低浓度甘油系统的使用。高浓度甘油冰冻红细胞可在干冰上运输。但红细胞解冻时必须迅速用梯度盐溶液洗涤除去甘油，因为甘油负载的红细胞如果直接输入血液中会膨胀破裂。所以，可以防止红细胞代谢中毒并保护受血者。国外去甘油化的红细胞储存在 AS-3 中，保存 2 周后输注，红细胞 24h 体内回收率约为 78%。

非穿透性保护剂是不进入细胞内部的大分子，也称细胞外保护剂。有乳糖、聚乙二醇、甘露醇和羟乙基淀粉（hydroxyethyl starch，HES）等。它们在红细胞周围形成一个似玻璃状的外壳（noncrystalline glassy shell），也就是在由液态向固态转变过程中没有相变热产生，也没有晶体产生的玻璃化。可以防止水分的丧失与脱水，以及抵御温度变化对细胞的损伤。常用的此类保护剂，如 HES，是一种聚合体，最初用于红细胞冰冻，随后与二甲基亚砜（DMSO）组合也用于造血干/祖细胞的冰冻保存。HES 冰冻红细胞解冻后不需要洗涤。

（四）红细胞复壮液（rejuvenation solution）

保存期间红细胞存活力丧失与体内红细胞衰老不同。体内红细胞在氧化损伤累积的情况下，导致细胞骨架成分交联及酶活性降低，该过程是不可逆的，且最终因磷脂酰丝氨酸（PS）暴露或新抗原形成而促使巨噬细胞将衰老红细胞清除。储存期末的红细胞处于低 pH、低 ATP 和低 2,3-DPG 浓度的状态，使细胞存活力降低，但这种状态通过称为"存活力恢复"的过程可以逆转。如将储存期末的红细胞放置在含磷酸盐、肌苷、葡萄糖、丙酮酸盐、氯化钠和腺嘌呤的高 pH 复壮液中孵育 2h 即可恢复其活力。孵育会增加红细胞 ATP 和 2,3-DPG 浓度，并提高其体内回收率，还可内化带负电荷的膜磷脂，否则膜磷脂外翻会促使巨噬细胞吞噬。磷脂正常分布的恢复也可起到防止红细胞参与血浆凝集反应的作用。但细胞如果发生了膜带 3 蛋白氧化损伤、糖蛋白损伤及膜损失就不能逆转其存活力。

我们将这类溶液称为复壮液，由丙酮酸盐、磷酸盐、次黄嘌呤核苷和腺嘌呤等组成。该溶液很稳定，室温可保存 1 年。通过添加红细胞复壮液的方法恢复红细胞代谢乃至恢复红细胞存活力，称为红细胞复壮。美国食品药品监督管理局（FDA）已批准了复壮液用于保存期超过 3d 内的红细胞的复壮或在冰冻红细胞处理中使用。复壮红细胞在输注前应将复壮液洗涤去除，并在 24h 内输注。

二、红细胞成分血的储存损伤

生理状况下，红细胞通过凋亡程序清除衰老的红细胞。该过程以不可逆的形状变化、微粒化造成膜损伤，膜磷脂不对称性丧失可导致凋亡标记磷脂酰丝氨酸（phosphatidylserine，PS）暴露于细胞表面等为特征。脾或其他巨噬细胞可将正常寿命结束时携有凋亡标记的红细胞从血管系统中清除掉。

红细胞离体后在制备、运输和储存过程中，延长了体外代谢时间，细胞内能量和 ATP 消耗，低 pH 降低，细胞钙增加，导致红细胞形态与新陈代谢发生一系列的变化，有些是可逆的，有些是不可逆的，导致功能丧失，影响红细胞输血后体内存活功能和疗效，将此称为红细胞储存损伤。其机制尚不完全明了，导致因素至少包括以下几点。

（一）自由基氧化造成红细胞损伤

自由基具有极活泼的反应性，人体内一旦生成，可经其中间代谢产物不断扩展生成新的自由基，形成连锁反应。自由基可与磷脂膜、蛋白质、核酸和糖类物质反应，造成细胞功能代谢障碍和结构破坏。红细胞整个储存过程中，膜脂质自由基氧化破坏磷脂环境，破坏双分子层；不饱和脂质过度氧化、降解、重组，致膜结构异常，膜起泡，变形性降低；脂质过氧化产物丙二醛，使膜结构重排，脂质与骨架蛋白分离，产生囊泡脱落，出现棘形、球形红细胞；氧化脂质提供红细胞吞噬标志物。

膜蛋白自由基氧化引起骨架蛋白交联，变形性降低，膜脆性增加；产生新基团，出现新抗原。膜蛋白酶自由基氧化导致酶生理性脂质界面改变；血红蛋白的氧化损伤叠加血红蛋白的自氧化，生成高铁血红蛋白和过氧化阴离子：

$$HbFe(II)O_2 \longrightarrow HbFe(III) + O_2^-$$

这种反应在体内血液循环中可以通过 NADH 介导的细胞色素 b5 逆转，但在 4℃ 低温保存条件下却不能。高铁血红蛋白进一步降解为高铁血色原，沉积在红细胞膜脂质和骨架上，继之引起红细胞带 3 蛋白聚集，结合 IgG 和补体 C3，被机体免疫系统识别并清除。

红细胞储存对抗自由基氧化对策可以考虑低氧保存抵抗自由基氧化。

（二）一氧化氮衰变，影响细胞向组织供氧的能力

一氧化氮（nitric oxide，NO）由血管内皮细胞生成。由于它是脂溶性的，可以自由进入红细

胞（RBC）。与 Hbβ-93 位半胱氨酸结合生成亚硝基血红蛋白（S-nitroso haemoglobin，SNO-Hb），是红细胞储存 NO 的主要形式。发挥 NO 的扩张血管作用和保持红细胞变形能力，有利于对组织的供氧。储存血液中 SNO-Hb 发生衰变。血液采集后 3h，其含量就已经开始降低，1d 后下降 70%，1 周后下降 83%，到 21d 时就已经检测不到了。SNO-Hb 的迅速丧失，影响红细胞输注后的低氧性血管舒张功能。储存期间，红细胞内 ATP 和 2,3-DPG 水平都有不同程度的下降，影响 NO 的生成量。

红细胞储存对抗 SNO-Hb 减少的措施：可以考虑于血袋中添加 NO，以增加红细胞内 SNO-Hb 含量，增加 Fe^{2+}NO-Hb。NO 能否作为一种保存添加剂，有待于进一步研究。

（三）Ca^{2+} 内流造成红细胞膜损伤

红细胞膜蛋白分为外周蛋白和内在蛋白。这些蛋白在维持红细胞形态和功能上起到重要作用。红细胞膜的结构以脂质双层为主要支架，外周蛋白处于两侧，内在蛋白嵌于或贯穿其中，具有流动性和不对称性的特点。胆固醇和磷脂的比值影响质膜的流动性，进而影响红细胞的变形性。正常红细胞膜的磷脂不对称性由 ATP 依赖性翻转酶（氨基磷脂转位酶）的活性维持。红细胞每水解 1 个 ATP 将 2 个 Ca^{2+} 从胞质溶胶输出到细胞外。但随着红细胞储存衰老，Ca^{2+} 内流增加，使红细胞外 Ca^{2+} 浓度为 10^{-3}mol/L，细胞内 Ca^{2+} 浓度为 10^{-7}mol/L。内流 Ca^{2+} 激活对其敏感的 Gardos 通道（K^+ 通道），使细胞内的钾、氯、水外流丢失，翻转酶活性降低，引起细胞脱水、皱缩、棘突、出泡，最终形成微粒。

（四）促进磷脂酰丝氨酸（PS）外翻，诱导红细胞凋亡

红细胞储存过程中神经酰胺协同 Ca^{2+} 内流，浓度增大，导致翻转酶活性增大，使 PS 外翻，使 PS 从细胞内表面移到细胞外表面而暴露。PS 作为细胞凋亡信号，介导红细胞被吞噬，发生血管外溶血；诱发血凝，导致红细胞黏附于血管内皮细胞，引起红细胞聚集、诱发炎症反应、活化血小板、改变血流动力学等病理改变。在储存过程中，PS 在红细胞表面上的暴露，可促使红细胞输入体内被巨噬细胞吞噬，输注后会从循环中被清除。

（五）发生代谢损伤

红细胞中不含线粒体，不能直接利用氧来获得能量，也不能利用氧来合成蛋白质或多核苷酸。葡萄糖是人红细胞能量代谢的天然底物。90% 的能量依赖糖酵解供给，糖酵解丙酮酸可还原成乳酸。红细胞的酵解能力直接反映维持红细胞活性的能量代谢结构的完整性，葡萄糖消耗、乳酸生成和 CO_2 释放是衡量糖酵解能力的指标。红细胞储存过程中，乳酸含量逐渐升高，pH 随之下降，乳酸的积累使糖酵解速率显著减慢，高 pH 可以关闭 ATP 的产生，减弱红细胞的新陈代谢水平，而低 pH 则导致由 2,3-DPG 分解引发 ATP 暴发性产生，使 ATP 的产出在储存过程中逐渐降低，最终导致血影蛋白磷酸化程度降低，使膜失去变形能力。这也是红细胞保存中维持高 pH 的原因。

氢离子浓度也是最重要的生理调节剂，在低 pH 下，磷酸酶活性被激活而变位酶活性受抑制。通过提高 pH 来调节红细胞代谢是红细胞储存期间延迟 2,3-DPG 水平下降的主要途径。

储存红细胞输入体内的存活率与 ATP 含量相关。红细胞中的 ATP 浓度在保存初期维持不变，或者轻度升高，在 2 周时达到高峰，之后逐渐下降，到储存第 6 周时下降 50% 以上。文献报道当 ATP＜1.5μmol/g Hb，生存力将明显降低。因此，保存液只有把红细胞的 ATP 维持在 1.5μmol/g Hb 以上，才可能保持红细胞的完整性。4℃储存红细胞的糖酵解只相当于 25℃ 的 1/10，糖酵解途径的启动又依赖于 ATP 的存在，若红细胞内 ATP 降至 $0.4×10^{-4}$mol/L 或更低，糖酵解启动困难。

抗氧化物谷胱甘肽（GSH）的合成需要 ATP 的参与，其浓度降低使储存红细胞中的 GSH 减少，至保存第 6 周时减少了 27%，合成速度下降了 45%；ATP 降低影响 ATP 依赖性的 Na^+/K^+ 泵功能。

红细胞中的 2,3-DPG 是红细胞代谢中间产物，是反映红细胞携氧能力最重要的指标。在 4℃ 储存的第 1 周内就迅速下降，第 2 周末就测不到了。储存时间延长会导致 2,3-DPG 浓度直线性快速下降，甚至到零。因此，输注 2,3-DPG 耗尽的储存血，Hb 氧解离曲线左移，Hb 在组织中释放

氧的能力降低，Hb 对氧的亲和力增加，使红细胞不能向外周组织有效供氧。虽然 2,3-DPG 水平可以在 12h 内恢复到正常的 50%，24h 几乎能恢复到 95%。但对贫血、低血压、组织缺氧、心脏病和出血休克等危急患者，输注 2,3-DPG 耗尽的储存血只会增加死亡率。所以，临床急救大量输入保存期较长的血液，不能立即发挥携氧功能，尤其是冰冻红细胞，不适合用于急救。

储存期间，红细胞 ATP、2,3-DPG（BPG）及谷胱甘肽的浓度下降，导致细胞膜功能障碍，表现为红细胞膜变硬及膜损伤。这两种效应会对输入体内的红细胞在血管中的流动性产生影响，可以反过来影响输注红细胞的血管流动性。在动脉里，较硬的红细胞很难吸收动脉血流的能量，并被频繁地推到血管表面正常情况下无细胞的血浆层中，吸收内皮衍生的一氧化氮并导致血管收缩。在毛细血管中，血红蛋白、带 3 蛋白及碳酸酐酶之间的紧密接触促使重碳酸盐的产生，同时伴有质子的释放。在静脉中，损伤的红细胞膜可导致促凝血和促炎症反应。

（六）离子与生物活性分子发生变化

脂质膜渗透稳定性是维持红细胞代谢活性的基础。脂质膜的渗透稳定性依靠 ATP 驱动的膜泵来维持。Na^+/K^+-ATPase 对温度变化高度敏感，4℃时几乎不起作用。这也是红细胞成分血储存温度在 2~6℃的原因。红细胞在 4℃以下保存时，Na^+/K^+ 泵失去活性，Na^+ 扩散进入细胞内，K^+ 却渗出，胞外 K^+ 浓度升高，胞内 Na^+ 浓度降低，红细胞膜渗透脆性增加，直至达到新的平衡。如果 Na^+ 进入细胞内的量大于 K^+ 的外漏，细胞内则积水，细胞肿胀；反之，K^+ 的漏出多于 Na^+ 内流，细胞脱水，体积变小，胞内黏度升高。以上两种情况都会导致红细胞的变形性降低。储存中，钾以约 1mmol/d 的速率聚集在封闭储存袋的上清液中，直至达到细胞内外钾浓度的重新平衡，该浓度取决于储存血细胞比容，通常为 60~70mmol/L。辐照红细胞采用 2500cGy（25Gy）γ 辐射剂量可进一步增加钾的渗出，红细胞膜也会受到损伤，钾损失率增加到约 1.5mmol/L。储存期末红细胞上清中的 K^+ 可以达到 0.05mmol/L，输注后可被稀释并被重新吸收入细胞内。但当大量高钾血液输给新生儿、心肺分流术和其他高流量装置中时，曾有死亡的报道。所以，此类情况下应尽可能输注储存期短的或洗涤红细胞。

（七）生成微粒致红细胞形态变化

随着红细胞储存期的延长，红细胞质膜会释放一些磷脂囊泡亚微粒，称为红细胞微粒（RMPs）或微泡。RMPs 具有球形、管形及大碎片状三种形态，主要由游离 Hb、脂质以及参与各种生物学效应的蛋白质组成。RMPs 表面带负电荷，有大、小两种，大的直径为 0.1~1.1μm；小的直径为 60~80nm。RMPs 富含磷脂和胆固醇，还包括基质蛋白、会联蛋白、阀蛋白 1 和 2、抗药蛋白、带 3 蛋白、水通道蛋白、CD47、细胞凋亡蛋白酶、酶原 3 和 8、凋亡相关因子、Fas 相关死亡域、IgG 的补体成分、PS、AChE 等多种成分。其中 RMPs 含有的凝集因子包括磷脂拼接酶 1、纤溶酶原前体、纤维蛋白原 β 链前体和 $β_2$-糖蛋白 1。这使 RMPs 表现出促炎症和促凝血功能，因此，危重患者输注后有发生炎症、多器官衰竭和血栓的可能。还含有血红蛋白，后者是 NO 的清除剂，从而影响输注后的血管收缩调节。储存红细胞微粒数量在第 10~15d 达到高峰，此后维持不变，直到第 5~8 周有一个平稳的增多。

储存红细胞微粒形成的意义：①被认为是红细胞摆脱特定有害物质侵袭并维持稳态的一种方式，是膜调整的一个专门的过程，有脂质和蛋白的变化，蛋白质含量增加、PS 量减少；② RMPs 可参与细胞间信息传递、清除老化红细胞、捕食大量 NO、导致游离血红蛋白上升、诱发凝血、表达组织因子、激活补体、促炎症反应等生理病理过程；③ RMPs 不是均一体，随时间的增加，体积变大、膜面积缩小、表面积/体积下降，导致红细胞膜与形态改变，变形性下降。

（八）膜结构和形态发生变化

红细胞储存损伤的另一个重要特征是膜蛋白成分的改变。带 3 蛋白是存在于红细胞膜上且含量最丰富的跨膜蛋白，约占红细胞膜蛋白质含量的 25%。带 3 蛋白的修饰和改变可能促进了 IgG 在红细胞表面沉积，并在补体 C3b 介导下促进红细胞被巨噬细胞吞噬，影响输血的疗效。

红细胞在储存期间经历了由双凹圆盘状、球形、桑椹形，再到球形棘状细胞的形态变化过程。球形棘状细胞因其表面积-体积比值下降，细胞肿胀可导致红细胞密度损失，膜损伤可以影响柔韧性，变形能力减弱，膜脆性增加，与内皮细胞的黏附力增加。使其不能通过 $3 \sim 7 \mu m$ 管径的毛细血管（红细胞自身的直径是 $8 \mu m$）。影响输注红细胞微血管流动最重要的因素可能是储存时发生的膜损伤、红细胞变形及 ATP 产生。膜变形能力受 ATP 调节的细胞骨架的调控，对红细胞顺利通过只有自身直径一半的毛细血管非常重要。任何这些储存损伤均可降低局部组织有效供氧。这种变形的红细胞输注后很快被机体清除。

三、红细胞成分血的质量评价

红细胞经保存后不发生溶血，仍具有活性，输注后能够正常循环发挥功能，是红细胞成分血质量的基本要求。红细胞成分血即保存红细胞的质量评价主要包括体外评价和体内评价两个方面。

（一）红细胞成分血体外评价

研发红细胞成分血至少要从以下几个方面评价红细胞成分血质量。

1. 红细胞形态结构 指标至少包括红细胞平均体积（MV）、红细胞形态（morphology）、平均红细胞血红蛋白浓度（MCHC）、红细胞渗透脆性（osmotic fragility）、红细胞变形性（ESC）、最大变形指数（DIMAX，>0.3000 为正常）、红细胞低渗性休克反应（HSR）及微囊形成（vesicle formation）等。

2. 红细胞成分血的药理毒理 一般根据红细胞成分血特征选择以下相关试验项目：药理学的试验、急性毒性试验、长期毒性试验、致突变试验、生殖毒性试验、致癌试验、依赖性试验、非临床药代和动力学试验等。

3. 红细胞成分血质量指标 一般作为成熟红细胞成分血的常规质量控制，包括红细胞成分血容量（volume）、红细胞成分血比容（spin hematocrit）、红细胞计数（yield）和细胞溶血率（rate of hemolysis）等。

4. 红细胞生物化学指标 包括红细胞成分血的 pH（血浆 pH）、红细胞成分血氧消耗、二氧化碳分压（PCO_2）、氧分压（PO_2）、葡萄糖消耗（glucose）、乳酸含量（lactate）、钾钠离子等。储存期间红细胞的 pH 非常重要。pH>7.2，双功能酶二磷酸甘油酸变位酶磷酸酶将几乎所有的 1,3-DPG 转化为 2,3-DPG，使红细胞失去 ATP。pH<6.4，糖酵解、己糖激酶和磷酸果糖激酶的初始酶活性太低，不能维持 ATP 产生。pH 7.2~6.4，血红蛋白、添加液中无机盐和碳酸氢盐可缓冲糖酵解产生的质子，红细胞中约 60g 血红蛋白可以缓冲约 8mmol 的质子。

5. 红细胞体外功能指标 红细胞 ATP 浓度水平（μmol/g Hb）、保存 1~2 周的 2,3-DPG 含量、复壮红细胞的 2,3-DPG 含量、血红蛋白氧饱和度为 50% 时的氧分压（P_{50}）、红细胞刚性的检测和红细胞微循环流量的检测。其中 2,3-DPG 水平是红细胞功能的代表性标记，但检测困难，受温度、时间等因素限制。ATP 浓度作为红细胞活性指标，对于抑制红细胞凋亡特别重要。ATP 检测在实验室之间重复性不好，因此，需要保证试验结果的可信度。

（二）红细胞成分血的体内评价

红细胞成分血的体内评价主要观察红细胞输入人体内的活性和半衰期等指标。

1. 输注后血红蛋白量的变化 红细胞回输后，血红蛋白在正常循环下应增加。

2. 红细胞体内 24h 回收率（24h RBC recovery） 该指标是测量红细胞保存的一个敏感性参数。通过体内红细胞存活率测定，即采用放射性示踪剂标记储存红细胞输入自体或异体体内，不同时间再取血样，用流式细胞术检测仍留存在体内的标记保存红细胞所占的百分率。最常见的铬-51 标记法（^{51}Cr labeled method），作为标准方法已使用了很多年。储存血液的 24h 回收率至少要达到 75%，这也成为评价红细胞成分血保存期的一个普遍公认的标准。

3. 红细胞体内半衰期（long-term survival-T_{50}） 也称红细胞体内寿命测定。评价红细胞在

二维码　案例 2-3-1 问题导航
的知识聚焦

体内的存活时间。同样可采用同位素标记法测定。测定此指标时需注意几点：①^{51}Cr 半衰期短，实验时需要用同位素如 ^{3}H 或 ^{14}C 进行校正；②^{51}Cr 有自然对视和衰变的特征，测定值比理论值低；③^{51}Cr 能够结合在血红蛋白的珠蛋白链上，每日有 0.9% 的接连，造成约 2.3% 的测定差异。

案例 2-3-1 分析

1. 采集血液通过血袋的管路直接进入血袋，血袋中有全血保存液，其含有抗凝剂，可保证血液不凝固，但是血袋中全血保存液的容量是与血液的容量有一定比例的，不同保存液比例也不一样。每 100ml 血液需要 25ml 的保存液Ⅱ，如果比例不符合要求，应对全血及时进行加工处理。

2. 在成分制备中，红细胞添加液也应该与红细胞的容量呈比例，并且要与其对应的全血保存液一起使用，以发挥保存红细胞的作用。

3. 无论是采集全血还是制备成分血，当出现异常情况时，要进行质量评价和评估，确定合理的处置方式，既要保证红细胞成分血质量，也要避免血液浪费。本案例的全血为不足量，在核查采血过程受控的前提下，可以选择制备悬浮红细胞，将多余的全血保存液挤出采血袋，根据剩余容积添加红细胞，制备成非标容量的悬浮红细胞或悬浮去白细胞红细胞。对一些由于耗材使用（如滤器）造成的溶血或冷链发生异常情况下，可进行抽检，评价其质量合格后，尚可放行发往临床。

知识拓展

1. 全血保存液和红细胞添加液中主要成分的功能是什么？
2. 红细胞保存期内代谢和形态的变化表现是什么？

（邱　艳）

第四节　血小板成分血的保存

输注血小板是目前临床治疗血小板数量减少和（或）功能障碍引起出血的有效治疗措施。本章第二节介绍了目前临床应用的血小板成分血的制备方法，1U 全血（我国 1U 全血的容量为 200ml）可分离制备 1U 浓缩血小板，一般成年患者一次输注 10～12U 浓缩血小板或 1 袋单采血小板（血小板计数 $> 2.5 \times 10^{11}$）作为一个成人治疗剂量。血小板成分血在体外储存时会对血小板造成损伤，严重时会导致血小板形态发生不可逆的改变，影响血小板的结构和功能，进而影响输注血小板的疗效。血小板由于其特殊的生理特性，保存方法也不同于其他成分血。

案例 2-4-1

患者，女，17 岁。急性白血病化疗第 12 天，血常规检查：RBC 1.54×10^{12}/L，Hb 49g/L，PLT 9×10^9/L，申请悬浮红细胞 4U，单采血小板 2 袋。输血科派工作人员到市血站领取血液制剂，工作人员未仔细看申请单，只带了一个血液运输箱。

问题：

1. 悬浮红细胞和单采血小板可以共用一个血液运输箱吗？
2. 单采血小板的保存温度和条件有哪些？
3. 血小板的运输条件是什么？

---- 案例 2-4-1 问题导航 ----

1. 血小板的体内存活寿命和体外保存时间分别是多少？
2. 不同类型抗凝剂对血小板有什么影响？
3. 什么是血小板储存损伤？

一、血小板成分血的保存

（一）影响保存的因素

目前血站供应临床的血小板成分血包括单采血小板、浓缩血小板和混合浓缩血小板等，均来自符合健康检查要求的献血者。常见血小板成分血保存原则是温度在22℃，需要振荡保存，且保存介质容量要满足血小板的数量。在此条件下，血小板保存过程中除了考虑保存容器（前面已介绍），还要重点考虑以下因素对血小板的影响。

1. 抗凝剂　会影响血小板的功能。EDTA 抗凝制备的血小板在体内很快被脾扣留、破坏，影响血小板功能；肝素抗凝后全血离心制备过程不利于血小板分离和存在肝素诱导的血小板减少症的风险；EDTA-2K 抗凝剂可诱发血小板聚集和卫星现象，因此均不宜作为制备和保存血小板的抗凝剂。枸橼酸钠抗凝剂广泛应用于临床输血，是 ACD、CPD 或 CPDA1/2 等全血保存液中的主要抗凝成分，对采集和制备血小板的活力和功能无明显损害。用 ACD 或 CPD 保存液制备保存的浓缩血小板虽然易发生可逆性聚集，但是解聚后血小板仍保持原功能。枸橼酸盐抗凝保存的血小板在 20~24℃下振荡 24h，仍具有与新鲜血小板相同的效果，保存 120h 仍具有止血功能。

2. 振荡　化学诱导剂和流动剪切力均能导致血小板和血小板之间发生黏附，产生血小板聚集（platelet aggregation）。血小板体外保存时，通过连续轻微振摇，一方面可保持大量浓缩的血小板处于分散状态，避免血小板发生体外聚集，保证其输入人体内发挥黏附和聚集的功能。另一方面长时间静态保存会破坏血小板的氧化代谢，增加糖酵解，导致乳酸增加和 pH 下降。连续轻微振摇可以保证血小板和介质间的氧气、二氧化碳、乳酸等物质交换。因此，没有专业的血小板保存箱，不能维持血小板成分血持续振荡时，影响血小板成分血保存时间。专业的血小板振荡保存箱，水平连续振荡，振动速度为 20~30 次/分。但鉴于血小板成分血在运输中，条件受限，可以不振荡。

3. 血小板保存介质　无论是机器采集的单采血小板还是手工分离的浓缩血小板，目前国内均保存在分离出血小板的血浆中。欧洲国家研制了许多血小板添加液（platelet additive solution，PAS），降低混合浓缩血小板内多人份血浆的副作用，同时改善血小板体外保存时间和质量。血小板成分血经过离心，去除绝大部分血浆，制成"干血小板"（dry platelet），添加 PAS 保存液不仅节约了血浆，还大大减少了过敏、发热等输血不良反应，提高了输血质量和安全。目前欧美国家临床应用的血小板保存液有 PAS-Ⅱ、PAS-Ⅲ、PAS-ⅢM 和 Composol 等配方，主要成分包括枸橼酸盐、乙酸盐、镁离子、钾离子、磷酸盐和葡萄糖酸盐等（表 2-4-1）。一些学者研究发现血小板在 PAS 中储存时间可延长至 20d 左右。

表 2-4-1　PAS 的种类和配方

组分（mmol/L）	PlasmaLyte A	PAS-Ⅱ	PAS-Ⅲ	PAS-ⅢM	Composol
氯化钠（NaCl）	90	115.5	77	69	90
氯化钾（KCl）	5	—	—	5	5
氯化镁（MgCl$_2$）	3	—	—	1.5	1.5
枸橼酸钠	—	10	11	10	11
磷酸钠	—	—	28	26	—

续表

组分（mmol/L）	PlasmaLyte A	PAS-Ⅱ	PAS-Ⅲ	PAS-Ⅲ M	Composol
乙酸钠	27	30	33	30	27–
葡萄糖酸钠	23	—	—	—	23

4. 保存时间　20～24℃保存温度下，污染细菌容易繁殖，现在许多国家根据血小板成分血是否开展无菌检测决定保存时间，通常未进行细菌培养的血小板成分制品保存 5d，经细菌培养的可储存 7d。为避免输血相关的败血症，不同类型血小板的保存期限也不同。

（1）浓缩血小板储存于普通血袋中的保存期是 24h，储存于血小板专用血袋内的保存期是 5d，或按照血小板专用血袋说明书执行。

（2）当数个浓缩血小板汇集到同一个血袋成混合浓缩血小板，须保证可追溯性，开放系统汇集后保存期 6h，且不超过原最短保存期；密闭系统汇集到血小板专用血袋中，保存期为 5d（或按照血小板专用血袋说明书执行），且不超过原最短保存期。

（3）单采血小板，机器制备单采血小板保存在血浆中，保存期为 5d，或按照血小板专用血袋说明书执行。

（4）去白细胞血小板，开放系统去除白细胞后保存期 6h，且不超过原最短保存期；密闭系统去除白细胞后血小板保存期同原血小板。

（5）少血浆血小板保存期 24h。

（6）洗涤血小板悬浮于 0.9% 氯化钠溶液后保存期 24h。

（7）辐照后血小板保存温度、条件和保存期与辐照前血小板相同。

5. 运输　血小板成分血在血站或医院内部流转或血站向医院运送或血站间调配血小板成分血时，血小板成分血应保存在专业血液运输箱内，尽可能维持在库存保存的状态，超过 20～24℃保存时间过长，可导致血小板代谢增强，pH 过低，或振荡不足或过度，均影响血小板的保存状态，最终影响血小板在保存期内的质量。

（二）保存方法

20～24℃条件下振荡保存血小板，由于养料和氧充分，血小板成分血极容易发生细菌繁殖，同时由于保存期短，对血小板成分血的库存管理带来困难，容易出现过期报废的情况。为了在满足临床血小板需求量不断增长的情况下，解决上述目前血小板成分血保存中存在的短板，新的血小板添加液和血小板保存方法是血小板成分血保存领域的活跃研究方向。主要包括以下几种保存方法。

1. 4℃低温保存血小板　近期研究发现 4℃ ±2℃低温可以将血小板保存期延长至 14d，与 22℃储存相比，低温血小板具有快速止血效果，同时低温保存会降低细菌污染的概率。但是低温会导致 vWF 受体复合物聚集，造成血小板激活和输血后的寿命缩短。因此，预防性出血一般不推荐用低温保存的血小板。临床前研究在 4℃低温保存血小板中添加抑制细胞骨架肌动蛋白、海藻糖、第二信使抑制剂和抗冻蛋白等，防止血小板激活并改善血小板寿命缩短。2016 年美国 FDA 批准了低温血小板的临床应用，由于输入体内后被快速清除，而且输注后的体内存活时间缩短，因此主要用于活动性出血患者。

2. 深低温冰冻保存血小板　在低温条件下，生物细胞的代谢速度减慢，在–80℃以下冰箱内或–196℃液氮中，细胞代谢趋于停滞，可以长期保存。血小板冰冻保存需要冰冻保护剂，目前国内外有两种方法：①用 DMSO 作为冰冻保护剂–80℃低温冰箱内保存；②用甘油作为冰冻保护剂–150℃保存。血小板冰冻保存后损伤较大，体内回收率下降，约为新鲜血小板体内回收率的70%，血小板的体内存活时间也下降，血小板的形态会有 20%～30% 呈球形。冰冻血小板复温融化后一般需要洗涤，去除冰冻保护剂。目前临床前研究包括降低冰冻保护剂中 DMSO 或甘油的含量，从而实现冰冻保存血小板复苏后不洗涤而直接临床输注。冰冻保存血小板的止血效果只有新鲜血小板的 50%～60%，国际上已有应用于外科和妇产科的急性止血和自体血小板的保存。

3. 冰冻干燥保存血小板 简称冻干血小板，具有储存期长、运输方便、输注便利的特点，适用于偏远地区和军事战争大出血的紧急抢救，目前也处于临床前研究阶段。海藻糖是目前研究中应用最多的血小板冰冻干燥保护剂。冻干保存血小板质量与冻干工艺（主要包括预冻、升华干燥和解析干燥 3 个环节）、血小板浓度、血小板复水化配方和方法等密切相关。研究者通过改良方法，采用海藻糖和前列腺素 E$_1$ 为预处理液，血小板浓度 1×10^9/ml，用含 75% 血浆的复水化液等体积复水化，发现冻干后血小板回收率＞90%。

二、血小板成分血的储存损伤

血小板储存损伤（platelet storage lesion，PSL）是指从献血者采血、制备、储存到把血小板用于患者的这一过程中，血小板因受各种理化因素的影响，形态、结构和功能发生损伤的总和。血小板储存损伤的表现主要包括形态改变、伪足伸出、颗粒物释放、乳酸酸中毒、聚集功能丧失和表达激活标志物等。血小板储存损伤的发生机制十分复杂，血小板成分血制备过程中采集方法、保存介质、容器、病原体及白细胞等因素的改变也会影响 PSL。无外部刺激时，循环中血小板在体内因子的协同作用下，通过特异的第二信使传导通路被持续抑制。内皮细胞产生前列环素刺激血小板环磷酸腺苷（cAMP）产生，阻断 Ca^{2+} 动员，并通过抑制磷脂酶 C 活性阻断蛋白激酶 C 活化。内皮细胞来源的舒张因子可直接刺激血小板鸟苷酸环化酶，导致血小板环磷酸鸟苷（cGMP）合成增加，cGMP 可协同 cAMP 抑制血小板黏附和聚集反应。内皮细胞还释放 ADP 酶，清除循环中的 ADP，减轻 ADP 对血小板的激活作用。但是血小板离体后的体外保存过程中，内皮调节功能消失，导致血小板超微结构、膜表面成分及代谢功能发生明显变化，出现血小板活化和产生储存损伤。

三、血小板成分血的质量评价

血小板成分血的质量直接决定其临床治疗效果，保存期内的血小板成分血，必须无细菌污染，维持有效的数量和活性，输注后才能在受血者的血液循环内存活并发挥止血功能。血小板成分血的评价是研制新型血小板成分血和血小板保存方式不可缺少的环节。目前血小板成分血的质量评价主要包括体外评价和体内评价两个方面。体内评价包括临床研究前体内评价和临床输注效果评价。体内评价被认为是血小板质量评价的"金标准"。

（一）血小板成分血的体外评价

血小板体外评价是体内评价的前提，只有体外评价符合相关要求，才有必要进一步开展体内评价研究。体外评价指标也可用于成熟血小板成分血制备生产的常规质量控制指标。这些指标包括：①血小板成分血的外观。应是无溶血、无污染、无气泡、无沉淀等异常现象，色泽正常。②血小板成分血数量相关的控制指标。包括血小板含量、容量、平均血小板体积（MPV）、血小板压积（PCT）、血小板体积分布宽度（PDW）、红细胞混入量和白细胞混入量等的测定。③血小板代谢相关指标。如 pH、乳酸生成率、Ca^{2+}、LDH、血浆补体成分等。④血小板膜表面分子，如 PAC-1、颗粒膜蛋白异硫氰酸荧光素（FITC）-CD62P（P-selection）、脂膜糖蛋白 CD41、CD40L、PGE2、TXB2 等因子的表达释放水平。⑤血小板的形态和血小板低渗休克反应。⑥血小板黏附、聚集和释放功能的指标。⑦体外出血时间等凝血功能指标。⑧血栓弹力图（thromboelastography，TEG）检查。最大振幅、α 角综合反映血小板功能。⑨血小板凋亡相关指标。磷脂酰丝氨酸（phosphatidylserine，PS）外翻至血小板膜上的暴露水平，可作为血小板凋亡早期指标，用于评价血小板的凋亡情况。通过对这些指标的检测，可以间接评价预测血小板在体内的质量，但是目前没有一项血小板体外功能指标能够准确预示输注体内后血小板的结构功能状态，需要在体外指标符合预期要求的情况下，进一步开展体内研究。

目前我国标准《全血及成分血质量要求》（GB 18469—2012）对临床已使用的血小板成分血

的质量控制要求是：血小板成分血在保存期内应呈黄色云雾状液体，无色泽异常、蛋白质析出、气泡及重度乳糜等情况；pH 6.4～7.4；无细菌生长；容量、血小板含量、红细胞混入量和白细胞混入量根据制备方法不同要求如表 2-4-2 所示。

表 2-4-2　不同血小板成分血的容量、血小板含量、红细胞混入量和白细胞混入量的质量标准

种类	规格	容量	血小板含量	红细胞混入量	白细胞混入量
浓缩血小板	200ml 全血制备	25～38ml	$\geq 2.0\times10^{10}$ 个	$\leq 1.0\times10^{9}$ 个	未作要求
	300ml 全血制备	38～57ml	$\geq 3.0\times10^{10}$ 个	$\leq 1.5\times10^{9}$ 个	未作要求
	400ml 全血制备	50～76ml	$\geq 4.0\times10^{10}$ 个	$\leq 2.0\times10^{9}$ 个	未作要求
混合浓缩血小板		标示量（ml）±10%	$\geq 2.0\times10^{10}$ 个× 混合单位数	$\leq 1.0\times10^{9}$ 个× 混合单位数	未作要求
单采血小板	储存期为 24h 的单采血小板容量	125～200ml	$\geq 2.5\times10^{11}$ 个/袋	$\leq 8.0\times10^{9}$ 个/袋	$\leq 5.0\times10^{8}$ 个/袋
	储存期为 5d 的单采血小板容量	250～300ml			
去白细胞单采血小板	储存期为 24h 的单采血小板容量	125～200ml	$\geq 2.5\times10^{11}$ 个/袋	$\leq 8.0\times10^{9}$ 个/袋	$\leq 5.0\times10^{6}$ 个/袋
	储存期为 5d 的单采血小板容量	250～300ml			

（二）血小板成分血体内评价

临床前研究体内评价的具体方法是用同位素标记采集的血小板，随后自体回输，观察输注后血小板存活时间（或半衰期）、血小板的回收率和输注后血小板计数增加情况）等。如研究者通过 ^{51}Cr 或 ^{111}In 标记自体血小板后，回输体内并定时采血检测标记血小板在体内的存活数量和时间，判断输注血小板的存活力和存活时间，进而判定该血小板成分血是否符合进入临床输注效果和安全的评价阶段。

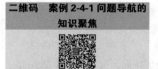

二维码　案例 2-4-1 问题导航的知识聚焦

临床输注效果和安全评价详见第八章第六节。

案例 2-4-1 分析

1. 悬浮红细胞和单采血小板不能共用一个血液运输箱，因为悬浮红细胞的保存温度是 2～6℃，运输温度应维持在 2～10℃；血小板的保存温度是 20～24℃，运输温度也应尽可能维持在 20～24℃。

2. 单采血小板的储存条件是：储存温度是 20～24℃，并持续轻缓振摇，需要专用的血小板保存箱。

3. 运输血小板需要专用的血液运输箱，运输温度尽可能维持在 20～24℃。

知识拓展

1. 血小板的保存方法都有哪些？

2. 如何降低血小板储存损伤？

3. 血小板成分血的质量评价指标有哪些？

（顾海慧）

第五节　血浆成分血和冷沉淀凝血因子的保存

人体血浆中含有参与血液凝固过程的各种凝血因子。临床输注血浆主要用于补充凝血因子，预防或治疗凝血因子缺乏引起的出血或出血倾向。因此，在血浆成分血和冷沉淀凝血因子的保存中，最主要的是保持凝血因子活性。

----- 问题导航 -----
1. 血浆中主要含有哪些成分？
2. 血浆保存过程中有哪些损伤？

一、血浆成分血的保存

（一）保存容器

血浆成分血保存袋同全血一样（在本章第一节中已介绍），均用邻苯二甲酸二（2-乙基）己酯（DEHP）增塑的聚氯乙烯（PVC）材料制成。由于 PVC 材质在 –25～30℃下会有玻璃样性状转变，从而导致保存袋容易碎裂。因此，在此温度保存时，在储存和运输中要轻拿轻放，防止保存袋破损。近些年从输血安全考虑，开始采用更安全的丁酰柠檬酸正己酯/盐等作为塑料血袋的增塑剂。

（二）保存介质

除单采新鲜冰冻血浆外，还可由全血制备各类血浆成分血（制备前已经在全血中加入保存液）。因此，血浆成分血保存介质同全血一样，使用 ACD、CPD 或 CPD-1 等保存液进行保存。

（三）保存时间及温度

血浆成分血相对全血等其他产品保存时间较长，保存温度均在 –18℃以下，解冻后 2～6℃可储存 24h，不能再次冰冻（避免对凝血因子等成分造成影响）。新鲜冰冻血浆（FFP）、单采新鲜冰冻血浆和病毒灭活新鲜冰冻血浆的保存时间均为 1 年（自血液采集之日起）。冰冻血浆、病毒灭活冰冻血浆和去冷沉淀冰冻血浆的保存时间均为 4 年（自血液采集之日起）。

除此之外，近些年，为了解决在某些突发事件的极端环境（如战争、自然灾害等）中新鲜冰冻血浆不易保存的缺点，已有研究人员开发出了无须低温保存的冻干血浆，并且在高温高湿等条件下，均可以得到很好的运用。

（四）保存期间成分的变化

血浆主要用于补充凝血因子，保存条件和存储时间均会影响凝血因子的活性。新鲜冰冻血浆和单采新鲜冰冻血浆中含有全部的凝血因子，经过病毒灭活的新鲜冰冻血浆会损失部分凝血因子，尤其是不稳定凝血因子（因子Ⅴ和Ⅷ），有研究报道凝血因子活性会损失 50%～70%，因此其在临床上使用时需增加使用剂量。冰冻血浆中的不稳定凝血因子Ⅴ和Ⅷ等明显比 FFP 减少，但是其他成分与 FFP 相似。国外学者 Toby L. Simon 曾做过血浆保存的相关实验，其研究发现 FFP 在 –20℃下保存 1 年后其中的凝血因子Ⅱ、Ⅴ、Ⅶ、Ⅸ、Ⅹ、Ⅺ的活性均无明显下降，而凝血因子Ⅷ在 1 年后降低至最初的 67% 左右。

二、冷沉淀凝血因子的保存

（一）保存容器

由于冷沉淀凝血因子是由新鲜冰冻血浆制备而成，所以冷沉淀凝血因子的保存袋与血浆类制品的相同，均由 PVC 材料构成。在储存和运输过程中，同样也需要注意轻拿轻放，防止保存袋出现破损。

（二）保存液

冷沉淀凝血因子在制备中不需额外添加保存液。

（三）保存时间及温度

自血液采集之日起，冷沉淀凝血因子在 –18℃以下可以保存 1 年，解冻后 2～6℃可储存 24h，不能再次冰冻。解冻并在开放系统混合后应在 4h 内输注。

类似血浆成分血，冻干冷沉淀也适用于极端环境，其保存容器有塑料瓶和玻璃瓶等，有研究实验结果显示冻干冷沉淀与冰冻冷沉淀在 4℃下保存 24h 和 12 个月后的凝血因子Ⅷ、纤维蛋白原含量和 pH 差异无统计学意义。

（四）保存期间成分的变化

由于冷沉淀中富含不稳定凝血因子中的因子Ⅷ，冷沉淀在保存期间中因子Ⅷ活性容易降低。冷沉淀在使用时需要解冻并且解冻后保存期仅有几小时，由于这个原因经常使其在临床不能及时给危重患者输注，研究人员针对这个现状开始探究冷沉淀解冻后保存的最大期限。Joshua L. Fenderson 等发现冷沉淀解冻后在冷藏（1~6℃）或室温（21~24℃）时保存 35d 内，纤维蛋白原浓度在前 2 周内均保持稳定，因子Ⅷ活性在室温 4h 和冷藏 24h 后就大幅下降，vWF 活性在 24h 后均下降。

三、质量评价

根据标准 GB 18469—2012 的要求，血浆成分血的质量标准包含了容量、血浆蛋白含量、因子Ⅷ含量、亚甲蓝残留量及无菌试验。血浆蛋白起着维持血浆正常胶体渗透压、运输和免疫调节的作用，同时它也会引起过敏等输血不良反应。亚甲蓝是制备病毒灭活血浆时添加的试剂，可降低经输血传播性疾病的风险，添加后经光照需进行过滤。但是经过此方式处理后，病毒灭活血浆中Ⅷ因子和纤维蛋白的含量会减少 15%~20%。具体要求见表 2-5-1。

表 2-5-1　血浆成分血的质量标准

血浆类别	容量要求	血浆蛋白含量	因子Ⅷ含量	亚甲蓝残留量	无菌试验
新鲜冰冻血浆	标示量±10%ml	≥50g/L	≥0.7U/ml	—	无细菌生长
单采新鲜冰冻血浆	标示量±10%ml	≥50g/L	≥0.7U/ml	—	无细菌生长
病毒灭活新鲜冰冻血浆	标示量±10%ml	≥50g/L	≥0.5U/ml	≤0.3μmol/L	无细菌生长
冰冻血浆	标示量±10%ml	≥50g/L	—	—	无细菌生长
病毒灭活冰冻血浆	标示量±10%ml	≥50g/L	—	≤0.3μmol/L	无细菌生长
去冷沉淀冰冻血浆	标示量±10%ml	≥50g/L	—	—	无细菌生长

在 GB 18469—2012 中，冷沉淀凝血因子的质量控制项目和要求包括了外观、容量、纤维蛋白原含量、因子Ⅷ含量和无菌试验。具体要求见表 2-5-2。

表 2-5-2　冷沉淀凝血因子的质量标准

质量控制项目	要求
外观	肉眼观察融化后的冷沉淀凝血因子，应呈黄色澄清液体，无色泽异常、蛋白质析出、气泡及重度乳糜等情况；血袋完好，并保留注满血浆经热合的导管至少 10cm
容量	标示量（ml）±10%ml
纤维蛋白原含量	来源于 200ml 全血：≥75mg 来源于 300ml 全血：≥113mg 来源于 400ml 全血：≥150mg
因子Ⅷ含量	来源于 200ml 全血：≥40U 来源于 300ml 全血：≥60U 来源于 400ml 全血：≥80U
无菌试验	无细菌生长

评价血浆成分血和冷沉淀输注疗效的常用指标是凝血功能相关检测指标，包括了凝血酶原时间（PT）、部分凝血活酶时间（APTT）、国际标准化比值（INR）、D-二聚体、纤维蛋白原（Fg）、

纤维蛋白降解产物（FDP）。除了凝血检查之外，还有血栓弹力图检测，包括了 R 时间、K 值、α 角、MA 值和 CI 综合指数，能够综合反映患者的总体凝血状态。

二维码 问题导航的知识聚焦

> **问题分析**
>
> 1. 血浆应在 $-18\,^{\circ}\mathrm{C}$ 以下的带有温度监控设备的专业存储设备中存放，在运输时应使用冷藏运输车或盛装于血液运输箱中。长距离运输时，运输箱应具备控温装置或控温材料（干冰等）。
>
> 2. 质量评价包含了体外评价和体内评价。体外评价指标包括了血浆总蛋白的含量、凝血因子Ⅷ活性及纤维蛋白原的含量等。体内评价指标包括了凝血功能相关检测指标及血栓弹力图检测。

> **知识拓展**
>
> 1. 除了用于临床输注，新型冠状病毒感染康复者血浆还有哪些用处？
> 2. 血浆的保存运输有哪些新进展？

第六节 粒细胞成分血的保存

> **案例 2-6-1**
>
> 患者，男，急性白血病化疗后导致粒细胞缺乏，肺部影像学结果提示有严重的肺部感染，粒细胞缺乏时间大于 2 周，强力、广谱抗生素治疗下病情无好转。从患者亲属中选择供者，供者常规体检均健康，ABO 血型与患者一致。供者接受粒细胞集落刺激因子（G-CSF）动员，2d 后通过血细胞分离机将粒细胞分离出来。患者每日接受输注，共计输注 4 次。输注后的第 5 天患者病情好转。
>
> 问题：
>
> 1. 粒细胞分离后要求在多长时间内输注？
> 2. 粒细胞输注时有哪些注意原则？

- - - - **案例 2-6-1 问题导航** -

1. 粒细胞保存条件如何？

2. 粒细胞在保存过程中有哪些损伤？

- -

粒细胞是人体血液中与机体免疫相关的重要的一类细胞。粒细胞输注常用于人体出现感染或抗生素治疗无效的情况，是一种有效的抗感染治疗手段。由于粒细胞采集后活性迅速下降，粒细胞成分血的保存也是重要环节。

一、粒细胞成分血的保存

（一）保存容器

同全血相同，均使用 PVC 材质的保存袋。

（二）保存介质

在用血细胞分离机分离粒细胞时，为防止血液凝集，通常添加 ACD-A 保存液，同时也会添加高分子羟乙基淀粉作为红细胞沉降剂，以在离心时更好地分离红细胞。

（三）保存时间及温度

粒细胞保存期为 24h，应辐照后使用（预防输血相关移植物抗宿主病），粒细胞在储存过程中活性迅速降低，宜尽早使用。粒细胞和辐照粒细胞储存温度为 20～24℃。辐照粒细胞的保存期同粒细胞一样均为 24h。在保存过程中，要避免振荡，以防止激活。有研究指出为延长粒细胞保存时间，可尝试使用低氧及在培养基中添加适量葡萄糖等方式。

二、粒细胞成分血的储存损伤

粒细胞同红细胞、血小板一样，没有自身更新的能力，而且蛋白质的合成能力非常有限，这样的特性就限制了其在保存期间遭破坏的结构成分修复的能力。由于激活后，粒细胞会导致脱粒、能量消耗和黏附增加。粒细胞的另一特征是：活化还会引起全部杀微生物介质的产生和释放，不仅会引起自身毒性，也会破坏周围细胞，使功能粒细胞的数目进一步减少。因此，在保存的过程中，不仅要限制粒细胞的代谢，而且要防止其激活。保存时间超过 24h，粒细胞的趋化功能将严重下降。

三、粒细胞成分血的质量评价

粒细胞成分血的质量评价包括了体外评价和体内评价指标。体外评价指标包括：①粒细胞成分血的外观评价；②血细胞计数指标，中性粒细胞绝对数量（absolute neutrophil count，ANC），白细胞计数，红细胞混入量；③流式细胞术检测粒细胞表面分子，如 L-选择素、CD11b、CD18、CD14、CD16 和 CD64；④鲁米诺增强化学发光检测，以检测粒细胞氧化猝发；⑤细菌接种试验，以检测粒细胞的杀菌活性；⑥保存期间产生的促炎因子，如 IL-1β、IL-6、IL-8 和 TNF-α。

在采集粒细胞的过程中，为了获得比较满意的粒细胞产量，通常难以避免会混入一些红细胞，在制备时会通过离心去除。在《全血及成分血质量要求》（GB 18469—2012）中，粒细胞成分血质量标准包括了外观、容量、中性粒细胞含量、红细胞混入量等指标，具体标准见表 2-6-1。

表 2-6-1　粒细胞成分血的质量标准

质量控制项目	要求
外观	肉眼观察应无色泽异常，无凝块、溶血、气泡及重度乳糜出现等情况；血袋完好，并保留注满单采粒细胞经热合的导管至少 20cm
容量	150～500ml
中性粒细胞含量	≥1.0×10^{10} 个/袋
红细胞混入量	血细胞比容≤0.15
无菌试验	无细菌生长

二维码　案例 2-6-1 问题导航的知识聚焦

体内评价指标包括了粒细胞的产生活性氧的能力、趋化能力、杀菌能力、吞噬能力、粒细胞回收率等指标。在临床试验中，通常以治愈率、生存率和死亡率等指标作为疗效评价标准。

案例 2-6-1 分析

1. 粒细胞在体外的半衰期很短，在 20～24℃下储存应不超过 24h，采集后应尽快输注。

2. 应按照 ABO 同型的原则输注；宜选择与患者 HLA 或 HNA 相合的粒细胞；宜输注 CMV 病毒阴性的粒细胞；输注时，粒细胞必须通过标准的血液过滤器输注，但是不能使用白细胞过滤器或微团聚体过滤器输注。

知识拓展

1. 粒细胞输注适应证有哪些?

2. 粒细胞输注可能会有哪些不良反应?

（杨 茹）

第三章　红细胞血型系统及检测技术

广义的血型（blood group），是指个体间各种有形和无形成分血抗原的遗传多态性差异。通常所指的血型，则是指红细胞表面抗原特异性的差异。国际输血协会（International Society of Blood Transfusion，ISBT）将血型命名分为三大类：血型系统（system）、集合（collection）和系列（series）。在同一血型系统中，可以有 1 个或多个抗原；这些抗原是单个基因，或紧密连锁却几乎没有重组发生的多个同源位点上的系列等位基因及其修饰基因所编码的产物。每个血型系统均各自独立遗传，彼此没有关联。在遗传上、生化上或血清学上是有关联的，但还不能进一步证实其为一个血型系统的一组抗原，被称为血型集合。当某个红细胞抗原不属于任何血型系统和集合，同时其抗原频率在大多数人群中都小于 1%（或大于 99%），则这个抗原可归类于低频率 700 系列（或高频率 901 系列）。目前已发现 40 余种红细胞血型系统、5 个集合和 2 个系列，共计 300 多种抗原（详见 ISBT 网站）。对红细胞血型抗原的免疫反应的认识与检测，在输血医学中具有非常重要的意义。

第一节　红细胞血型系统

一、ABO 血型系统

ABO 血型系统是 20 世纪初 Landsteiner 发现的人类第一个红细胞血型系统，也是临床上重要的血型系统之一，ABO 血型不合的输血或妊娠可以引起溶血性输血反应（hemolytic transfusion reaction，HTR）及胎儿和新生儿溶血症（hemolytic disease of the fetus and newborn，HDFN）。ABO 血型系统被 ISBT 命名为 ABO，序号为 001，有 4 种抗原。

案例 3-1-1

患者，女，16 岁。无输血史，因肠梗阻入院拟行手术治疗，术前常规血型检查，发现 ABO 血型正反定型不符（ABO 定型详见第八章第三节）。结果复核及相关试验如下：

1. ABO 和 RhD 血型鉴定

（1）柱凝集法结果见表 3-1-1。

表 3-1-1　全自动柱凝集法 ABO 血型鉴定结果

指标	抗 A	抗 B	抗 D	A_1 细胞	B 细胞
凝集强度	±	－	4+	±	3+

（2）试管法结果见表 3-1-2。

表 3-1-2　试管法结果

反应温度	抗 A	抗 B	抗 A_1	抗 AB	抗 D	A_1 细胞	A_2 细胞	B 细胞	O 细胞
室温	±	－	－	－	4+	±	－	4+	－
4℃	±	－	－	－	4+	±	－	4+	－

2. 意外抗体筛查试验结果见表 3-1-3。

表 3-1-3 意外抗体筛查试验结果

试验方法	I 号	II 号	III 号
试管法	阴性	阴性	阴性
柱凝集抗球蛋白法	阴性	阴性	阴性

3. 红细胞上 H 抗原凝集强度测定见表 3-1-4。

表 3-1-4 红细胞上 H 抗原凝集强度

试验方法	患者红细胞	O 细胞	A_1 细胞
试管法	3+	3+	±

4. 吸收放散试验（检测 A 抗原）

（1）吸收试验：抗 A 标准血清吸收前效价 1024，吸收后效价 512。

（2）放散试验：放散液与 A_1 细胞产生 4+凝集；与 B 细胞无凝集；与 O 细胞无凝集。

5. 刘易斯（Lewis）分型结果 Le（a^-b^+），为分泌型。

6. 唾液血型物质凝集抑制试验结果 将抗 A_1 标准血清倍比稀释到 512 倍，与 A_1 细胞可以出现 2+凝集，选择生理盐水作为阴性对照。结果证实患者唾液中存在 A 血型物质。

7. 经检测，患者父亲与患者具有类似的 ABO 正反定型不符的血清学表型。

问题：

1. 如何进行 ABO 亚型鉴别？

2. A_m 亚型主要血清学特征是什么？

3. A_m 亚型患者如何进行输血治疗？

----- **案例 3-1-1 问题导航** -----

1. ABO 血型抗原和抗体具有哪些特点？

2. ABO 血型基因的特征与遗传规律是什么？

3. ABO 血型系统的临床意义有哪些？

（一）ABO 血型基因

ABO 血型基因位于人类第 9 号染色体（9q34.2）上，具有 7 个外显子；ABO 血型呈常染色体显性遗传。ABO 血型受控于 3 种等位基因，即 *A*、*B*、*O* 基因，其中 *A*、*B* 是显性基因，*O* 是隐性基因。*ABO* 基因不能直接形成 ABO 血型抗原，而是通过编码糖基转移酶转移并连接糖分子到前体物质上才形成 ABO 抗原。*A* 基因和 *B* 基因仅有 7 个核苷酸的差别，形成仅有 4 个氨基酸差异的不同糖基转移酶。ABO 血型遗传符合孟德尔遗传定律，子代从亲代各获得一半的遗传基因，产生相应的血型抗原，因此可以根据双亲血型推断子女可能的血型。由于基因突变，ABO 血型遗传可以出现一些特殊情况，如 ABO 亚型、顺式 AB 型（cisAB 型）等，可通过家系调查和基因分型进一步验证。

（二）ABO 血型抗原

ABO 血型抗原包括 A、B 和 H 抗原，其化学结构是糖蛋白和糖脂，构成涉及两个座位的基因：*H* 座位基因和 *ABO* 座位基因，这些基因不直接产生抗原，而是产生糖基转移酶，ABO 血型抗原的特异性是由糖基转移酶决定的。ABO 血型物质的前体是多糖结构，多糖前体的基本结构是：半乳糖-乙酰葡萄胺-半乳糖。首先，由 19 号染色体上的 *H* 基因（也称 *FUT1* 基因）负责编码岩藻糖转移酶 1，这种酶识别红细胞上的血型多糖前体后，将岩藻糖添加到半乳糖上，形成了特异性的 H 抗原。9 号染色体上的 *ABO* 基因座上的 *A* 和 *B* 基因则负责编码 A 或 B 糖基转移酶；分别将 *N*-乙酰半乳糖胺或半乳糖转移至 H 抗原终端的半乳糖上，形成 A 或 B 抗原。AB 型个体带有 A、B 两种糖基转移酶，因此红细胞上同时有 A 抗原和 B 抗原。O 型个体缺乏 A、B 两种糖基转移酶，所以不能生成 A 或 B 抗原，细胞上只有 H 抗原。

（三）ABO 血型抗体

ABO 血型抗体又称为"天然抗体"，可能是由自然界中的类似 A、B 血型物质在无知觉的情况下刺激机体产生的，广泛存在于所有缺乏相应抗原个体的血清、唾液、乳汁和泪液中。在正常情况下，机体可针对自己所缺乏的 A、B 和 H 抗原产生相应的特异性抗体。婴儿出生时一般没有足量的抗 A 抗体和抗 B 抗体。但自然界中的一些生物体，如细菌的表面上存在类似于 A、B、H 结构的抗原。机体会不断地被这些外来抗原免疫，逐渐产生了抗 A 抗体和抗 B 抗体。人一般在出生几个月后才开始形成自己的抗体。老年人的抗 A 抗体和抗 B 抗体水平一般低于年轻人。意外抗体（unexpected antibody）也称为不规则抗体（irregular antibody），它通常是指不符合 ABO 血型系统 Landsteiner 法则的血型抗原对应的抗体，即抗 A、抗 B 之外的血型抗体。

（四）ABO 血型变异型

1. ABO 亚型 血型的亚型是指属于同一血型抗原，但抗原结构和性能或抗原位点数有一定差异所引起的可遗传的变化。ABO 亚型具有遗传特性，是将常见的人类 ABO 4 种血型进一步细分的 ABO 表型。主要有 A 亚型、B 亚型和 AB 亚型。A 型中 A_1 和 A_2 亚型占全部 A 型的 99.9%。ABO 亚型在临床上常出现 ABO 正反定型不符，甚至无法检出反应弱的抗原，因此需要采用吸收放散试验或者分子生物学试验予以验证。

A 亚型红细胞上 A 抗原数量减少，H 抗原表达水平强于正常 A 型或 B 型，但弱于 O 型，有时血清中存在抗 A_1 抗体。A_1 亚型和 A_2 亚型的抗原性很强，在盐水介质中能与抗 A 抗体发生很强的凝集反应，但两者却存在着质和量的差异：① A_1 亚型红细胞上有 A_1 抗原和 A 抗原，A_2 亚型红细胞上只有 A 抗原；②个别 A_2 亚型人的血清中存在抗 A_1 抗体；③ A_1 亚型的抗原性明显强于 A_2 亚型。A_3 亚型红细胞抗原与血清抗体的反应呈混合视野凝集（既有由数个红细胞形成的小凝块，又有较多的游离红细胞）。A_{end} 亚型红细胞抗原与血清抗体的反应也呈混合视野凝集，但其凝集程度弱于 A_3 亚型。A_x 亚型红细胞 A 抗原极弱，红细胞和体液中有较强的 H 抗原，血清中存在抗 A_1 抗体。A_m 亚型红细胞与抗 A 抗体、抗 AB 抗体均不出现凝集反应或凝集极弱，能吸收抗 A 抗体，放散能力较强；分泌型个体唾液中含有正常的 H 血型物质和 A 血型物质；血清中一般不含抗 A_1 抗体。A_{el} 亚型红细胞不被抗 A 抗体、抗 AB 抗体凝集，只能通过吸收放散试验证实红细胞上有 A 抗原；血清中可有抗 A_1 抗体。

B 亚型包括 B_3、B_x、B_m 和 B_{el} 等，其判断标准与 A 亚型类似。由于 *ABO*B* 基因突变，较高活性的 B 酶同时兼具弱 A 酶的功能，导致该酶既能转移 D-半乳糖产生 B 抗原，又能转移 *N*-乙酰半乳糖胺产生微量的 A 抗原。B（A）表现为 B 型红细胞上有弱 A 抗原，与抗 B 出现强凝集，与抗 A 出现弱凝集。血清中有高效价的抗 A，能凝集 A_1 和 A_2。顺式 AB（cisAB）型是 *A* 基因与 *B* 基因位于同一条染色体上，典型的基因型为 *AB/O*，*AB* 基因以基因复合体的方式同时遗传给子代。cisAB 型产生的原因：*A*、*B* 基因发生不等互换或 *ABO* 基因发生单碱基错义突变，产生一种嵌合酶，该酶既能合成 A 抗原，又能合成 B 抗原。

2. 获得性 B 表型 获得性 B 表型个体发生肠道细菌感染，细菌进入血液后，产生的脱乙酰基酶使 A 抗原上的 *N*-乙酰半乳糖胺脱去乙酰基，转变成类 B 抗原，并能与抗 B 发生弱凝集反应。获得性 B 抗原的抗原性很弱，呈一过性，随病情好转而消失。

3. H 血型缺陷 可导致 ABO 血型的异常，具体见本节 H 血型系统。

（五）临床意义

由于 ABO 血型系统的抗体属于规则抗体，即 A 型人血清中有抗 B 抗体，B 型人血清中有抗 A 抗体，O 型人血清中有抗 A、抗 B 抗体，AB 型人血清中没有抗 A、抗 B 抗体。因此，ABO 血型系统不相容的输血，可以引起急性溶血性输血反应，严重者可出现弥散性血管内凝血、急性肾衰竭，甚至死亡，ABO 血型不合的妊娠可以产生 IgG 类 ABO 抗体导致 HDFN。ABO 血型不合在器官移植和造血干细胞移植等方面也具有重要意义。

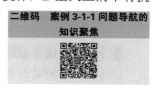

二维码　案例 3-1-1 问题导航的知识聚焦

案例 3-1-1 分析

1. ABO 亚型是 ABO 血型系统的特殊表现形式，是经过血型血清学试验证实的以 ABO 抗原弱表达为主要特征的可遗传的表型，是导致 ABO 血型正反定型不一致的重要原因之一。ABO 亚型表型的判定通常是根据待检红细胞与各类血型抗体的反应强度、待检血清与各类 ABO 标准细胞的反应状态及强度、吸收和放散相应血型抗体的能力及分泌型唾液中 ABO 血型物质等血清学反应格局来综合分析，同时还要排除一些疾病如白血病等恶性肿瘤可能造成抗原减弱及免疫抑制可能导致的抗体分泌减弱等情况对血型判断造成的干扰。

2. A_m 亚型共同的血清学特征是红细胞与抗 A 和抗 A_1B 均不发生凝集或凝集极弱。A_m 红细胞能吸收抗 A，也能放散抗 A，A_m 红细胞 H 抗原强度增强，A_m 血清中一般不含抗 A_1。同时，亚型均具有可遗传的特性。综上试验和相关知识分析判断该患者基本符合 A_m 亚型的血清学特征，但同时含有弱抗 A_1。其父亲的血清学表型证实了患者 A_m 亚型的遗传性。

3. A_m 亚型患者几乎找不到相同亚型的献血者，因此在输血治疗时可选择 O 型洗涤红细胞和 A 型非红制剂进行相合性输注。抢救时无法及时获得 O 型洗涤红细胞，可输注 O 型悬浮红细胞。

二、Rh 血型系统

Rh 血型系统在临床上的重要性仅次于 ABO 血型系统，是红细胞血型系统中最为复杂的系统之一。由于输血、妊娠等免疫刺激，Rh 抗原阴性的个体可以产生免疫性的 IgG 类抗体，引起 HDFN 和迟发型 HTR。Rh 血型系统被 ISBT 命名为 RH，序号为 004，有 56 个抗原。

案例 3-1-2

献血者张某和献血者王某，同时参加年度无偿献血，张某初筛血型为 A 型 RhD 阴性、王某初筛血型为 O 型 RhD 阴性。继续对献血者 RhD 血型初筛阴性者进行阴性确认和相关试验，结果如下。

1. RhD 阴性确认试验　用试管法将 IgM 型的针对 RhD 抗原的单克隆抗体试剂检测初筛为 RhD 阴性的两位献血者的红细胞与两种不同型号的单克隆抗 D（IgM+IgG）及两种人源抗 D（IgG）进行间接抗球蛋白试验，结果显示两位献血者全部为阴性。

2. 吸收放散试验　两位献血者的红细胞与上述 4 种试剂做三氯甲烷/三氯乙烯吸收放散试验，即将献血者的红细胞充分洗涤 5 次后，制成比容红细胞，分别各取 4 份 0.5ml 的比容红细胞，再分别加入 0.5ml 的 4 种试剂，混匀，37℃ 30min，每 5min 振摇 1 次，然后洗涤 5 次，沥干后加入与之等体积的生理盐水，再加入与之等量的三氯甲烷/三氯乙烯（1∶1）混合液，加盖振摇 30s，颠倒混匀 30s，开盖后 37℃ 水浴 5min，3000r/min 离心 5min。

3. 放散液鉴定　取上述放散液 100μl，加 O 型 RhD 阳性 5% 的试剂红细胞 1 滴（50μl），37℃ 30min，生理盐水洗涤 3 次，末次洗涤后沥干，加抗球蛋白试剂 1 滴（50μl），3000r/min 离心 15s。献血者张某出现凝集，献血者王某未出现凝集。

> **问题：**
> 1. 什么是 RhD 变异型？常见 D 变异型有几种？
> 2. Rh Del 型献血者如果输血应如何进行输血治疗？

----- **案例 3-1-2 问题导航** -----

1. 为什么要对献血者 RhD 初筛阴性者进行 RhD 阴性确认？
2. 弱 D 和部分 D 的个体在献血和输血时的 RhD 血型应如何看待？为什么？
3. Rh 血型抗体是如何产生的？其产生的频率和时间有何特点？

（一）Rh 血型的命名

Rh 血型系统命名较为复杂，有弗希尔-雷斯（Fisher-Race）命名法、威纳（Wiener）命名法、罗森菲尔德（Rosenfield）命名法、现代命名法等多种方法。

1. Fisher-Race 命名法 又称为 CDE 命名法。1943 年 Fisher 和 Race 认为 Rh 血型基因位于第 1 号染色体的短臂上，Rh 血型有 3 个紧密连锁的基因位点，每个位点都有自己的等位基因（C 和 c、D 和 d、E 和 e），可以形成 8 种基因复合体，即 CDE、CDe、CdE、Cde、cDE、cDe、cdE、cde。虽然当时人们对 Rh 血型基因的认识有些错误，该命名方法也不完全准确，但 CDE 命名法比较简单，易于书面交流，临床较为常用，如 CcDEe、ccDee 等。

2. Wiener 命名法 又称为 Rh-Hr 命名法。Wiener 认为，在染色体上 Rh 血型基因只有一个基因位点，产生的抗原包含一系列因子，每个因子能被相应的抗血清识别，Wiener 视其为一种复合抗原。如大写 R 表示有 D 抗原，小写 r 表示无 D 抗原；R1 表示 DCe，R2 表示 DcE，Rz 表示 DCE 等。由于 C、D、E 分别存在于不同肽链上，因此该命名法常被认为不合理。

3. Rosenfield 命名法 1962 年 Rosenfield 提出一种更适于电子计算机语言的字母/数字命名法，每一个 Rh 抗原都按照其发现顺序被赋予一个数字，红细胞上有某种抗原用正数表示，缺乏某种抗原用负数表示。如 D、C、E、c、e 抗原分别用 RH1、RH2、RH3、RH4、RH5 编号。ISBT 红细胞抗原命名专业组肯定了该命名法，并作出了规范，用 RH1～RH54 命名目前已经发现的 Rh 抗原。

4. 现代命名法 按基因、抗原、蛋白质的区分进行 Rh 血型系统命名。抗原用字母表示，如 D、C、E、c、e 等；基因用斜体大写字母表示，并根据其所编码的抗原进行命名，如 *RHCE*ce*、*RHCE*cE* 等；蛋白质按其携带的抗原命名，如 RhD、RhCE、Rhce 等。

（二）Rh 血型基因

20 世纪 90 年代初期，应用分子生物学技术明确了 Rh 血型基因位于 1p36.11，并克隆出 *RHCE* 基因和 *RHD* 基因，从而证实 Rh 血型基因由两个紧密连锁基因 *RHD* 和 *RHCE* 构成，前者编码 D 抗原，后者编码 CE、Ce、cE、ce 抗原，Rh 血型系统由于基因突变、基因重排等可以产生许多新的 Rh 复合体（新的抗原），所以 Rh 血型系统较为复杂。

RHD 和 *RHCE* 基因编码的蛋白质均由 417 个氨基酸组成，并在成熟过程中 N 端的甲硫氨酸丢失形成 416 个氨基酸的成熟非糖基化蛋白质，具有较强的疏水性。RhD 和 RhCE 蛋白质结构相似，只有 35 个氨基酸不同，这取决于不同的 RhCE 组合（ce、cE、Ce 和 CE）。在欧洲人中，Rh 阴性者通常无 *RHD* 基因，只有 *RHCE* 基因，多数人是 ce 抗原表型。而在亚洲人和非洲人中，部分 Rh 阴性个体携带无功能的沉默 *RHD* 基因，通常表现为 Ce 抗原表型。目前，人们已发现近 40 种 *RHD* 和 *RHCE* 基因重组方式。

（三）Rh 血型抗原

1940 年，Landsteiner 和 Wiener 用恒河猴的红细胞免疫豚鼠和家兔，并从豚鼠和家兔体内获得一种免疫血清，这种血清不仅凝集恒河猴红细胞，也与高加索人种红细胞发生凝集，他们认为人红细胞表面含有与恒河猴红细胞相同的抗原，故而以恒河猴（Rhesus monkey）英文单词的前两个字母对此抗原进行命名，即为 Rh 抗原。

Rh 血型系统抗原数目多达 50 余个，与临床关系最密切的抗原有 D、C、E、c、e，其中 D 抗原是最早被发现的，抗原性最强，故临床上常规检测 Rh 血型 D 抗原，常把红细胞膜上有 D 抗原者称为 Rh 阳性，没有 D 抗原者称为 Rh 阴性。50%～75% 的 RhD 阴性的个体，通过输血和妊娠，受到 D 抗原阳性红细胞的免疫，可以产生抗体。

1. Rh 表型 使用 5 种标准血清抗 D、抗 C、抗 E、抗 c、抗 e，能够检出 5 种常见的 Rh 抗原称为 Rh 表型。一般情况下，通过 Rh 血型基因型可以推测其表型，如 Dce/DCE → CcDEe。通过 Rh 表型很难推测其基因型，表型相同者基因型可能不同，如 CcDEe 个体的基因型可能是 DCE/Dce、DcE/DCe 或 DcE/dCe；RhD 阳性无法确定是 DD 纯合子基因，还是 Dd（D/–）杂合子基因。

Rh 抗原一般存在着剂量效应，纯合子的抗原性明显强于杂合子。Rh 单体型影响红细胞 D、E 抗原的表达水平。不同单体型由于位置效应，邻近基因相互影响：①发生在同一染色体基因之间的顺式效应，如 D 基因影响 E 基因的表达，基因复合体 cdE 比 cDE 产生的 E 抗原多；C 基因降低 D 基因的表达，DcE/DcE 与 DCe/DCe 比较，前者 D 抗原表达强于后者。②发生在同源染色体基因之间的反式效应。如一条染色体上 C 基因影响另一染色体上 D 基因的表达，同样表型 CcDdee 的两种不同基因型 Cde/cDe 和 CDe/cde，前者表现出的 D 抗原性弱于后者。

2. D 抗原 位于 RHD 基因编码的 D 多肽链上，该多肽链由 416 个氨基酸组成，12 次闭合贯穿红细胞膜，形成 6 个胞外环，其 N 端、C 端均位于胞质内。D 抗原表位结构较为复杂，胞外环、细胞内的氨基酸发生改变可影响 D 抗原表位的表达。目前，针对不同表位的单克隆抗体可检测到 30 余种 D 抗原表位，如 epD1～epD9。正常完整的 D 抗原应表达 9 个抗原表位，每个红细胞上 D 抗原数量高达 1 万～3 万个，由于基因缺失、基因交换、碱基变异（突变、缺失、mRNA 剪接位点变异）等，可产生不同的 RhD 型别，如弱 D、部分 D、放散 D（Del）等，导致 D 抗原表达的质或量发生改变或降低，统称为 D 变异型。D 变异型个体因 D 抗原数量或表位的变化，单一单克隆试剂可能无法检测到抗原，从而出现假阴性。因此，需应用不同厂家或不同批号的试剂多次验证 RhD 阴性真伪。D 变异型个体，由于红细胞上依然存在着 D 抗原，可以刺激 RhD 阴性个体产生抗 D 抗体。D 抗原只存在于人类红细胞膜上，体液和分泌液中无 D 抗原，因此 Rh 血型系统没有血型物质。在不同种族、不同地区 D 抗原的表达和分布也不同。欧洲人和北美高加索人种 RhD 阳性者的比例为 82%～85%，非洲黑种人约为 95%，亚洲东亚人更高，超过 99%，中国汉族人约为 99.7%。

（1）弱 D：红细胞膜上 D 抗原数量减少，但具有所有表位。单个红细胞上有 200～10 000 个 D 抗原，不能与 IgM 型抗 D 直接发生凝集反应，但可以通过抗球蛋白试验提高反应的敏感性，结果出现凝集者为弱 D（weak D）。弱 D 产生的原因可能是 RHD 基因跨膜区或胞内区发生了单个核苷酸突变，影响 D 抗原多肽链插入细胞膜内，从而使细胞膜上 D 抗原数量减少。目前，已发现弱 D1～D76 型，其中弱 D1 型最常见。由于弱 D 个体红细胞膜上有 D 抗原，可以刺激 RhD 阴性个体产生抗 D 抗体，同时常用的血清学技术无法鉴定弱 D 和部分 D。为避免临床出现溶血性输血反应，该个体作为献血者或受血者要区别对待，若作为献血者应视其为 RhD 阳性，作为受血者应视其为 RhD 阴性。

（2）部分 D：红细胞膜外氨基酸发生改变，引起抗原决定簇改变或缺失，而 D 抗原表达正常或减弱，单个红细胞上有近 1 万个 D 抗原，血清中可能存在抗 D 抗体，此种 D 变异型被称为部分 D（partial D）。正常 D 抗原应包括 9 个表位，而部分 D 发生 D 抗原表位部分缺失，大多数是由于部分 RHD 基因被 RHCE 基因替代，产生了杂合基因，如 RHD-CE(2-9)-D 融合基因，从而形成了杂合蛋白，不仅丢失了一部分 D 表位，还可能产生了新的抗原。部分 D 个体可以刺激 RhD 阴性个体产生抗 D 抗体，其输血时又可能被 D 阳性个体免疫产生抗 D，因此同上述，部分 D 个体作为献血者时视为 RhD 阳性，作为受血者时视为 RhD 阴性。

（3）放散 D：D 抗原在红细胞上表达极弱，单个红细胞上抗原数量少于 200 个，常规血清学检查为阴性，易被误认为 RhD 阴性，但通过吸收放散试验发现红细胞上存在极少量 D 抗原，故称为放散 D（Del）。Del 主要是由 *RHD* 基因发生剪切位点突变或细胞膜、细胞内的错义突变而引起的，与 Ce 单体有关，属于变异体，如 RHD（V2951）。亚洲人 RhD 阴性者中 Del 型占 10%～30%，欧洲人约占 0.027%。

（4）增强 D：由 *RHCE* 基因缺失、弱表达或 *CE* 的亚型，如 D－－、单体型 Dc— 和 DCw— 等，导致红细胞上 D 抗原表达明显增强，表达量超过 3 万，甚至高达 20 万，该种血型的红细胞在盐水介质中能直接与 IgG 类抗 D 发生凝集反应，故称为增强 D。

（5）D 抗原阴性：血清学方法检测红细胞表面没有 D 抗原，则称为 RhD 阴性。高加索人种的 D 抗原阴性主要为 RHD 基因完全缺失所致，其他种族主要为 *RHD* 基因失活突变所致。在高加索人种中，Rh 阴性者比例较高，约占 15%；在中国人群中，Rh 阴性者较少，汉族人占比极少，多集中在少数民族。

（四）Rh 血型抗体

Rh 血型抗体，除偶见天然抗 E、抗 Cw 抗体外，基本上都是免疫性的 IgG 类抗体。Rh 抗原阴性的个体，因反复输血、妊娠等免疫刺激可产生 IgG 类抗体，其出现的频率取决于相应抗原的抗原性及其在人群中的分布频率。通常在初次免疫后 2～6 个月可出现抗体，再次免疫后 3 周内抗体浓度可达最高峰，约 1/3 的 Rh 阴性个体，受阳性抗原免疫后不产生 Rh 抗体。

在免疫反应的早期，最早出现 IgM 类抗体，然后是 IgG 类抗体。大部分抗体属于 IgG，通常与盐水悬浮的 Rh 阳性红细胞不起凝集反应，但采用高分子介质如牛白蛋白、酶试验或间接抗球蛋白试验等，可以发生凝集反应，从而检测出抗原。Rh 血型抗体中除抗 D 抗体外，常见的抗体还有抗 E、抗 c、抗 C 抗体等，大多数抗 c 血清和抗 e 血清中也含有抗 f（ce）抗体。抗 CE 抗体有时与抗 D 抗体同时形成，有时与抗 C 抗体一起形成。抗 C 抗体常和抗 Cc 抗体一起产生。Rh 血型 IgG 类抗体能封闭抗原表位，影响血型抗原定型。例如，RhD 阳性的新生儿，因其红细胞 D 抗原表位被母体 IgG（抗 D 抗体）封闭，可导致 RhD 抗原鉴定为假阴性。

（五）临床意义

Rh 血型系统具有十分重要的临床意义，受血者如含有 Rh 抗体，输入有相关抗原的血液后，可引起严重的溶血性输血反应。当少量的 RhD 阳性红细胞进入受者体内时，可输入 Rh 免疫球蛋白以防止 RhD 阳性红细胞的初次免疫，由于 IgG 类的 Rh 抗体能通过胎盘，可破坏胎儿有相应抗原的红细胞，引起 HDFN。

30% 左右的 Rh 阴性受血者接受 Rh 阳性血液后能产生抗体。中国汉族人群 RhD 阴性个体较少（0.2%～0.5%），又因 D 抗原是临床常规检查项目，正常情况下 RhD 阴性个体一般选择 RhD 阴性者血液进行临床输血治疗，所以临床因输血免疫刺激产生的抗 D 抗体较少见。但母胎 Rh 血型不合的妊娠免疫刺激产生的抗 D 抗体较常见，原因是子代 Rh 血型是由遗传决定的，不能随意

二维码　案例 3-1-2 问题导航的知识聚集

选择。RhE 的抗原性也很强，略低于 D 抗原，但《临床输血技术规范》没有要求 E 抗原作为临床常规检查项目，所以临床输血不考虑 E 抗原同型输注，抗 E 抗体产生的概率大大提高，因此抗 E 抗体导致临床 HTR 和 HDFN 较常见。

案例 3-1-2 分析

1. Rh 血型系统在血清学上的复杂表型及在表现频率上的严重不平衡，导致 Rh 血型是目前正式命名的血型系统中最复杂、最具多态性的血型系统。正常完整的 D 抗原应表达 9 个抗原表位，每个红细胞上 D 抗原数量高达 1 万～3 万，由于基因缺失、基因交换、碱基变异（突变、

缺失、mRNA 剪接位点变异）等，可产生不同的 RhD 型别，如弱 D、部分 D、放散 D（Del）等，导致 D 抗原表达的质或量发生改变或降低，统称为 D 变异型。

常见的 D 变异型有弱 D、部分 D、放散 D（Del）、增强 D 等。

2. RhD 阴性在中国人群中占比在 0.3% 左右。Del 型属于 RhD 阳性中的弱 D，用常规的血型血清学鉴定为阴性，必须再用吸收放散试验才能发现。Rh Del 型献血者作为供血者，可能引起抗 D 的产生，因而应作为 RhD 阳性的供血者，但本人需要用血应作为 RhD 阴性受血者。

三、其他血型系统

临床上除了 ABO、Rh 血型系统外，还有许多红细胞同种抗原及其组成的血型系统，如 MNS、P1PK、H、刘易斯（Lewis）、达菲（Duffy）、基德（Kidd）、凯尔（Kell）、I 等，构成稀有血型系统。当发生血型不合的输血或妊娠时，这些红细胞血型抗原也可诱发机体产生抗体，导致免疫性溶血性输血反应及 HDFN，同样具有重要的临床意义。

案例 3-1-3

孕妇，28 岁，孕 16^{+1} 周，无输血史，门诊产前检查发现 ABO 血型正反定型不相符（ABO 定型详见第八章第三节）。查找原因，进行进一步血型鉴定。实验室检测结果如下：

1. ABO 血型定型：结果见表 3-1-5。
2. 抗体鉴定：结果显示孕妇血清中存在抗 P1。
3. 吸收放散试验：选 A、P1 型的红细胞与孕妇的血清进行吸收放散，放散液与 P1 阳性的 A、O 细胞呈阳性反应。

表 3-1-5 ABO 血型定型结果

反应条件	ABO 正定型			自身细胞	ABO 反定型		
	抗 A	抗 B	抗 AB		A_1 细胞	B 细胞	O 细胞
4℃	4+	−	4+	−	2+	4+	2+
室温	4+	−	4+	−	1+	4+	1+
37℃	4+	−	4+	−	0	4+	0

问题：

1. 抗 P1 抗体有哪些特性？
2. 目前 ISBT 认定 P1PK 血型系统包括哪三个抗原？

----- **案例 3-1-3 问题导航** -----

1. 红细胞上除了 ABO 和 Rh 血型系统，主要还有哪些有临床意义的血型系统？
2. 在红细胞血型系统中，除了 ABO 血型系统，还有哪些血型系统的抗体是以 IgM 类的抗体多见？

（一）H 血型系统及 Lewis 血型系统

H 血型系统与 Lewis 血型系统的抗原结构与 ABO 血型抗原相似，都是相关基因的间接产物，即由基因编码合成各种糖基转移酶，再由这些酶按顺序合成抗原多糖链和抗原表位糖分子，形成血型抗原。

1. H 血型系统 H 血型系统或 Hh 抗原系统，又称孟买血型系统（Bombay antigen system），ISBT 命名为 H，序号 018，只有 1 个 H 抗原。

（1）*H*基因：控制 H 抗原合成的 *H* 基因即岩藻糖基转移酶 1（*FUT1*）基因，位于人类 19 号染色体，编码产生 *L*-岩藻糖基转移酶。在该酶作用下，将 *L*-岩藻糖转移连接在前体糖链末端半乳糖上，形成 H 抗原。目前已经明确 H 抗原由同源基因 *FUT1(H)* 和岩藻糖基转移酶 2（*FUT2*，又称为 *SE* 基因）控制合成，*FUT1* 和 *FUT2* 于基因位点（19q13.33）紧密连锁，各自编码表达一种 *L*-岩藻糖基转移酶，分别转移岩藻糖到 II 型前体糖链和 I 型前体糖链上。*H* 基因编码的转移酶负责将红细胞上的 II 型前体糖链转化为 H 抗原；*SE* 基因编码的转移酶负责将分泌液中的 I 型前体糖链转化为分泌型的 H 抗原，即体液中的 H 物质。由于分泌型个体唾液腺细胞有 *SE* 和 *H* 基因，因此唾液中同时表达 I 型、II 型 H 抗原，是分泌型个体形成 A 和（或）B 血型物质的基础。非分泌型个体为 *se* 隐性基因型，唾液中不表达 H 抗原。

（2）H 抗原表型：H 抗原是 A、B 抗原的前体物质，主要表达在红细胞膜的糖蛋白或糖脂上，也可以存在于分泌型个体的体液、分泌液的黏蛋白上。除（类）孟买型个体外，所有人红细胞表面都表达 H 抗原，O 型红细胞的 H 抗原最强。正常成人红细胞上 H 抗原表达强弱顺序：O 型 $>A_2$ 型 $>$ B 型 $>A_2B$ 型 $>A_1$ 型 $>A_1B$ 型。A 或 B 亚型个体红细胞上 H 抗原表达强于正常 A 型或 B 型，弱于正常 O 型。H 抗原是一种糖脂，基本分子结构是以糖苷键与多肽链骨架结合的四糖链，即 β-*D*-半乳糖、β-*D*-*N*-乙酰葡糖胺、β-*D*-半乳糖及在 β-*D*-半乳糖 2-位连接的抗原决定簇 α-*L*-岩藻糖。其中由 *N*-乙酰葡糖胺和 *D*-半乳糖通过 β-1,3 糖苷键连接形成 I 型前体糖链；*N*-乙酰半乳糖胺和 *D*-半乳糖通过 β-1,4 糖苷键连接形成 II 型前体糖链。红细胞表面仅有 II 型糖链，体液中存在着 I 型、II 型糖链。

（3）H 抗原缺失及其临床意义：红细胞 H 抗原/物质缺失型，为一类罕见的表型，临床常见于孟买型和类孟买型个体中。孟买型者在印度人群中分布频率约为 1/10 000，在欧洲约为 1/1 000 000，我国主要见于类孟买型，在福建等地的频率约为 1/8000。

1）孟买型：于 1952 年在印度孟买被发现，故称孟买型。因个体缺失 *H* 基因（基因型为隐性纯合子 *hh*）和 *SE* 基因（基因型为 *sese*），不能产生 *L*-岩藻糖基转移酶（H 酶），红细胞和分泌液中不能产生 H 抗原/物质。孟买型个体的血清学特征：①红细胞不能形成 A、B、H 抗原，与抗 A、抗 B、抗 AB 及抗 H 均不发生凝集反应，易被误判为 O 型；②唾液中无 AB、H 物质；③血清中存在着能与所有红细胞发生凝集反应的抗 A、抗 B、抗 H，且抗体在 4～37℃中均有活性，能激活补体引起 HTR。因此，孟买型个体只能输注孟买型的血液。由于孟买型罕见，预计进行输血（如手术）的孟买型患者常预先储存自身血液，即自身储血。

2）类孟买型：此类个体 *ABO* 基因虽然正常表达，但缺乏 *H* 基因，有 *SE* 基因，红细胞表面表达较弱的 H 抗原，与抗 H 不发生凝集反应。由于类孟买型个体分泌液及血浆中含有 H 物质，可以形成少量 A 和（或）B 物质，并吸附到红细胞上，微弱表达 A 和（或）B 抗原，因此与抗 A、抗 B 可有很弱的凝集反应或者可通过吸收放散试验证实红细胞上有 A 和（或）B 抗原。除外对应的抗 A 和（或）抗 B 抗体，类孟买型个体血清中存在较弱的抗 H 抗体。

2. Lewis 血型系统 1946 年，在患者 Lewis 体内发现该血型抗体，并以患者姓氏 Lewis 命名。ISBT 将 Lewis 血型系统命名为 LE，序号为 007，有 6 个抗原，传统命名为 Le^a、Le^b、Le^{ab}、Le^{bh}、ALe^b 和 BLe^b，ISBT 依次命名为 LE1～LE6。其中最重要的是 Le^a 和 Le^b 的四种表型，即 Le (a^-b^+)、Le (a^+b^-) 及 Le (a^-b^-) 和 Le (a^+b^+)。Lewis 抗原不是由红细胞合成，而是从血浆中吸附而来的，唾液、尿液、胃肠液、精液、乳汁及羊水中也含有以水溶性形式存在的 Lewis 抗原。除红细胞外，血小板、内皮细胞，以及泌尿生殖系统、消化系统上皮细胞也表达 Lewis 抗原。

（1）基因与生化结构：Lewis 抗原的合成受控于 *LE* 基因（*FUT3*）及 *SE* 基因（*FUT2*）。*LE* 基因编码的 *L*-岩藻糖基转移酶将 1 个岩藻糖分子连接到 I 型糖链次末端的 *N*-乙酰葡糖胺上，形成 Le^a 抗原；*SE* 基因编码的 *L*-岩藻糖基转移酶将 1 个岩藻糖分子连接到 I 型糖链末端的 *D*-半乳糖上，形成 H 抗原（Le^d 抗原）；在 H 抗原（Le^d 抗原）基础上，*LE* 基因编码的 *L*-岩藻糖基转移酶把另 1 个岩藻糖分子连接到 Le^d 链次末端 *N*-乙酰葡糖胺上，形成有 2 个岩藻糖分子的 Le^b 抗原。

（2）Lewis 抗原：抗原 Le^b 优于 Le^a 吸附于红细胞表面，并且抗原 Le^b 数量远多于 Le^a 的数量，所以红细胞上一般只能检测到 Le^b。此外，人体血清、唾液、乳汁、尿液、消化液、羊水等中也可检测到 Lewis 抗原。在人体不同的发育阶段，Lewis 抗原的表达是有变化的，新生儿脐带血采用盐水直接凝集试验检测，大多表现为 Le（a$^-$b$^-$），应用间接抗球蛋白试验或用无花果蛋白酶处理脐带血红细胞，约 50% 能检出 Le^a 抗原。由于 Se 酶的活性很低，Le^b 抗原频率也很低，随着 Se 酶活性增高，抗体可能表现为一过性的 Le（a$^+$b$^+$）。5～6 岁以后，Lewis 抗原的表达与成人相同。妊娠期间 Lewis 抗原量可能减少，出现一过性的 Le（a$^-$b$^-$）表型，甚至可能产生 Lewis 抗体。分娩后随着 Lewis 抗原的恢复，抗体逐渐消失。抗体活性可被红细胞表型为 Le（a$^+$b$^-$）或 Le（a$^-$b$^+$）的个体的唾液抑制。

（3）Lewis 抗体：多数为 IgM 型，不需要明确的免疫刺激，是自然产生的抗体。Lewis 抗体绝大部分产生于 Le（a$^-$b$^-$）个体的血清中，类型有抗 Le^a、抗 Le^b 及抗 Le^{ab}。红细胞表型为 Le（a$^-$b$^+$）的个体一般不产生抗 Le^a，因为唾液和血浆中含有少量的 Le^a 抗原。Lewis 抗体为冷抗体，最佳反应温度是室温，37℃ 出现的凝集反应要弱于室温。

（4）临床意义：Lewis 抗体一般没有临床意义，因为供血者血浆中可能存在着 Lea、Leb 抗原，以及供血者红细胞表面的 Lea、Leb 抗原也可能脱落释放到血浆中，这些抗原可以中和患者体液中的 Lewis 抗体，所以临床极少出现 Lewis 抗体引起的 HTR。对于有 Lewis 抗体的患者，选择 37℃ 交叉配血相合的血液输注即可，一般不需要选择 Lewis 抗原阴性的供血者。IgM 型 Lewis 抗体不能通过胎盘，并且新生儿的抗原发育差，通常不发生 HDFN。临床偶见该抗体是 IgG 类，可引起 HDFN。

（二）MNS 血型系统

MNS 血型系统是继 ABO 血型系统之后，第 2 个被发现的血型系统，其复杂性仅次于 Rh 血型系统。ISBT 将其命名为 MNS，序号为 002。到目前为止，已有 49 个抗原被鉴定出来，常见抗原为 M、N、S、s、U 等。

1. MNS 血型基因 MNS 血型基因位于染色体 4q31.21 上，由 2 个紧密连锁的 *GYPA* 和 *GYPB* 基因形成，分别编码 GPA 和 GPB。*GYPA* 基因有 7 个外显子，*GYPB* 基因有 5 个外显子和 1 个无功能的外显子。MN 呈共显性遗传性状，基因位点有一罕见的等位基因产物即 M^g 抗原。该抗原与抗 M 和抗 N 抗体试剂均不发生反应，易将基因型 *M^{g}N* 误定为表型是 *NN* 型，基因型 *M^{g}M* 误定为表型是 *MM* 型。

2. 抗原生化特性 MNS 抗原决定簇位于血型糖蛋白 A（glycoprotein A，GPA）和糖蛋白 B（glycoprotein B，GPB）上，并以单次跨膜方式嵌入红细胞膜。N 端位于细胞外，C 端位于细胞内。GPA 在红细胞上的数量多达 10^6 个，GPB 数量约为 $2×10^5$ 个。GPA 和 GPB 是红细胞膜磷脂双层中的基础和主要蛋白质，并在很大程度上被糖基化和唾液酸化。

（1）MN 血型抗原：MN 血型抗原的抗原决定簇位于 GPA 上，有 131 个氨基酸，含 3 个功能区。MN 抗原特异性由 GPA 氨基末端第 1 位和第 5 位氨基酸所决定。M 抗原第 1 位是丝氨酸，第 5 位是甘氨酸；N 抗原第 1 位是亮氨酸，第 5 位是谷氨酸。

（2）Ss 血型抗原：Ss 血型抗原的抗原决定簇位于 GPB 上，有 72 个氨基酸，含 3 个功能区，主要携带 Ss 抗原和少量 N 抗原。S 和 s 抗原的区别在于 GPB 肽链第 29 位氨基酸的不同，S 抗原是甲硫氨酸，s 抗原是苏氨酸。GPB 氨基端 26 个氨基酸结构与带 N 抗原的 GPA 相同，因此 GPB 上有少量的 N 抗原。

（3）U 血型抗原：位于 GPB 分子细胞膜外肽链 N 端的第 33～39 位氨基酸处。ISBT 将 U 抗原命名为 MNS5，数字序列为 002005，红细胞上 U 抗原的表达，常需要其他红细胞膜的存在，如 Rh 血型相关糖蛋白（RhAG）。在脐带血阶段，U 血型抗原就已经发育成熟。

3. 抗原、抗体性质 MNS 血型抗原为带负电荷的唾液酸糖蛋白，木瓜蛋白酶、菠萝蛋白酶等对其具有破坏作用，临床不宜使用酶法开展 MNS 血型抗原、抗体检测。

（1）抗原特性：①MN血型抗原产生较早，胚胎期可检测到，而Ss血型抗原在出生后才可检测到；②MN血型抗原十分稳定，耐高温、高压，可反复冻融；③MNS血型系统抗原可与补体、细菌、病毒结合；④MN血型抗原存在着剂量效应，纯合子细胞（M^+N）比杂合子细胞（M^+N^+）表达的抗原强；⑤M血型抗原具有类N特异性，因此抗N可被M型红细胞吸收。

（2）抗体特性：临床常见的抗体有抗M、抗N、抗S、抗s等。①抗M多为自然产生的IgM类抗体，偶见因输血或细菌感染而产生的IgG类抗体。抗M抗体最佳反应温度是4℃，最适pH是6.5。抗M几乎不结合补体，能够在盐水介质中凝集红细胞。杂合子细胞（M^+N^+）可能检测不到标本中存在的弱抗M。②抗N比较罕见，多数是IgM，为典型的冷凝集性质，即在25℃以上失去活性。抗N抗体也有剂量效应，其最适反应pH＞7。此外，反复多次输血也可刺激机体产生免疫性抗N，多发生于红细胞表型为$M^+N^-S^-s^-U^-$的黑种人中。③抗S和抗s多为免疫性抗体，通常是非补体结合性IgG类抗体，能够引起严重的HDFN和HTR。在自身免疫性溶血性贫血（AIHA）患者中也能发现自身抗S抗体存在。④木瓜蛋白酶、菠萝蛋白酶、无花果蛋白酶等处理红细胞时会破坏大部分GPA和GPB，因此这些酶对MNS血型系统抗原具有破坏作用，但木瓜蛋白酶不易破坏S抗原。

4. 其他抗原抗体　MNS血型系统还包括一些低频抗原和高频抗原，以及许多复杂的变异型及卫星抗原，如米尔滕贝格尔（Miltenberger）亚系统。Miltenberger亚系统中的Mur、Mi^a抗原在东方人群中的分布频率远高于其他人群。Mur（MNS 10）抗原在高加索人种和黑种人中罕见，中国人群阳性率为7%。我国香港和台湾地区曾报道，抗Mur是除了抗A、抗B之外最常见的血型抗体，可引起较为严重的HTR和HDFN，因此针对这类人群的意外抗体筛查（简称抗体筛查）细胞应包含Mur抗原。Mi^a抗原在高加索人种中的分布频率＜0.01%，而在中国人和东南亚人群中高达15%，抗Mi^a很少引起HTR，但可引起轻、中度HDFN。因此，Miltenberger亚系统的抗原与抗体的调查和研究，对于中国人群更具有意义。

（三）I血型系统

ISBT将I血型系统命名为I，序号为027。只有1个抗原I（I1，207001），而i抗原被列为血型集合（I2，207002）。

1. 基因及生化结构　I基因位于6号染色体（6p24.2），编码N-乙酰葡糖胺转移酶。i抗原是非分支状直链结构，I抗原是多价的分支多糖结构。i抗原在N-乙酰葡糖胺转移酶的作用下，转化成I抗原。

2. 抗原特性　红细胞膜上普遍存在I和i抗原，是ABO、Lewis等血型抗原的基础物质。Ii抗原末端被H转移酶岩藻糖化后，生成H活性结构，再分别经A和B转移酶作用，加上N-乙酰半乳糖胺和半乳糖就生成了A和B抗原结构。孟买型红细胞未生成H抗原，因此I抗原表达增强。婴儿红细胞膜有大量的i抗原，随着年龄增长，i抗原逐渐减少，I抗原逐渐增加，到2岁左右红细胞基本完全表达I抗原。

3. 抗体特性　高效价的同种抗I往往存在于i抗原正常成人中，一般是IgM型冷抗体，最佳反应温度是4℃，效价通常＜64。抗I多为自身抗体，在室温下可引起红细胞非特异性凝集，干扰血型鉴定、交叉配血等输血前检查。4℃孵育或用蛋白酶处理红细胞，会增强抗I活性。自身抗i抗体常存在于一些感染性疾病（如网状细胞增多症、髓细胞性白血病、单核细胞增多症）的患者血清中，偶尔造成溶血。抗i既有IgM型也有IgG类。抗i的存在与免疫缺陷有关，如罕见的X连锁隐性遗传病威-奥（Wiskott-Aldrich）综合征患者，50%个体存在自身抗i抗体；艾滋病患者自身抗i抗体的检出率为64%。母亲体内的IgG类自身抗i抗体可以通过胎盘，造成脐带血的直接抗球蛋白试验（direct antiglobulin test，DAT）阳性以及中等程度的新生儿黄疸。冷凝集素综合征和混合型自身免疫性溶血性贫血（AIHA）患者，其血液中可含有病理性抗I及抗i抗体。

（四）P1PK 血型系统

P1PK 是第 3 个被发现的红细胞血型系统。目前 ISBT 认定该血型系统包括 3 个抗原：P1PK1（P1）、P1PK3（P^k）和 P1PK4（NOR），基因位于 22 号染色体上。红细胞糖苷脂（Globoside）血型系统（028）有 2 个抗原，即 P 和 PX2，其基因位于 3 号染色体上，不同的合成酶阶梯式增加糖分子形成，而后与脂质相连形成该系统抗原的直链结构。这些抗原不受同一基因控制，生物合成途径也不同，但血清学关系密切。

1. 基因与生化结构　P1PK 血型系统基因位于染色体 22q13.2 上，编码 P1 合成酶。P1 合成酶是一种 α-半乳糖基转移酶，以红细胞糖苷脂为底物，合成 P1 抗原。P^k 抗原合成酶也属于 α-半乳糖基转移酶，以半乳糖基神经酰胺为底物合成 P^k 抗原。P 合成酶是 β-1,3-*N*-乙酰半乳糖胺转移酶，以 P^k 抗原为底物合成 P 抗原。

2. 抗原特性　①P1 抗原的分布频率在人群中差异较大，高加索人种约为 80%，非洲人更高些，亚洲人稍低，中国人和日本人约为 30%。婴幼儿时期 P1 抗原尚未发育成熟，7 岁以后逐渐发育完全。流式细胞仪分析显示 P1 抗原除了在红细胞中表达外，还在粒细胞、淋巴细胞和单核细胞中表达。P1 抗原还存在于鸽蛋蛋清、包虫囊液中，可用于中和试验及制备抗 P1 单抗。②p 表型是一种基因突变导致的无标志表型，红细胞上无 P1、P^k 和 P 抗原。③P 抗原是红细胞糖苷脂，在出生时已发育完全，表达于几乎所有红细胞上。P 抗原是 B19 微小病毒的细胞受体，B19 微小病毒通过 P 抗原偶尔引起红细胞生成严重失调。B19 微小病毒对 p 表型人的骨髓细胞及红细胞克隆无细胞毒作用，表明 p 表型个体对该病毒有天然抵抗力。④P^k 抗原是红细胞三糖神经酰胺抗原（CD77），与 p 表型一样，极罕见表达于红细胞上。

3. 抗体特性　①抗 P1 很常见，通常是 IgM 型冷抗体。抗 P1 在温度＞25℃时一般不出现凝集反应，也不会发生溶血反应，因此临床意义不大。若抗 P1 在 37℃有活性，应选择 P1 抗原阴性的血液进行输血，避免发生 HTR。②抗 P 是 P^k 个体血清中的天然抗体，主要是 IgM 型，可使 P 抗原阳性红细胞发生溶血。此外，自身抗 P 与阵发性冷性血红蛋白尿症（PCH）相关。③抗 P^k 存在于 p 表型个体血清中，且与抗 P 和抗 P1 同时存在。极少数自身免疫性溶血性贫血和胆汁性肝硬化患者血清中可发现自身抗 P^k。④抗 PP1P^k（Tj^a）存在于 p 表型（缺乏 P、P1、P^k 抗原）个体血清中，可以与 p 表型以外的红细胞发生反应，导致早期流产和 HDFN。

（五）Kell 血型系统

ISBT 将 Kell 血型系统命名为 KEL，序号为 006，目前已确认的 KEL 抗原有 36 个，主要抗原有 K、k、Kp^a、Kp^b（依次命名为 KEL1～4）。

1. 基因与生化结构　*KEL* 基因位于 7 号染色体（7q33）上，编码 732 个氨基酸形成 II 型糖蛋白，位于 CD238 上，为红细胞跨膜糖蛋白，是一种金属肽链内切酶。Kell 血型系统的众多抗原，也就是 Kell 血型多态性是由单一碱基置换而引起的单一氨基酸变化，即产生了 Kell 血型系统同种异体抗原。Kell 糖蛋白的胞外结构域上有 15 个半胱氨酸残基，其间的二硫键对巯基还原剂敏感而易被破坏。

2. 抗原特性　Kell 血型抗原的抗原性较强，可通过免疫产生 IgG 类抗 K、抗 k，引起严重的急性、迟发型 HTR 和 HDFN，所以在输血中具有重要意义。所有的 Kell 血型抗原对水解二硫键的试剂敏感，如二硫苏糖醇（DTT）、氨基乙硫醇（AET）等可通过破坏二硫键而使 Kell 血型抗原失活。由于 Kell 血型抗原羧基端在胞外带正电荷，因此检测该血型系统时不宜使用聚凝胺法（聚凝胺带负电荷），适合采用抗球蛋白法。

3. 抗体特性　抗 K 是除 ABO 和 Rh 血型系统以外最常见的血型抗体。抗 K 及抗 k 主要是通过输血和妊娠等免疫刺激而产生的，多为 IgG_1。抗 K 能引起急性和迟发型 HTR，也可导致 HDFN，间接抗球蛋白试验能够检出该抗体。Kell 系统其他抗体如抗 k、抗 Kp^a、抗 Kp^b 等出现的概率极低，均较抗 K 少见，但临床意义相同，均可引起 HTR 和 HDFN。如果患者有 Kell 血型系统抗体，应选择交叉配血相合且相应抗原阴性的血液输注。Kell 血型系统抗体与某些 AIHA 有关，少部分 AIHA 患者的自身抗体针对 Kell 血型抗原，但自身抗体与同种抗体不易区分。

4. 表型分布 中国汉族人群中 Kell 血型表型单一，几乎均为 k 抗原阳性、K 抗原阴性，其基因型为 kk，不易产生 Kell 系统抗体。近年国内有发现 K 抗原阳性个体的报道，却尚未有发现抗 K 的报道，因此抗 K 在中国汉族人群中临床意义不大。

（六）Kidd 血型系统

ISBT 将 Kidd 血型系统命名为 JK，序号为 009，有 3 种抗原，即 Jk^a（JK1）、Jk^b（JK2）和 JK3，形成 Jk（a^-b^+）、Jk（a^+b^-）、Jk（a^+b^+）和 Jk（a^-b^-）4 种表型。不同种群中 Kidd 血型系统抗原表型频率不同，在亚洲人中，Jk（a^+b^-）者占 23.2%，Jk（a^-b^+）者占 25.8%，Jk（a^+b^+）者占 49.1%，Jk（a^-b^-）者占 0.9%。

1. 基因与生化结构 Kidd 血型基因位于 18 号染色体（18q11-q12）上，基因名称为 JK 或 *SLC14A1*，*JK* 基因含有 11 个外显子。该血型系统抗原载体分子为 391 个氨基酸，分子质量为 43kDa，贯穿红细胞膜 10 次，形成 5 个环，C 端和 N 端均位于胞质内。Jk^a 和 Jk^b 是 Kidd 血型系统的一对等位基因，它们在各种人群中都呈现多态性。

2. 抗原特性 目前未发现可溶性 Jk 抗原。Jk 抗原在红细胞和中性粒细胞中表达，在肾脏细胞中也有表达，Kidd 糖蛋白是尿素转运蛋白分子，Jk 抗原可溶解在 2mol/L 尿素中，但 JK3［Jk（a^-b^-）］细胞能较长时间抵抗这种溶解作用，故可通过这个特性筛选出 Jk（a^-b^-）细胞。Jk^a、Jk^b 和 JK3 抗原不被蛋白酶破坏，用木瓜蛋白酶、菠萝蛋白酶、无花果蛋白酶、胰蛋白酶和链毒蛋白酶等处理红细胞可增加 Jk^a、Jk^b 和 JK3 抗原与 Kidd 抗体的反应性。但唾液酸酶或氨基乙硫醇（AET）会使 Jk 抗原失活，从而不与 Kidd 抗体发生反应。

3. 抗体特性 抗 Jk^a 和抗 Jk^b 不多见，抗 JK3 是由 Jk（a^-b^-）个体产生的，它们都是免疫性抗体，主要是 IgG_1 和 IgG_3 类，IgM 类抗体较少，抗 Jk^a 可以引起致命的即发型 HTR 及迟发型 HTR；抗 Jk^b 能引起严重的迟发型 HTR。抗 Jk^a、抗 Jk^b 易消失，输血前很难检测，特别是严重的迟发型 HTR 病例，应高度怀疑有 Jk 抗体。抗 JK3 可引起 HTR，但其引起的 HDFN 临床表现较轻。对于已检出 Jk 抗体者，需要输注交叉配血阴性或相应抗原阴性的血液。Kidd 血型系统的抗体常常造成迟发型 HTR，且较难被检测到，因此，它们具有潜在的危险性。

（七）Duffy 血型系统

ISBT 将 Duffy 血型系统命名为 FY，序号为 008，共有 5 个抗原，即 Fy^a、Fy^b、Fy3、Fy5、Fy6（ISBT 依次命名为 FY1～3、FY5、FY6）。Fy^a 和 Fy^b 抗原是共显性等位基因的产物，是人类第 1 个在常染色体定位的遗传标记；可有 4 种表型，即 Fy（a^-b^+）、Fy（a^+b^-）、Fy（a^+b^+）及 Fy（a^-b^-），在不同地区和种族中分布不同。

1. 基因及生化结构 Duffy 血型基因位于 1 号染色体（1q21-q22）上，编码 FY 糖蛋白（GPFY）。FY 糖蛋白是由 338 个氨基酸组成的多肽链，7 次贯穿红细胞膜，其属于红细胞趋化因子受体，能结合多种炎症趋化因子。趋化因子主要驱动各类细胞因子参与多项细胞活动，特别是白细胞活化等，具有清除体内炎性多肽的功能。FY 糖蛋白在多种器官组织中表达，但在粒细胞、淋巴细胞、单核细胞、血小板和肝脏、胎盘中未发现。

2. 抗原特性 FY 抗原（FY 糖蛋白）对蛋白酶敏感，木瓜蛋白酶、菠萝蛋白酶和无花果蛋白酶等可破坏 FY 抗原，但胰蛋白酶不影响其抗原结构。因此 Duffy 血型系统抗原、抗体检测，不适宜采用酶处理技术。FY 抗原是间日疟原虫的受体，间日疟原虫裂殖子能够通过 FY 抗原结合到红细胞表面，入侵并破坏红细胞。非洲西部多数人红细胞是 Fy（a^-b^-）表型，能抵抗疟原虫感染。

3. 抗体特性 该血型系统抗体是通过输血或者妊娠免疫刺激而产生的，其中抗 Fy^a 较常见，抗 Fy^b 较少见，其他抗体较罕见。抗 Fy^a 能引起中、重度 HDFN 和急性、迟发性输血反应。抗 Fy^b

引发的免疫反应弱于抗 Fy^a，较少引起急性溶血反应。抗 Fy3 可以存在于 Fy（a^-b^-）个体血清中，可引起急性、迟发型 HTR。

（八）Diego 血型系统

ISBT 将迭戈（Diego）血型系统命名为 DI，序号为 010。该系统共有 22 种抗原，包括 Di^a 和 Di^b、Wr^a 和 Wr^b，以及 17 种低频抗原。Di^a 和 Di^b 是主要的两种抗原。

1. 基因及生化结构 Diego 血型基因位于染色体 17q21.31 上，编码产物为细胞膜带 3 蛋白，为阴离子交换蛋白 1（AE1）或溶质携带物家族 4A1（SLC4A1）。Di^a 和 Di^b 蛋白质序列的差异在于第 854 位氨基酸不同，前者是亮氨酸，后者是脯氨酸。Wr^a 和 Wr^b 蛋白质序列的差异在于第 658 位氨基酸，前者是赖氨酸，后者是谷氨酸。

2. 抗原特性 Di^a 和 Di^b 抗原出生时就已经发育成熟。该抗原用木瓜蛋白酶、胰蛋白酶、糜蛋白酶、链霉蛋白酶等处理后，抗原性保持不变。Di^a 抗原分布具有种族差异，其分布频率在中国汉族人群中为 2%～5%，在南美洲印第安人中约为 36%，在高加索人种和澳大利亚土著人中极为罕见，因此 Di^a 抗原是重要的人类学标记之一。

3. 抗体特性 抗 Di^a 和抗 Di^b 基本上是通过免疫反应而产生的 IgG 类抗体，抗 Di^a 多见，抗 Di^b 少见，两者经常单独存在。抗 Di^a 和抗 Di^b 都可以导致 HDFN 和 HTR，都具有临床意义。抗 Wr^a 在人群中检出率很高，为 1%～2%，抗体产生的原因尚不明确，抗体有 IgM 型和 IgG 类。抗 Wr^b 少见。抗 Wr^a 和抗 Wr^b 抗体能引起 HDFN，少见引起 HTR。一些 AIHA 患者血清中含有抗 Wr^a 和抗 Wr^b 抗体。

4. 表型分布 中国人 Di（a^+b^+）表型的分布频率约为 4.5%，Di（a^-b^+）表型的分布频率约为 95%，Di（a^+b^-）表型的分布频率约为 0.5%。

（九）Lutheran 血型系统

路德（Lutheran）血型系统 ISBT 命名为 LU，序号 005，主要抗原为 Lu^a（LU1）和 Lu^b（LU2）。*LU* 基因位于 19 号染色体（19q13.2）上，编码 Lutheran 糖蛋白，该糖蛋白广泛表达于人的各种细胞和组织上，是一种胞外基质糖蛋白（即层粘连蛋白）的受体。Lu^a 和 Lu^b 在脐带血红细胞上表达很弱，常被认为是 Lu（a^-b^-）抗原，到 15 岁左右逐步发育成熟，达到成人水平。LU 抗原对胰蛋白酶和 α-糜蛋白酶敏感，对木瓜蛋白酶不敏感。LU 抗体以 IgM 型为主，IgG、IgA 类抗体相对较少。LU 抗体一般临床意义不大，LU 抗体引起的 HDFN 或 HTR 很少见且病情轻微。

（十）Dombrock 血型系统

东布罗克（Dombrock）（Do）血型系统 ISBT 命名为 DO，序号 014，共有 5 个抗原：DO1、DO2、DO3、DO4 及 DO5。*DO* 基因染色体定位于 12p12.3 上。*DO* 编码的是分子质量 47～58kDa 的糖蛋白，为 GPI 连接的糖蛋白。未发现有可溶性 Do 抗原。抗 Do^a、抗 Do^b、抗 Gy^a 和抗 Hy 都为 IgG，都不结合补体。Do 血型抗体一般很弱。但抗 Do^a 可以缩短输入体内的血型不相容红细胞的生存期，并能引起速发型溶血性输血反应，抗 Do^b 可以引起速发型和迟发型溶血性输血反应。抗 Gy^a、抗 Hy 都可引起溶血性输血反应。

（十一）Colton 血型系统

科尔顿（Colton）系统 ISBT 命名为 CO，序号 015，共有 4 个抗原：CO1、CO2、CO3 和 CO4。*CO* 基因有 4 个外显子，位于染色体 7p14，基因产物是腺腔内在蛋白。Co 血型红细胞表型分布：Co（a^+b^-）为 90%，Co（a^-b^+）为 0.5%，Co（a^+b^+）为 9.5%，Co（a^-b^-）小于 0.01%。抗 CO1 常见的是 IgG，极少数是 IgM，抗 CO2 极少见，常和其他同种异型抗体同时存在，抗 CO3 只能出现在 Co（a^-b^-）这一极罕见表型人血清中，抗 CO2 和抗 CO3 都有结合补体，引起溶血。迟发型溶血性输血反应可因抗 CO1 而发生，可引起血红蛋白尿，还可引起严重的 HDFN。抗 CO2 能引起速发型和迟发型溶血性输血反应，抗 CO3 能引起严重的 HDFN。

（十二）Cartwright（Yt）血型系统

卡特赖特（Cartwright）系统 ISBT 命名为 Yt，序号 011，主要有 2 个抗原：YT1（Yt^a）和 YT2（Yt^b）。编码基因 *YT* 也称 *ACHE*，位于染色体 7q22，有 6 个外显子，编码产物是乙酰胆碱酯酶。未发现有可溶性 YT 抗原。在高加索人种中，YT1（Yt^a）抗原发生频率为 99.8%，YT2（Yt^b）为 8%。抗 YT1 可以部分是或全部是 IgG，一些标本结合补体，一些则不结合。输血或妊娠可产生抗 YT1，但极少见抗 YT2，一般认为 Yt 抗体无临床意义。

案例 3-1-3 分析

1. 人血清中抗 P1 一般为 IgM 型冷抗体，且凝集反应很弱，大部分 P2 血型的人均有抗 P1。因抗 P1 在温度 >25℃ 时一般不出现凝集反应，也不会发生溶血反应，因此临床意义不大。若抗 P1 在 37℃ 有活性，应选择 P1 抗原阴性的血液进行输血，避免发生 HTR。

2. P1PK 是第三个被发现的红细胞血型系统。目前 ISBT 认定该血型系统包括三个抗原：P1PK1（P1）、P1PK3（P^k）和 P1PK4（NOR），基因位于 22 号染色体上。P 抗原在不同人群中频率不同，约 80% 的高加索人种含有 P1 抗原，而亚洲人只有 30% 左右。

知识拓展

1. 国际输血协会目前正式命名的血型系统一共有多少个？

2. 在对血型抗原的结构和功能研究中，人们发现血型可以作为膜骨架、膜转运体、受体和黏附分子、补体调节糖蛋白、糖萼组分等发挥多种生物学作用。

第二节　红细胞血型系统检测技术

人类对血型和血型抗原抗体检测技术的研究是血液免疫学研究的主要内容之一。在血液免疫学和临床输血实践中，采用合适的方法与技术进行受血者与献血者血液的相容性检测是安全输血的重要保证，具有重要的临床意义。

案例 3-2-1

患者，男，53 岁，多发性骨髓瘤，无输血史，Hb 53g/L，申请输注红细胞检查发现血型为 A 型 Rh 阳性，间接抗球蛋白试验方法进行抗体筛查为阳性。查找原因，需进行进一步血液免疫学检测。经与临床沟通，发现患者为 CD38 单抗治疗的患者，末次用药时间为 2 周前。实验室检测结果如下：

1. ABO 血型定型：结果见表 3-2-1。

2. 柱凝集抗球蛋白法进行抗体筛查：结果显示 3 个抗筛细胞均为阳性（表 3-2-2）。

表 3-2-1　血型定型结果

反应条件	抗 A	抗 B	抗 D	Ctrl	A$_1$ 细胞	B 细胞
柱凝集法	4+	–	4+	–	2+	4+

表 3-2-2　抗体筛查结果

反应条件	I	II	III
柱凝集抗球蛋白法	2+	2+	2+

问题：

1. 本例患者出现间接抗球蛋白试验阳性最可能的原因是什么？其具体机制是什么？

2. 下一步还应该进行哪些试验？请简要描述操作步骤。

---- **案例 3-2-1 问题导航** --

1. 盐水介质凝集技术主要包括哪几种方法？请简要描述操作步骤及方法学特点。

2. 如何评价抗球蛋白介质凝集技术在输血领域的临床应用？

3. 聚凝胺介质凝集技术的原理是什么？为什么在东亚人群中广泛使用？

一、盐水介质凝集技术

（一）原理与方法

1. 原理　盐水介质凝集技术（简称盐水法）是指在盐水介质中，红细胞上的抗原决定簇与相应抗体分子上的抗原结合部位结合，交叉连接形成肉眼可见的凝集块，属于直接凝集试验。IgM类抗体可以使带有相应抗原的红细胞在盐水介质中直接发生凝集，IgG类抗体则不能。

2. 方法　目前盐水法根据材料的不同，可分为玻片法、试管法、微量板法和柱凝集法。

（1）玻片法：在标记好的平板或玻片上滴加抗体试剂或待测血清，再加入 40%～50% 浓度的待测红细胞悬液或试剂红细胞，然后使用竹签将红细胞和血清或试剂混匀，并将混合物分散在 20mm×40mm 的区域内；平板左右稍微来回倾斜，2min 内观察结果。若出现肉眼可见的凝集则为阳性，否则为阴性。

（2）试管法：首先取干净的玻璃试管，并按照检测内容做好相应标记；然后根据标记分别滴加相应的抗体试剂或待测血清，再分别滴加 2%～5% 的待测红细胞或试剂红细胞，混匀；离心后直接观察细胞凝集情况，若出现肉眼可见凝集则为阳性，并可根据凝集的情况进行凝集强弱的判断；反之则为阴性。试管法红细胞凝集强度判读见表 3-2-3。

（3）微量板法：在 96 孔 "U" 形或 "V" 形底微量板孔内分别滴加抗体试剂或待测血清，再滴加 2%～5% 待测红细胞或试剂红细胞并混匀，离心后在水平振荡作用下观察细胞扣的重悬情况；若细胞扣消失（即细胞不凝集）则为阴性，反之细胞凝集则为阳性。

表 3-2-3　试管法凝集强度判读

细胞扣划落情况	结果判读
一个结实的凝块	4+
数个结实凝块，振摇后背景仍清晰	3+
不结实的凝块，轻摇时背景清晰，振摇后背景浑浊	2+
散在的不结实的小凝块，背景浑浊，振摇后凝块仍可见	1+
散在的不结实的小凝块，背景浑浊，振摇后凝块不可见	±
较结实的红细胞凝块和不凝集的红细胞同时存在	混合视野
红细胞细沙样均匀滑落，无可见凝块	0
红细胞扣部分消失，细胞上清液为透明红色	部分溶血
红细胞扣完全消失，上清液为透明红色	溶血

注：混合视野（mixed field, mf）：是指多次离心后，肉眼可见红细胞凝集块和分散的游离红细胞。

（4）柱凝集法：在微柱（如凝胶、玻璃珠）中，红细胞血型抗原与相应 IgM 血型抗体结合，利用微柱的分子筛作用，经低速离心，凝集的红细胞位于微柱表面或微柱中，而未和抗体结合的红细胞则沉积于凝胶底部。微柱中红细胞凝集强度判读见表 3-2-4。

表 3-2-4 微柱中红细胞凝集强度判读

红细胞在微柱内的反应情况	结果判读
全部位于柱内介质表面	4+
大部分红细胞位于柱内介质表面,少部分位于柱内介质中上部	3+
大部分位于柱内介质中部,少部分位于柱内介质中上部	2+
位于柱内介质中近底部	1+
绝大部分沉积在柱底部,极少量位于柱内介质中近底部	±
柱内介质表面和柱底部的红细胞同时存在	双群细胞
红细胞部分或完全消失,柱内液体为透明红色	溶血
全部沉积在柱底部	0

（二）方法学评价

1. 玻片法 玻璃片、陶瓷板、塑料板、硬纸板等均可使用,现多用带凹槽的专用板。玻片法为手工操作方法,简单方便,不需要离心,适用于大规模血型普查,但反应时间长,敏感性差,有时容易忽略较弱的凝集而导致定型错误。结果有疑问时应用试管法重新试验。玻片法可能存在感染性标本暴露的风险,应注意防范。玻片法的敏感度有限,通常不用于正式血型鉴定与报告出具。此外,亚型红细胞抗原与抗体的凝集反应慢、凝集强度弱,也容易被漏检。

2. 试管法 该方法结果准确可靠,敏感性和特异性均较好,是血型鉴定和 IgM 类抗体检测的经典方法。该方法通过专用离心机离心加速抗原-抗体反应,可提高检测的灵敏度。同时,试管法应用灵活,可多次离心,或通过延长孵育时间和放置于不同温度下来增加反应敏感度,可发现亚型和较弱的抗原-抗体反应。

3. 微量板法 微量板有"U"形板和"V"形板两种类型。使用最广泛的是"U"形板。"U"形板除了半自动操作,还可通过光度检测仪判定结果,具有自动化、通量高、速度快等特点,特别适合大规模样本检测,是进行献血者常规血型鉴定的重要方法。微量板中的每个孔相当于一个短试管,因此与试管法相同,微量板法也可以通过延长孵育时间和反复离心来增强检测灵敏度。然而,微量板法通常通过振荡看结果,不利于对弱阳性的判读。

4. 柱凝集法 具有易于操作、标准化、自动化、判读客观可靠、结果可长期保存、有利于大量样本操作等优点。该方法的敏感性在 4 种方法中最高,同时假阳性和非特异性凝集也相应增加。在检测过程中,如果红细胞悬液中有颗粒物质,或血样本的血浆中存在冷抗体,蛋白质异常,都会干扰检测结果的判读,因此微柱卡中通常设有对照孔。采用柱凝集法鉴定 ABO 血型有可能难以鉴别或漏检某些 ABO 亚型,当 ABO 血型鉴定出现异常结果时应使用试管法进一步进行鉴别与鉴定。

（三）质量保证

应在检测前、中、后各个环节保证实验的准确无误。正确分析和认识各阶段检测质量的影响因素,对保证检验结果的真实可靠起到了积极的作用。

1. 检测前 标本采集送检应符合检验项目检测要求;试剂质量性能应符合商品化试剂要求;试管、滴管、玻片等实验器材必须清洁干燥,防止溶血。试管应选择透明的玻璃或硬质塑料试管,便于结果观察和离心。微柱卡管内有气泡和干涸现象时不可使用。血清应充分析出后再进行操作,否则后继出现的凝固可干扰反定型红细胞凝集的判断。血清管纤维蛋白可吸附部分红细胞,影响结果判读,应将血样充分离心。

2. 检测中 严格按规程进行操作,加样时先加血清(或血浆),再加红细胞悬液,以便核实是否漏加血清（或血浆）；微柱法反定管先于正定管加样，以便标准细胞与血清血浆反应，先加细胞后加血浆，以避免先加血清时血清流入凝胶层中和其中的抗体。试管法不要混淆细胞扣和弱阳性结果（必要时可在显微镜下观察）。室温较高时应防止水分蒸发，干燥的边缘易和凝集混淆，干扰试验结果（注意及时判读结果）。试剂红细胞若是自制细胞，应以3个健康者同型新鲜红细胞混合，用生理盐水洗涤，以除去存在于血清中的抗体或可溶性抗原。使用试剂红细胞前应充分混匀，自制试剂红细胞也要把握浓度，红细胞悬液过浓或过淡、抗原抗体比例不适当等，均可使反应不明显，导致假阴性。控制试验环境温度在18～25℃，防止冷凝集的干扰；观察结果时应轻轻摇动，不可用力振摇，应注意红细胞呈特异性凝集、继发性凝固以及缗钱状排列的区别；结果判断既要看有无凝集，更要注意凝集强度与凝集状态，必要时可在显微镜下观察。红细胞溶血也是阳性结果的重要表现形式之一，观察结果时不能将只存在溶血而没有凝集误判为阴性结果。

试验过程中配制的红细胞悬液浓度以5%为宜，浓度过高或过低可使抗原抗体比例不适当，导致假阳性或假阴性结果。使用血型血清学专用离心机，离心时间过长或过短、离心速度过快或过慢，都可能导致假阳性或假阴性结果。

在盐水介质凝集技术中，常碰到缗钱状凝集，这是一种假凝集，其像许多古钱币堆积在一起；血浆球蛋白出现异常如高球蛋白血症、巨球蛋白血症时会出现缗钱状凝集；患者在使用大分子右旋糖酐和羟乙基淀粉作为扩容剂时也可以产生缗钱状凝集；在显微镜下观察到缗钱状凝集时加数滴生理盐水通常可以消除；在做试管试验时发现缗钱状凝集，可将试管离心，弃去上清液、沥干，再加2滴生理盐水，重悬，假凝集会消失，而真凝集不会消失。

3. 检测后　试验结束后试剂应放置于冰箱中保存，以免细菌污染；判断结果是否与患者疾病相符；对于多次检测的待检者，本次与既往结果不符或怀疑标本有污染时，应重新采集样本检测；必要时与临床沟通，以了解可能影响检测结果的因素。

（四）临床应用

盐水介质红细胞凝集技术用于IgM类抗体的检出、鉴定和盐水介质交叉配血试验，也可用于以IgM类抗体来鉴定的血型抗原，如ABO、MNS血型系统抗原等。

二、抗球蛋白介质凝集技术

抗球蛋白介质凝集技术（简称抗球蛋白法）是1945年英国免疫学家Coombs、Race和Mourant等建立的，又称抗球蛋白试验（或Coombs试验），主要用于检测IgG、IgA等抗体参与的抗原-抗体反应，也可测定补体组分C3/C4片段参与的免疫反应。抗球蛋白试验分为直接抗球蛋白试验（direct antiglobulin test，DAT）和间接抗球蛋白试验（indirect antiglobulin test，IAT）。抗球蛋白试验在微柱中进行即为柱凝集抗球蛋白法。

（一）原理与方法

1. 原理　大部分IgG类抗体与具有相应抗原的红细胞在盐水介质中能够特异性结合，但一般不产生肉眼可见的凝集反应，这类抗体称为不完全抗体，不完全抗体分子量小，在盐水介质中，只能与相应红细胞抗原决定簇结合，形成致敏红细胞，而不能使红细胞出现可见的凝集反应。加入抗球蛋白试剂后，抗球蛋白分子的Fab片段与包被在红细胞上的IgG球蛋白分子的Fc片段结合，从而通过抗球蛋白分子的搭桥作用使红细胞发生凝集，未被抗体致敏的红细胞不会发生凝集。因此采用此种方法能够检测出不完全抗体。

2. 方法　根据使用的介质不同，抗球蛋白法分为经典试管抗球蛋白试验（简称经典试管抗球蛋白法）、改良抗球蛋白试验和柱凝集抗球蛋白法3种。

（1）经典试管抗球蛋白法：取干净试管，并根据所检测内容对试管进行标记；加入相应的IgG类抗体试剂或待测血清或血浆，然后加入2%～5%待测红细胞或红细胞试剂，混匀后于37℃下孵育；生理盐水洗涤后，滴加抗球蛋白试剂，离心观察结果，若出现肉眼可见凝集则为阳性，反之则为阴性。凝集强度判读标准同试管法。

（2）改良抗球蛋白试验：指在抗球蛋白试验中添加一定的试剂如低离子强度盐溶液（low ionic strength solution，LISS）、聚乙二醇（PEG）等增强 IgG 类抗体与抗原反应活性的方法；在抗球蛋白试验中加入红细胞，混匀后再加入一定量的 LISS 或 PEG，以缩短 37℃孵育时间，其他操作与结果判读方法同抗球蛋白试验。

（3）柱凝集抗球蛋白法：将待测红细胞或试剂红细胞分别加入含有抗球蛋白成分的微柱反应孔内，然后再向相应孔中添加抗体试剂或血清，充分混匀并在 37℃孵育，离心观察结果；若所有的红细胞均沉积于微柱底部则为阴性，反之则为阳性。柱凝集抗球蛋白法凝集强度判读见表 3-2-4。

（二）方法学评价

1. 试管抗球蛋白法　经典抗球蛋白试验方法发明后半个多世纪的时间里，一直是血型血清学、血液免疫学研究中最为重要的技术方法之一。但是由于其采用试管法手工操作，过程烦琐，没有成为输血相容性检测工作的常规方法，多在疑难、复杂抗原、抗体鉴定、确证性试验中使用。

2. 改良抗球蛋白试验　改良抗球蛋白试验是指在抗球蛋白试验的基础上，增加了一些可以提高抗原-抗体反应活性的技术手段，主要包括 LISS、PEG 等增强介质。LISS 可以有效提高检测体系的灵敏性，将 37℃孵育时间缩短至 10～15min；PEG 可以提高反应体系内局部抗原抗体浓度，增强反应活性。但其操作过程烦琐的缺点并未得到明显改善，因此，仍然没能在临床检测过程中得到广泛应用。改良后的方法分别称为 LISS 抗球蛋白法和 PEG 抗球蛋白法。

3. 柱凝集抗球蛋白法　该技术使得抗球蛋白技术操作变得简单、快捷，由于抗球蛋白试剂在装配试剂过程中已加入微柱凝胶内，进行离心时血清蛋白成分和红细胞因其各自的重力速度不同而以不同的速度通过凝胶柱，从而消除了血清中绝大部分未结合球蛋白与抗球蛋白结合的可能性。因此，本法中红细胞可不洗涤，且对于阴性的结果也不再需要加入 IgG 血型抗体致敏的阳性细胞来验证阴性结果的有效性，进而得以在临床迅速推广。同时，不含有抗球蛋白成分的微柱固相介质也可以在不孵育的情况下，使用直接离心的方法检测 IgM 血型抗体与血型抗原的凝集反应（见第八章第三节），使血型鉴定实现自动化、标准化。目前该技术已成为绝大多数输血检测实验室的首选试验方法。

（三）质量保证

被检标本需用 EDTA 抗凝，以防止补体在体外致敏红细胞而出现假阳性。标本采集后立即进行试验，延迟试验或中途停止可使抗体从红细胞上释放下来，造成假阴性或阳性程度减弱。

在经典或改良抗球蛋白试验中，待检红细胞一定要用盐水至少洗涤 3 次，除去红细胞悬液中混杂的球蛋白和补体，以防止其中和抗球蛋白试剂而产生假阴性结果。阴性结果应在试管中加入 IgG 类抗体或补体 C3 致敏的红细胞，以确认抗球蛋白试剂的有效性。

应用多特异性抗球蛋白试剂后，结果判断为阳性者，如果欲了解致敏红细胞的免疫球蛋白类型，则可分别用单特异性抗球蛋白试剂（抗 IgG、抗 C3）进行试验，以便确定红细胞是被 IgG 致敏，还是被补体 C3 致敏。

试验结束后试剂应放置于冰箱中保存，以免细菌污染；对于两次检测结果不一样时，应重新采血检测；必要时与临床沟通，询问病史，了解可能影响检测结果的因素。

（四）临床应用

1. DAT　主要用于检查受检者红细胞在体内是否已被不完全抗体或补体所致敏，如 HDFN、溶血性输血反应、自身免疫性溶血性贫血以及药物诱导产生的自身抗体引起致敏反应的检测。

2. IAT　主要用已知抗原的红细胞测定受检血清（浆）中相应的不完全抗体，如抗体筛选和鉴定；或用已知的不完全抗体测定受检红细胞上相应抗原，如血型鉴定；或在红细胞抗原和血清（浆）不完全抗体都不甚清楚的情况下进行试验，如输血前交叉配血试验。

三、聚凝胺介质凝集技术

（一）原理与方法

1. 原理 聚凝胺是一种多价阳离子聚合物，能中和红细胞表面的负电荷，从而缩短红细胞间的正常距离，促使红细胞出现可逆的非特异性聚集。低离子强度介质（low ionic strength medium, LIM）可以降低反应体系的离子强度，增强抗原-抗体反应。当红细胞与血清在低离子强度介质中孵育时，血清中的 IgG 类抗体与红细胞上相应抗原结合后发生凝集。当再加入枸橼酸钠重悬液后，枸橼酸根的负电荷与聚凝胺上的正电荷中和，红细胞表面负电荷恢复正常，由聚凝胺引起的非特异性聚集的红细胞重新散开，而由 IgG 类抗体介导的抗原、抗体特异性结合产生的凝集依然存在。

2. 方法 分为经典聚凝胺法（简称聚凝胺法）和改良聚凝胺法两种。

（1）聚凝胺法：将抗体试剂或待测血清和待测红细胞或试剂红细胞混合，然后加入 LIM，混匀并加入聚凝胺溶液，混匀后室温放置，离心后弃掉上清液并保留最后的底部溶液，轻摇溶液观察有无凝集。此时若无凝集则试验失败；若有凝集则加入重悬液，轻摇观察指定时间内凝集是否消失，若凝集消散则为阴性，反之则为阳性。

（2）改良聚凝胺法：该方法与经典聚凝胺法的不同之处在于，将抗体试剂或待测血清与用 LIM 配制的待测红细胞悬液或试剂红细胞悬液混匀，室温中放置至少 1min；加入聚凝胺混匀后离心，离心时间可长达 1min。其他步骤与经典聚凝胺法相同。

（二）方法学评价

聚凝胺法完成交叉配血试验仅需 5min，可检测出大部分的 IgM 和 IgG 型抗体，具有快速简便、特异性强、灵敏度较高、重复性好等优点，适合急诊和常规交叉配血试验。聚凝胺法对大多数的抗体均有较高的敏感性，但对 Kell 血型系统抗体的敏感性较差，如做抗 K 抗体检测需要补充抗球蛋白试验。Kell 血型系统中免疫原性较强的抗原，如 K、k、Kp^a、Kp^b、Js^a、Js^b 等，在包括中国汉族人群在内的东亚人群中的表达频率较为一致，基本上都是 K^-k^+、Kp（a^-b^+）、Js（a^-b^+），所以基本上不存在 Kell 抗原同种免疫的问题，使聚凝胺方法在这些人群中得以广泛使用。对少数民族人群进行聚凝胺试验时，阴性结果者应加做抗球蛋白试验，防止 Kell 血型系统抗体的漏检。

使用聚凝胺法进行交叉配血时，供血者样品多采用枸橼酸盐抗凝，受血者的样品抗凝与非抗凝均可采用。如果使用抗凝受者样品，通常采用 EDTA 抗凝剂，应避免使用肝素作为样品抗凝剂。肝素可能干扰交叉配血试验结果，其干扰作用是由于肝素与加入的聚凝胺或血液样品中带正电荷的纤维蛋白原和血浆球蛋白结合，使反应体系中红细胞非免疫性的可逆凝集反应受到抑制，进而导致假阴性结果。受者血液中的肝素、酚磺乙胺、甘露醇、右旋糖酐等药物，也会对聚凝胺交叉配血试验产生干扰。

聚凝胺法在交叉配血试验中具有快速检出 IgG 类抗体的能力，但近年来随着对临床无效输血的深入研究发现，聚凝胺试剂对反应活性弱的、效价低的 Rh 血型系统的抗体有漏检的情况发生，且不同厂家、不同批号的聚凝胺试剂在抗体的检出率方面存在一定的差异，这些情况提示试验操作者在实际工作中应充分了解试验方法在检出率和特异性方面的特点以及受血者的妊娠史、输血史和用药史等临床情况，在交叉配血试验过程中应联合应用盐水法、聚凝胺法、抗球蛋白法等，防止有临床意义抗体的漏检，以确保临床输血安全、有效。

聚凝胺法容易受到各种因素的影响，导致结果的准确性下降，对于操作人员素质和水平要求相对较高，从事试验操作的人员必须经过系统培训，熟悉、掌握聚凝胺法本身的技术特点，严格按照试验说明进行相关操作，才可能获得准确的检验结果。改良聚凝胺法增加了低离子液的用量和混匀后的静止时间，与传统法相比可进一步提高检测的灵敏度。

（三）质量保证

除盐水介质凝集技术中介绍的常规的质量保证，聚凝胺介质凝集技术还需注意以下几点：

①加入 LIM 和聚凝胺试剂离心后，倒掉上清液，不要沥干，让管底残留少量液体，以便悬浮细胞扣、进行观察。②多个试验同时进行时，应按照加样顺序进行结果观察，确保每一个反应结果都能在指定时间内观察，否则弱凝集散开，会被误判为假阴性。③若患者血清（或血浆）含有肝素，如某些肾病的血液透析患者、体外循环手术患者等，血液中的肝素物质可能影响交叉配血结果，须适量增加聚凝胺用量，以中和肝素。

二维码　案例 3-2-1 问题导航的知识聚焦

（四）临床应用

可以用来检测 IgG 类抗体，适用于血型鉴定、抗体筛查和交叉配血试验。

四、抗体效价测定

（一）原理与方法

1. 原理　将血清连续倍比稀释后与选定红细胞进行反应，观察反应结果，通常以肉眼观察到"1+"的最后一个凝集管作为终点，终点血清稀释倍数的倒数为所测血型抗体效价（titer，简称抗体效价），或称滴度，这个过程称为效价滴定（titration）。这种方法把效价视为抗体含量，有一定的实用价值。当特异性相同的 IgM 和 IgG 血型抗体同时存在时，在测定 IgG 类抗体效价前，需要使用 DTT、2-ME 等巯基还原剂破坏 IgM 类抗体，使之不对 IgG 类抗体的效价测定产生影响。

2. 方法　分为 IgM 类抗体效价测定和 IgG 类抗体效价测定。

（1）IgM 类抗体效价测定：取待检血清进行对倍稀释，然后与红细胞悬液（含有待检抗体所对应抗原）混匀，离心观察凝集结果，并记录稀释倍数及凝集强度，并以出现 1+凝集强度的最高稀释倍数为结果，而滴度则被报告为稀释倍数的倒数。

（2）IgG 类抗体效价测定：取待测血清与巯基还原剂混匀，并于 37℃ 孵育后，将巯基还原剂处理过的血清按照对倍稀释的方法进行稀释，再加入红细胞悬液（含待检抗体所对应抗原），采用抗球蛋白试验进行检测，判读规则与 IgM 类抗体效价测定相同。

（二）方法学评价

该方法是一种半定量方法，敏感度和准确度有限，用其测定抗体浓度是不准确的，因效价只表示结合到红细胞上的抗体量。该方法测定的抗体量不是用质量来标示的，而是依据血清稀释度来衡量，在滴定终点只是亲和力大的抗体结合到红细胞上，而结合常数小的抗体大部分游离于液相中，这种效价只标示部分抗体的量。

终点判断方法的不同、肉眼观察结果和显微镜观察结果的差别、所用红细胞抗原性强弱的差异以及操作本身误差均会导致试验结果的差异。

单用效价并不能表示抗体的本质，常指定一个数值表示凝集强度，以效价和积分评价血清抗体的质和量。效价相同，但积分可以相差很大。效价和积分有时也可用来评价抗原的抗原性强弱和不同实验方法的差异。

（三）质量保证

稀释液量越少，产生误差的可能性越大，因此可以增大稀释液量，减少误差。若血清分别和几种红细胞反应，要将血清做总稀释；然后分别移出同样体积到几个试管中，以减小误差。试验可能出现前带现象，适当增加稀释度可避免。1 份血清需要重复滴定，结果可能不同，若只有前后 1 管之差，属于正常误差范围。有的抗体效价不低，但亲和力不强。

（四）临床应用

主要应用于 ABO 血型抗体的效价检测。其中，对孕妇 ABO 血型 IgG 类抗体效价检测，可用于 ABO 血型系统 HDFN 风险评估；同时对 IgG 类其他血型抗体效价的检测也可用于相应的 HDFN 防治与实验室诊断。IgM 型和 IgG 类 ABO 血型抗体监测可用于移植前对供、受者 ABO 血型不合可能产生的排异反应的评估，以及移植后供者细胞存活状态（嵌合）评价。

五、其他血型血清学技术

（一）吸收放散试验

1. 原理与方法 红细胞抗原与相应抗体在适当条件下发生凝集或致敏，使抗体吸附在红细胞上，但如改变某些条件，抗体又可从红细胞上放散下来，这种试验方法称为吸收放散试验。根据试验目的不同，吸收试验与放散试验既可以联合使用，也可以分开应用。方法可分为吸收试验和放散试验两个部分。

（1）吸收试验：红细胞与血清混合，在一定条件下，红细胞膜上的某种抗原会特异性地与血清中的对应抗体结合，使血清中该抗体的效价显著降低或消失，称为吸收试验。根据被检标本中所含抗体的最适反应温度，对其进行吸收，分为冷吸收试验和热吸收试验。冷抗体在 4℃ 中反应最强，通常用冷吸收试验（自身抗体用自身红细胞吸收，同种抗体则用对应红细胞吸收）。高效价的冷抗体可能掩盖同时存在的具有临床意义的同种抗体，干扰 ABO 血型鉴定、交叉配血及意外抗体的筛选和鉴定。利用自身红细胞在冷环境（4℃）中可吸收掉这些自身抗体的原理，可使同时存在的同种抗体被检测出来。温抗体的吸收，通常采用热吸收试验，用酶处理后的红细胞在 37℃ 孵育进行吸收。用自身红细胞吸收去除温抗体（最适反应温度为 37℃），可使血清中同种异体抗体被检测出来。

（2）放散试验：红细胞上的抗原与血清中的抗体在适合条件下发生凝集或致敏，这种结合是可逆的，在某些物理或化学条件下，又可将抗体从红细胞上放散下来。将抗体从复合物上分离下来的试验称为放散试验，含有抗体的溶液称为放散液。分离放散液，再以相应红细胞鉴定放散液内抗体的种类，并测定其强度，用以判定原来红细胞上抗原的类别。放散试验的方法有热放散法、乙醚放散法、磷酸氯喹放散法等。①热放散法：采用提高温度（56℃）的方法将结合在红细胞上的抗体放散下来，再检测和鉴定放散下来的抗体。②乙醚放散法：乙醚是有机溶剂，可以破坏红细胞膜结构，导致红细胞破碎，促使与红细胞表面抗原结合的抗体脱落。本试验既适用于解离红细胞上致敏的 Rh 血型系统的 IgG 类抗体，也可用于解离自身免疫性溶血性贫血患者红细胞上的抗体。由于乙醚不易购置，目前这种方法已经较少使用。③磷酸氯喹放散法：通过改变溶液 pH 的方法使抗原抗体的结合解离。当红细胞被 IgG 类抗体严重包被时，即 DAT 阳性的红细胞，很难检测红细胞上的抗原，应用磷酸氯喹解离红细胞上致敏的 IgG 类抗体，并在一定程度上保持红细胞膜的完整性和抗原的活性。

2. 方法学评价 不同类型的吸收放散试验有其各自不同的适用范围：①冷吸收试验用于间接证明红细胞上的血型抗原及其强度，用于冷抗体所对应的红细胞抗原的鉴定，操作简便。②热吸收试验常用于吸收患者血清中温抗体或用于同种异体抗体的吸收和鉴定；操作简单，可间接证明红细胞上的血型抗原及其强度，用于温抗体所对应的红细胞抗原的鉴定。③热放散法简便、实用，有很广的应用范围。热放散法既可以针对盐水反应性抗体（IgM 类抗体），也可以针对 IgG 类抗体；既可针对冷抗体，也可针对温抗体；既可以获取放散液，也可以获取没有抗体附着的红细胞。④乙醚放散法适用于解离红细胞上致敏的 Rh 血型系统的 IgG 类抗体，也可用于解离自身免疫性溶血性贫血患者红细胞上的抗体。⑤用磷酸氯喹处理不能将补体从红细胞膜上放散下来，对 DAT 强阳性的标本，往往只能减弱 DAT 的强度，不能从红细胞上完全去除抗体。

3. 质量保证 在进行吸收放散试验时，为确保试验结果的准确可靠，应充分考虑可能影响试验的各种因素：①高效价的冷抗体可能掩盖同时存在的具有临床意义的同种抗体，干扰 ABO 血型鉴定、交叉配血以及意外抗体的筛选和鉴定。②红细胞与被检测血清接触面积越大，吸收越充分。建议使用大容量试管。③有些抗体可能需要通过多次吸收试验才能去除干净，但多次吸收会造成未被吸收的抗体被稀释，反应活性下降甚至消失；反复吸收应使用新的吸收红细胞。④在用自身红细胞吸收血清中的冷抗体或温抗体之前，首先要去除红细胞上的自身抗体，其最有效的方法是用 ZZAP 试剂（半胱氨酸、木瓜蛋白酶、二硫苏糖醇、磷酸盐缓冲液）孵育洗涤自身红细胞。⑤进行热放散试验时，为更好地保存红细胞上的冷反应性抗体，放散前红细胞的洗涤应使用 4℃冷盐水。

4. 临床应用

（1）吸收试验可用于：自身抗体的吸收，如自身温抗体和自身冷抗体的吸收；1 份血清中几种特异性抗体的分离鉴定；弱抗原的证实和低浓度抗体的浓缩。冷吸收热放散试验常用于 ABO 亚型的鉴定（见第八章第三节）。

（2）放散试验可用于：ABO 血型系统抗体的放散，HDFN 实验室诊断，自身免疫性溶血性贫血和溶血性输血反应患者红细胞上抗体特异性鉴定，自制用于自身抗体吸收和血型鉴定的红细胞，鉴定经吸收后放散下来的抗体，制备单特异性抗体等。Rh 血型系统 IgG 类抗体的检测以乙醚放散法最为常用。

（二）酶处理红细胞凝集试验

酶处理红细胞凝集试验（简称酶法）主要利用蛋白酶可以修饰水解红细胞表面某些血型抗原，使某些隐蔽抗原暴露，从而促进红细胞的抗原和抗体反应，提高其对某些血型抗体的检出率。酶法中使用的蛋白酶一般包括木瓜蛋白酶（简称木瓜酶）、菠萝蛋白酶（简称菠多酶）、无花果蛋白酶（简称无花果酶）、胰蛋白酶等；目前国内实验室多用前两者。

1. 原理与方法 IgG 类抗体与红细胞上的相应抗原特异性结合，由于 IgG 分子间两个抗原决定簇的跨度小于红细胞间排斥力而产生的距离，不能将两个相邻的红细胞彼此连接起来，因此无肉眼可见的凝集现象。蛋白酶能消化破坏红细胞表面的唾液酸，减少红细胞表面负电荷，降低红细胞之间的排斥力，使红细胞间的距离缩小，相邻两个红细胞能在 IgG 类抗体与相应抗原结合的作用下连接，使抗原、抗体间的反应形成肉眼可见的凝集。

酶法分为一步酶法和二步酶法。一步酶法也称为直接法，在已标记好的试管中加血清和红细胞悬液，同时加酶溶液。孵育，离心，轻摇后观察结果。二步酶法也称为间接法，先用酶处理红细胞，经过洗涤后再加入血清与之发生反应，二步酶法既可以鉴定抗原，也可以检查抗体，一般用于抗体筛查和抗体特异性鉴定。

2. 方法学评价 包括以下几点：①一步酶法没有二步酶法敏感，但操作简单，用于配血时比较方便。②酶法能显著增强 Rh、Kidd、Kell 血型系统的抗原-抗体反应，但蛋白酶也能破坏 M、N、S、s、Fy^a、Fy^b 抗原，使相应抗原-抗体反应减弱或消失。③酶法虽然敏感性较高，但在实际操作中，一些酶液可能改变红细胞悬液的物理性质，导致红细胞发生非免疫性聚集。酶法还会检测出较多不具有临床意义的抗体，且因操作较烦琐，无法自动化，使此类方法的应用受到限制。④酶法虽然已经不适合在常规输血相容性检测工作中使用，但是作为一种重要的技术手段，在血型血清学研究的其他领域中仍能发挥重要作用。

3. 质量保证 ①试验所需器材要洁净，配制酶液时要做好个人防护，最好戴上乳胶手套、口罩和帽子，或在通风橱中操作，防止粉末吸入或进入眼睛造成伤害。②配制的酶液要经过活性评价，确定标准孵育时间后分装成若干小包装，−20℃以下冻存，解冻后的酶液不能再重新冻存。1%木瓜蛋白酶或 0.5% 菠萝蛋白酶应用液 4℃下可保存 1 周，用完后立即放回冰箱。③酶处理间接抗球蛋白试验中要设立合适的对照，防止抗球蛋白试剂中残存的异种抗体引起假阳性反应。④蛋白酶会破坏 M、N、S、s、Fy^a 和 Fy^b 抗原，对这类抗原或相应抗体的鉴定不能使用酶处理的方法。

4. 临床应用 一步酶法主要用于交叉配血试验。二步酶法主要用于意外抗体筛查和鉴定试验，特别是一些特殊抗体如唯酶抗体检测等。

（三）凝集抑制试验

1. 原理与方法 抗体能与相应抗原的红细胞发生反应而出现特异性凝集，体液中的可溶性抗原物质能与该抗体发生特异性中和作用，抑制了抗原抗体的作用。用这种可溶性物质来抑制红细胞凝集程度的试验为凝集抑制试验。

以唾液中可溶性 ABH 血型物质测定为例介绍凝集抑制试验，其操作主要包括唾液的收集、处理和抗血清标化等。

（1）唾液的收集：使用小烧杯或宽口试管收集唾液。为了刺激流涎，可咀嚼蜡、石蜡或干净的橡皮筋，但不可嚼口香糖或其他含糖或蛋白质的东西。

（2）唾液的处理：唾液离心后收集上清，将上清转移至新的试管，并于沸水中孵育；再次离心收集上清，并用生理盐水等体积稀释。

（3）抗血清标化：根据所检测的血型物质类型准备相应的抗血清，并进行对倍稀释；将稀释的抗血清与红细胞悬液（含有抗血清抗体所对应抗原）混合；离心并观察和记录凝集结果，并以凝集强度为 2+ 且稀释倍数最高的一个为标准。

（4）凝集抑制试验：取 4 支干净试管并分别标记，如"非分泌型""分泌型""待检""盐水"，标化稀释度抗血清（如抗 H）与待检唾液混匀并室温孵育，注意做好空白对照（生理盐水）、阴性对照（非分泌型唾液）和阳性对照（分泌型唾液）；滴加对应红细胞悬液（如含 H 抗原），离心记录每管凝集结果，若待测管出现凝集则待检血清中不含有该抗原，为非分泌型；反之则含有该抗原，为分泌型。

2. 方法学评价 凝集抑制试验是经典的血清学方法，该方法操作简便，不需要特殊仪器，但灵敏度有限，不能定量。

3. 质量保证 欲从唾液中得到清亮的不含有黏液的液体，可先将唾液冰冻保存数天，融化后离心以去除细胞碎屑。如果唾液在加热前不先离心并去除沉淀，则其中可能存在的细胞会释放 H 物质，使非分泌型个体的唾液中出现 H 物质而误判为分泌型。制备好的唾液如在几小时内使用，须于 4℃ 下保存；如超过 1d 使用，须置于 –20℃ 下冰冻保存。

要对试剂血清进行标准化，即制备倍比稀释的抗血清，选择产生 2+ 凝集强度的最高稀释度的抗血清稀释液供试验使用。在凝集抑制试验的中和过程中，如果试剂血清中的抗体含量很高，被检体液中血型物质较少，就检测不出中和作用；反之，如果抗体含量很低，抗体与试剂红细胞形成的凝集块太小，不易判断结果。

试验必须设置阴、阳性对照和盐水对照。用已知分泌型和非分泌型人的唾液作为实验的对照。对于 ABH 血型物质的测定，使用经检验为分泌型（Se）和非分泌型（se/se）人的唾液；对于 Lewis 血型物质的测定，用 Lewis 血型系统抗体替代抗 A、抗 B 和抗 H，用 Le^a 或 Le^b 阳性者的唾液作相应血型物质检测的阳性对照，用 Le（a⁻b⁻）个体的唾液作阴性对照。阴性和阳性对照管均未出现凝集，可能是试剂血清稀释过度，应重新选择稀释度标准化试剂血清后试验。阴性和阳性对照管均出现凝集，可能是试剂血清的抗体浓度过高，血型物质仅能部分抑制它，应重新选择稀释度标准化试剂血清后试验。

4. 临床应用 ①凝集抑制试验可用于检测唾液中 ABH、Lewis 血型物质，区分分泌型、弱分泌型与非分泌型，有助于 ABO 亚型、H 缺陷血型的分类及某些特殊情况下血型的鉴定。有助于 ABO 亚型的分类及辅助检测某些特殊情况下的血型。②可用于羊水中 ABH 血型物质的检测，从而辅助鉴定胎儿 ABO 血型。③在法医学中用于对特殊材料如组织、脏器等进行血型物质的测定以辅助鉴定 ABO 血型等。

（四）毛细管离心试验

1. 原理与方法 利用离心沉降原理，使溶液中密度不同的细胞在离心力作用下分离、浓缩和提纯等。由于新鲜细胞和陈旧细胞的核质比有一定的差异，最终导致细胞的密度有所不同，通过超速离心使不同密度的细胞进行层次分离（新生红细胞密度小，离心后位于管顶），从而达到分离新老红细胞的目的，进而可以在红细胞血型准确定型方面发挥关键作用。毛细管离心试验使用毛细管（微量红细胞比积管）直接超速离心法。

2. 方法学评价 此项技术操作简单，临床实用性强，能有效分离患者自身细胞和新近输入的献血者细胞，极大方便了大量输血后患者红细胞血型的准确定型和临床输血不良反应的回顾性调查。对于新发的白血病患者，可以将白血病发病后红细胞和发病前红细胞进行分离，然后再分别进行血型定型，从而推测出患者患病前的准确血型。同种抗体所结合的是献血者红细胞；在患者发生免疫性溶血期间，输入的献血者红细胞其平均寿命一般比受血者的红细胞短。需要注意的是，此技术只对生成正常或高于正常数量网织红细胞的患者是有效的，对网织红细胞生成不足的患者无效。而且，对血红蛋白 S 形和球形红细胞异常患者亦无效。

3. 质量保证　为确保结果准确，应注意以下几点：①将红细胞加入毛细管离心的时候要将红细胞充分混匀。②输血 3d 以上的标本比刚输过血的标本分离效果好。③ EDTA、CPD、ACD 保存液抗凝全血均可，标本量至少 3ml 且必须无溶血。④尽量避免取到白细胞，过多的白细胞会造成假阳性。⑤有些红细胞抗原在网织红细胞上的表达，不如在老的红细胞上强，在检测 E、e、c、Fy^a、JK^a 等抗原时，应特别注意。

4. 临床应用　主要应用于血型和抗体鉴定，包括近期有输血史的、亚型与抗原减弱的、血型嵌合体等情况下的血型鉴定，以及自身抗体与同种抗体的鉴定、自身抗体与高频抗原抗体的鉴定等。

（五）巯基还原剂处理技术

常用的巯基还原剂有 DTT、2-ME 两种。巯基还原剂处理技术作为一种辅助技术，通常需要配合其他方法（如 IAT）进行检测。可用于破坏血浆中的 IgM 型球蛋白或者红细胞表面的特定抗原（如 CD38 分子），达到去除相应物质对常规检测的干扰的目的。

1. 原理与方法　根据目的不同，可分为破坏 IgM 类抗体和破坏红细胞上的特定抗原两类方法。

（1）破坏 IgM 类抗体：IgM 分子由 5 个亚基组成，亚基间以二硫键相连。亚基间的二硫键比亚基内的链间及链内二硫键易被巯基试剂破坏，经巯基试剂处理后，19S 的 IgM 分子成为与 IgG 和 IgA 单体一样的 7S 分子，IgM 失去原来的血清学性质。

按需要取适量血清加等体积 DTT 或 2-ME 溶液混合，置于 37℃ 中处理，根据试验需求取适量混合液加相应的红细胞悬液，做间接抗球蛋白试验，或其他检测 IgG 类抗体试验。用生理盐水代替巯基试剂做平行对照，巯基试剂破坏后效价低于生理盐水对照效价，认为巯基试剂有效，并可以用巯基试剂处理过的标本进行后续试验；或将巯基试剂处理后的血浆倍比稀释，各稀释度血浆与对应血型的红细胞悬液混匀，室温孵育，离心，观察记录血浆 IgM 类抗体效价结果；随后再采用抗球蛋白法检测 IgG 类抗体效价。若巯基试剂破坏后血浆 IgM 类抗体效价小于 IgG 类抗体效价检测强度，可认为检测结果可靠。通常检测的 IgG 类抗体效价，需要注意的是血清加 DTT 或 2-ME 处理时已是 1：2 稀释。此外 IgG 抗 A、抗 B 浓度高时在盐水介质中可能出现凝集。

（2）破坏红细胞上的特定抗原：硫醇还原剂能裂解用以维持红细胞表面某些抗原结构的二硫键，如 Kell 及其他一些血型系统的抗原，使之构象改变而无法与相应抗体结合。DTT 处理也可有效破坏红细胞表面 CD38 抗原，并阻止其与 CD38 抗体结合，因此可作为 CD38 单抗类药物治疗患者的输血前相容性检测去干扰的方法。

悬浮红细胞与适当的 DTT 工作液混合均匀并在 37℃ 下孵育。洗涤红细胞充分去除 DTT。将 DTT 处理后的红细胞，按实验室常规流程做相关检测（如抗体筛查或交叉配血试验等）。

2. 质量保证　使用巯基还原剂处理技术时的质量保证包括：①巯基试剂有刺鼻味道，使用时要注意防护。样本推荐使用 EDTA 抗凝静脉血。原则上在检测前不保存标本，收到样本后应及时进行相关检测。②处理自身冷抗体造成的自身细胞凝集时，巯基试剂处理前后对照细胞抗原强度无变化，待检细胞处理后加 6% 白蛋白直接离心结果阴性，说明处理适度；处理前后对照细胞抗原强度无变化，待检细胞处理后加 6% 白蛋白直接离心结果阳性，说明处理不足，需要延长处理时间，重复试验。③巯基试剂处理红细胞时，通过设置对照细胞，实现对巯基处理过程的内部质量控制，防止处理过度、破坏目标抗原。选择试剂红细胞用作对照：阳性对照细胞为 E^+（E^+e^+ 或 E^+e^-），阴性对照细胞为 K^+（K^+k^+ 或 K^+k^-）。④ Kell、Lutheran、YT 和 Dombrock 等血型系统的抗原会被 DTT 或 2-ME 破坏。在使用该法时应考虑到对这些血型系统抗原-抗体反应的影响。

3. 临床应用　主要用于以下几种情况：① IgM 型与 IgG 类抗体的区分：某些血清里可能存在

同一特异性的 IgG 类和 IgM 类抗体，如抗 A、抗 B、抗 M、抗 E 等。IgM 类抗体在盐水介质中可使相应红细胞发生凝集，要鉴定 IgG 类抗体特异性或效价，必须先将 IgM 类抗体破坏，常用的方法是巯基试剂处理法。我国常用 2-ME。②用于受到自身冷抗体影响的 ABO 正定型试验和 Rh 分型试验前处理红细胞。③用于某些可被巯基试剂破坏的高频抗原的对应抗体掩盖下的同种抗体的鉴定或交叉配血。④用于使用 CD38 单抗类药物引起患者的抗体筛查阳性和交叉配血困难的处理。

六、分子生物学检测技术

分子生物学检测技术在血清学方法难以鉴定的疑难血型案例中发挥着重要作用，不仅可以避免疾病和输血等外在因素对血型鉴定的干扰，还能从分子水平分析血型抗原变化的原因，准确鉴定患者血型，以保障安全和有效输血。虽然现阶段血型分子生物学检测主要集中在研究方面，但是随着基因型预测血型表型能力的提高，对具有临床意义的血型抗原进行高分辨率的分型工作将会越来越普及。在输血医学中，基因分型技术的快速发展使其成为基于血清学方法检测血型的强力支持和辅助技术。

（一）原理与方法

常规方法基于聚合酶链反应（polymerase chain reaction，PCR）及其衍生技术，利用双链脱氧核糖核酸（DNA）分子碱基配对的原则和在一定条件下可无限复制的规律，用特定方法和设备对血液、体液或组织细胞中的 DNA 分子进行扩增、分析。

检测方法很多，如 PCR-序列特异性引物（PCR-sequence specific primer，PCR-SSP）技术、PCR-限制性片段长度多态性（PCR-restriction fragment length polymorphism，PCR-RFLP）技术、基于测序技术的 PCR（PCR-sequencing based technology，PCR-SBT）、基因芯片（gene chip）等，其中 PCR-SSP 和 PCR-SBT 在临床中比较常用。

（1）PCR-SSP：根据基因座某些碱基的多态性设计一系列的分别与各等位基因能特异性配对的序列特异性引物，并将各引物分别预先添加至相应反应孔内；将待检个体的 DNA 提取后按照要求分别加入各反应孔中，然后进行 PCR 扩增，扩增产物电泳分离，最后根据各反应孔的反应格局判定待检个体的基因型。

（2）PCR-SBT：针对目的基因设计引物，对待检个体 DNA 进行目的基因的 PCR 扩增，扩增产物直接进行测序，并将得到的基因序列信息与目的基因的标准序列进行比对分析，以得到待检个体的具体基因分型。

（3）高通量测序：第二代测序技术（second generation sequencing techniques，NGS）通过边合成边测序，采用多重 PCR 扩增技术和捕获技术，在 DNA 复制过程中通过对新添加碱基的荧光信号进行捕获来确定 DNA 序列。第三代测序以结合纳米孔技术为核心，是一种基于电信号的测序技术。

（二）方法学评价

1. PCR-SSP　根据基因座某一碱基的差异，设计一系列 3′ 端第 1 个碱基分别与各等位基因的特异性碱基相配对的序列特异性引物，特异性引物仅扩增其对应的等位基因，而不扩增其他的等位基因，扩增产物通过电泳技术分离。分析 PCR 扩增产物进行等位基因的分型。该法操作简便快速、特异性好、敏感高、成本低廉，为常用方法。但该方法不适用于一些异质性较强的亚型。

2. PCR-SBT　基因测序是血型分子生物学检测的金标准，一般采用双脱氧链终止法测定。

3. 高通路测序　NGS 通量高，单碱基成本低，也可有效减少基因分型的不准确性，同时还可测出之前未测序的基因详细信息。使用纳米孔技术进行第三代 HLA 测序具有可测序列长、高精准及速度快等特点。

分子生物学检测技术虽然只是辅助手段，无法完全取代常规血清学检测，但在某些方面，能解决传统血型血清学不能解释或不能解决的问题，越来越成为临床输血中不可或缺的一部分。

（三）质量保证

样本一般用 EDTA 抗凝的全血（因肝素不溶于醇、三氯甲烷等有机溶剂，其残留物有可能影响到 PCR 扩增，不用肝素抗凝），特殊情况下也可用口腔拭子，严格按照试剂操作说明书操作。提纯的 DNA 样本，未及时检测时，最好在–20℃以下保存，4℃冰箱中存放易降解 DNA；DNA 的纯度比含量更为重要，如血红蛋白、乳铁蛋白都可抑制 PCR 扩增。样本提取→加样→扩增→电泳检测或荧光分析，这样一个单向流程，不能逆向操作，以避免样本间的交叉污染。试验结果的可靠，除了模板 DNA 的质量外，引物的设计、最适实验条件的摸索也非常重要，如退火温度的选择、Mg^{2+} 浓度的调整等。

（四）临床应用

1. 疑难血型鉴定 血型不易鉴定时，如 ABO 亚型、红细胞被抗体致敏或表型被疾病干扰、血型物质过多、近期异体输血等情况下，基因分型是正确鉴定血型不可或缺的辅助手段。RhD 变异体如弱 D、部分 D 和 Del 也可通过分子生物学技术进行鉴定。然而，由于需要数小时的处理时间（PCR、标记、片段化、杂交、数据分析）才能确定血型，因此不适合急症患者。

2. 检测胎儿血型 孕妇外周血含有来自胎儿的游离 DNA，因此可以利用基因分型技术检测胎儿的血型，既准确又无创伤。

3. 科研价值 如发现血型的新等位基因，进行血型基因表达调控的研究等。

案例 3-2-1 分析

1. 本例患者出现抗筛阳性的最可能原因是患者治疗使用的抗肿瘤药物 CD38 单克隆抗体引起的红细胞广泛性凝集。CD38 单克隆抗体为 IgG 类的抗体，可以与红细胞表面的 CD38 分子结合，在抗球蛋白介质中出现凝集。

2. 针对 CD38 单克隆抗体对间接抗球蛋白试验的干扰，可以使用巯基还原剂破坏红细胞表面的 CD38 分子，达到去除干扰的目的。硫醇还原剂能裂解用以维持 CD38 分子结构的二硫键，使之构象改变而无法与 CD38 单克隆抗体结合，因此可作为 CD38 单抗类药物治疗患者的输血前相容性检测去干扰的方法。

以 DTT 为例，向每个试管中分别加入 1 倍体积（如 2 滴）3%～5% 适当悬浮红细胞，向每个试管中加入 4 倍体积（如 8 滴）0.2mol/L DTT。混合均匀并在 37℃下孵育 30～45min。在孵育期间，通过倒置 3～4 次轻轻混合，洗涤每个试管中的细胞至少 3 次。实验中通过设置对照细胞，实现对巯基处理过程的内部质量控制，防止处理过度、破坏目标抗原。选择试剂红细胞用作对照：阳性对照细胞为 E^+（E^+e^+ 或 E^+e^-），阴性对照细胞为 K^+（K^+k^+ 或 K^+k^-）。将 DTT 处理后的红细胞，按实验室常规流程做间接抗球蛋白试验。

知识拓展

1. 分子生物学检测技术未来在输血领域的哪些方面具有广泛应用前景？

2. 临床上针对肿瘤细胞靶点（如 CD38、CD47）抗体的应用可能会由于这些靶点也在红细胞上表达而对红细胞血型的抗原抗体检测产生干扰，导致输血延迟。针对 CD38 单抗，目前抗干扰都有哪些方法？

（张　军）

第四章　白细胞血型系统及检测技术

人类白细胞膜上的血型抗原可分为 3 类：①红细胞血型抗原，如 ABO、Rh、Lewis、Kell、Duffy、Jk 等红细胞血型系统抗原。②与其他组织细胞共有的抗原系统，即人类白细胞抗原（human leucocyte antigen，HLA）系统。③白细胞特有的血型抗原，如人类中性粒细胞抗原（human neutrophil antigen，HNA）和淋巴细胞上的 Gr 系统抗原。本章重点介绍人类白细胞抗原和人类中性粒细胞抗原。

第一节　HLA 系统及检测技术

早期研究发现在器官移植过程中移植物赖以存活的基础是由供者和受者细胞表面的组织相容性抗原（histocompatibility antigen）所决定，根据其抗原性的强弱和诱发移植排斥的快慢，可分为主要组织相容性抗原（major histocompatibility antigen）和次要组织相容性抗原（minor histocompatibility antigen）。其中引起快而强排斥反应的抗原系统为主要组织相容系统（major histocompatibility system），它受控于主要组织相容性复合体（major histocompatibility complex，MHC）。HLA 复合体就是由 6 号染色体短臂上 MHC 中一群紧密连锁的基因座所组成。1958 年由法国医生 Dausset 发现了人类第一个白细胞抗原 Mac（即 HLA-A2），并因此而获得 1980 年诺贝尔生理学或医学奖。HLA 是迄今为止最复杂的人类基因系统，其编码的蛋白产物参与机体识别"自我"与"非我"，抗原免疫应答和维持细胞及体液免疫平衡等过程。

> **案例 4-1-1**
>
> 患者，女，28 岁，已婚，育一女，血型为 O 型，Rh(D) 阳性，意外抗体筛查阴性。临床诊断：重型再生障碍性贫血。患者因"面黄、乏力并牙龈出血不止、双下肢皮肤瘀斑，血常规显示三系降低"入院。入院次日连续 2d 输注 2 个治疗剂量同型机采血小板，血小板计数得到有效提升。但 1 周后再次输注 1 个治疗剂量血小板后，患者血小板计数不升反降。该患者无发热、肝脾大、弥散性血管内凝血（DIC）、骨髓移植等，亦未使用抗生素。
>
> **问题：**
>
> 该患者血小板输注后为何计数不升反降？其原因是什么，需进行何种检测项目可以确诊？

---- **案例 4-1-1 问题导航**

1. 什么是 HLA？
2. HLA 分子的主要生物学功能有哪些？

一、HLA 系统

（一）HLA 基因座的组成

HLA 基因位于人类第 6 号染色体（6p21.3），是调控人体特异性免疫应答的主要基因系统，全长为 4000kb，约占人类基因组基因碱基数的 0.1%，是目前所知的最具多态性的遗传系统，共有 224 个基因座，其中 128 个为功能性基因，96 个为假基因。按编码分子的特性不同，可将 HLA 基因分为 3 类：HLA-Ⅰ、Ⅱ、Ⅲ类基因，每一类基因均含有多个座位。HLA 目前存在超过 16 000 个已知的等位基因，是人类基因组等位基因型别中最多的一种。

1. HLA-I 类基因　位于 6 号染色体顶端，包括经典 HLA-I 类基因和非经典 HLA-I 类基因，长度为 2000kb。

（1）经典 HLA-I 类基因（classical HLA-I，HLA-Ia）：包含最早发现的 3 个功能位点，*HLA-A*、*HLA-B*、*HLA-C*。HLA-Ia 基因具有高度遗传多态性，广泛表达在各种有核细胞表面。所编码的均为 HLA-I 类分子的重链（α 链），称为经典 HLA-Ia 类分子。

（2）非经典 HLA-I 类基因（non-classical HLA-I，HLA-Ib）：包含 *HLA-E*、*HLA-F*、*HLA-G* 等基因，所编码的分子称为非经典 HLA-I 类分子。因其多态性程度不高和编码产物分布局限性而有别于 HLA-Ia 基因。*HLA-E*、*HLA-F* 在多种胚胎和成人组织中表达，*HLA-G* 特异性表达于胚胎滋养层细胞，参与胎母免疫反应。

2. HLA-II 类基因　靠近 6 号染色体着丝点，从中心侧开始依次为 *DP*、*DOA*（A 代表编码 α 链的基因）、*DMA*、*DMB*（B 代表编码 β 链的基因）、低分子量多肽 2（low molecular weight peptide，*LMP2*）、抗原肽转运蛋白体 1（transporter of antigenic peptide，*TAP1*）、*LMP7*、*TAP2*、*DOB*、*DQ* 和 *DR* 基因区域，长约 1000kb。*HLA-DP*、*DQ*、*DR* 位点编码的分子为经典的 HLA-II 类分子，而 *LMP*、*TAP* 和 *DM* 是抗原加工和呈递有关的基因，这类基因编码的分子称为非经典的 HLA-II 类分子。

3. HLA-III 类基因　是人类基因组中密度最大的区域，在 I 类区与 II 类区之间，长约 1000kb，主要编码与补体有关的基因，如 *C2*、*C4A*、*C4B*、补体备解素 B 基因，另外还编码 21 羟化酶基因、淋巴细胞毒素基因、肿瘤坏死因子基因、热休克蛋白基因等。HLA-III 类基因表达产物一般不是表面的膜分子，而是分布于血清及其他体液中的可溶性分子。

（二）命名原则

世界卫生组织（World Health Organization，WHO）HLA 命名委员会制定了 HLA 系统的命名方法，这个命名系统定时更新，以纳入新发现的 *HLA* 等位基因。按照 WHO 的规定，HLA 系统由字母+数字表示。描述 HLA 某个抗原或等位基因的格式为：HLA 后用"-"连接各基因座的符号，以 A、B、C 等大写字母表示。如果后面无 * 号，提示为血清学检测结果，位点后只需要数字，以表示每个座位上的抗原特异性，如 HLA-B13。HLA-A 和 HLA-B 特异性的数字编号是按照发现顺序来统一分配的，即二者特异性的数字编号不重叠。位点后面如果加 * 号，同时用斜体，提示为分子生物学检测结果。常规分子生物学检查结果用 4 位数字表示，前两个数字代表基因家族，后两个数字代表该家族的不同成员，如 *HLA-A*0201* 和 *HLA-A*0202*。

从 2010 年 4 月 1 日开始，WHO 的 HLA 命名规则有所更新，即 HLA 家族和成员之间用区域间隔符分隔，如 *HLA-A*02:04*。第 1 个区域间隔符前的数字用来指定等位基因所属的等位基因簇；第 2 个区域间隔符前的数字表示编码区等位基因；第 3 个区域间隔符前的数字用来区分编码区同义突变的等位基因。第三个区域间隔符后的数字表示非编码区的变异。

在 HLA 等位基因命名中，采用后缀 N、L、S、C、A、Q 表示等位基因的异常表达。如 N 表示等位基因不表达相应抗原；L 表示等位基因编码抗原低表达；S 表示其编码蛋白呈可溶分泌形式；C 表示编码产物在细胞表面不表达，而存在细胞质中；A 表示编码产物异常；Q 则表示表达的抗原存在疑问。

基因分型结果与血清学检测结果有一定的关系，但可能并非完全一致。因为血清学检测的是细胞表面 HLA，其结果表示 HLA 特异性或分解物特异性。基因分型则检测核苷酸序列，其结果代表 HLA 基因型。

（三）抗原特征和分布

HLA-I 类和 HLA-II 类 HLA 是存在于各种细胞和组织表面的一组高度多态性的糖蛋白。它们之所以也被称为组织相容性抗原，是因为供体和受体组织之间的 HLA 相容性对于确保兼容器官和组织移植至关重要。

HLA-Ⅰ类抗原携带 A、B 和 C 抗原，存在于血小板表面和身体的大多数有核细胞中，如淋巴细胞、粒细胞、单核细胞等，但也有些在神经元、角膜上皮细胞、滋养层细胞和生发细胞上表达。其中 HLA-Ⅰa 类分子在淋巴细胞上表达最高。成熟红细胞也有一些残留分子，某些同种异型分子有更高的表达。这些残留的 Ⅰ 类抗原可作为红细胞抗原用血清学方法单独鉴定出来，被命名为"Bennett-Goodspeed"（Bg）抗原。被特异性命名的 BG^a、BG^b、BG^c 对应的是 HLA-B27、HLA-B17（B57 或 B58）、HLA-A28（A68 或 A69）。血小板主要表达 HLA-A 抗原和 HLA-B 抗原，HLA-C 抗原表达量很少，通常无 Ⅱ 类抗原表达。

Ⅰ 类抗原由 6 号染色体短臂上基因（HLA-Ⅰa）编码的糖蛋白重链和 15 号染色体上基因编码的轻链 β_2 微球蛋白分子通过非共价键连接。Ⅰ 类分子具有类似免疫球蛋白的三级结构，重链的胞外部分由 3 个氨基酸结构域（$\alpha_1 \sim \alpha_3$）构成，外层的 α_1 和 α_2 结构域包含了大部分多态区域，并赋予 HLA 的血清学特异性。

HLA-Ⅰ 类抗原合成于内质网，其功能是将内源性正常或变异的蛋白质和侵袭性病毒肽呈递给 $CD8^+T$ 细胞（通常具有细胞毒性）上的 T 细胞受体（T cell receptor，TCR），从而导致靶细胞被破坏。Ⅰ 类分子的抗原呈递作用在宿主防御病毒性病原体及恶性转化中具有重要意义。肿瘤细胞不表达 Ⅰ 类抗原以逃避这种形式的免疫监视。

HLA-Ⅱ 类抗原携带 DP、DQ 和 DR 抗原，它们的分布不及 Ⅰ 类抗原广泛，主要在抗原呈递细胞中表达，存在于 B 细胞、单核细胞、巨噬细胞、树突状细胞、肠道上皮细胞和早期造血细胞中。一些内皮细胞尤其是微脉管系统中的内皮细胞也有 Ⅱ 类抗原的表达。

Ⅱ 类抗原分子量约为 63kDa，由 2 条结构类似的跨膜糖蛋白链（α 链和 β 链）组成。每条链的胞外部分均有 2 个氨基酸域，最外层结构域中包含 Ⅱ 类等位基因的可变区。

Ⅱ 类分子也在内质网中合成，可呈递结合肽与 $CD4^+T$ 细胞（通常是辅助细胞）及其受体相互作用，活化的 T 细胞分泌免疫刺激因子，该机制对抗体的产生尤为重要。

（四）HLA 的遗传特点

1. 单体型遗传　HLA 是一组紧密连锁的基因群，这些连锁在一条染色体上 HLA 基因很少发生同源染色体的交换，构成了一条单体型（haplotype）。在遗传过程中，HLA 单体型作为一个完整的遗传单位由亲代传给子代。

这里要区分 HLA 表型、基因型与单体型这三个概念。表型（phenotype）是指某一个体 HLA 特异性型别，而 HLA 基因在体细胞 2 条染色体上的组合称为基因型（genotype），在同一条染色体上的组合称为单体型。子女随机从亲代双方各获得一个 HLA 单体型，组成子代的基因型。因此在同胞之间的 HLA 基因型会出现下列 3 种可能性：HLA 基因型完全相同或完全不同的概率各占 25%；有一条单体型相同的概率占 50%，而亲代与子代之间则必然有一条单体型相同。这一个遗传特点被广泛应用在器官移植供者的选择以及亲子鉴定中。

2. 多态性现象　HLA 复合物是人体最复杂的基因复合物，有高度的多态性。所谓多态性就是指在随机婚配的群体中，染色体同一基因位点有 2 种或 2 种以上基因型，即可能编码两种以上的产物。

3. 连锁不平衡　HLA 各基因并非完全随机地组成单体型，由于各基因连锁频率并不相同，从而出现连锁不平衡（linkage disequilibrium），即不同位点上某 2 个等位基因出现在同一单体型的频率与预期值之间有明显差异，这个差值即为连锁不平衡参数。

（五）HLA 分子的主要生物学功能

HLA 分子参与多个抗原的处理、运输和呈递的过程。HLA-Ⅰ 类分子主要结合内源性抗原肽，并呈递给 $CD8^+$ 细胞毒性 T 细胞。HLA-Ⅱ 类分子主要结合外源性抗原肽，并呈递给 $CD4^+$ 辅助 T 细胞。HLA 分子具有 MHC 限制作用，T 细胞之间、T 细胞和 B 细胞之间、T 细胞和巨噬

二维码　案例 4-1-1 问题导航的知识聚焦

细胞之间的相互作用都需要识别细胞上的 MHC 分子。HLA 分子参与免疫应答的遗传控制，具有不同 HLA-Ⅱ 类等位基因的个体，其对特定抗原的免疫应答能力各异。此外，HLA 分子还可以调节自然杀伤细胞的活性。

（六）HLA 系统在输血与移植中的临床意义

1. HLA 与临床输血 HLA 具有强免疫原性，通过妊娠、输血、移植等途径免疫个体后，更容易产生 HLA 抗体。HLA 系统抗原抗体在多种输血不良反应中具有重要作用，包括血小板无效输注（platelet transfusion refractoriness，PTR）、发热性非溶血性输血反应（febrile non-hemolytic transfusion reaction，FNHTR）、输血相关性急性肺损伤（transfusion-related acute lung injury，TRALI）和输血相关移植物抗宿主病（transfusion associated graft versus host disease，T-GVHD）。因此使用去白细胞成分血会大大减少 HLA 同种免疫和相关输血不良反应的发生率。

2. HLA 检测与器官移植 HLA 与同种器官移植的排斥反应密切相关，器官移植术后移植物存活很大程度上取决于供者与受者之间的 HLA 配合程度。HLA 位点对选择合适的供体，降低 T-GVHD 的发生率，提高移植成功率和移植物的存活率均有重要意义。因此，HLA 配型能显著改善移植物的存活，如供者和受者间组织相容性差别越大，将激活更多的 T 细胞克隆参与对移植物的破坏和排斥。

二、HLA 系统的检测技术

编码经典 HLA 蛋白的基因（*HLA-A*、*HLA-B*、*HLA-C*、*HLA-DR*、*HLA-DQ* 和 *HLA-DP*）是人类基因组中多态性较强的基因之一。随着分子生物学检测技术的不断改进，越来越多的等位基因被发现。迄今为止已正式命名了 30 000 多个 HLA 等位基因，且每月都会进行更新。

（一）HLA 检测

HLA 分型技术已经从传统血清学发展到现代分子生物学，从细胞水平的检测提高到基因水平，其应用也日益受到临床各学科的重视。

1. 原理与方法

（1）血清学方法：一般指微量淋巴细胞毒性试验或称补体依赖的细胞毒性（complement dependent cytotoxicity，CDC），其原理是标准血清中 HLA 抗体与待检淋巴细胞表面相应 HLA 结合后在补体存在情况下破坏细胞膜，经染色后染料可以进入细胞而着色，反之细胞膜完整则染料无法进入而不着色。

（2）细胞学方法：包括纯合细胞分型试验、混合淋巴细胞培养（mixed lymphocyte culture，MLC）和致敏淋巴细胞分型（primed lymphocyte typing，PLT）试验 3 种。①纯合细胞分型试验：即选用只带某一种 HLA-D 抗原的淋巴细胞即纯合子分型细胞，使其和受检细胞培养，若两者不反应，则受检细胞和纯合子分型细胞具有共同抗原，若两者发生反应说明具有不同的 HLA-D 抗原。② MLC：是一个个体为应答细胞群去识别另一个个体靶细胞群的 HLA-D（包括 DR、DQ 和 DP）抗原/等位基因作为非我成分，通过检测应答细胞的增殖来判读结果。③ PLT 试验：使用特异性Ⅱ类不配合淋巴细胞刺激处理后作为试剂细胞，具有识别相应不配合抗原的能力，如果待检测细胞与预致敏细胞预先识别的抗原相同，预致敏细胞会快速增殖。

（3）分子生物学方法：最常见的技术包括 PCR-SSP、PCR-序列特异的寡核苷酸探针（PCR-sequence specific oligonucleotide probe，PCR-SSOP）和 PCR-SBT 等。PCR-SSP 一般确定低分的 A、B 和 DRB 基因座需要至少 95 个单独的 PCR 反应。PCR-SSOP 方法使用连接荧光探针的引物对来进行每个基因座的 PCR 扩增，然后将扩增产物与已知序列的探针进行杂交，以确定 HLA 分型结果。PCR-SBT 方法直接检测 HLA 基因多态性位点的核苷酸序列，从而比对分析 HLA 基因型别。高通量测序技术如 NGS 或第三代测序在 HLA 基因分型中也得到应用。

2. 方法学评价 曾经血清学和以细胞为基础的方法主导了组织相容性检验。血清学方法是

HLA 检测的经典方法，曾广泛用于临床试验检测。MLC 和 PLT 两种试验主要用于检测Ⅱ类区域中的遗传差异性，两种试验方法操作烦琐，试验中所用分型细胞来源困难，但仍可用于实验室监测免疫功能或评估相对功能的相容性。目前 PCR-SBT 为高分辨 HLA 检验的"金标准"。大多数NGS 分型方法可对 HLA-Ⅰ类座位做全长序列测序。整体来说，血清学可鉴定 HLA 特异性的数量有限，而基于 DNA 的分型技术则具有高灵敏度和特异性，样品量小，无须细胞表面的抗原表达和细胞活性，且具有能够检测全部已知等位基因的潜在能力。

3. 质量保证　根据方法不同，选择相应的抗凝剂以保证标本质量。血清学检测主要是细胞孵育时间充分，时间过长易引起假阳性，时间过短易出现假阴性；其次细胞浓度要适宜，过高易引起反应不充分，结果易出现假阴性；淋巴细胞表面抗原表达的个体差异也会对结果产生一定的影响。分子生物学方法应注意在 DNA 提取和 PCR 扩增过程中避免污染而影响结果可靠性。

4. 临床应用　HLA 具有强免疫原性，通过妊娠、输血、移植等途径免疫个体后，更容易产生HLA 抗体，并与多种输血不良反应及同种器官移植的排斥反应密切相关。因此，HLA 分型广泛应用于造血干细胞移植和器官移植患者的组织配型、骨髓库的建立与发展等方面。一些 HLA 基因型还应用于用药不良反应发生率评估。在某些条件下，HLA 表型与临床疾病尤其是自身免疫病的发生和抵抗之间也存在关联。

（二）HLA 抗体检测

抗 HLA 抗体通常被称为群体反应性抗体（panel reactive antibody，PRA），是各种组织器官移植术前筛选致敏受者的重要指标，与移植排斥反应和存活率密切相关。如果患者之前有过输血史或器官移植史接触过外来 HLA，则有可能产生较强的抗体而不利于器官移植配型。

1. 原理与方法

（1）酶联免疫吸附试验（ELISA）法：酶标板用纯化的 HLA 特异性抗原（含当地人种绝大部分的 HLA 特异性抗原）预先包被，检测时将待检血清加入并孵育一定时间后，加入酶标记二抗，经显色后根据颜色深浅或测定吸光度值判读 HLA 抗体的特异性。还可以将 HLA-Ⅰ或Ⅱ类单克隆抗体直接包被在酶标板上，捕获相应的可溶性抗原并制成反应板后再行上述抗原-抗体反应过程。

（2）CDC 法：原理同微量淋巴细胞毒性试验，受者血清中 HLA 抗体与供者淋巴细胞表面相应 HLA 结合后在补体存在情况下可以破坏细胞膜，利用染料可鉴别损伤淋巴细胞。

（3）流式细胞仪法：分普通流式细胞术分析方法、免疫磁珠流式细胞术分析方法和 Luminex技术 3 种。①普通流式细胞术分析方法：通过流式细胞仪以器官捐献前后 HLA 组织中的淋巴细胞为靶细胞，检测受者血清中的 HLA 抗体。②免疫磁珠流式细胞术分析方法：在数十个微粒免疫磁珠上分别包被 HLA；加入待检血清，再加入荧光交联的 Fab 片段的抗人 IgG 二抗孵育，通过流式细胞仪检测和分析血清标本中 HLA 抗体的强度和特异性。③Luminex 技术：又称流式细胞微珠法，此法是利用微珠和流式细胞仪的原理，其基于 Luminex 平台，通过荧光微珠偶联 HLA 重组抗原，进行抗体筛查和检测。检测主要由生物分子反应试剂、抗原包被的微珠、流体及光学系统、高速的数字信号处理器 4 个部分组成。根据荧光比例的不同可以区分 500 种不同的微珠，每种微珠都可用来检测一种不同的蛋白质或基因。该技术利用荧光编码的微珠包被单克隆抗体，当与测定的目标分子结合后，加入荧光素标记的检测抗体，再通过激光扫描荧光编码来识别微珠和荧光强度以确定被测分子的浓度。

2. 方法学评价　ELISA 法敏感度高、特异性强，可检测补体依赖和非补体依赖的抗体，可区分 HLA 抗体的免疫球蛋白类型，还可对 HLA 抗体进行定量分析，而且结果不受 IgM 的干扰和感染等因素的影响。但该法不能分辨抗体特异性且操作烦琐。CDC 法具有血清、细胞及补体用量少，适合大样本量检测的优点，但只能鉴别补体结合的抗体，不能区分特异性和非特异性抗体，结果易受 IgM 类抗体干扰。敏感度较低，试验耗时长，且人为因素影响较大。普通流式细胞仪法仅作为初始的诊断检测，并不能决定患者诊疗的临床决策，在移植前还是需要进行交叉试验。免疫磁珠流式细胞术分析方法敏感性高、特异性好，但该法需要流式细胞仪和专用试剂，费用较高。

Luminex 技术检测 HLA 抗体目前在临床已经被广泛应用。其具有所需样本量少、高通量、高灵敏度及准确性、重复性好等特点。

3. 质量保证　不同方法的质量控制点有所不同。

（1）ELISA：操作过程中加样精准且要避免加样引起的交叉污染而出现假阳性结果。对照血清需彻底溶解，一般需约 1h。试验中冲洗不够或阳性血清污染了阴性对照孔，可使 HLA 阴性对照受干扰。冲洗或甩板过度，酶底物反应时间过短或温度过低，可能导致 OD 读数过低。

（2）CDC 法：血清中混有脂肪、细菌及其他杂质等颗粒时，可对结果观察带来影响。在细菌污染严重时，也可以杀死淋巴细胞，产生假阳性结果。血清多次反复冻融或保存、携带过程中温度太高等可导致血清效价下降，产生假阴性反应结果。淋巴细胞活力下降时易发生假阳性反应结果。适当延长培育时间或将培育温度定为 25℃可提高敏感度。补体应避免反复冻融。染料应进行批间质控。

（3）普通流式细胞术：检测时要确保标本上机检测前的浓度在规定范围内，细胞浓度过低直接影响检测结果。

（4）免疫磁珠流式细胞术：要注意在免疫荧光染色的标本制备过程中避免出现人为非特异性荧光干扰。流式细胞仪并非完全自动化的仪器，准确的实验结果还需要准确的人工技术配合，所以标本制备需要规范，仪器本身亦需要质量控制。孵育时间和温度应按说明书进行，延长孵育时间、提高温度会增加非特异结合；荧光抗体染色后充分洗涤，注意混匀和离心速度，以减少非特异性荧光干扰；注意染色后避光，保证磁珠免疫荧光的稳定。

（5）Luminex 技术：实验前血清必须高速离心，8000g～10 000g。每次实验配制新鲜洗液。清洗甩板时尽量甩出上清液，以免血清中的干扰物会和二抗竞争结合，导致本底上升，整体荧光值降低。实验试剂现用现配，配制后避光保存。复溶不彻底也会导致荧光值异常升高。如果不能马上读板，应于 2～8℃下避光保存。

4. 临床应用　HLA 抗体与移植和输血等过程均密切相关。它是移植医学上超急性排斥反应的主要诱因，因此移植前后均要进行 HLA 抗体检测。HLA 抗体交叉配合阳性的供、受体不可进行器官移植，否则可能发生排斥反应。HLA 抗体阳性的受者，移植物存活率明显低于抗体阴性受者。HLA 抗体阳性还与移植物功能延迟、急性排斥反应和移植物存活率降低有关。术前筛选 HLA 抗体对再次移植的受者尤其重要。由于抗体的波动性，应定期检测，尤其是对于首次移植失败、术前有输血史和妊娠史的受者。对于抗体阳性受者，需采取适当治疗方法改善机体的免疫状态，待抗体水平降低至允许范围后再考虑移植。HLA 抗体引起的输血不良反应包括血小板无效输注、非溶血性发热反应和输血相关急性肺损伤，因此在进行相应输血不良反应的实验室诊断时，通常需要检测 HLA 抗体。

案例 4-1-1 分析

本病例患者住院初期两次输注血小板可有效提升血小板计数，但后续再次输注同型血小板后，24h 血小板计数不升反降，根据 CCI 计算数值可初步确诊为血小板无效输注（PTR）。非免疫与免疫因素均可导致 PTR 的发生，该患者治疗过程中未出现发热、肝脾肿大、DIC、骨髓移植等情况，因此可排除非免疫因素。免疫因素包括同种免疫抗体、自身抗体及药物抗体等。引起 PTR 的免疫因素以同种免疫抗体为主，其中大部分（80%～90%）是由 HLA-I 类分子引起的，仅 10%～20% 是由 HPA 引起的。若怀疑为 HLA 抗体导致的无效输注，应首先检测群体反应性抗体（PRA）。PRA<20% 时，考虑为非免疫因素导致的无效输注；PRA>20% 时，表明有 HLA 同种免疫存在，应随后进行 HLA 抗体检测与 HLA 基因分型。本病例患者 PRA 值为100%，HLA 抗体检测阳性，HLA 基因分型为 *HLA-A*30*，*HLA-A*33*；*HLA-B*50*，*HLA-B*58*。

知识拓展

1. HLA 还与哪些疾病进程相关？

2. 根据 HLA 的生物学功能，它是否在肿瘤的发生发展过程中发挥作用？

第二节　粒细胞抗原系统及检测技术

粒细胞表面同种抗原可以分为两大类，一类是粒细胞与其他细胞共有的同种抗原，如 HLA，但数量要比淋巴细胞少；粒细胞上也存在与单核细胞或血小板共有的抗原；但粒细胞表面无 A、B、H 抗原。另一类是粒细胞所特有的抗原。粒细胞特异性抗原具有粒细胞组织分布限制性，只分布于中性粒细胞、嗜酸性粒细胞、嗜碱性粒细胞。由于嗜酸性粒细胞和嗜碱性粒细胞在正常人体血液中含量非常低，所以要确定这两类细胞上的抗原非常困难。故目前检测主要是中性粒细胞上的抗原，但统称为粒细胞特异性抗原。

人类中性粒细胞抗原（human neutrophil antigen，HNA）于 1960 年被 Lalezari 首先报道。1998 年由国际输血协会（ISBT）对 HNA 正式进行了系统命名，至今已检测出多个 HNA 抗原，其相应的多态性分子基础也逐步被阐明。到目前为止，国际输血协会粒细胞抗原工作组已经对不同糖蛋白所携带的中性粒细胞抗原进行了定义并予以人类中性粒细胞抗原命名。这个命名系统遵循类似于 HPA 命名所采用的原则。

案例 4-2-1

患者，女，37 岁。有腹痛和高胆红素血症病史，因反复发作性胆管炎入院。为改善凝血功能在做内镜逆行胰胆管造影术前输注 200ml 新鲜冰冻血浆。在输注血浆快要结束时，患者自述头痛、周身不适、呼吸困难和恶心，随后呕吐出约 200ml 白色泡沫样物质，并出现心动过速（心率 173 次/分）、严重呼吸困难、血压下降、寒战和精神状态改变。在给患者气管插管时有些困难但最终稳定下来。入院时白细胞计数正常，出现以上症状后白细胞计数减少，细胞分类显示中性粒细胞和单核细胞显著减少，但是淋巴细胞轻微减少。胸部 X 线检查显示两肺呈弥漫性、非特异性不透光，与急性呼吸窘迫综合征（ARDS）特征相一致，在插管的 4h 内 PaO_2/FiO_2 比率变动范围为 32～80mmHg。

问题：

1. 初步考虑该患者为何种疾病？其诊断依据是什么？

2. 为了确诊还应进一步做哪些检查？预计结果如何？

3. 此类疾病的发生机制是什么？

----- **案例 4-2-1 问题导航** -----

1. 粒细胞表面有哪些抗原？

2. 与中性粒细胞抗原的抗体相关的疾病有哪些？

一、人类中性粒细胞抗原

（一）HNA-1 抗原系统

最早发现的粒细胞抗原是 1960 年 Lalezari 等在新生儿同种免疫性中性粒细胞减少症（neonatal alloimmune neutropenia，NAN）患儿的母体血清中发现，称为 HNA-1a 和 HNA-1b。随后又发现第 3 个多态性抗原，称为 HNA-1c。HNA-1d 则是最近报道的一个 HNA-1 系统上的新表位。HNA-1a、HNA-1b、HNA-1c 和 HNA-1d 均位于 FcγR Ⅲb 蛋白上（CD16b）。

FcγR Ⅲb 是 IgG Fc 片段的 GPI 偶联蛋白受体，且只存在于中性粒细胞表面。中性粒细胞可表达 10 万～20 万个 FcγR Ⅲb 分子，只有约 0.1% 人群的中性粒细胞不表达 FcγR Ⅲb 分子（CD16⁻），也很少有人因为输血或妊娠而产生抗 FcγR Ⅲb 抗体。HNA-1a、HNA-1b 抗体与 TRALI、NAN 和自身免疫性中性粒细胞减少症（autoimmune neutropenia，AIN）有关，而 HNA-1c、HNA-1d 抗体曾报道可导致 NAN。

FcγR Ⅲ b 蛋白由 *FCGR3B* 基因编码，编码 HNA-1a、HNA-1b 和 HNA-1c 的等位基因分别是 *FCGR3B*01*、*FCGR3B*02* 和 *FCGR3B*03*。*FCGR3B*01* 和 *FCGR3B*02* 有 5 个核苷酸不同；*FCGR3B*02* 和 *FCGR3B*03* 则只有 1 个核苷酸不同（表 4-2-1）。

表 4-2-1　人类中性粒细胞抗原

系统	抗原	携带抗原分子	编码基因	染色体定位
HNA-1	HNA-la	CD16	*FCGR3B*	1q23.3
	HNA-1b			
	HNA-1c			
	HNA-1d			
HNA-2	HNA-2	CD177	*CD177*	19q13.3
HNA-3	HNA-3a	CTL2	*SLC44A2*	19p13.1
	HNA-3b			
HNA-4	HNA-4a	CD11b	*ITGAM*	16p11.2
	HNA-4b			
HNA-5	HNA-5a	CD11a	*ITGAL*	16p11.2
	HNA-5bw			

（二）HNA-2 抗原系统

1971 年，Lalezari 等发现 HNA-2a，起初因其位于 NB1 糖蛋白上而被称为粒细胞特异性抗原 NB1，由基因 *CD177* 编码。它除位于粒细胞膜上外，还可位于细胞内浆膜上以及某些次级管道和分泌囊的膜上。

HNA-2a 的表达具有异质性，在同一个体中可为部分粒细胞亚群表达 HNA-2 抗原，而另外一部分粒细胞亚群则不表达。中性粒细胞 CD177 阳性人群其 CD177 的表达区间为 0～100%。10% 左右的人中性粒细胞表面不表达 CD177。抗 HNA-2 抗体发现于 NAN、TRALI、AIN 和出现中性粒细胞减少的骨髓移植患者中。HNA-2a 在中国人群中频率较高，可达 99%。

（三）HNA-3 抗原系统

HNA-3a 是 1964 年由莱文（Leeuwen）等发现，是分子量为 70～95kDa 的中性粒细胞糖蛋白。虽然 HNA-3a 发现得早，但直到 2009 年才发现 HNA-3a 和 HNA-3b 由胆碱样转运蛋白样蛋白 2（choline transporter-like protein 2，CTL2）携带，且基因 *SLC44A2* 上的 SNP 片段可以解释其多态性。

HNA-3a 表达在中性粒细胞和淋巴细胞以及血小板和血管内皮细胞上。HNA-3a 抗体通常是凝集素，可引起胎儿和新生儿同种免疫性粒细胞减少症；抗 HNA-3a 抗体是常见的 TRALI 死亡诱因，还会引起发热反应和 NAN。HNA-3b 抗体很少被检出，有时可在筛查多次妊娠献血者的血清时发现。

（四）HNA-4 抗原系统

HNA-4a 是 1986 年克兰（Kline）等在 HNA-4a 阴性个体中发现的，HNA-4a 常表达在 CD11b/18 糖蛋白上，受控于第 16 号染色体上的 *ITGAM* 基因。CD11b/18 在中性粒细胞黏附内皮细胞以及调理 C3bi 吞噬微生物的过程中发挥重要作用。致病性抗 HNA-4a 可影响 CD11b/18 依赖性中性粒细胞的黏附并增强中性粒细胞的呼吸爆发。HNA-4a 抗原常存在于单核细胞、淋巴细胞和粒细胞，是补体受体 3 的多态性之一，在人群中频率大于 90%。HNA-4a 抗体可致胎儿和新生儿同种免疫性中性粒细胞减少症。

（五）HNA-5抗原系统

HNA-5a于1979年由德凯（Decay）等报道。HNA-5a位于糖蛋白CD11a/18上。CD11a/18和CD11b/18一样，在中性粒细胞黏附内皮细胞过程中具有重要作用。HNA-5a是白细胞功能相关抗原的多态性之一。HNA-5a抗原常表达于单核细胞、淋巴细胞和粒细胞。

二、粒细胞的抗原抗体检测技术

粒细胞抗体检测操作复杂、工作量大。因为在室温、冷藏和冰冻保存条件下都无法保持粒细胞的完整性，因此要求在检测当天从新鲜血液中分离细胞，且需具有各种粒细胞抗原分型的献血者。由于HLA I类抗体常存在于患者血清中，使得粒细胞抗体的检测和鉴定更为复杂。以下介绍的血清学方法，主要用于中性粒细胞抗体检测。虽然血清学方法是中性粒细胞抗原检测的传统方法，然而由于特异性的抗血清非常稀缺，因此目前基因分型使用更为广泛。

（一）原理与方法

1. 粒细胞凝集试验（granulocyte agglutination test，GAT） 通过血清中抗体引起中性粒细胞的凝集现象来检验。细胞和血清30℃孵育4～6h，若存在抗体时可以观察到中性粒细胞凝集或聚集现象。TRALI的相关检测中经常可以检测到HLA或HNA抗体，其中造成患者死亡的抗HNA-3a抗体，只能通过粒细胞凝集试验进行鉴定。

2. 粒细胞免疫荧光试验（granulocyte immunofluorescence test，GIFT） 中性粒细胞先经多聚甲醛处理，处理后的中性粒细胞和患者血清孵育（室温30min），并用EDTA和磷酸盐缓冲液洗涤，之后用荧光标记的抗体来检测抗原-抗体反应。结果可通过荧光显微镜或流式细胞仪来检测。流式细胞仪比荧光显微镜更容易将待检血清的反应同阳性、阴性对照血清的反应进行对比得出结果。

3. 单克隆粒细胞抗原抗体特异性固定化法（monoclonal antibody immobilization of granulocyte antigen，MAIGA） 是一种类似于单克隆抗体特异性捕获血小板抗原试验（MAIPA）技术，使用的单克隆抗体捕获的是各种HNA的糖蛋白表达。此法检测HNA-1、HNA-2、HNA-4和HNA-5抗体。

4. 基于Luminex技术的抗体鉴定 Luminex技术即流式细胞微珠法，此法是利用微珠和流式细胞仪的原理同前述HLA抗体检测技术部分。包被HNA抗原的微珠一直在研发中，但缺乏大量的同行综述性文献以评价它们的准确性。最新的技术版本可检测到除抗-HNA-1d以外的所有抗体。

5. HNA基因分型 常使用分子生物学技术检测抗原的等位基因突变体，来实现分型的目的。HNA基因分型方法主要有PCR-RFLP、PCR-SSP、PCR-SBT和多重SNaPshot等。目前不确定分子缺陷是否导致了CD177表达不足，因此，需要采用传统的血清学方法，应用特异性单克隆抗体来检测新鲜分离的中性粒细胞来对HNA-2/CD 177进行分型。目前已经证实该检测可能会随着某些个体SNP的表达缺失而发生变化。

（二）方法学评价

1. 血清学方法 GAT是最早用于检测粒细胞抗体的试验，由于敏感性差、特异性都不高，一般不再使用。GIFT多采用流式细胞仪检测荧光强度，敏感性和特异性均较好，为目前常用的一种方法。MAIGA由于使用抗人中性粒细胞糖蛋白单克隆抗体，所以即便受检血清中含有抗-HLA也不会干扰鉴定结果，敏感性、特异性较好，可以用来区分HLA和HNA特异性抗体。Luminex技术是针对HLA和HNA的抗体筛选工具，可多重定性检测血清或血浆中特异性的HLA/HNA抗体。目前粒细胞抗体检测仍然是低通量的，需要免疫荧光和MAIGA增强凝集的方法，以充分评估患者血清抗体，检测结果有助于及时诊断和治疗粒细胞血型系统抗原系统引起的疾病，有利于保障输血安全。

2. 基因分型方法 参见红细胞血型系统和HLA系统中分子生物学检测的方法学评价。

（三）质量保证

血清学方法中，检测需要制备新鲜的靶细胞进行孵育。由于 HLA I 类抗体常存在于患者血清中，应用血小板可去除该类抗体，再进行中性粒细胞的检测。GIFT 方法中，若使用荧光显微镜进行荧光免疫分析，应注意弱阳性反应和标本中荧光背景的差别。

基因分型方法中，HNA-1 系统的编码基因 *FCGR3B* 的基因定型比较复杂，因为 *FCGR3B* 基因与编码 FcγR Ⅲa 的基因 *FCGR3A* 序列有很高的同源性。通常采用 PCR-SSP 鉴别 HNA-1 系统的基因型，使用特异性引物扩增 *FCGR3B* 不同的等位基因。

二维码　案例 4-2-1 问题导航的
知识聚焦

（四）临床应用

检测中性粒细胞抗体及分型可用于 NAN、TRALI、FNHTR、原发性或继发性 AIN、粒细胞无效输注、输血相关性同种免疫中性粒细胞减少症、造血干细胞（HPC）移植后免疫性中性粒细胞减少症等疾病的实验室诊断。

案例 4-2-1 分析

目前，TRALI 的诊断缺乏特异的实验室检查，主要基于临床和影像学基础。

欧洲血液预警网络基于临床特征的 TRALI 诊断标准：①输血开始＜6h 的呼吸困难；②排除循环超负荷；③新发双肺浸润的影像学证据；④低氧（PaO₂/FiO₂＜300mmHg 或 PaO₂＜90% 或其他临床证据）；⑤排除其他急性肺损伤的危险因素。

美国国立心肺血液研究所也提出了 TRALI 的诊断标准：①肺动脉压≤18mmHg，或者无左心房压升高的临床证据；②肺部 X 线正位片可见双侧肺浸润；③动脉血氧分压与吸入氧分数比值≤300mmHg，或者氧饱和度≤90%；④症状发生在输注血液制剂期间或之后的 6h 之内。供者和受者血液中 HLA 的检测及供者和受体白细胞抗原和抗体的检测阳性即可判断。

根据患者输血后临床表现（呼吸困难、血氧饱和度下降，同时出现血压下降），实验室检查及影像学分析，排除了其他因素引起的呼吸窘迫综合征，如输血相关循环超负荷（TACO）及输血过敏反应，患者出现急性肺损伤的表现，考虑 TRALI。进一步行供者和受者血液中白细胞抗原和抗体的检测，发现献血者血浆中 HNA 抗体阳性后进一步确诊。

TRALI 的确切发病机制尚不清楚，其中一种普遍接受的为"二次打击学说"，认为是供者血浆中存在组织相容性抗原抗体或者中性粒细胞特异性抗体引起中性粒细胞在受者肺血管内聚集，激活补体，导致肺毛细血管内皮损伤和肺水肿等临床症状。也有学者提出"阈值学说"，该学说认为导致 TRALI 的前提条件是中性粒细胞必须达到一定的阈值，如果第二次打击足够强，达到了中性粒细胞活化的阈值即使没有第一次打击的始动环节存在，也可以导致 TRALI 发生。

知识拓展

是否已有嗜酸性粒细胞和嗜碱性粒细胞表面抗原进行鉴定的报道？

（张　琦）

第五章　血小板血型系统及检测技术

血小板表面表达多种抗原，遗传决定的不同个体间各种血小板表面抗原的多态性差异，称为血小板血型系统。血小板血型系统抗原抗体的检测为免疫性血小板相关疾病的临床诊断提供了重要依据，也为寻找合适的供者与受者的血小板输注提供了重要的信息。

案例 5-0-1

孕妇，女，40 岁。孕 3 产 2，无过敏史，有输血史。手术既往史：2002 年发生交通事故导致右侧骨盆骨折，右上肢骨折、椎骨骨折，术中输注红细胞、血浆、冷沉淀和血小板；2012 年行痔切除术，术中输注红细胞和血浆。

术前检测：血常规（Hb 134g/L、PLT 156×10^9/L）、凝血功能，术前八项等均无异常。ABO 血型：A 型；RhD：阳性；意外抗体筛查：阴性。诊断：右侧舌根肿瘤（胚胎性横纹肌肉瘤）。手术：右侧舌根切除术+双侧颈部淋巴结清扫术。

术后基本情况：患者术区创面、口腔渗血，引流管引出量增多，颈部明显肿胀，行二次手术探查止血，术后创面仍然出血，给予输注红细胞、新鲜冰冻血浆、冷沉淀和血小板，凝血酶原复合物和凝血因子Ⅶ，出血仍未停止，术后 3d 估测每日出血量达到 700～3000ml。实验室检测血小板抗体结果为阳性。

问题：

1. 血小板抗体阳性怎样给予血小板输注？
2. 怎样判断血小板输注后疗效？

----- **案例 5-0-1 问题导航** -------------------------------------

1. 血小板膜上抗原包括哪些？
2. 人类血小板抗原有多少种，包括哪些抗原？
3. 检测人类血小板抗原的方法有哪些？

第一节　血小板血型系统

人类血小板膜上具有复杂的血型抗原系统，通常分为血小板特异性抗原（platelet-specific antigen）和血小板相关抗原（platelet-associated antigen）。血小板特异性抗原即人类血小板抗原（human platelet antigen，HPA），由血小板特有的抗原决定簇组成，表现出血小板独特的遗传多态性，不存在于其他细胞和组织中；血小板相关抗原包括部分人类红细胞抗原、HLA 和 CD36 等。

一、血小板抗原

（一）血小板相关抗原

1. 红细胞血型抗原　血小板膜上存在与红细胞相同的 ABH、Lewis、I、i 和 P 抗原，但血小板膜上利用敏感的放射免疫分析方法测定不存在 Rh、Duffy、Kell、Kidd 和 Lutheran 等红细胞血型系统。血小板表面表达的 A、B、H 抗原是内源性合成和外源性分子的混合物，研究发现外源分子是血浆可溶性抗原吸附的结果。A 抗原和 B 抗原主要存在于固有的血小板糖蛋白（GP）上，包括 GPⅡb、Ⅲa、Ⅳ、Ⅰa/Ⅱa、GPⅠb/Ⅴ/Ⅸ、CD31 等，部分 A 和 B 抗原也表达在血小板膜糖脂上（包括部分血浆中吸附的抗原）。ABH 在血小板上的表达具有较大的个体差异性，调查发现大多数 A_1 供者的血小板携带低水平的 A 抗原，而通过流式细胞术，在 A_2 供者的血小板上检测不到或几乎检测不到 A 抗原；约有 5% 的 A_1 和 B 个体在血小板上存在高表达的 A、B、H 抗原，AB 型个体不会同时高表达 A 和 B 抗原。A 和 B 抗原在血小板上高水平表达与各自血清糖基转移酶活性有关，而与分泌或非分泌型表型无关。

当前，通常情况下血小板输注仍然遵循 ABO 同型、RhD 同型的原则，其原因是 ABO 同型的血小板与 ABO 非同型比较，输注效果似乎是最有效和最安全的治疗策略，但为所有患者提供 ABO 相同血型血小板输注，通常被认为是不切实际或不可能的，而且会导致血小板制品的浪费增加。主要原因是，在紧急需要时，由于血小板采集后只有 5d 有效期且血小板库存有限，可获得 ABO 相同血型的血小板是困难的，因此 ABO 非同型血小板输注成为可能。遵循 RhD 同型输注原则，其原因是血小板悬液内含有一定量的红细胞（国标单采血小板红细胞 $\leq 8.0 \times 10^9$ 个/袋），RhD 阴性的患者输注 RhD 阳性的血小板会发生同种免疫而产生抗 D 抗体。一项多中心且长期随访的研究表明，在 RhD 阴性的患者中只输注 RhD 阳性血小板时，仅有 1.44% 产生抗 D 抗体，当然在儿童和孕龄期妇女中需要使用 Rh 免疫球蛋白（Rh immune globulin，RhIG）进行预防处理。

国际上血小板输注可供选择的有两种：一是 ABO 同型血小板输注（供体和受体 ABO 血型相同）；二是 ABO 非同型血小板输注。ABO 非同型血小板输注包括主侧不相容性输注（供体血型为 A、B 或 AB 型和受体血型为 O 型）、次侧不相容性输注（供体血型为 O 型和受体血型为 A、B 或 AB 型）、两侧不相容性输注（供体血型为 A 型和受体血型为 B 型，或反之）。ABO 非同型血小板输注较 ABO 同型血小板输注，血小板计数提高水平降低，输血不良反应率增加，两种输注方式对出血都有止血效果。

2. 人类白细胞抗原（HLA）　HLA 是所知人体最复杂且具有高度多态性的系统（见第四章第一节）。血小板表面表达 HLA-I 类分子。血小板上还有一小部分 HLA-A、B 和 C 抗原从血浆中吸附。在不同的研究对象中，血小板上的 HLA-I 类抗原的数量差异很大。血小板上不能检测到 HLA-II 类抗原，但 HLA-DR 抗原可在血小板表面通过细胞因子刺激而被诱导出现，如 γ-干扰素，在体外和体内均可。

3. CD36　又称为血小板糖蛋白 4（GPIV），是一种高度糖基化的跨膜蛋白，其基因位于第 7 号染色体的 q11.2，有 15 个外显子，其中 1、2 和 15 外显子是非编码区，外显子 4~13 和 14 的一部分编码细胞外结构域，外显子 3 和 14 分别编码 CD36 蛋白的 C 端和 N 端的一个疏水区结构域，并将其各自末端固定在血小板细胞膜上，使长链延伸在细胞膜外，形成发夹样结构。CD36 是分子量为 88kDa 的单链跨膜表面糖蛋白，属于 B 类清道夫受体跨膜蛋白家族，广泛分布于血管内皮细胞、单核细胞、巨噬细胞、有核红细胞、肝细胞、脂肪细胞等，参与脂质代谢、炎症、动脉粥样硬化、血栓形成、胰岛素抵抗等生理病理过程。CD36 作为一种多功能受体，可以与胶原蛋白、血小板反应蛋白、Nak^a 受体、疟疾感染的红细胞、氧化的低密度脂蛋白和长链脂肪酸相互作用，表明参与了各种疾病形成的机制。有研究发现，有些人群不表达 CD36，已知有两种不同类型的 CD36 缺陷：I 型的特点是血小板和单核细胞上均无 CD36 表面表达，而 II 型特点是只有血小板上缺乏 CD36 抗原，而在单核细胞上表达 CD36 抗原。国内 CD36 抗原缺失以 II 型为主，发生率为 90%，而 I 型缺失，发生率为 10%。CD36 基因存在许多突变位点，单基因突变或多基因突变，这些基因突变会引起血小板 CD36 抗原缺失。CD36 缺失情况在不同地域、不同种族之间有很大区别，CD36 缺失主要发生在亚洲地区，日本占 5%~10%、印度尼西亚占 4%、美国黑种人占 2.4%，非洲约占 8%，高加索人占 0.3% 以下。我国人群也有部分 CD36 缺失的调查统计，台湾占 40%、上海占 2.20%、广州占 2.81%、浙江占 3.60%、广西壮族自治区占 5.76% 等。

（二）血小板特异性抗原

人类血小板抗原（HPA）命名系统于 1990 年由 ISBT 和国际血液学标准化委员会（International Council for Standardization in Haematology，ICSH）建立并被采用。2003 年国际血小板

命名委员会（Platelet Nomenclature Committee，PNC）作为 ISBT 和国际血栓与止血协会（International Society on Thromnosis and Haemostasis，ISTH）的合作平台而被创建，PNC 进一步完善了对血小板抗原系统命名，并建立了命名新标准。不同的 HPA 被分组于各系统中，依据已经确立的同种异体抗原和对应同种异体抗体来命名。迄今为止，已经被正式命名的血小板特异性同种异体抗原有 41 种（表 5-1-1），其中 12 种对偶抗原分为 6 个双等位基因系统（HPA-1，HPA-2，HPA-3，HPA-4，HPA-5，HPA-15），其余 29 个 HPA 抗原均为单个低频抗原，未发现相应的高频抗原。HPA 位于血小板糖蛋白（glycoprotein，GP）上，其基因位于第 3、5、6、17 和 22 号染色体上，每个基因座上存在共显性遗传的双等位基因，具有较高的多态性。研究发现，所有 HPA 多态性，均由 GP 基因核苷酸突变所致（表 5-1-1）。就人群中基因频率而言，可发现 HPA-3、HPA-15 系统的 a 和 b（字母 a 代表基因表达频率高的抗原，b 代表基因表达频率低的抗原）等位基因频率比较接近，而其他系统均为 a 等位基因频率远大于 b 等位基因频率（表 5-1-1）。

表 5-1-1　人类血小板抗原血型系统

HPA 系统	HPA 抗原	编码基因	染色体	糖蛋白定位	CD 定位	核苷酸改变	氨基酸改变
HPA-1	HPA-1a	*ITGB3*	17	GPⅢa	CD61	c.176T＞C	p.L33P
	HPA-1b						
HPA-2	HPA-2a	*GP1BA*	17	GPⅠbα	CD42b	c.482C＞T	p.T145M
	HPA-2b						
HPA-3	HPA-3a	*ITGA2B*	17	GPⅢb	CD41	c.2621T＞G	p.I843S
	HPA-3b						
HPA-4	HPA-4a	*ITGB3*	17	GPⅢa	CD61	c.506G＞A	p.R143Q
	HPA-4b						
HPA-5	HPA-5a	*ITGA2*	5	GPⅠa	CD49b	c.1600G＞A	p.E505K
	HPA-5b						
	HPA-6b	*ITGB3*	17	GPⅢa	CD61	c.1544G＞A	p.R489Q
	HPA-7b	*ITGB3*	17	GPⅢa	CD61	c.1297C＞G	p.P407A
	HPA-8b	*ITGB3*	17	GPⅢa	CD61	c.1984C＞T	p.R636C
	HPA-9b	*ITGA2B*	17	GPⅡb	CD41	c.2602G＞A	p.V837M
	HPA-10b	*ITGB3*	17	GPⅢa	CD61	c.263G＞A	p.R62Q
	HPA-11b	*ITGB3*	17	GPⅢa	CD61	c.1976G＞A	p.R633H
	HPA-12b	*GP1BB*	22	GPⅠbβ	CD42c	c.119G＞A	p.G15E
	HPA-13b	*ITGA2*	5	GPⅠa	CD49b	c.2483C＞T	p.T799M
	HPA-14b	*ITGB3*	17	GPⅢa	CD61	c.1909_1911delAAG	p.K611del
HPA-15	HPA-15a	*CD109*	8	CD109	CD109	c.2108C＞A	p.S682Y
	HPA-15b						
	HPA-16b	*ITGB3*	17	GPⅢa	CD61	c.497C＞T	p.T140I
	HPA-17b	*ITGB3*	17	GPⅢa	CD61	c.662C＞T	p.T195M
	HPA-18b	*ITGA2*	5	GPⅠa	CD49b	c.2235G＞T	p.Q716H
	HPA-19b	*ITGB3*	17	GPⅢa	CD61	c.487A＞C	p.K137Q
	HPA-20b	*ITGA2B*	17	GPⅡb	CD41	c.1949C＞T	p.T619M
	HPA-21b	*ITGB3*	17	GPⅢa	CD61	c.1960G＞A	p.E628K

续表

HPA 系统	HPA 抗原	编码基因	染色体	糖蛋白定位	CD 定位	核苷酸改变	氨基酸改变
	HPA-22b	*ITGA2B*	17	GPⅡb	CD41	c.584A＞C	p.K164T
	HPA-23b	*ITGB3*	17	GPⅢa	CD61	c.1942C＞T	p.R622W
	HPA-24b	*ITGA2B*	17	GPⅡb	CD41	c.1508G＞A	p.S472N
	HPA-25b	*ITGA2*	5	GPⅠa	CD49b	c.3347C＞T	p.T1087M
	HPA-26b	*ITGB3*	17	GPⅢa	CD61	c.1818G＞T	p.K580N
	HPA-27b	*ITGA2B*	17	GPⅡb	CD41	c.2614C＞A	p.L841M
	HPA-28b	*ITGA2B*	17	GPⅡb	CD41	c.2311G＞T	p.V740L
	HPA-29b	*ITGB3*	17	GPⅢa	CD61	c.98C＞T	p.T7M
	HPA-30b	*ITGA2B*	17	GPⅡb	CD41	c.2511G＞C	p.Q806H
	HPA-31b	*GP9*	3	GPⅨ	CD42a	c.368C＞T	p.P107L
	HPI-32b	*ITGB3*	17	GPⅢa	CD61	c.521A＞G	p.D148S
	HPA-33b	*ITGB3*	17	GPⅢa	CD61	c.1373A＞G	p.D432G
	HPA-34b	*ITGB3*	17	GPⅢa	CD61	c.349C＞T	p.R91W
	HPA-35b	*ITGB3*	17	GPⅢa	CD61	c.1514A＞G	p.R479H

注：HPA 是按照发现时间先后顺序排列并命名，字母 a 代表基因表达频率高的抗原，b 代表基因表达频率低的抗原。

二、血小板抗体

血小板同种抗体一般由输血、妊娠或骨髓移植等同种免疫刺激而产生。20%～85% 接受多次血小板输注的患者被 1 种或 2 种血小板抗原［HLA 和（或）HPA］同种免疫并产生了同种抗体，而约 30% 该类患者会发生血小板无效输注现象。在一项研究中，约 67% 的血小板减少难治性病例是由非免疫因素单独造成的，30% 的血小板减少难治性病例是由同种异体血小板抗体造成的。HLA-Ⅰ 类抗体参与了 80% 同种异体免疫病例，而 HPA 可能涉及 10%～20% 的难治性病例，约 5% 的病例涉及两种抗体的组合。

血小板表面存在的 HLA-Ⅰ 类抗原主要有 HLA-A、HLA-B、HLA-C 位点等，抗 HLA-Ⅰ 类抗原抗体是导致血小板无效输注的主要原因。血小板膜上 HLA-A 和 HLA-B 类抗原性强，至少是 HLA-C 类抗原的 10 倍。因此，在血小板输注中，HLA-C 抗原位点在供受者匹配检测中处于次要地位。然而，针对 C 抗原的 HLA 抗体在某些血小板难治性病例中也有涉及。外源性 HLA 通过妊娠、输血和（或）器官移植暴露于机体免疫系统，是诱导 HLA 抗体产生的主要机制。患者反复多次输入成分血，极易产生 HLA 抗体，且抗体的产生与输注次数成正比。暴露次数与同种异体免疫概率之间存在剂量-反应关系。供体接触越多，同种异体免疫的机会就越大，反之亦然。初次免疫最早发生在输血后第 10 天，但通常在 3～4 周发生。在先前致敏的受试者中，淋巴细胞毒性抗体的重新出现最早在第 4 天。使用单采血小板可以最大限度地减少供者暴露，单采血小板可以提供来自单个供者的足够剂量的血小板，而不是汇集来自多个供者的血小板浓缩物。研究表明，成分血中含有的白细胞是多次血小板输注患者产生同种异体 HLA 免疫的重要因素。当成分血中的白细胞数量减少时，输注成分血导致 HLA 同种异体免疫发生概率降低近 50%（从 16% 降到 7%～8%），在白细胞计数为 $1×10^6/L$～$5×10^6/L$ 或更少的水平上，HLA-Ⅰ 类抗原的初级免疫就会被阻止，而未经白细胞滤过处理的血小板浓缩液与 HLA 同种免疫概率为 19%～71%。另外受孕也会增加 HLA 异体免疫的风险。妊娠一次或两次的女性产生抗 HLA-Ⅰ 抗体的概率约为 14%，而妊娠 3 次或 3 次以上的女性则为 26%。

三、血小板血型系统的临床意义

由于血小板表面存在血型抗原多态性，在受到同种免疫、自身免疫和药物诱导免疫等因素的刺激时，可发生血小板抗原-抗体反应，出现同种免疫性血小板减少症，如血小板无效输注、新生儿同种免疫性血小板减少症（neonatal alloimmune thrombocytopenia，NAIT）、输血后紫癜（post-transfusion purpura，PTP）和 CD36 引起的血小板抗原免疫反应；也可出现自身免疫性血小板减少症（autoimmune thrombocytopenia，AITP）和药物诱导血小板减少症（drug induced thrombocytopenia，DIT）。此处就其他章节未详细介绍的最后 3 种血小板抗原免疫反应进行介绍。

1. CD36 引起的血小板抗原免疫反应　中国处于亚洲 CD36 表达缺失高发生率的地区，由 CD36 抗体导致的血小板抗原免疫反应不容忽视。开展 CD36 抗原及其血小板抗体检测，保障 CD36 抗体阳性患者有 CD36 抗原阴性的血小板输注。CD36 表达缺失情况在不同地域、不同种族之间有很大区别，主要发生在亚洲地区，发生率为 3%～11%，非洲裔美国人约为 8%，而高加索人不到 0.3%。

以前对 CD36 抗原的研究焦点多集中在血管形成、血栓形成、动脉粥样硬化、冠心病等方面。但随着临床研究的开展，发现 CD36 表达缺失的个体可能通过输血、妊娠、器官移植等途径刺激机体产生抗 CD36 同种免疫抗体，导致 PTR、PTP、流产、NAIT。对血小板 CD36 抗原阴性个体而言，如果没有其他的凝血问题，在机体缺失 CD36 抗原情况下并不会产生不良后果。只有机体产生抗 CD36 抗体后，输入 CD36 阳性供者血小板才可能出现凝血问题。Ⅰ型 CD36 表达缺失的孕妇可以在妊娠 CD36 抗原阳性的胎儿时，母体经胎盘出血接触胎儿血小板，产生抗 CD36 抗体，但第一胎很少发生 NAIT，多次妊娠且存在 CD36 抗体时易导致 NAIT。最近的研究表明，抗 CD36 抗体在 NAIT 的发生发展中具有重要意义。与其他类型抗体介导的 NAIT 相比，抗 CD36 抗体常与贫血和水肿相关。由于成熟红细胞不表达 CD36，导致这种现象的原因目前还不完全清楚。研究人员报道，抗 CD36 抗体与红细胞祖细胞反应强烈，但与成熟胎儿红细胞和网织红细胞没有反应。这表明抗 CD36 介导的水肿不同于红细胞抗体（Rh 血型系统的抗体）直接与红细胞起反应的情况，引起红细胞溶血，导致严重贫血、缺氧、酸中毒和毛细血管上皮损伤，从而导致细胞外腔内液体的丢失，出现胎儿水肿。研究表明，NAIT 患儿血清中含有抗 CD36 抗体，抑制红细胞集落刺激因子（erythroid-colony stimulating factor）形成，表明抗 CD36 抗体损害了红细胞的造血功能。CD36 抗体是否能引起血小板无效输注，可能还取决于血小板膜上 CD36 抗原量和 FcγRⅡa 表达水平。

2. 自身免疫性血小板减少症（autoimmune thrombocytopenia，AITP）　也可能为 ITP，是一种免疫性血小板疾病，其自身抗体针对血小板抗原，导致血小板破坏。慢性 ITP 在成人中最常见，其特征是发病隐匿和中度血小板减少，在诊断前可能已存在数月至数年。女性受到影响的可能性是男性的 2 倍。自发性缓解罕见，通常需要治疗来提高血小板计数。一线治疗包括类固醇或静脉注射免疫球蛋白（IVIg），效果不佳者使用更有效的免疫抑制剂，无反应者可予以脾切除术。许多其他的治疗方法已被用于对脾切除术无反应的患者，其结果各不相同。慢性 ITP 可能是特发性的，或与其他疾病相关，如人类免疫缺陷病毒感染、恶性肿瘤或其他自身免疫病。急性 ITP 主要是一种儿童疾病，其特征是突然出现严重的血小板减少和出血症状，通常发生在病毒感染之后。大多数病例在 2～6 个月自行消退。如果需要治疗，给 D 阳性患者注射 IVIg 或抗 D 免疫球蛋白通常能有效提高血小板计数。类固醇对儿童使用较少，归因于其严重的副作用。脾切除术只适用于疾病严重且持续 >6 个月的儿童；这种情况与成人的慢性 ITP 相似。利妥昔单抗和各种血小板生成素受体激动剂已被用作急性 ITP 的二线治疗方法。

研究显示，ITP 患者的血小板表面膜结构反应性自身抗体有 IgG、IgM 和 IgA 型，通常包括 GPⅡb/Ⅲa、Ⅰa/Ⅱa、Ⅰb/Ⅸ，但也可以包括 GPⅣ、GPⅤ和 GPⅥ。在大多数情况下，血小板相关的自身抗体可与2种及以上的血小板糖蛋白反应。迄今为止，没有令人信服的证据表明患者的自身抗体特异性与疾病的严重程度相关，或可预测患者对治疗的反应。

3. 药物诱导血小板减少症（drug induced thrombocytopenia，DIT） 是由某些药物或药物代谢物引起外周血中血小板计数减少（$<100×10^9$/L）而导致的出血性疾病，临床表现多较轻微，部分表现为皮肤瘀斑，黏膜、消化道甚至颅内出血，还可能伴有如发热乏力、恶心呕吐、头晕和头痛等全身症状，少数严重出血的案例也会导致死亡。欧美的流行病学调查发现，DIT在一般人群中的发病率约为每年10/1 000 000，在特定人群（如使用高风险药品者）中的发病率可能会更高。我国暂无相关药源性疾病的流行病学资料，有研究结果显示，我国血小板减少症发病率为（5～10）/100 000。

目前研究显示，DIT主要发病机制包括免疫性、非免疫性和骨髓抑制性，以免疫介导机制多见，根据抗原类型分为6种：半抗原依赖抗体型、药物依赖抗体型、血小板糖蛋白GPⅡb/Ⅲa受体拮抗剂（如替罗非班）诱导型、药物特异性抗体型、自身抗体诱导型、免疫复合物型。DIT的药物类型大致分布为抗肿瘤药物、抗血栓药物、抗感染药物、抗甲状腺药物、抗癫痫药物和其他等。抗肿瘤药物类别包括铂类药物、抗代谢类、分子靶向药物、抗肿瘤植物药、烷化剂类药物、抗肿瘤抗生素、激素类药物、肿瘤辅助治疗药物和其他；抗血栓药物包括肝素诱导的血小板减少症（heparin-induced thrombocytopenia，HIT）、GPⅡb/Ⅲa受体拮抗剂诱导的血小板减少症、噻吩吡啶类药物诱导的血栓性血小板减少性紫癜（thrombotic thrombocytopenic purpura，TTP）；抗感染类药物包括头孢曲松、青霉素、万古霉素、利福平、甲氧苄啶-磺胺甲噁唑、利奈唑胺、替考拉宁、替加环素和达托霉素等。

抗肿瘤药物诱导血小板减少，主要通过非免疫因素介导。抗肿瘤药物可直接导致血小板细胞毒性效应，其机制是在γ-干扰素（interferon-γ，IFN-γ）和肿瘤坏死因子-α（tumor necrosis factor-α，TNF-α）介导下血小板与内皮细胞相互作用导致血小板减少，这与抗体无关。近年来的研究表明，抗肿瘤药物可能靶向外周血液循环中的血小板并通过细胞凋亡机制诱导其死亡。细胞凋亡对于人体去除受损细胞以及在发育的组织中维持适当的细胞群起着至关重要的作用。正常细胞凋亡信号传导机制的失调可能与抗肿瘤药物引起的血小板减少症中血小板破坏有关。然而，抗肿瘤药物促使血小板凋亡机制各异，如抗代谢药物甲氨蝶呤（应用在血液系统肿瘤及类风湿关节炎），凋亡机制：①诱导活性氧（reactive oxygen species，ROS）产生，Ca^{2+}含量升高；②诱导线粒体去极化、磷脂酰丝氨酸暴露及胱天蛋白酶-3（caspase-3）活化；③上调促凋亡的Bad和Bax蛋白的表达，下调抗凋亡Bcl-2的表达；④诱导c-Jun氨基端蛋白激酶（c-Jun N-terminal kinase，JNK）磷酸化。

抗血栓药物诱导的血小板减少，临床常见到HIT，HIT可分Ⅰ型和Ⅱ型两类，HIT-Ⅰ型是非免疫介导血小板减少，肝素与外周血液中的血小板直接相互作用，引起血小板活化、聚集和释放，从而导致一过性血小板数量减少（通常$>100×10^9$/L），患者常无明显临床症状，多为自限性疾病。HIT-Ⅱ型是免疫介导的血小板减少，其机制是使用肝素后，外周血液中的血小板被激活，由血小板α颗粒释放出PF4，形成肝素-PF4（H-PF4）复合物，该复合物诱导机体产生抗-肝素或抗-PF4抗体（多数为IgG，少数为IgA/IgM），最终形成IgG-H-PF4免疫复合物，黏附于血管内皮，刺激内皮细胞释放组织因子和多种促凝物质。而被活化的血小板会产生更多的PF4，介导新的血栓形成和血小板消耗，导致血小板计数进行性下降。

二维码　案例5-0-1问题导航的知识聚焦

第二节　血小板血型系统检测技术

血小板血型系统抗原和抗体检测为免疫性血小板相关的疾病临床诊断提供了重要证据，并且对提高血小板输注的安全性、科学性和有效性具有重要意义。血小板血型系统检测包括血小板血型抗原鉴定、血小板抗体检测（筛查和鉴定）、交叉配血3个方面。由于相应抗血清的稀缺性，血小板 HPA 和 HLA-Ⅰ 类抗原检测通常使用基因分型法。血小板抗体检测包括固相红细胞黏附试验（solid phase red cell adherence assay，SPRCA）、微柱凝胶法（microcolumn gel immunoassay，MGI）、单克隆抗体特异性捕获血小板抗原试验（monoclonal antibody-specific immobilization of platelet antigen test，MAIPA）、流式细胞术（flow cytometry，FCM）等。血小板交叉配血广泛使用 SPRCA。血小板血型系统抗原和抗体检测方法具体介绍如下。

一、血清学检测技术

（一）SPRCA

SPRCA 是由 Coombs 和梅德福（Medford）于1956年发明并报道的，该方法最早是用来验证人类血小板上存在 A 型或 B 型血型抗原。固相免疫黏附试验是一种免疫技术，将其中一种已知反应物（抗原或抗体）固定在微量板底部，检测样本中对应的抗体或抗原。终点的指示物可以是荧光素、酶或红细胞。当使用红细胞作为指示剂时，即为 SPRCA。

1. 原理和方法

（1）原理：通过免疫学技术将待检血清或血浆中的抗血小板抗体吸附，并使用红细胞作为指示剂，根据红细胞的聚集形态判定抗体是否存在。将制备的血小板悬液加入已包被鼠抗人血小板单克隆抗体的反应孔中，经离心并洗涤去除多余血小板后，与鼠抗人血小板单克隆抗体结合的血小板会在反应孔底部形成单血小板层，然后加入待检测血清或血浆，经过孵育后，若该血清或血浆中含有血小板抗体，则该抗体与反应孔中的血小板单层结合，未结合的成分通过洗涤被去除；最后加入抗人 IgG 及人 IgG 致敏红细胞（指示红细胞），经离心后指示红细胞通过抗人 IgG 的桥连与血小板单层上的血小板抗体结合，阳性结果为指示红细胞平铺在反应孔底部表面，而阴性结果则为指示红细胞在离心力的作用下聚集于反应孔底部中央（图 5-2-1）。若指示红细胞在底部形成的平铺面积小于阳性对照的结果，但是大于阴性孔的区域，则为弱阳性。

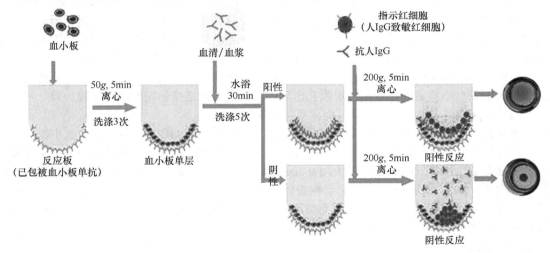

图 5-2-1　固相红细胞黏附试验原理示意图

（2）方法：制备血小板悬液，将冻干型血小板抗体检测细胞用生理盐水充分溶解，也可自行制备3人份等比例混合 O 型血小板悬液。向反应孔中加入上述血小板悬液，混匀并离心，使血小板固定在反应孔底部。倒出反应孔中的液体，并用洗涤工作液清洗去除游离血小板，然后加入低离子强度盐溶液和待检血浆（或阳性对照及阴性对照血浆）。混匀后于37℃下孵育，然后洗涤去除游离抗体等物质。再加入抗人 IgG 偶联的指示红细胞，轻轻振荡混匀后离心，将检测孔与对照孔的结果进行比较，判读并记录检测结果，结果判读见表 5-2-1。

表 5-2-1　血小板抗体检测结果判读

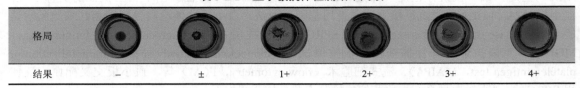

格局						
结果	−	±	1+	2+	3+	4+

2. 方法学评价　固相红细胞黏附试验操作简单快速，1h 左右就可以完成试验；试验过程结果直观，半自动操作的试剂盒无须大型设备，可批量检测；目前也已有全自动检测的设备和配套试剂投入临床使用。本实验使用完整的血小板作为抗原检测血小板抗体，更加适合血小板交叉配血试验，避免因血小板碎裂抗原丢失或改变导致血小板抗体漏检。该方法的局限性在于不能区分血小板特异性抗体和非特异性抗体。

3. 质量保证

（1）检测前：实验中所涉及的仪器和设备，须定期校正后方可使用。离心速度和时间需按照相关规定定期校准，未定期校准的离心机可能导致结果的敏感性和反应强度降低。检测试剂均在有效期内。样本采用血清或血浆［乙二胺四乙酸（EDTA）或枸橼酸钠抗凝］，当天不能检测的样本可于 2～6℃ 冰箱中保存 7d，如需长期保存应置于 –20℃ 下冰冻保存。样本存在溶血、脂血、高胆红素血，可能影响检测。样本检测前需 3400r/min 离心 5min，确保上清液无颗粒和有形成分等。

（2）检测中：血小板悬液制备浓度应在 $50×10^9/L$～$150×10^9/L$，过浓过淡都会导致结果不可靠。血小板悬液最好储存于塑料容器中，常温现制，数小时内进行检测。实验过程中血小板分散均匀，未发生聚集现象是实验成功的关键之一，血小板聚集可能导致假阳性结果。指示红细胞的浓度应在 0.3%～0.4%；指示红细胞致敏结果为直接抗球蛋白试验凝集强度不超过 1+，凝集太弱会导致假阴性结果；指示红细胞的新鲜程度，取决于保存液的质量，一般不超过 2 个月，如果有溶血或细菌污染可能导致结果不可靠；指示红细胞加入"U"形微板后需混匀，如不混匀且离心力不足，可能导致假阳性结果。实验过程中的孵育温度为 37℃，水浴或干式孵育都可以达到试验要求，但干式空气浴可能产生静电，从而引起血小板的聚集，导致结果不可靠。洗涤过程需滴加洗液，缓流洗涤"U"形微板，如用急速水流剧烈冲洗可能破坏血小板单层，导致结果不可靠。

（3）检测后：若阴性对照出现假阳性，可能是阴性血清被污染或血小板被活化，应更换阴性血清或重新制备血小板悬液；若阳性对照孔出现假阴性，可能是指示细胞或微量板失效，应避免指示细胞长时间放置于室温、微量板，而应密封干燥保存。

4. 临床应用　通过固相红细胞黏附试验可以筛查 HLA 抗体、HPA 抗体和其他血小板反应性抗体，为免疫性血小板相关疾病或反应（如 FNAIT、ITP、PTP、PTR 等）的临床诊断提供重要证据。若要区分 HLA 和 HPA 抗体，可使用 0.2mol/L、pH 4.0 的二磷酸氯喹处理血小板去除 HLA，排除 HLA 干扰。血小板交叉配型，为患者筛查供者或提供相合的血小板，减少 PTR 或 PTP 的发生。有研究表明，若没有相合的血小板，紧急情况下，通过 SPRCA 试验检测，选择试验结果最弱的供者的血小板输注，仍可以提高受者的血小板计数。

（二）MGI

MGI 作为一种血小板抗体检测技术，由我国自主创新研制，其主要工作原理是将血小板的抗原-抗体反应与凝胶分子筛相结合，应用包被有鼠抗人血小板单克隆抗体的指示红细胞，在抗球蛋白微柱凝胶介质中检测血小板抗原与患者血小板抗体之间的反应。

1. 原理和方法

（1）原理：MGI 本质上是抗原-抗体反应，待检血清、血小板悬液和指示红细胞均加至微柱凝胶中，指示红细胞上包被有动物抗人血小板抗体，该抗体的 Fc 片段结合在红细胞上，Fab 片段与血小板结合，若待检血清中含有抗血小板抗体，此抗体的 Fab 片段同样结合血小板，但抗血小板抗体的 Fc 片段可在微柱凝胶中的抗球蛋白桥联成网络状凝集复合物（指示红细胞-血小板抗原-待检血清中抗血小板抗体-抗球蛋白），通过离心，最后根据复合物在凝胶介质中的位置判断抗血小板抗体是否存在，复合物停留在凝胶上面或柱体内为阳性（±～4+）；反之，则不能形成复合物，红细胞沉于微柱凝胶管底部为阴性。

（2）方法：将患者血清、稀释液、供者血小板抗原及偶联有抗人 IgG 的指示红细胞在微柱凝胶卡反应腔内混匀，放置于 37℃ 下孵育适当时间。离心后肉眼观察结果。红细胞凝集块位于凝胶表面或凝胶中为阳性结果，表明患者血清或血浆内存在血小板抗体，或交叉配血结果不相合。红细胞完全沉降于凝胶管底部为阴性结果，表明患者血清或血浆中未检出血小板抗体，或交叉配血结果相合。判读标准见表 3-2-4。

2. 方法学评价 MGI 作为一种血小板抗体检测技术，是由我国自主创新研制的，其主要工作原理是将血小板的抗原-抗体反应与凝胶分子筛相结合，检测患者体内血小板抗体，通过观察悬浮在微柱内的指示红细胞状态，进而区别出游离红细胞和凝集红细胞，判断血小板抗体是否存在。该血小板抗体检测技术具有操作简单、快速、准确、可靠的优点，试验过程均有阴性和阳性对照，结果直观，无须大型设备，可批量检测，适用于各级医疗机构常规试验技术。本实验方法使用血小板碎裂抗原，可能引起血小板抗原丢失或改变，导致血小板抗体漏检。指示红细胞需要保持新鲜，如非当日配制应进行 DAT 实验，保障实验的可靠性。抗球蛋白凝胶卡的保存和运输也会造成结果不可靠，请多加注意。该方法的局限性是结果判断有主观性，且不能区分血小板特异性抗体和非特异性抗体。部分产品未实现全自动化检测，耗费人力。

3. 质量保证

（1）检测前：采集静脉血，使用抗凝和非抗凝的试管均可，但非抗凝的血清效果更佳，血清和血浆均不能存在絮状物沉淀。微柱凝胶卡需保存在 18～25℃，如低于 18℃ 保持，须在室温平衡 30min 以上再进行试验，否则可造成假阳性结果。

（2）检测中：冻干指示红细胞应现用现配。溶解后的指示红细胞最好当日用完，若需保存，可在 4℃ 条件下保存 2 周，但在使用前必须设置指示红细胞自身对照试验，即将指示红细胞加入微柱凝胶卡中直接离心，结果为阴性方可继续使用。血小板裂解液由 3 人份健康成年人混合血小板制备。如果结果与临床症状不符，则需要重新配制 3 个单人份裂解血小板液（提高弱反应抗体检出率），分别再次进行血小板抗体检测。

（3）检测后：判定结果时需参考阴性和阳性对照，若阴性对照出现少许拖尾现象，可能是由于陈旧，需重新配制指示红细胞进行检测。

4. 临床应用 应用范围基本与 SPRCA 相同，但不如 SPRCA 普及。

（三）MAIPA

MAIPA 为 1987 年基费尔（Kiefel）等发明的一项新技术，可分为用于筛选血清或血浆中的抗血小板抗体的间接 MAIPA（indirect MAIPA，MAIPAI），和检测与患者血小板结合的抗体的直接 MAIPA（direct MAIPA，MAIPAD）。间接 MAIPA 的阳性检测结果需要随后使用相同的方法鉴定抗体。MAIPA 是国际输血协会推荐的检测血小板抗原抗体的金标准。

1. 原理和方法

（1）原理：将血小板与人血清和鼠抗人血小板糖蛋白单克隆抗体分别孵育后，加入裂解液使其裂解为"人血小板抗体-血小板糖蛋白-鼠抗人血小板糖蛋白单抗"三者免疫复合物（阴性反应为"血小板糖蛋白-鼠抗人血小板糖蛋白单抗"两者复合物）。将该复合物加入至已包被羊抗鼠 IgG 的酶标板中，经孵育后被捕获。通过加入辣根过氧化物酶标记羊抗人 IgG，经酶底物显色可以检测血小板糖蛋白特异的同种抗体。

（2）方法：将抗鼠 IgG 包被于微量板中，加入 O 型献血者洗涤血小板悬液。以含有结合血小板和不结合血小板的抗体的血清作为阳性对照和阴性对照。离心后去上清液，加入受检血清（或阴阳性对照血清）重悬血小板沉淀后于 37℃中孵育。用磷酸盐缓冲液（PBS）-EDTA 离心洗涤血小板。用稀释的鼠抗人血小板糖蛋白单克隆抗体重悬血小板，37℃孵育后用 PBS-EDTA 离心洗涤血小板。在反应孔中加入裂解液，用吸管重悬血小板，4℃孵育后进行室温离心。取适量离心后的上清液用 Tris 缓冲盐溶液（TBS）稀释。取稀释的血小板裂解物于已包被的平底微量板各孔中。4℃孵育后用 TBS 洗涤。在反应孔中加入过氧化物酶标记的抗人 IgG。4℃孵育后用 TBS 洗涤。加入邻苯二胺（OPD）底物，室温反应后终止反应并比色。根据样本吸光度与阴阳对照的吸光度值，判读结果的阴阳性。

2. 方法学评价　MAIPA 是待检血清中的人血小板抗体和血小板单克隆抗体与血小板的结合，是发生在血小板裂解前，此时血小板抗原保持天然构象，避免了有临床意义的重要抗原表位丢失导致敏感性降低或漏检的问题。此方法敏感度高、特异性强，是检测血小板特异性抗原和抗体的经典方法。采用标准品同时检测，还可以对 HPA 抗体进行定量。MAIPA 如果被检样本中人血小板抗体与鼠单克隆抗体识别的是同一抗原决定簇，或者是很相似的抗原决定簇，它们将竞争地结合抗原位点而出现假阴性反应。该方法操作时间较长，步骤较烦琐，技术要求高，各国实验室同比研究结果差异大，这些都限制了 MAIPA 法的推广应用。固定血小板裂解物的抗体若是 HLA-Ⅰ类抗体，也能检测血小板 HLA 抗体。

3. 质量保证

（1）检测前：患者样本应注意避免溶血。血清或血浆（EDTA 抗凝试管）均可以试验，若当日不能试验，可放于 4℃中储存且不超过 5d，如果长期不能试验则需冻存。冻存样本不能反复冰冻和溶解。抗体的稀释液均应现用现配。

（2）检测中：加样时直接加入微孔底，注意不可溅出，不可产生气泡，不可漏加任何试剂。洗涤血小板时动作应轻柔，在重悬血小板的步骤中，应保证血小板被充分悬浮，以血小板凝块完全冲散为宜。严格按照标准次数洗涤。因血小板表面的 HPA-15 抗原数量相对较少，且抗原不稳定，因此在检测 HPA-15 系统抗体时，应采用新鲜的血小板作为抗原，并且保证每孔检测要有足够数量的血小板。

（3）检测后：显色时可根据阳性对照孔和阴性对照孔的显色情况适当缩短或延长时间，及时判断。

4. 临床应用　临床应用范围基本与 SPRCA 相同，但 MAIPA 还主要用于血小板抗体初筛阳性患者进一步进行血小板抗体的特异性鉴定。

（四）流式细胞仪

流式细胞仪（FCM）是集细胞与分子生物学、流体力学、光技术、光电子技术、计算机技术、细胞荧光化学技术、单克隆抗体技术于一体的一种新型高科技仪器。FCM 是以流式细胞仪为检测手段的一项能快速、精确地对单个细胞或生物学颗粒的理化特性进行多参数定量分析和分选的技术。这些参数的定量评估可能有助于遗传性或获得性血小板疾病的诊断，是一种快速、可靠检测血小板反应性抗体的方法。

1. 原理和方法

（1）原理：将已知的血小板抗原细胞与患者血清或血浆孵育洗涤，再加入荧光素（如 PE）标记的抗人 IgG 二抗，避光反应后加入 PBS 悬浮，上机分析。若应用两种不同的荧光标志物（如 FITC 和 PE）来分别标记抗人 IgG 和抗人 IgM 类抗体，利用它们在不同波长具有的相应荧光峰值可区分患者体内 IgG 和 IgM 型抗血小板抗体。阴性对照管内血清无任何血小板抗体，根据阴性血清确定 Cut off 值，判断反应结果的平均荧光强度。

（2）方法：制备 O 型 3 人份血小板悬液，用 PBS-EDTA 缓冲液悬浮血小板。将已经配制的血小板悬液加入微量板，离心后弃上清液，然后加入待检血清或血浆、对照血清，混匀后于 37℃下孵育。离心后弃上清液，振荡后加入 PBS-EDTA 缓冲液，离心后弃上清液，振荡悬浮血小板。重复洗涤并弃上清液，振荡悬浮血小板。加入荧光标记抗人 IgG 或 IgM，充分混匀悬浮血小板。室温避光孵育。加入 PBS-EDTA 缓冲液，离心后弃上清液。加入 PBS-EDTA 重悬，并将液体转移至含 PBS-EDTA 的流式检测试管中。样本避光放置直至打开流式细胞仪进行上机检测。

2. 方法学评价　流式细胞仪检测技术筛查血小板抗体技术具有灵敏、快速、简便的优点；应用该技术可实现电子化、程序化、标准化检测；由流式细胞仪采集和分析软件分别完成数据的收集和分析，方便对结果进行质控，对操作者要求不高，室间差异小，此外还可以长久保留实验结果，通过各类软件制作一目了然的结果示意图，具有进一步推广应用的良好的市场前景。该方法用完整血小板作为抗原进行检测，可检测出结合在血小板表面的很少量的抗体，如可检测出 HPA-3 及 HPA-15 系统中可变抗原的抗体。此方法是筛查试验，不能鉴别血小板抗体特异性，如遇结果阳性的标本需增加其他方法如 MAIPA 进行鉴别。

3. 质量保证

（1）检测前：血清或血浆（EDTA 或枸橼酸抗凝）均可用于检测，4℃保存不超过 7d，长期保存需在 –18℃以下冻存。样本不能出现溶血、黄疸及高脂的现象，以免影响检测。

（2）检测中：流式细胞仪并非完全自动化的仪器，准确的实验结果还需要准确的人工技术配合，所以标本制备需要规范，仪器本身亦需要质量控制。孵育时间和温度应按说明书进行，延长孵育时间、提高温度会增加非特异性结合。荧光抗体染色后应充分洗涤，注意混匀和离心速度，以减少非特异性荧光干扰；注意染色后避光，保证免疫荧光的稳定。

（3）检测后：流式细胞术设置中阴性和阳性对照，为排除荧光染料非特异性吸附对结果的影响，以阴性对照的 2 倍为阴性阈值（cut off 值），意味着若检测孔的平均荧光强度几何均数值大于阴性对照的 2 倍即判为阳性反应，以平均荧光强度为检测指标，结合阴性对照及阳性对照的检测结果，确定是否含有血小板抗体。

4. 临床应用　目前由于尚缺乏用于临床诊断的相关试剂，FCM 检测血小板抗体主要用于科研用途。

二、血小板抗原分子生物学检测技术

血小板膜上的抗原鉴定可应用血清学分型方法或基因分型，血清学方法是最理想的鉴定方法，但是很难获得高质量和特异性的 HPA 抗血清，血小板抗原分型受到了限制；因此，基因分型方法是血小板免疫实验室的常用方法，克服了血清学分型方法的劣势，目前已广泛用于 HPA 和 HLA 的基因分型，以及建立已知 HPA 和 HLA 基因型的血小板供者库。进行血小板抗原基因分型的临床应用包括为诊断或防治 FNAIT、PTP 及 PTR 等血小板血型免疫相关的疾病提供实验室依据。HPA 基因分型的检测方法与红细胞或白细胞血型分子生物学检测的分子生物学方法原理大致相同，如 PCR-SSP、PCR-RFLP、PCR-ASO、PCR-SBT 等。但基因分型技术存在一定的缺陷，基因分型不能在所有的情况下代表真正的抗原分型，特别是当出现因基因突变而形成的血小板糖蛋白缺陷，以及有阻碍基因分型技术本身的未知基因变异的情况下，血清学抗原分型和基因分型的结果可能会有差异。因此，如果可能，同时进行基因分型和血清学抗原分型有助于避免因错误的血小板定型而带来的潜在的风险。

> **案例 5-0-1 分析**
>
> 1. 输注交叉配型的血小板、输注 HLA 和 HPA 相合的单采血小板、证实存在抗 HLA 抗体类型后输注缺乏相应抗原的血小板。血小板输注量加倍，并尽量输注 24h 内采集的血小板。
>
> 2. 患者无活动性出血时，输注效果取决于患者输注前血小板数及预期达到的血小板校正计数增量（CCI）。患者处于活动性出血时，血小板的输注疗效取决于患者的出血情况及止血效果。通常输注一个治疗剂量单采血小板或 10U 浓缩血小板可升高血小板计数 $20\times10^9/L\sim30\times10^9/L$。

知识拓展

1. 血小板抗体能引起哪些疾病?
2. 怎样减少免疫性血小板抗体的产生?

（陈　伟）

第六章　血清蛋白型及检测技术

血清蛋白与红细胞、白细胞、血小板等有形成分一样，具有"型"的差异，即血清蛋白型。随着核酸检测和免疫学检测的技术进展，血清蛋白编码基因多态性及其产生的血清蛋白抗原多态性不断被检出，形成了丰富的血清蛋白型。

第一节　血清蛋白型

血清蛋白型是指某种蛋白质所具有的遗传多态性。在现代医学中，血清蛋白型及其检测技术在法医学鉴定、治疗性单克隆抗体制备等领域具有广泛的应用。

案例 6-1-1

患者，女，56 岁，因"血便"就诊，经体格检查、实验室与影像学检查、结肠镜检查及组织病理检测等确诊为晚期结肠腺癌。分子生物学检测结果提示：原发肿瘤组织微卫星稳定（MSS）、*KRAS/NRAS/BRAF* 基因均为野生型，未检测到 *HER2* 基因扩增。患者接受西妥昔单抗联合化疗方案治疗 4 个周期后，疗效评估显示患者病情取得部分缓解。此后，患者在接受西妥昔单抗维持治疗过程中出现新发肿瘤转移灶，提示：患者对西妥昔单抗耐药。穿刺活检、组织病理与分子生物学检测结果显示新发肿瘤转移灶与原发肿瘤组织具有相同的病理类型和基因表型。

问题：

患者原发与转移肿瘤灶的分子生物学检测结果均提示患者可从西妥昔单抗的应用中获益，为什么患者却对西妥昔单抗耐药？

---- **案例 6-1-1 问题导航** --------------------------------

1. 什么是免疫球蛋白的同种型、类和亚类、型和亚型？
2. 什么是免疫球蛋白的同种异型？

一、血清蛋白型概述

血清是血液中的无形成分，包含了蛋白质、有机物质、无机盐和水等多种成分。血清蛋白按性质可分为免疫球蛋白、血清酶、补体等几大类。血清蛋白型是指某种蛋白质所具有的遗传多态性。

自 20 世纪 30 年代开始，人们采用了不同的方法，检出 21 个系统、137 个抗原的血清蛋白型，主要有免疫球蛋白、触珠蛋白、转铁蛋白、低密度脂蛋白、拟胆碱酯酶等。随着分子生物学检测技术的不断发展，血清蛋白遗传多态性可从基因水平检出，抗原数量也在不断增加。在血清蛋白型研究领域中，免疫球蛋白是研究较为深入、多态性最多的一种蛋白质。

二、免疫球蛋白概述

免疫球蛋白（immunoglobulin，Ig）是一组蛋白质，其单体由两条重链（heavy chain，H 链）和两条轻链（light chain，L 链），经链间和链内二硫键连接组成，其结晶在电镜下呈"Y"形（图 6-1-1）。

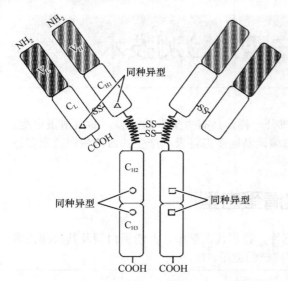

图 6-1-1 Ig 多肽链基本结构和功能区示意图

Ig 的每一条 L 链或 H 链均由可变区（variable region，V 区）和恒定区（constant region，C 区）构成。其中，L、H 链的氨基末端（N 端）易发生变异，称为 V 区；其余部分直到羧基末端（C 端），氨基酸结构稳定，称为 C 区。一条 L 链有两个功能区，其中一半氨基酸残基为 V 区（V_L），其余为 C 区（C_L）。一条 H 链有 4~5 个功能区，其中 1/4 氨基酸残基为 1 个 V 区（V_H），其余为 3~4 个 C 区（C_H）：C_{H1}、C_{H2}、C_{H3}，少数 Ig 有 C_{H4}。

三、免疫球蛋白同种异型

Ig 是一种有活性的抗体分子。同时，个体的 Ig 对同一种系不同个体或另一种系的个体来说，又是一种抗原物质。依据同一个体中 Ig L/H 链 C 区抗原性差异、群体内不同个体间 Ig L/H 链 C 区的差异以及特定单一 Ig 分子上抗原结合位点的差异，可将 Ig 分类为 3 个层次，即同种型（isotype）、同种异型（allotype）和独特型（idiotype）。

（一）同种型

同种型指的是同一个体内能产生多少种 L/H 链 C 区存在抗原性差异的 Ig。

1. 类（class）和亚类（subclass） Ig 类的划分依据为 H 链 C 区肽链结构和抗原性的差别。据此，H 链分为 5 类：γ、μ、α、δ、ε，它们相应的 Ig 类分别为 IgG、IgM、IgA、IgD、IgE。依据同一个体的同类 Ig H 链 C 区抗原性差别、H 链间二硫键数目的差异及连接位置不同，可以将同类 Ig 分为若干亚类。人类 IgG 的 H 链 γ 有 4 种：$γ_1$、$γ_2$、$γ_3$、$γ_4$，其相应 Ig 亚类分别为 IgG_1、IgG_2、IgG_3、IgG_4；其中，IgG_1、IgG_2、IgG_3、IgG_4 H 链间分别有 2、4、15、2 个二硫键相连。人类 IgA 的 H 链 α 有 2 种：$α_1$、$α_2$，相应 Ig 亚类分别为 IgA_1、IgA_2；IgA_2 L/H 链间无二硫键相连。IgM 有 IgM_1、IgM_2 两种亚类。目前，尚未见 IgD、IgE 亚类的相关报道。

2. 型（type）和亚型（subtype） Ig 型的划分依据为 L 链 C 区肽链结构和抗原性的差别，分为 κ 和 λ 链两型。依据同一个体的同型 Ig L 链 C 区抗原性的差异，可以将同型 Ig 划分为不同的亚型。κ 链 C 区只有 1 种，无亚型之分；λ 链 C 区数个位置上的氨基酸存在不同，形成了抗原性差异，因而分为 $λ_1$~$λ_4$ 共 4 种亚型。λ 链第 152 位氨基酸残基为甘氨酸时表现为抗原 kern(+)，如为丝氨酸时则表现为 kern(-)；第 190 位氨基酸残基为赖氨酸时表现为抗原 Oz(+)，如为精氨酸时则表现为 Oz(-)。4 种 λ 亚型中，$λ_1$ 亚型表现为 kern(-)Oz(-)；$λ_2$ 亚型表现为 kern(-)Oz(+)；$λ_3$ 亚型表现为 kern(+)Oz(-)；$λ_4$ 亚型表现为 kern(+)Oz(+)。综上，人类 Ig 可分为 IgG_1~IgG_4、IgA_1~IgA_2、IgM_1~IgM_2、IgD、IgE 共 10 个亚类，κ 和 $λ_1$~$λ_4$ 共 5 个亚型。

（二）同种异型

同种异型是指一个物种的群体内、不同个体间 Ig H/L 链 C 区的差异。尽管 Ig H/L 链 C 区的氨基酸在群体内很少发生变化，但并非绝对不变。Ig 分子由亲代等位基因中的一个基因编码。在系统演化进程中，该编码基因可发生突变，形成新的等位基因。因此，子代抗体产生细胞分泌的 Ig 分子 C 区可发生一个或数个氨基酸突变，从而形成不同个体间 Ig 抗原性的差异，即为同种异型。已知的人类 Ig 同种异型有 3 类，为 Gm、Am、Km，分别在 IgG、IgA 和 κ 链上。

1. IgG 同种异型 Gm IgG 同种异型是采用特异性血清学试剂检测特异性抗原表位的表达情况来确认的。格拉布（Grubb）首次描述了人 IgG 同种异型。随后，采用从经产妇女、多次输血者和正常献血者获得的人源试剂识别了人 IgG H 链和 L 链中广泛存在的多态性，即同种异型。IgG 同种异型的命名包含了 IgG 亚类及 H 链 C 区表达的同种异型特异性抗原表位，如 G_1m1［或 G_1m（a）］、G_3m5［或 G_3m（b1）］等。IgG 氨基酸序列的变异并不会都产生具有免疫原性的抗原差异。此外，出现在暴露最少的位点的氨基酸序列变异，可能不被血清学试剂所检测到。因此，基于血清学的字母和数字标识系统，不能完全覆盖 IgG 亚类不同等位基因形成的结构变异。近年来，为了明确唯一特定的多态性变体，建议使用国际免疫遗传学信息系统（International ImMunoGeneTics Information System，IMGT）等位基因名称进行同种异型的命名。

（1）IgG_1：IgG_1H 链可分别表达 G_1m3［G_1m（f）］、$G_1m17,1$［G_1m（z，a）］或 $G_1m17,1,2$［G_1m（z，a，x）］同种异型。$G_1m17,1$ 和 $G_1m17,1,2$ H 链的 C 区与 G_1m3 H 链 C 区分别相差 3 个和 4 个氨基酸残基。C_{H1} 区 214 位点的精氨酸残基（IMGT R120）与 G_1m3 相关，而赖氨酸残基（IMGT K120）与 G_1m17 相关。C_{H3} 区 356 位点的天冬氨酸残基（IMGT D12）和 358 位点的亮氨酸残基（IMGT L14）与 G_1m1 相关；431 位点的甘氨酸残基（IMGT G110）与 G_1m2 有关。

（2）IgG_2：IgG_2 H 链可表达 G_2m23［或 G_2m（n）］同种异型，与 C_{H1} 区 282 位点的蛋氨酸残基（IMGT M45.1）相关。C_{H1} 区 189 位点苏氨酸残基（IMGT T92）也与 G_2m23 相关。C_{H1} 区 189 位点脯氨酸（IMGT 92）和 C_{H2} 缬氨酸 282（IMGT V45.1）存在于 G_2m（..）［或 G_2m（n−）］链和其他 IgG 亚类的 γ 链中，但因不具有免疫原性，无单克隆抗体试剂进行确认，而不能被确认为同种异型。

（3）IgG_3：血清学确认的 IgG_3 亚类中的同种异型是最复杂的。多个 IgG_3 氨基酸序列的比对分析确定了多个 IgG_3 同种异型的特异性抗原表位。基因测序技术发现：血清学确认的某个 G_3m 可以由不同的等位基因编码，但是等位基因多态性引起的氨基酸变化是否具有免疫原性，并被特异性血清学试剂检测到仍然未知。铰链区外显子数量的不同形成的多态性可导致铰链区蛋白质序列在 27～83 个氨基酸残基之间变化，并影响 IgG 的结构特征。

（4）IgG_4：血清学方法尚未定义 IgG_4 的同种异型。氨基酸残基存在于一个 IgG 亚类的同种异型位点，也存在于其他 IgG 亚类的同种异型中，并可在体外被特异性血清学试剂检测到时，称为"类同种异型"。目前，血清学定义的 IgG_4 多态性为类同种异型 nG_4m（a）和 nG_4m（b）。C_{H2} 区 309 位点亮氨酸残基（IMGT L92）与 nG_4m（a）特异性抗原表位相关，C_{H2} 区 309 位点缬氨酸残基（IMGT V92）与 nG_4m（b）特异性抗原表位相关；两者同样存在于 IgG_1 和 IgG_3 的 H 链 C 区。

2. IgA 同种异型 Am　Am 同种异型只见于 IgA_2 的 α_2 链 C 区差异，有 A_2m（1）和 A_2m（2）两种。前者在 H 链和 L 链之间没有二硫键，多见于高加索人种；后者在 H 链和 L 链之间有二硫键，以蒙古人种及黑人居多。

3. κ 轻链同种异型 Km　Km 是 κ 轻链 C 区差异，以往用 InV 表示。在 IgG、IgM 及 IgA 的 κ 链上均可检出 Km 同种异型。现已明确的 Km 同种异型有 3 种：Km（1）、Km（1，2）及 Km（3）。其中，153 位点缬氨酸残基（IMGT V45.1）和 191 位点亮氨酸残基（IMGT L101）与 Km（1）有关；153 位点丙氨酸残基（IMGT A45.1）和 191 位点亮氨酸残基（IMGT L101）与 Km（1，2）有关；153 位点丙氨酸残基（IMGT A45.1）和 191 位点缬氨酸残基（IMGT V101）与 Km（3）有关。

4. Ig 同种异型的临床意义　人类编码 H 链 C 区的基因在 Ig H 链基因座内紧密相连，作为单体型遗传。进化过程中发生的交叉事件形成了目前的单体型的群体表达特征。因此，同种异型系统在 HLA 分型技术问世之前多应用于亲子鉴定、法医学和群体研究中。多项研究发现特定的 Gm 基因或单体型与重症肌无力、慢性活动性肝炎和类风湿关节炎等感染性或自身免疫病相关。Ig 同种异型的不相容输血可引起发热、寒战、头痛、呕吐和过敏性休克等非溶血性输血反应的临床表现。此现象在 Am 同种异型的不相容输血中并不少见。

一部分同种异型已被证明具有免疫原性，且治疗性单克隆抗体的使用可能导致抗同种异型反应，因此在开发治疗性抗体时，需要注意同种异型的免疫原性问题。如临床使用的利妥昔单抗属于 G_1m17，非 $G_1m17,1$。通过工程基因将 D-E-L（IMGT D12-E-L14）序列替换为 E-E-M（IMGT

E12-E-M14）序列，消除了 G_1m1 同种异型，从而仅保留 G_1m17 同种异型，减少免疫原性。

在输血和移植中，Gm 和 Km 同种异型相容性并不重要，而 Am 却不同。受血者存在抗 Gm 和 Km 同种异型抗体时，即使输入不相容的血浆也不发生反应。然而，在有输血过敏史的选择性 IgA 缺乏个体中，不但首次发现了抗 A_2m 抗体，而且抗 IgA 抗体检出率可高达 76.3%。这些充分证实了抗 IgA 抗体与选择性 IgA 缺乏个体的输血不良反应有关。

（三）独特型

独特型是指特定的单一 Ig 分子上抗原结合部位所体现的抗原决定簇，随个体及抗体不同具有不同的特异性。在同一个体，不通过抗原诱生的 Ig 具有不同的特异性；同一抗原在不同个体上诱生的 Ig，其特异性也不尽相同。

独特型抗原决定簇按其与抗原结合部位的关系分为 3 类：位于抗原结合部位外侧的 α 独特型、与抗原结合部位紧密相连的 β 独特型以及由结合部位自身形成的 γ 独特型。目前，独特型网络学说已应用于淋巴系统肿瘤中直接杀伤肿瘤细胞而保护正常淋巴细胞、移植排斥中应用独特型抗体选择性抑制或消除参与排斥作用的淋巴细胞等。

四、其他血清蛋白型

二维码　案例 6-1-1 问题导航的知识聚焦

结合珠蛋白型、低密度脂蛋白型、拟胆碱酯酶型、转铁蛋白型、维生素 D 结合蛋白、血清类黏蛋白、$α_1$-抗胰蛋白酶、抗凝血酶Ⅲ等多种血清蛋白型也被广泛研究并应用于遗传学研究和法医学鉴定中。

案例 6-1-1 分析

西妥昔单抗是一种针对表皮生长因子受体（EGFR）的人-鼠嵌合单克隆抗体，其 C 区来源于人 Ig，表现为 $G_1m3/Km(3)$ 同种异型。G_1m3 和（或）Km(3) 缺乏的患者经妊娠、免疫球蛋白相关制品输注等途径暴露于上述同种异型后，可能产生针对 G_1m3 和（或）Km(3) 的抗体。吞噬细胞消除上述抗体与西妥昔单抗形成的免疫复合物后，可导致西妥昔单抗的治疗无效。同时，上述抗体与 C_{H1} 区的精氨酸受体结合也可能影响与 Fcγ 受体结合的 C_{H2} 和 C_{H3} 结构域的构象，从而影响抗体依赖细胞介导的细胞毒作用（ADCC）水平，减弱西妥昔单抗的抗肿瘤效应。

该患者系老年女性，有分娩及西妥昔单抗输注病史，且新发转移灶与原发肿瘤组织分子生物学检测结果一致，故考虑患者存在西妥昔单抗耐药可能与患者存在针对 G_1m3 和（或）Km(3) 的抗体有关。通过抗同种异型抗体的检测，可以进一步证实此类抗体的存在。对于存在 G_1m3 和（或）Km(3) 抗体的患者，构建 $G_1m17/Km(1,2)$ 或 $G_1m17/Km(3)$ 同种异型的抗 EGFR 抗体具有可行性和重要意义。

知识拓展

免疫球蛋白同种异型在临床医学和法医学中的应用有哪些？

第二节　血清蛋白型检测技术

同种异型是指一个物种的群体内、不同个体间免疫球蛋白 H、L 链 C 区的差异，在临床上与某些自身免疫病、输血不良反应的发生有关。本节介绍免疫球蛋白同种异型的常规鉴定方法，包括电泳方法和微量血凝抑制试验；同时对 IgG H 链 γ 链（IGHG）质谱分析及 *IGHG* 基因测序也进行相关介绍。

案例 6-2-1

患者，女，35岁，因创伤致全身多处骨折入院。入院时血红蛋白（Hb）为93g/L，进行性下降至65g/L。既往史：5年前因前置胎盘，分娩后出血，输注红细胞悬液。输注期间，患者发生皮疹等过敏反应，经医生对症处理后缓解。常规血型鉴定结果显示该患者为A型RhD阳性，红细胞意外抗体筛查结果为阴性。于骨科术前3d，临床医师依据病情申请红细胞悬液输注。输血科给予2U去除白细胞悬浮红细胞输注。在红细胞悬液输注50min后，患者出现低热、寒战、恶心等不适，无头痛、背痛、出汗和呼吸困难，体格检查：低热（37.9℃）、血压降低（输血前115/70mmHg，输血后89/53mmHg），躯干大面积荨麻疹、潮红，无喘息或其他异常。心电监护亦显示：血压降低。输血相容性试验的重复检测显示无溶血性输血反应的证据。残留红细胞悬液的微生物培养结果显示为阴性。

问题：

1. 导致患者发生该类型输血不良反应的原因可能是什么？

2. 通过哪些检测方法可以进一步明确患者发生输血不良反应的原因？

----- **案例 6-2-1 问题导航** -----

免疫球蛋白同种异型的鉴定方法有哪些？

一、电泳方法

不同血清型的个体，其血清蛋白在特定电场中泳动速度存在差异，产生各自独特的图谱，是进行电泳分型的基础。

（一）原理与方法

在特定的pH条件下，赖氨酸、精氨酸残基上的氨基，组氨酸残基上的咪唑基及天冬氨酸、谷氨酸残基上的羟基可发生电离，使蛋白质带静电荷。在电场作用下，带负电荷的分子向正极移动，带正电荷的分子向负极移动。在相同电场强度下，蛋白质分子的大小、所带静电荷的多少、缓冲液pH的影响导致蛋白质分子的电泳速度形成差异，将各种蛋白质分子分开。电泳结束后，经过染色，显示出不同的蛋白质分子所在的位置，即电泳图谱。

目前血清蛋白型的电泳方法主要有以下3种：淀粉凝胶电泳、聚丙烯酰胺凝胶电泳、免疫电泳。前两者均通过电泳、染色形成的图谱进行结果判定。免疫电泳通过电泳、抗原抗体复合物形成的沉淀线进行结果判定。

1. 淀粉凝胶电泳 大分子淀粉颗粒受热破裂，经过水解后形成一定孔径大小、具有分子筛作用的淀粉凝胶。血清蛋白经加样、电泳、染色、脱色等一系列过程后，即可呈现出色带清晰的淀粉凝胶电泳图谱。

2. 聚丙烯酰胺凝胶电泳（polyacrylamide gel electrophoresis，PAGE） 单体丙烯酰胺和甲叉双丙烯酰胺聚合，形成具有分子筛效应的三维网状结构的聚丙烯酰胺凝胶。血清蛋白经加样、电泳、染色、脱色等一系列过程后，呈现出色带清晰的电泳图谱。

3. 免疫电泳 在电场作用下标本中各组分因电泳迁移率不同可分成区带。将抗体加入与电泳方向平行的凝胶沟槽内，可使抗原与抗体相互扩散而形成沉淀线。依据沉淀线的数量、位置及形状，可分析标本中所含的各种组分。

（二）方法学评价

淀粉凝胶电泳分离的结果与分子所带的电荷量、分子量的大小及形状等有关，分离效果较纸电泳更好。

PAGE分为变性和非变性两种。非变性PAGE的分离结果与分子量大小、形状及其所带的电荷量有关。变性 PAGE 消除了电荷和形状的影响，仅依据分子量大小进行分离。

免疫电泳结合了电泳和抗原抗体特异性反应的特点，可以确定标本中特异性抗原组分的存在。

3 种电泳方法使用的设备均较简单，操作流程简便、快速。PAGE 所用样品量小，结果分辨率和灵敏度更高。免疫电泳的结果特异性更高。

（三）质量保证

在淀粉凝胶电泳分析中，淀粉水解的程度是影响分离效果和凝胶的机械强度的重要因素。

制备 PAGE 凝胶的多种溶液需严格保存条件，如丙烯酰胺和甲叉双丙烯酰胺溶液应储存于棕色瓶中。用前检测 pH 是否有效；加速剂应密封保存；过硫酸铵溶液现配现用。溶液的不当保存将使其失效，导致配制的凝胶不能聚合。配胶时不能形成气泡，以免影响电泳分离效果。蛋白加样量要合适，才能形成形状正常的清晰条带。

在免疫电泳中，沉淀线的形成、形态与抗原抗体比例、电流等有关，因此需要做到抗原抗体比例合适，电泳搭桥时接触紧密，避免沉淀线不能形成和弯曲的情况。当沉淀线较弱，肉眼不易观察时，可染色后再进行分析。

（四）临床应用

淀粉凝胶电泳常用于血浆蛋白质、酶或经过酶解的小分子蛋白的分离和分析、异常血红蛋白的定性与定量分析，以及法医物证检验中 10 余种同工酶的鉴定。PAGE 广泛应用于诸多蛋白质、核酸分子等分离、定性与定量。免疫电泳多用于 M 蛋白血症的诊断与分型。

二、微量血凝抑制试验

微量血凝抑制试验是采用已知抗原或已知抗体检测相应抗原或抗体的一种技术。

（一）原理与方法

抗原-抗体反应形成的红细胞凝集，称为血凝现象。血凝现象在加入特异性抗体或特异性抗原后，原有的血凝反应被抑制，称为血凝抑制试验。

血凝及血凝抑制试验的应用方法主要有：①抗体筛检。被检血清在 "V" 形 96 孔微量反应板上做倍比稀释。以已知 Gm、Km 抗原的抗 D（IgG 类）抗体致敏的 Rh 阳性红细胞作为指示系统。如有凝集反应，则为阳性，显示有抗 IgG 类抗体，反之为阴性。②抗体特异性鉴定。将具有 IgG 同种异型抗体的血清与一组已知 Ig 同种异型的抗原谱血清反应。含有特异性抗体的血清，可被相应的抗原中和，而不能与致敏红细胞发生凝集反应。根据反应格局确定抗体特异性。③抗原分型。如抗 Gm(1) 血清和带有 Gm(1) 因子的 Ig 混合，则抗 Gm(1) 被中和，这是第一步。第二步是指示反应结果，抗 Gm(1) 被中和后将不能凝集表面带有 Gm(1)Ig 的红细胞。换言之，如受检血清中含有 Gm(1) 型 Ig，将抑制抗 Gm(1) 凝集带有 Gm(1) 因子的抗体（抗 D）所致敏的红细胞能力，使之呈阴性反应。即证明该 Ig 为 Gm(1)。

（二）方法学评价

血凝抑制试验虽然操作简单、判定结果方便，但很容易因为操作不规范、技术不正确而影响试验结果的准确性。

（三）质量保证

抗原标定、血清稀释的混合程度、指示红细胞的质量、反应的时间和温度、"V" 形微量反应板的质量和清洁度、结果判定方法是影响结果判定的重要因素。0.5%～1% 红细胞浓度、20～25℃的室温、稀释时 10 次以上来回吹打、90° 或 110° "V" 形微量反应板等均有助于提高试验结果的准确性。

（四）临床应用

微量血凝抑制试验通常用于 Ig 同种异型的分型，检查 Gm、Km、Am 等及其相应的抗体。

三、IgG 重链 γ 链酶解多肽的质谱分析

蛋白质质谱（mass spectrum，MS）分析是指通过电离源将蛋白质分子转化为气相离子，然后利用质谱分析仪的电场、磁场将具有特定质量与电荷比值（m/z 值）的蛋白质离子分离开来，经过离子检测器收集分离的离子，确定离子的 m/z 值，分析鉴定蛋白质分子。

（一）原理与方法

采用商品化 Protein G 柱纯化样品中总 IgG，以二硫苏糖醇（DTT）破坏二硫键后，用胰蛋白酶水解总 IgG、三氟乙酸（TFA）终止水解反应。用高效液相色谱法（HPLC）与轨道阱质谱联用浓缩、分离多肽，再进行 LC-MS/MS 分析。将分析数据在数据库（UniProt/SwissProt 数据库、IMGT® *IGHG* 等位基因数据库、*IGHG* C_{H2} 和 C_{H3}-C_{HS} 序列的个体数据库）进行查询、比对，获取 IGHG 多肽的多样性信息。

（二）方法学评价

蛋白质质谱分析方法具有快速、用量少、易操作等优点。但是，质谱的准确性对测定结果影响很大，因此蛋白质质谱分析常用于已知蛋白质分子的检测，而在未知蛋白质分子的测定中仍存在困难。

（三）质量保证

胰蛋白酶的酶解特异性、酶解的完全程度、蛋白质修饰程度、m/z 值等均对本试验的结果有影响。

（四）临床应用

质谱、串联质谱分析已广泛应用于临床标本的蛋白质组成分析以及蛋白质高级结构和蛋白质间相互作用等方面的研究。

四、*IGHG* 等位基因测序分析

基因多态性是 Ig 同种异型形成的基础。等位基因测序是基因多态性分析的一种方法。随着 PCR 技术广泛应用和 DNA 测序技术的不断改进，DNA 测序技术也进入 PCR 直接测序时代。

（一）原理与方法

将从数据库中提取 *IGHG* 等位基因的核苷酸序列进行比对，并在 C_{H2} 和 C_{H3}-C_{HS} 外显子区域设计引物用于扩增每一个 *IGHG* 基因。DNA 聚合酶扩增 *IGHG* 基因，扩增产物经琼脂糖凝胶电泳分离后，进行纯化。纯化产物采用测序引物于 DNA 分析仪上进行测序。采用软件读取测序结果，进行 C_{H2} 和 C_{H3}-C_{HS} 外显子的拼接，并进行翻译，最后得到一个多肽信息。进行多肽信息比对，分析 IgG 同种异型。

（二）方法学评价

IGHG 等位基因测序分析需要样本量少，灵敏度高、操作简便、周期短，但是方法学建立所需时间较长。

（三）质量保证

PCR 扩增引物的特异性、DNA 聚合酶的保真性、测序模板的纯度与浓度是影响等位基因测序分析结果的重要因素。

（四）临床应用

二维码 案例 6-2-1 问题导航的
知识聚焦

等位基因测序分析已应用于临床标本中特定表型基因或相关基因的多态性检测与分析。

案例 6-2-1 分析

1.患者输注出现寒战、发热、皮肤过敏、血压降低等临床表现，无血管内溶血的急性反应，故考虑为发热性非溶血性输血反应。由于患者输注的红细胞悬液已去除白细胞，故考虑白细胞相关的可能性不大，血浆蛋白相关可能性较大。

2.结合患者免疫学检查结果：IgG 10.3g/L（7.51～15.6g/L）、IgA 检测不到、IgE 34U/ml（0～165.3U/ml）、IgM 0.49g/L（0.46～3.04g/L），考虑患者为 IgA 缺乏，此次输血不良反应可能与患者血清中存在抗 IgA 抗体与红细胞悬液中存在的献血者 IgA 结合并发生反应有关。建议进行免疫电泳，观察 IgA 沉淀弧是否存在，进一步明确是否存在 IgA 缺乏症。同时，建议进行微量血凝抑制试验，明确抗 IgA 抗体的特异性。依据上述两个试验结果，明确患者在血液输注时是否应选择 IgA 缺乏的成分血。

知识拓展

血清蛋白型检测技术在临床医学中的应用有哪些？

（黄豪博）

第七章 血液成分的临床应用

血液是人体重要的液体成分，具有运输、调节酸碱平衡、维持渗透液、参与免疫及防御、凝血与抗凝、保持内环境稳态等功能。血液是由血细胞（红细胞、白细胞及血小板）及血浆（水、血浆蛋白、凝血因子等）组成。本章主要叙述全血、成分血及血浆蛋白制品的临床应用。

第一节 全血输注

全血是一种红色、不透明、具有黏性的液体组织，主要由液态的血浆和悬浮于血浆中的有形成分——红细胞、白细胞和血小板组成。正常人血液容量与体重密切相关，一般为体重的8%～9%，其中血细胞占40%～45%，血浆占55%～60%。血浆中水分约占90%，固体成分只占8%～9%，固体成分由蛋白质、脂类、无机盐和有机物质等组成，如白蛋白、球蛋白和各种凝血因子。

一、全血输注的适应证

因为全血的有效成分主要是含有携氧能力的红细胞，其次是清蛋白和球蛋白，因而有其一定的适应证。

（一）大出血
如急性失血、产后大出血、大手术或严重创伤时丢失大量血液，携氧红细胞和血容量明显减少，此时可输全血。

（二）体外循环
在进行外科心肺分流手术做体外循环时，体外机容量大，同时红细胞可有机械性损伤。以前常用全血，现在主张配合晶体溶液和胶体溶液输注。

（三）换血
新生儿溶血症，经过换血可去除胆红素、抗体及抗体致敏的红细胞，此时可用献血者的全血进行置换。目前主张用白蛋白和换血结合治疗，因白蛋白易与间接胆红素结合，效果比单纯用换血疗法好。

二、全血输注剂量及用法

传统的输血方法是不论患者需要什么成分血都输注全血，如为了控制因凝血因子缺乏或血小板减少而引起的出血或控制因粒细胞缺乏而引起的感染，也输注全血。但随着血液成分研究的不断深入，已证实全血中所含凝血因子、血小板或白细胞数量有限，输注全血难以达到预期疗效。同时，输注大量全血会增加心脏负担，重者引起心力衰竭、肺水肿，甚至造成死亡。随着血液免疫学研究和临床输血实践经验的不断积累，输注全血的缺点逐渐被人们所认识，从20世纪70年代起，全血的输注越来越少，取而代之的是成分输血，并得以快速发展。但对于大出血、体外循环、换血等也会牵涉到全血的输注，一般遵循以下原则。

（一）剂量
输注剂量取决于失血量、失血速度、组织缺氧情况等；置换剂量取决于患者外周血量、原发病的严重程度等。

（二）用法

遵循相容性输注原则：非紧急情况下，按照 ABO 及 RhD 同型且交叉配血相合的原则进行输注；紧急情况下，受血者 ABO 及 RhD 血型未知，可以紧急输注 O 型全血，一般不超过 800ml。

三、全血输注的禁忌证

全血输注禁忌证主要包括：年老体弱、婴幼儿、心功能不全和心力衰竭的贫血患者；预期需长期或反复输血的患者，如再生障碍性贫血、阵发性睡眠性血红蛋白尿症和白血病等；血容量正常的慢性贫血患者；对血浆蛋白已致敏或对血浆内某种反应原敏感的患者；由于以往的输血或妊娠已产生白细胞或血小板抗体的贫血患者；可能施行骨髓移植及其他器官移植的患者等。

四、全血输注的缺点

全血中所含白细胞、血小板和凝血因子的量很少，如果用输注全血来提升白细胞、血小板或凝血因子，不能取得预期疗效；全血中含有白细胞和血小板，可使受血者产生抗体，当再次输血时，易发生输血不良反应。同时，全血中白细胞是血源性病毒传播的媒介物，应尽可能去除以预防输血传播性疾病；对血容量正常的患者，特别是老年人或儿童，输注全血可能会引起循环超负荷，发生急性肺水肿和心力衰竭；全血中的血浆内含有较高浓度的钠、钾、氨、乳酸，会引起患者代谢负担增加。

全血是制备血液各种成分的原料，全血输注不利于保护血源，造成浪费；近年来已很少输注全血，而代之以成分输血，以克服上述全血输注的缺点。

（夏　荣）

第二节　红细胞输注

急性或慢性贫血患者需要输注红细胞，以提高血液中的 Hb 浓度，增加患者携氧能力。精准掌握红细胞输注适应证及红细胞输注的剂量、用法及注意事项，对指导临床科学合理用血有着重要的意义。

案例 7-2-1

患者，男，45 岁，公司职员。反复中上腹隐痛 3 年，加重 1 周。3 年前出现中上腹隐痛，午夜疼痛明显，有时伴有反酸、呃逆。近 1 周上述症状加重，5h 前自觉头晕、眼花，解黑便后晕倒在厕所，于 2021 年 3 月入院。体检：T 36.5℃，P 98 次/分，R 20 次/分，BP 102/70mmHg。贫血貌，巩膜黄染，心肺无异常。腹软，剑突下深压痛，肝脾肋下未触及。

实验室检查：血常规示 RBC $2.33×10^{12}$/L，Hb 58g/L；WBC $5.9×10^9$/L，N 0.65，L 0.3，M 0.03，E 0.02；PLT $150×10^9$/L。粪便检查：外观为柏油样，隐血试验 4+。

根据该患者的病史、症状、体征、实验室检查数据，可初步诊断为上消化道出血急性失血所致贫血，应立即行输注红细胞治疗以纠正贫血，改善患者缺氧状态。

问题：

1. 该患者为什么要进行红细胞输血？

2. 红细胞输血的剂量、用法及注意事项有哪些？

----- **案例 7-2-1 问题导航** --------

1. 手术及创伤输血的红细胞输注适应证有哪些？

2. 内科输血的红细胞输注适应证有哪些？

一、红细胞输注适应证

红细胞输注（transfusion of red blood cell）适用于改善慢性或急性失血导致的缺氧症状，也可用于血液置换，如严重的新生儿溶血症、寄生虫感染（疟疾、巴贝虫病等）、镰状细胞贫血等；不适用于药物治疗有效的贫血，也不应作为扩充血容量、促进伤口愈合或是改善人体营养状态的治疗手段。

（一）悬浮红细胞

1. 慢性贫血　各种原因导致的慢性贫血不存在血容量不足的问题，因此，只需要补充红细胞。慢性贫血是缓慢发生的，多数患者通过代偿能够耐受和适应血红蛋白的降低，应首先积极查找病因和治疗原发病。因为输注红细胞虽可提高血红蛋白，但同时也会抑制患者造血功能。只有在其他治疗措施无效时，为了改善缺氧症状才输注红细胞。红细胞制品对儿科慢性贫血者特别适用。

2. 急性失血　短时间内大量失血，红细胞快速丢失，多表现为红细胞计数减少和 Hb 浓度下降。急性失血量为 20%～40% 时，在积极止血和扩容的同时多需要及时输注一定量的红细胞，以保证组织供氧。

（二）浓缩红细胞

浓缩红细胞应用于心、肝、肾功能不全的患者较全血安全，可减轻患者的代谢负担。由于浓缩红细胞过于黏稠、临床输注困难、无红细胞保存液，目前血站已较少提供。

（三）去白细胞红细胞

去白细胞红细胞主要用于需要反复输血的患者，如再生障碍性贫血、珠蛋白生成障碍性贫血、白血病等患者；准备做器官移植的患者；由于反复输血已产生白细胞或血小板抗体引起非溶血性发热反应的患者。

（四）洗涤红细胞

洗涤红细胞主要用于输注全血或血浆后发生过敏反应的患者；自身免疫性溶血性贫血患者；高钾血症及肝、肾功能障碍需要输血的患者等。

（五）冰冻红细胞

冰冻红细胞目前主要用于稀有血型患者输血。该制品解冻后应尽快输注。

（六）辐照红细胞

辐照红细胞主要适用于有免疫缺陷或免疫抑制的患者输血、新生儿换血、宫内输血、选择近亲供者血液输血等。

二、红细胞输注剂量及用法

（一）红细胞输注剂量

患者未出现活动性出血时，红细胞输注剂量根据病情和预期 Hb 水平而定。患者处于活动性出血时，红细胞输注剂量取决于失血量、失血速度及组织缺氧情况；临床情况稳定的严重慢性贫血，需要通过输注红细胞来改善贫血时，不宜一次性输注大量红细胞来提高患者的血红蛋白水平，而应分阶段进行，每隔 1～2 周输注 2U 红细胞，逐步达到预期目标。

对于急性失血性休克的患者，则可能需要短时间内输注大量红细胞，快速提高 Hb 浓度和血液携氧能力。动态监测输血后患者的 Hb 浓度变化和观察组织缺氧改善情况，可以较好地把握和调整输注红细胞的剂量。

（二）红细胞输注用法

输注前需将血袋反复颠倒数次，使红细胞与添加剂充分混匀。必要时可在输注过程中不时地轻摇血袋使红细胞悬浮，以免越输越慢。若出现滴速不畅情况发生，可将少量 0.9% NaCl 注射液通过"Y"形管注入血袋中加以稀释并混匀。

相容性原则：受血者意外抗体筛查阴性，选择 ABO、RhD 同型，交叉配血相合红细胞；受血者意外抗体筛查阳性，且特异性明确，选择 ABO、RhD 同型，交叉配血相合，且特异性抗体对应抗原阴性红细胞；受血者意外抗体筛查阳性，且特异性无法明确，选择 ABO、RhD 同型，交叉配血相合红细胞；受血者自身抗体阳性，排除同种抗体后，至少选择 ABO、RhD 同型红细胞。

> 二维码　案例 7-2-1 问题导航的知识聚焦

输注速度：通常红细胞输注速度宜慢，不宜太快。成年人输注 1U 红细胞不应超过 4h。输注红细胞时，除必要时可加入生理盐水外，不允许加入任何药物。洗涤红细胞、冰冻解冻去甘油红细胞等在加工过程中会损失 10%～15% 红细胞，用量可适当增加。

案例 7-2-1 分析

1. 根据该患者的病史、症状、体征，患者出现头晕、眼花，解黑便后晕倒，贫血貌，巩膜黄染，实验室检查：血液一般检查示 RBC 2.33×10^{12}/L，Hb 58g/L，说明有急性贫血症状。实验室检查：柏油样便，大便隐血试验呈强阳性，初步诊断上消化道出血。说明患者贫血原因是上消化道出血失血所致，应进行红细胞输注（适应证），其主要目的是补充红细胞，纠正贫血，改善组织供氧。该患者为急性失血，Hb＜70g/L 应考虑输血，因此，需要输注一定量的红细胞，以保证组织供氧。

2. 对于急性上消化道出血失血的患者，需要短时间内输注大量的红细胞，快速提高 Hb 浓度和血液携氧能力。一般每输注 1U 红细胞可提高血红蛋白 4～5g/L，本病例 Hb 58g/L，应先输注 4U 红细胞悬液，提高至 Hb 70g/L 以上，动态监测输血后患者的 Hb 浓度变化，观察组织缺氧改善情况，较好地把握和调整输注红细胞的剂量。注意事项：根据患者病情决定红细胞输注速度，通常红细胞输注速度宜慢，不宜太快。但对于本例急性大量失血患者应加快输血速度。输注红细胞时，除必要时可加入生理盐水外，不允许加入任何药物。

知识拓展

1. 红细胞输注安全的先进实验室检测方法有哪些？
2. 如何精准把控红细胞输注适应证？

第三节　血小板输注

血小板是血液中的一种有形成分，选择输注血小板主要针对血小板数量减少或功能异常的患者，以防止可能或已经引起的患者机体出血。精准掌握血小板输注适应证及血小板输注的剂量、用法及注意事项，对指导临床科学合理用血有着重要意义。

案例 7-3-1

患者，男，69 岁，退休工人，主诉：口腔血疱伴四肢皮肤出血点 2d，今晨突发口腔血疱破溃，出血不止。查血常规，血小板计数 3×10^9/L，随急诊收入院进一步检查治疗，初步诊断：血小板减少原因待查。病情评估：患者目前血小板极低，随时有自发性脏器出血（颅内或消化道等）倾向，并输注血小板一个治疗剂量，输注后血小板升至 29×10^9/L，全身皮肤出血点减少，口腔出血停止。

问题：
1. 该患者为什么需要立即输注血小板治疗出血？
2. 简述血小板输注剂量、方法及注意事项。

----- 案例 7-3-1 问题导航 -----

1. 手术及创伤输血的血小板输注适应证有哪些？
2. 内科输血的血小板输注适应证有哪些？

一、血小板输注适应证

适用于纠正血小板数量减少或功能异常引起的凝血功能障碍。一般不适用于与血小板数量减少或功能异常无关的出血，也不适用于自身免疫性血小板减少症、血栓性血小板减少性紫癜或肝素诱导的血小板减少症，除非出血危及生命。

二、血小板输注剂量及用法

（一）血小板输注剂量

患者无活动性出血时，输注剂量取决于患者输注前血小板计数及预期达到的血小板计数。通常成人每次输注不超过 1 个治疗剂量（手工浓缩血小板 10～12U 计为 1 个治疗剂量）。

患者处于持续活动性出血时，或重要部位出血（如神经系统、眼部等），血小板的输注剂量取决于患者的出血情况及止血效果，不受一个治疗剂量限制。

输注 1U 浓缩血小板（来源于 200ml 全血），理论上成人（70kg，5L 血容量）血小板计数可升高约 $4×10^9$/L，儿童及婴幼儿可根据其血容量进行折算。

（二）血小板输注用法

1. 单人份或混合浓缩血小板　ABO、RhD 同型且交叉配血相合。

2. 单采血小板

（1）ABO 血型：优先选择 ABO 同型血小板；ABO 同型血小板无法获得时，可以选择 ABO 次侧相容血小板（如 AB 型）；因血小板导致的凝血功能障碍危及患者生命时，可以不考虑血小板的血型。条件允许时可以筛查抗 A、抗 B 效价（盐水室温）低于 200 的血小板输注。

（2）RhD 血型：RhD 阳性患者可以输注 RhD 阳性或 RhD 阴性献血者血小板（无抗 D 抗体）；有潜在生育需求的 RhD 阴性女性患者优先选择 RhD 阴性献血者血小板，紧急情况下直接输注 RhD 阳性献血者血小板；男性或无生育需求的女性 RhD 阴性患者，可以直接输注 RhD 阳性献血者血小板。

（3）其他：严禁向血小板中添加任何溶液和药物。输注前要轻轻摇动使血袋内为云雾状，切忌剧烈摇动，以防血小板损伤。若有细小凝块，可用手指隔袋轻轻捏散，以患者能耐受的速度快速输注。因故未能及时输注的不能放冰箱，可在室温下短暂放置，最好置于血小板振荡箱中保存。

3. 免疫性血小板无效输注患者的血小板输注策略　免疫因素导致血小板无效输注时，有多种输血策略供选择。

如果患者体内存在 HLA 抗体，选择 HLA-A、HLA-B 相合的血小板输注，是广泛使用的一种方法。但通常需要 1000～3000 或更多的已知 HLA 分型的单采血小板献血者，才足以为一个特定患者找到适合输注的血小板。如果找不到 HLA 完全相合的供者，就需要对 HLA 不匹配的供者进行分级，以确定错配的 HLA 是否与患者具有共同的抗原表位，即定义为供-受双方抗原表位处于同一个交叉反应组（cross-reactive group，GREG）（表 7-3-1）。在寻找 HLA 匹配的血小板时，所提供的 HLA 相合血小板中 43% 为相合度较差的 B 或 C 等级。对免疫性血小板无效输注的患者，输注 HLA 相合度为 A、B1U、B2U 等级的血小板后，患者 CCI 增加值最理想，但部分在血小板上弱表达的抗原（如 B44、45）不配合输注时，也可以达到较好的疗效。

另一个选择可以鉴定 HLA 抗体或 HPA 抗体的特异性，选择抗体相对应抗原缺乏的血小板输注。对 ABO 血型和 HLA 相容的血小板发生血小板无效输注的患者，应考虑血小板交叉匹配或

二维码　案例 7-3-1 问题导航的知识聚焦

HPA 基因分型。对于每个候选供者的血小板均与患者的血清样本进行交叉配血，最常用的方法是固相红细胞黏附试验。HLA 相容的供者血小板输注使受体的免疫系统无法识别血小板中可能含有的供体 T 细胞，从而发生 GVHD 的风险高于普通血小板输注者，因此 HLA 相容的血小板应进行辐照后输注。

表 7-3-1　HLA 匹配性血小板的相合程度

相合等级	描述	供体的表型举例（受体为 A1，3；B8，27 时）
A	4 个抗原匹配	A1，3；B8，27
B1U	1 个抗原未知或缺失	A1，−；B8，27
B1X	1 个抗原位于交叉反应组	A1，3；B8，7
B2UX	1 个抗原缺失和 1 个抗原位于交叉反应组	A1，−；B8，7
C	1 个抗原错配	A1，3；B8，35
D	2 个及以上抗原错配	A1，32；B8，35
R	随机	A2，28；B7，35

案例 7-3-1 分析

1. 治疗性血小板输注用于治疗存在活动性出血的血小板减少患者，本病例全身皮肤出血点，口腔血疱破溃出血不止，血小板计数 $3×10^9$/L，明显偏低，立即输注血小板一个治疗剂量，输注后血小板升至 $29×10^9$/L，全身皮肤出血点明显减少，口腔出血停止。

2. 当血小板用于治疗活动性出血，可能需要更大剂量；年龄较小的儿童（体重<20kg），输注 10～15ml/kg 直至一个治疗剂量的血小板；年龄较大的儿童，输注一个治疗剂量的血小板。若患者存在脾大、感染、DIC 等导致血小板减少的非免疫因素，输注剂量要适当加大。血小板输注要求：① ABO 血型相合；②血小板输注应用过滤器（滤网直径 170pm）；③严禁向血小板中添加任何溶液和药物；④输注前要轻摇血袋、混匀，以患者可以耐受的最快速度输入；⑤因故未能及时输注的不能放冰箱，可在室温下短暂放置，最好置于血小板振荡箱中保存。

知识拓展

1. 血小板输注安全的先进实验室检测方法有哪些？
2. 如何精准把控血小板输注适应证？

第四节　血浆输注

血浆输注的主要目的是针对凝血因子缺乏或功能异常的患者，纠正其凝血异常。如何精准掌握血浆输注适应证及血浆输注的剂量、用法及注意事项，对指导血浆的科学合理输注具有重要意义。

案例 7-4-1

患者，女，72 岁，主诉：腹胀、乏力半年，加重伴意识模糊 1d，进食后明显，入院后经肝功能等系列检查，临床初步诊断：肝硬化失代偿期。查凝血常规，显示凝血功能异常，PT 22.5s，APTT 41.4s，纤维蛋白原含量 1.31g/L，血液处于低凝状态，随即输注 FFP 800ml，复查凝血常规，PT 13.2s，APTT 30.4s，凝血功能异常得到纠正。

问题：
1. 该患者为什么要输注血浆成分？
2. 血浆输注剂量、方法及注意事项是什么？

----- **案例 7-4-1 问题导航** ---

1. 手术及创伤输血的 FFP 输注适应证有哪些？
2. 内科输血的 FFP 输注适应证有哪些？

一、血浆输注适应证

新鲜冰冻血浆（FFP）常用的规格有每袋 200ml、100ml 和 50ml。FFP 含有全部凝血因子。FFP 主要用于补充体内先天性或获得性各种凝血因子缺乏：①单个凝血因子缺乏如血友病，无相应浓缩制剂时可输注 FFP；②肝病患者获得性凝血功能障碍；③大量输血伴发的凝血功能紊乱；④口服抗凝剂过量引起的出血；⑤血栓性血小板减少性紫癜；⑥免疫缺陷综合征；⑦抗凝血酶Ⅲ缺乏；⑧ DIC 等。

通常情况下，凝血常规检查显示 PT 或 APTT 大于正常的 1.5 倍可作为血浆输注的适应证，以补充缺少的血液中全部及部分凝血因子。

二、血浆输注剂量及用法

（一）剂量

血浆输注的剂量取决于每个患者的具体情况，主要由患者临床出血程度和体重决定。通常成人为 10～20ml/kg，婴幼儿为 10～15ml/kg，大多数凝血因子被提高到正常水平的 25% 就能有效止血，过量应用 FFP 的剂量有发生循环超负荷的危险。大剂量输血时，血浆输注量通常与红细胞保持在 1∶1 比例。作为血浆置换液时，常与其他晶体溶液（生理盐水）、胶体溶液（人血白蛋白注射液）组合使用。不同疾病、不同外周循环血量患者血浆的使用需求各有不同，需要制订个体化方案。

（二）用法

1. ABO 血型　优先选择 ABO 同型血浆；ABO 同型血浆无法获得时，可以选择 ABO 次侧相容血浆。特别紧急情况下，可以直接选择 AB 型血浆进行急救。

2. RhD 血型　RhD 阳性患者可以输注 RhD 阳性或阴性（无抗-D）献血者血浆；有潜在生育需求的 RhD 阴性女性患者优先选择 RhD 阴性献血者血浆，紧急情况下直接输注 RhD 阳性献血者血浆；男性或无生育需求的女性 RhD 阴性患者，可以直接输注 RhD 阳性献血者血浆。

3. 其他　FFP 在 37℃水浴中融化，不断轻轻地摇动血袋，直到血浆完全融化为止。融化后在 24h 之内用输血器以患者可以耐受的最快速度输注，对于老年人、心肾功能不全者和婴幼儿患者应减慢输注速度。

三、血浆输注禁忌证

对于曾经输血发生血浆蛋白过敏患者，应避免输注血浆，除非在查明过敏原因后有针对性地选择合适的血浆输注；对于血容量正常的老年体弱患者、重症婴幼儿、严重贫血或心功能不全患者，因易发生循环超负荷，应慎用血浆。

四、血浆输注的注意事项

融化后的 FFP 应尽快输注，以免血浆蛋白变性和不稳定的凝血因子失活。紧急情况下无同型血浆，可输注与受血者 ABO 血型相容的血浆：AB 型血浆可安全地输注给任何型的受血者；A 型血浆可以输给 A 型和 O 型受血者；B 型血浆可以输给 B 型和 O 型受血者；O 型血浆只能输给 O 型受血者。输注 FFP 前肉眼检查为淡黄色的半透明液体，如发现颜色异常或有凝块时不能输注。FFP 不能在室温下放置使之自然融化，以免大量纤维蛋白析出。FFP 一经融化不可再冰冻保存，

二维码 案例 7-4-1 问题导航的知识聚焦

如因故融化后未能及时输注，可在 4℃下暂时保存，但不能超过 24h。目前 FFP 有滥用趋势：将其用于扩充血容量，提升白蛋白浓度、增加营养、增强免疫力、消除水肿、加快愈合等不合理临床应用。冰冻血浆（FP）主要用于因子 V 和 Ⅷ 以外的凝血因子缺乏患者的替代治疗。

案例 7-4-1 分析

1. FFP 主要用于补充体内先天性或获得性各种凝血因子缺乏，如肝病患者获得性凝血功能障碍，脓毒血症并发 DIC 等的凝血因子消耗而引起低凝状态，PT 或 APTT 大于正常的 1.5 倍，本例患者 PT 22.5s，大于正常值（9～14s）的 1.5 倍，纤维蛋白原含量 1.31g/L，也低于正常参考范围（2～4g/L），符合血浆输注适应证。

2. 血浆输注的剂量取决于适应证和每个患者具体情况，需对患者进行实验室和临床评价。一般认为输注 FFP 的剂量为每千克体重 10～15ml，本例患者输注 800ml，符合输注剂量要求。FFP 在 37℃水浴中融化，不断轻轻地摇动血袋，直到血浆完全融化为止。融化后在 24h 之内用输血器输注，输注速度为 5～10ml/min。对于老年人、心肾功能不全者和婴幼儿患者应减慢输注速度。注意事项：融化后的 FFP 应尽快输注，以免血浆蛋白变性和不稳定的凝血因子失活。输注 FFP 前不需做交叉配型试验，但最好与受血者 ABO 血型相同。FFP 一经融化不可再冰冻保存，如因故融化后未能及时输注，可在 4℃下暂时保存，但不能超过 24h。

知识拓展

1. 血浆输注安全的先进实验室检测方法有哪些？
2. 如何精准把控血浆输注适应证？

第五节　冷沉淀输注

冷沉淀（cryoprecipitate，Cryo）又称冷沉淀凝血因子，是新鲜冰冻血浆在低温下（2～4℃）解冻后沉淀的白色絮状物，是 FFP 的部分凝血因子浓集制品。Cryo 主要用于补充 FⅧ、vWF、纤维蛋白原、FⅩⅢ 等。由于 Cryo 制备过程中缺乏病原体灭活，导致输注后感染病毒的风险增加，在一些发达国家已较少应用。但由于制备工艺较为简单、成本低，目前 Cryo 在我国临床应用还较多，使用时应严格掌握适应证，不可滥用。

案例 7-5-1

患者，男，15 岁，学生。双膝关节肿胀疼痛 2d 入院。入院前做双杠运动后即觉双膝关节疼痛，继而肿胀，当地按创伤给予止痛、消炎及外贴伤湿药膏无效。自幼年起经常出现活动时或轻微损伤后皮肤血肿，有时伴关节轻微肿胀，经输血、止血后可缓解。患者母亲家族中有类似患者。体检：T 36.6℃，P 98 次/分，R 20 次/分，BP 102/68mmHg。一般情况良好，轻度贫血貌，皮肤无出血点。心肺无异常。腹软，肝脾肋下未触及。双膝关节肿胀，无红、热，活动受限，余无异常发现。

实验室检查：血液一般检查示 Hb 88g/L，RBC 2.9×10^{12}/L，WBC 11×10^9/L，PLT 220×10^9/L。止血与凝血检查示凝血时间（CT）15min，APTT 84s，PT 12s，凝血酶时间（TT）16s，出血时间（BT）6min。

血浆 FⅧ：C 为 5%。

问题：

1. 请提出初步诊断及诊断依据。

2. 该病为什么可通过冷沉淀凝血因子输血治疗？

3. 输注剂量、方法及注意事项是什么？

案例 7-5-1 问题导航
冷沉淀输注适应证有哪些？

一、冷沉淀输注适应证

血友病 A（hemophilia A）又称甲型血友病，其治疗主要是补充 FⅧ，Cryo 是除 FⅧ 浓缩剂外的最有效制剂。先天性或获得性纤维蛋白原缺乏症，对于严重创伤、烧伤、白血病和肝衰竭等所致的纤维蛋白原缺乏，输注 Cryo 可明显改善预后。

先天性或获得性 FⅩⅢ 缺乏症，由于 Cryo 中含有较丰富的 FⅩⅢ，故常用作 FⅩⅢ 浓缩剂的替代物。血管性血友病（von Willebrand disease，vWD）表现为血浆中 vWF 缺乏或缺陷。vWD 代偿治疗理想制剂之一就是冷沉淀，其中含有较高的 FⅧ 和 vWF。获得性纤连蛋白缺乏症，纤连蛋白是重要的调理蛋白，在严重创伤、烧伤、严重感染、血友病、皮肤溃疡和肝衰竭等疾病时，血浆纤连蛋白水平可明显下降。Cryo 可用于这些获得性纤连蛋白缺乏症患者。

二、冷沉淀输注剂量及用法

（一）剂量

冷沉淀输注的常用剂量为 1～1.5U/10kg 体重，存在剂量依赖性的特点，即初次治疗效果较差者，增大剂量重复使用，可获得较好的效果。

（二）用法

1. 相容性原则　优先选择 ABO 血型相同冷沉淀输注；其次选择 ABO 血型不相同，但次侧相容的冷沉淀输注；患者出血可能危及生命，上述两种冷沉淀无法获得时，可以不考虑冷沉淀制剂血型进行输注。

2. 以补充纤维蛋白原为输注目的　输注剂量和频率取决于纤维蛋白原消耗速度、恢复时间和半衰期。纤维蛋白原在无其他消耗（如出血、DIC 等）的情况下半衰期大约是 4d。通常成人每 5～10kg 输注 2U，婴幼儿减半。

补充纤维蛋白原也可以按照以下公式计算冷沉淀输注剂量：

$$输注单位数=体重（kg）×(7\%～8\%)×(1-Hct)×(纤维蛋白原目标浓度-纤维蛋白原当前浓度)×1000/150$$

式中，7%～8% 是指成年人外周血所占体重的比例；Hct 是指血细胞比容；1-Hct 是指外周全血中血浆所占比例；1000 是指纤维蛋白的剂量单位由克换算成毫克；150 是指每单位冷沉淀中的纤维蛋白原量通常都能达到 150mg。

3. 以提高 FⅧ 活度为输注目的　按照 1U/kg 体重输注冷沉淀，FⅧ 活度可提高 2%。

提高 FⅧ 活度也可以按照以下公式计算冷沉淀输注剂量：

$$输注单位数=体重（kg）×(7\%～8\%)×(1-Hct)×(FⅧ活度目标值-FⅧ活度当前值)×1000/40$$

式中，7%～8% 是指成年人外周血所占体重的比例；Hct 是指血细胞比容；1-Hct 是指外周全血中血浆所占比例；1000 是指外周血剂量单位由升换算成毫升；40 是指每单位冷沉淀中的 FⅧ 量为 40IU；FⅧ 单位换算，活度 100%=1U/ml。

三、注意事项

冷沉淀中不含凝血因子 Ⅴ，一般不单独用于治疗 DIC。冷沉淀融化后应尽快输注，在室温下放置过久可使 FⅠ 失活，因故未能及时输用，不应再冻存。冷沉淀融化时温度不宜超过 37℃，以免 FⅠ 失活。若冷沉淀经 37℃ 加温后仍不完全融化，提示纤维蛋白原已转变为纤维蛋白而不能使用。

制备冷沉淀的血浆，虽然经过严格的 HBsAg、抗-HCV、抗-HIV 及梅毒血清学等病原学检测，但依然存在漏检的可能，又没有进行病原体灭活处理，因此，随着输注次数的增加，发生输血传播性疾病的风险不断增加。尤其是遗传性凝血因子缺乏的患者，终身需要相应因子替代治疗。例如，血友病 A 患者出血的治疗，每次至少需要输注多个供者血浆制备的冷沉淀，长期反复输注可能需要接受数以千计的供者血浆，发生输血传播性疾病的概率会显著增加。因此，对凝血因子缺乏患者的治疗，首选相应因子浓缩制剂。目前，国内已有 FⅠ 浓缩剂、纤维蛋白原制品等生产。对于血友病 A 患者，首选 FⅧ 浓缩剂；纤维蛋白原缺乏患者，选择纤维蛋白原制品。这些凝血因子制品在生产过程中有可靠的病原体灭活处理工艺，使发生输血传播性疾病的风险大大降低。

二维码　案例 7-5-1 问题导航的知识聚集

案例 7-5-1 分析

1. 初步诊断：血友病 A、继发失血性贫血。诊断依据：青少年男性；既往经常出现膝关节血肿和皮肤血肿；家族中有类似疾病；体检膝关节肿胀，活动受限，但不红、不热；红细胞及血红蛋白减少，结合体检符合贫血诊断；血小板数正常；凝血项检查反应内源凝血系统指标的 CT、APTT 延长，而反映外源凝血系统指标的 PT 正常。血浆 FⅧ：C 为 5%，是降低的。

2. 冷沉淀是新鲜冰冻血浆在低温下（2～4℃）解冻后沉淀的白色絮状物，是 FFP 的部分凝血因子浓集制品。Cryo 在 −20℃ 以下保存，有效期从采血之日起为 1 年。每袋 Cryo 是由 200ml FFP 制成，体积为（20±5）ml，主要含有 ≥80U FⅧ、150～200mg 纤维蛋白原以及 FⅩⅢ、纤连蛋白、vWF 等。Cryo 主要用于补充 FⅧ、vWF、纤维蛋白原、FⅪ 等。该患者血浆 FⅧ：C 为 5%，是降低的，可通过输注冷沉淀以提高 FⅧ：C 水平，缓解关节和皮肤出血。

3. 冷沉淀输注的常用剂量为 1～1.5U/10kg 体重，存在剂量依赖性特点，即初次治疗效果较差者，增大剂量重复使用，可获得较好的效果。该患者可通过输注 8～10U 冷沉淀。注意事项：冷沉淀在 37℃ 水浴中完全融化后必须在 4h 内输注完毕。输注冷沉淀时，应采用标准输血器静脉滴注。由于输注冷沉淀时袋数较多，可事先将数袋冷沉淀集中混合在一个血袋中静脉滴注，也可采用"Y"形输液器由专人负责在床旁进行换袋处理。以患者可以耐受的速度快速输注冷沉淀。冷沉淀选择 ABO 同型或相容输注。冷沉淀中不含凝血因子 Ⅴ，一般不单独用于治疗 DIC。冷沉淀融化后应尽快输注，在室温放置过久可使 FⅧ 失活，因故未能及时输用，不应再冻存。

知识拓展

1. 冷沉淀输注安全的先进实验室检测方法有哪些？
2. 如何精准把控冷沉淀输注适应证？

第六节　粒细胞输注

近年来，因粒细胞输注的不良反应和并发症较多，对中性粒细胞过低的患者采用预防性粒细胞输注已经废弃，而治疗性粒细胞输注也呈日益减少的趋势。

---- **问题导航** ----

白细胞输注适应证有哪些？

一、粒细胞输注适应证及禁忌证

粒细胞输注的适应证要从严掌握。一般认为，应在同时满足下列 3 个条件，且充分权衡利弊的基础上进行粒细胞输注：①中性粒细胞数量绝对值 $<0.5×10^9$/L；②有明确的细菌感染；③经强有力的抗生素治疗 48h 无效。另外，如果患者有粒细胞输注的适应证，但预计骨髓功能将在几天内恢复，则不需要输注粒细胞。

粒细胞输注禁忌证主要是：①对抗生素敏感的细菌感染患者，或感染已被有效控制的患者。②预后极差，如终末期癌症患者不宜输注粒细胞，因为粒细胞输注不能改善其临床症状。

二、粒细胞输注剂量及用法

（一）剂量

每天输注 1 次，连续 4～5d，每次输注剂量 $>1.0×10^9$ 个粒细胞，直到感染控制、体温下降、骨髓造血功能恢复为止，如有肺部并发症或输注无效时则应停用。由于浓缩粒细胞制剂中含有大量淋巴细胞，为避免活性淋巴细胞导致 T-GVHD，输注前可用 25～30Gy γ 射线照射，然后输注给患者。

推荐成人和年龄较大的儿童每次输注剂量为 $4×10^{10}$～$8×10^{10}$ 个粒细胞；婴幼儿每次输注 $1×10^9$～$2×10^9$ 个粒细胞/kg；输注频率宜参考患者病情，一般每日 1 次，严重感染时可每日 2 次，输注 4～6d，直到感染得到有效控制。

（二）用法

由于粒细胞制品中含有大量红细胞和血浆，因此应选择 ABO、RhD 同型输注，输注前必须做交叉配血试验。HLA 配合与否对于粒细胞输注的意义目前还没有达成广泛一致的共识。但一般认为可先用与 HLA 无关的献血者，如果受者已产生 HLA 同种免疫（如血小板无效输注、检出细胞毒抗体等），此时应选择 HLA 配合的单采浓缩粒细胞输注。制备后应尽快输注，以免降低其功能，室温保存不应超过 24h。为预防 T-GVHD 的发生，必要时应在输注前进行辐照处理。

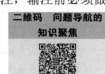

二维码　问题导航的知识聚焦

三、注意事项

不宜使用白细胞过滤器对浓缩粒细胞进行过滤来预防 CMV 的传播，而应通过选择 CMV 抗体阴性的供者来避免。临床输注粒细胞的效果不是观察白细胞计数是否升高，而是观察体温是否下降、感染是否好转。因为粒细胞输入体内后很快离开血管，到达感染部位，或者先到肺部，然后进入肝、脾。输注前必须做血型鉴定和交叉配血试验。制备后应尽快输注，以免功能降低。

知识拓展

1. 粒细胞输注安全的先进实验室检测方法有哪些？
2. 如何精准把控粒细胞输注适应证？

（卢发强）

第七节　血浆制品输注

血浆制品属于生物制品的范畴，是健康人血浆或经特异免疫的人血浆经分离、提纯，或由重组 DNA 技术制成的特殊药品。血浆制品在医疗急救、抢救生命以及某些遗传疾病的预防和治疗中具有其他药品不可替代的作用，属于国家战略资源。根据血浆蛋白质的生物学功能，血浆制品主要分为白蛋白制品、免疫球蛋白类制品（抗体类）、凝血因子类制品、补体系统蛋白类制品、蛋白酶抑制剂等，其中一些制品已被世界卫生组织（World Health Organization，WHO）确定为卫生保健计划的必需药品，这充分说明血浆制品在疾病治疗中发挥着重要作用。

目前，国内外临床上已用于疾病预防和治疗的血浆制品有 20 余种，较普遍使用的有人血白蛋白、人免疫球蛋白、人凝血因子（重组人凝血因子）、凝血酶原复合物（活化的凝血酶原复合物）及抗凝血酶等。随着现有血浆制品适应证的不断拓展，新型血浆制品的开发，多种疑难疾病的诊断率及临床医师和患者认可度的提高，未来血浆制品的使用量将大幅增长。

案例 7-7-1

患者，男，38 岁。因"右侧膝关节肿痛，左侧手臂肿痛，伴皮温升高及皮下片状瘀血，左上肢肿胀伴大面积水疱"就诊。初次检查：APTT 83.8s，FⅧ：C 0.6%，考虑为"甲型血友病"，予以输血浆等对症处理，症状无明显改善。进一步检查：血管超声提示双上肢动静脉未见明显异常，左侧肱静脉、尺静脉及桡静脉血流无法探及，故临床不考虑血栓形成；上臂 MRI 结果显示左侧上臂前内侧肌群肿胀（肱二头肌为主），其内信号混杂，符合骨-筋膜室综合征改变，进而继发横纹肌溶解，导致肌酸激酶、肌红蛋白升高；同时根据患者主诉及影像学结果等各方面来看，除"左侧输尿管中段结石，双肾结石"外，患者无其他基础疾病；APTT 71.5s，FⅧ：C 1.10%，FⅧ抑制物 72.6BU/ml。结合其病史及检验结果，该患者确诊为"获得性甲型血友病（acquired hemophilia A，AHA）"。确诊后对患者进行多次凝血酶原复合物与甲泼尼龙、环磷酰胺联合输注治疗后，患者恢复良好。

问题：

1. 血浆冷沉淀可用于甲型血友病，对患者进行血浆输注治疗后为什么症状无明显改善？
2. 当患者确诊为获得性甲型血友病时，为什么不选择凝血因子Ⅷ制品进行补充治疗？
3. 获得性甲型血友病的止血治疗血浆制品有哪些？

案例 7-7-1 问题导航

1. 什么是血浆制品？其重要意义是什么？
2. 血浆制品根据血浆蛋白质的生物学功能主要分为哪些类型？
3. 能够补充抗体缺乏进行替代治疗、对自身免疫病进行免疫调节的血浆制品是什么？其国内外临床适应证主要包括哪些？

一、人血白蛋白

人血白蛋白（human albumin）制品是由健康人血浆，经低温乙醇蛋白分离法或经批准的其他分离法分离纯化，并经病毒去除/灭活后制成。人血白蛋白制品是无菌的蛋白胶体溶液，有 5%、20% 和 25% 三种规格，用于补充血管内外人血白蛋白的缺乏。

（一）适应证

1. 失血、创伤及烧伤等引起的休克 人血白蛋白是理想的血容量扩充剂，这是使用人血白蛋白的主要临床指征。对轻症患者（血容量损失 <20%），仅输注晶体溶液或血浆代用品即可；对中等程度血容量损失者（20%~50%），宜增加使用浓缩红细胞来维持患者血细胞比容至 0.35 以上，以利于恢复其血液携氧能力；对重症患者（血容量损失 50%~80%），则需加输 5% 规格的人血白蛋白，使血浆蛋白维持在 52g/L 以上；对血容量损失 >80% 的患者，则需用库存 7d 内的全血和新鲜冰冻血浆（补充各种凝血因子），在输注 20% 规格的人血白蛋白时，应同时补充适量的晶体溶液以防脱水。大面积烧伤后，人体内水分、盐类和蛋白质等分布均发生一系列的变化。在休克期应给予适量的晶体溶液，并辅以一定量的人血白蛋白或血浆，目的是保持适当的血容量和稳定的血流动力学状态。

2. 体外循环 在体外循环时，用晶体溶液和白蛋白作为泵的底液要比全血更安全。特别是在有明显血液稀释时使用，为使血浆胶体渗透压维持在标准水平，需补充白蛋白。通常使用的方案是将白蛋白和晶体溶液的剂量控制在使患者术中的血细胞比容为 0.20，白蛋白为 250～300g/L 为宜。

3. 急性呼吸窘迫综合征 输注白蛋白可能改善本病，但肺毛细血管渗透压未见大幅度增加，控制休克患者的过度水合作用可能更重要。

4. 颅内压升高 对可能的脑水肿，使用 25% 白蛋白维持脑渗透压。

5. 血液透析 长期进行血液透析的患者，可根据需要输注 20%～25% 人血白蛋白治疗血容量或渗透压的不足。通常，初始剂量不应超过 100ml 人血白蛋白（20%～25%），并应仔细观察患者有无循环负荷过重症状。

6. 治疗性血浆置换 在单采血浆中，包括一次每千克体重交换＞20ml 血浆或每周多次每千克体重交换＞20ml 血浆的患者，联合白蛋白溶液作为替代液，用于大容量血浆交换。

7. 急性肝衰竭 白蛋白可以满足 3 个目的，即稳定循环、纠正胶体渗透压不足及结合过量的血清胆红素。这种治疗方法视个人情况而定。

8. 急性肾炎 急性肾衰竭患者在一些情况下，可用 100ml 人血白蛋白（20%～25%）与适当的利尿剂联合使用。

9. 新生儿高胆红素血症 由于白蛋白有比较高的纯负电荷，许多药物和化合物可与它结合。在新生儿高胆红素血症中，使用白蛋白可以结合胆红素，降低胆红素脑病的发生率。推荐剂量为 25% 的人血白蛋白 10～15ml（1g/kg 体重）在治疗中辅以交换输血，白蛋白可以增加每次交换输血去除胆红素的数量，以降低交换输血次数的需求。

10. 自发性细菌性腹膜炎 使用白蛋白可有效降低肝硬化腹水患者的并发症，如自发性细菌性腹膜炎。欧洲肝病学会的《肝硬化腹水、自发性细菌性腹膜炎及肝肾综合征诊疗指南》推荐反复的腹腔穿刺大量放腹水联合人血白蛋白输注可作为难治性腹水的一线治疗。

（二）白蛋白的使用及注意事项

1. 静脉输注人血白蛋白制品的选择 人血白蛋白作为各种操作步骤的添加液，如心肺旁路术的泵液、红细胞浓缩物的悬浮液和一些固体器官的冰冻液等，静脉输注的浓度取决于液体和患者的蛋白需求。在低血容量血症时，患者可选择 5% 人血白蛋白，而长期处于低血容量症和低蛋白血症时可选择 20% 或 25% 人血白蛋白。

2. 稀释 稀释度依使用蛋白、液体的要求，钠限定及浓度而定，可以不稀释直接输注商品化人血白蛋白或者用合适的静脉注射液进一步稀释。输注稀释的人血白蛋白时一定要考虑渗透压特性及组合溶液的性质，当低渗液与红细胞混合时会导致溶血（在体外，当红细胞与含有＜90mmol/L NaCl 的人血白蛋白溶液混合时，这种溶血现象就会发生）。为防止发生潜在的威胁生命的溶血症和急性肾衰竭，应避免用无菌注射用水稀释人血白蛋白；当必须限定钠含量时，可选择 5% 葡萄糖注射液作稀释剂；25% 人血白蛋白用 0.9% 氯化钠注射液或 5% 葡萄糖注射液稀释时，稀释后的 5% 白蛋白溶液约与柠檬酸钠血浆等渗，因此可选择这些稀释剂进行白蛋白稀释。

3. 输注速度 人血白蛋白制品不宜与氨基酸混合输注，因为这可能引起人血白蛋白沉淀。20%～25% 人血白蛋白是高渗溶液，也不宜与红细胞混合使用。调节静脉输注的速度应根据患者的临床及血压的变化，并参阅人血白蛋白制品厂家规定的特殊输注建议。当患者的血容量正常或轻度减少时，5% 人血白蛋白输注速度为 2～4ml/min，而 25% 人血白蛋白输注速度为 1ml/min，儿童是成年人输注速度的 1/4～1/2。输注速度应按临床状况和治疗目的来决定，对于多数适应证只能慢输注（125ml、20% 的人血白蛋白，平均输注时间为 2～2.5h），避免血容量的突然增加。

4. 剂量 输注人血白蛋白的剂量取决于患者的状态，依据一些参数来决定，如脉搏、血压、休克的程度、血浆蛋白含量或胶体渗透压、血红蛋白或血细胞比容及肺充血等。同时需要参阅制品厂家规定的特殊建议信息。治疗的持续时间一定要基于应答，但是在无急性出血时，其白蛋白剂量不应超过存在于正常总血浆体积内的理论值。

5. 储存　人血白蛋白的 pH 为中性,它的钠离子含量与血浆相同或略低,但钾离子含量较低,不含防腐剂。人血白蛋白溶液稳定,在 2~8℃下的暗处,自血浆投产之日起有效期为 5 年。如果储存于室温(不高于 30℃)中可以保质 3 年。白蛋白在制备和储存中有少量的二聚体和低聚体,这些聚体的功能和在体内的行为尚不清楚。这些制品都是以玻璃瓶包装的,碰撞、冰冻等可导致瓶身产生裂纹,有可能进入细菌。因此,生产者应提醒使用者输注前检查人血白蛋白溶液,如果已冰冻或混浊应弃掉。一些生产者也建议开启后 4h 内使用完,未使用的部分应弃掉以减少污染的危险。

二、免疫球蛋白

人体内免疫球蛋白可分为 5 个结构型或类型,每个都有特殊的结构和功能,分别命名为 IgG、IgM、IgA、IgD 和 IgE,其中,IgG 有 4 个亚型即 IgG1、IgG2、IgG3 和 IgG4;IgA 和 IgD 也分别有两个亚型。表 7-7-1 列出了人免疫球蛋白的主要特性。

表 7-7-1　人免疫球蛋白的主要特性

类型	正常成人平均血浆浓度(mg/ml)	分子质量(kDa)	沉降系数	半衰期(d)	重链	亚型	分布
IgG(所有亚型)	11	150	7	25	γ	4	44% 在细胞外
IgG1	7.2	146		21	γ1		
IgG2	2.6	146		20	γ2		
IgG3	0.8	165		7	γ3		
IgG4	0.5	146		21	γ4		
IgA	2.7	170	7	6	α	2	外分泌
IgM	1.3	970	19	10	μ	1	80% 在血管内
IgD	3	184	7	2.8	σ	2	73% 在血管内
IgE	0.3	188	8	1.5	ε	1	外分泌

根据给药方式分类,免疫球蛋白类药物分为肌内注射免疫球蛋白(intramuscular immuno-globulin,IMIg)、皮下注射免疫球蛋白(subcutaneous immunoglobulin,SCIg)、静脉注射免疫球蛋白(intravenous immunoglobulin,IVIg)。根据免疫球蛋白种类,人免疫球蛋白制品分为两种类型:一种是普通人免疫球蛋白制品,是以一般人群(通常已经过多种抗原自然免疫)献血浆者的合并血浆为原料制备而成,如 IVIg;另一种是超免疫或特异性人免疫球蛋白,是从已知对某一特定抗原免疫产生具有高滴度抗体血浆制备而成。这些高滴度血浆经过对献血浆者的超免疫和筛选试验后,经单采血浆技术采集获得。常见的特异性人免疫球蛋白制品见表 7-7-2。

表 7-7-2　常见特异性人免疫球蛋白

制品	缩写名称	主要用途
乙型肝炎免疫球蛋白	HBIG	预防乙型肝炎
破伤风免疫球蛋白	TIG	预防或治疗破伤风
狂犬病免疫球蛋白	RIG	预防狂犬病
RhO(D)免疫球蛋白	RhIG	预防 Rh 溶血病
水痘-带状疱疹免疫球蛋白	VZIG	预防或减轻水痘带状疱疹病毒感染
巨细胞病毒免疫球蛋白	CMVIG	预防或治疗巨细胞病毒感染

（一）静脉注射免疫球蛋白

1. 静脉注射免疫球蛋白（IVIg）　是由健康人血浆，经低温乙醇蛋白分离法或经批准的其他分离法分离纯化，去除抗补体活性并经病毒去除和灭活处理制成。其主要成分是免疫球蛋白 G（immunoglobulin G，IgG）。

（1）适应证：IVIg 的主要适应证是对抗体缺乏的补充和自身免疫病的免疫调节。此外，对预防和治疗病毒以及细菌感染疾病也有较好的效果。目前，国内 IVIg 主要用于以下疾病的治疗：①原发性免疫球蛋白缺乏症，如 X 连锁低免疫球蛋白血症、常见变异型免疫缺陷病、免疫球蛋白 G 亚型缺陷病等；②继发性免疫球蛋白缺乏症，如重症感染、新生儿败血症等；③自身免疫病，如原发性血小板减少症、川崎病等。目前经美国 FDA 批准的 IVIg 可用于以下疾病的治疗：①原发性免疫缺陷病；②特发性血小板减少性紫癜；③慢性炎症性脱髓鞘性多发性神经病（CIDP）；④川崎病；⑤多灶性运动神经病（MMN）；⑥慢性淋巴细胞白血病（CLL）。

（2）使用方法及剂量：静脉滴注或以 5% 葡萄糖注射液稀释 1～2 倍作静脉滴注，开始滴注速度为 1.0ml/min（约 20 滴/分）持续 15min 后若无不良反应，可逐渐加快速度，最快滴注速度不得超过 3.0ml/min（约 60 滴/分）。输注 IVIg 推荐的剂量 400mg/(kg·d)，连续 5d（总剂量 2g/kg）。对一些慢性炎症或自身免疫的患者将接受更高剂量，一次输注剂量为 1g/kg，连续 2d。

（3）注意事项：在输注 IVIg 之前，要仔细了解患者有无肝病史、肾病史、过敏史，输注期间应严密观察有无不良反应。免疫球蛋白在输注过程中可能出现一过性头痛、心慌、恶心等不良反应，可能与输注速度过快或个体差异有关。上述反应大多轻微且常发生于输液 1h 内，因此建议在输注的全过程定期观察患者的一般情况和生命特征，必要时减慢或暂停输注，一般无须特殊处理即可自行恢复。个别患者可在输注结束后出现上述反应，一般在 24h 内均可自行恢复。

2. 富含 IgM 的静脉注射免疫球蛋白　富含 IgM 的免疫球蛋白制剂具有抗菌作用，可以中和细菌内毒素和外毒素，并具有抗炎作用，可以显著提高严重细菌感染患者的生存率，尤其是在临床早期给予干预。

（1）适应证：推荐同时使用抗生素治疗的细菌感染［可能对非包膜病毒有效性有限，如甲型肝炎病毒（HAV），人类细小病毒 B19］；免疫球蛋白替代治疗，具体包括免疫功能不全和继发性免疫缺陷病。

（2）剂量：新生儿、婴儿：连续 3d，每天 5ml/(kg·d)。静脉注射速度为 1.7ml/(kg·h)。儿童、成人：对于严重细菌感染的治疗，连续 3d，每天 5ml/(kg·d)。对于因药物或辐射免疫系统受损及严重免疫缺陷患者，Pentaglobin 作为缺失抗体（免疫球蛋白）的替代品：3～5ml/kg。如有必要，每周使用 1 次。静脉注射速度为 0.4ml/(kg·h)。

（3）不良反应：常见不良反应为血压降低、恶心、呕吐、多汗症。罕见副作用为过敏反应，如过敏性皮炎及背痛。某些副作用（头痛、发热、发冷、肌肉疼痛、喘息、心率加快、腰痛、恶心、血压低）可能与输注速度有关。

（二）特异性免疫球蛋白制品

特异性免疫球蛋白制品是从预先用相应的抗原免疫或超免疫健康人后，或者通过筛选含有大量特异性抗体的人中采集，含有高效价的特异性抗体血浆制备而成，比正常免疫球蛋白的特异性抗体含量高，对于某些疾病的治疗要优于正常的免疫球蛋白，包括乙型肝炎免疫球蛋白、破伤风免疫球蛋白、狂犬病免疫球蛋白、水痘-带状疱疹免疫球蛋白、RhD 免疫球蛋白、巨细胞病毒免疫球蛋白等。本小节重点讲解乙型肝炎免疫球蛋白和 RhD 免疫球蛋白。

1. 乙型肝炎免疫球蛋白（hepatitis B immunoglobulin，HBIG）　是从含有高效价抗乙型肝炎病毒表面抗体的混合血浆，经低温乙醇法分离纯化，并经多步病原体灭活方法处理制成的。静脉注射的 HBIG 是分离纯化后再经低 pH 孵育去除 IgG 多聚体。HBIG 提供立即有效的短期被动免疫。

（1）适应证：所有母亲 HBsAg 阳性的新生儿或在妊娠后 6 个月或 9 个月过程中接触乙型肝炎

病毒母亲的新生儿；与乙型肝炎或乙型肝炎病毒携带者密切接触人群。在外科手术或透析过程中不能排除输注（或接触）HBsAg 阳性血液或成分血的患者；预防肝移植后乙型肝炎再复发。

（2）使用方法及剂量：肌内注射 HBIG 有 3 个规格，100U/1ml、200U/2ml 或 400U/4ml。静脉注射 HBIG 的规格为 2000U/40ml。肌内注射 HBIG，仅供肌内注射，不得用于静脉注射。①母婴阻断：HBsAg 阳性母亲所生婴儿出生 24h 内注射 HBIG 100U，同时注射乙型肝炎疫苗的剂量及时间见乙型肝炎疫苗说明书或按医师推荐的其他适宜方案。②预防乙型肝炎：1 次注射量，儿童为 100U，成人为 200U；必要时，再间隔 3～4 周重复相同的剂量 1 次。③意外感染 HBsAg：阳性血液者立即（最迟不超过 48h）按体重注射 8～10U/kg，隔月再重复注射相同剂量 1 次。④预防肝移植后乙型肝炎再复发：采用拉米夫定与大剂量 HBIG 联合使用。在无肝期和术后输注 HBIG 以快速中和血液中乙型肝炎病毒，多次大剂量静脉注射 HBIG（2000U/40ml）直至 HBsAg 转阴，并维持抗 HBs 效价在 100U/L 以上。

2. RhD 免疫球蛋白　$Rh_0(D)$ 是由含有高效价 $Rh_0(D)$ 抗体的混合人血浆，经低温乙醇法分离纯化，并经多步病原体灭活方法处理制成的。$Rh_0(D)$ 免疫球蛋白具有干扰正常免疫反应的作用，最为典型的例子是 $Rh_0(D)$ 预防胎儿和新生儿溶血症。RhD 阴性的母亲第 1 次怀 RhD 阳性胎儿，如未及时输注 $Rh_0(D)$ 预防，于分娩时渗漏到母亲血液循环中的 RhD 抗原可刺激母体免疫系统产生 $Rh_0(D)$ 抗体。以后再妊娠时，该抗体进入 RhD 阳性胎儿血液循环内，破坏含 RhD 抗原的红细胞而引起胎儿严重溶血。如果在第 1 次分娩时及时注射 $Rh_0(D)$ 以中和进入的 RhD 抗原，则不会有抗体产生，防止母亲免疫系统对胎儿红细胞的作用而导致溶血反应。150μg $Rh_0(D)$ 可中和 15ml Rh 阳性红细胞，当胎儿或母亲可能出血时，应为 RhD 阴性母亲注射 $Rh_0(D)$。肌内注射 $Rh_0(D)$ 有两个规格：200μg/ml（1000U）和 300μg/1.5ml（1500U）。

（1）适应证：①预防。分娩 RhD 阳性新生儿的 RhD 阴性母亲，72h 内完成注射；在出生前妊娠 28 周和 34 周时分别注射 1 次；羊膜穿刺后；腹部壁创伤；其他方式致敏时，如 RhD 阴性的人输注了与 Rh 血型不相容的血液（全血或红细胞浓缩物）。②治疗。静脉注射 $Rh_0(D)$ 也用于治疗 ITP，$Rh_0(D)$ 在 20 世纪 80 年代已开始用于治疗 ITP 患者，$Rh_0(D)$ 的剂量要低于 IVIg，$Rh_0(D)$ 与 IVIg 对 ITP 患者都显示相似的疗效，$Rh_0(D)$ 对一些胃脾切除手术的 Rh 阳性患者是有效的，已有研究指出 $Rh_0(D)$ 对于 HIV 伴 ITP 患者治疗比 IVIg 更有效。

（2）使用方法及剂量：分娩后肌内注射 300μg（1500IU）；如果在妊娠期内，<20 周或更短，引产或自然流产后可肌内注射 120μg（600U）。

（3）注意事项：不得用于婴儿或 RhD 抗原阳性人群注射，因为它将引起 RhD 阳性红细胞溶血。

三、凝血因子类制品

凝血因子是机体血液凝固过程中不可或缺的成分，在某些病理情况下，机体凝血因子的减少、缺乏或活性降低将会导致程度不一的出血倾向或出血。因此，从健康人或动物血浆中制备的某单一凝血因子或多种凝血因子复合物浓缩剂可作为凝血因子缺陷病补充替代治疗。以下介绍主要凝血因子类制品的临床应用。

（一）凝血因子制品

1. 人凝血因子Ⅷ浓缩剂（FⅧ浓缩剂）　是采用多人份混合的新鲜冰冻血浆分离得到冷沉淀凝血因子，然后通过物理或化学的方法从冷沉淀凝血因子提纯浓缩 FⅧ，再经冻干制成的血浆制品，又称抗血友病球蛋白制剂。

（1）适应证：①甲型血友病。FⅧ浓缩剂是目前甲型血友病防治的首选治疗措施。甲型血友病患者有效止血所需的最低 FⅧ水平是 25%～30%，当患者进行较大手术时，应于术前将 FⅧ水平提高到 80%～100%，然后维持 FⅧ水平在 30%～40% 以上 5～7d，再依据手术类型额外维持 FⅧ水平在 20% 以上 7～10d。②FⅧ抑制物。因机体产生抗 FⅧ抗体而引发的出血问题，可采用 FⅧ浓缩剂进行治疗，需要注意的是，必须给予更高剂量的 FⅧ浓缩剂才可能有止血效果；若 FⅧ抗体的效价≤5 个贝塞斯达（Bethesda）单位（BU/ml），则输注 FⅧ浓缩剂是有效的；若抗体效价更高时，单独输注凝血因子Ⅷ浓缩剂已无治疗效果。③弥散性血管内凝血（disseminated intravascular coagulation，DIC）。DIC 中、晚期会伴有多种凝血因子缺乏，因此当患者出现 FⅧ：C 减低时，在病情需要和条件允许的情况下可酌情使用 FⅧ浓缩剂。此外，不能接受输血（血浆）治疗的 DIC 患者或肝病并发 DIC 患者，可使用 FⅧ浓缩剂进行治疗。④血管性血友病（von Willebrand disease，vWD）。vWD 主要分为Ⅰ型、Ⅱ型和Ⅲ型，其中Ⅱ型通常需要输注凝血因子浓缩剂。治疗 vWD 患者所用 FⅧ浓缩剂为含有 FⅧ：C 和 vWF 的浓缩剂。对于进行手术或要执行侵入性检查或治疗措施的遗传性 vWD 患者，应在术前使用 FⅧ浓缩剂。

（2）使用方法及剂量：①无条件测定 FⅧ：C 水平的情况。可按患者体重和出血程度粗略估计每次输注的剂量，或依据下列公式计算每次输注的剂量：每次使用的 FⅧ浓缩剂剂量（U）=目标 FⅧ活性水平（%）×体重（kg）×0.5。对小儿患者则宜在公式中采用 0.67 的数值来代替 0.5 计算使用剂量；对血液中存在 FⅧ抗体者要考虑加大使用剂量。②有条件测定 FⅧ：C 水平的情况。可依据下列公式计算每次输注的剂量：每次使用的 FⅧ浓缩剂剂量（U）=血浆容积（L）×[目标 FⅧ活性水平（%）−实测 FⅧ活性水平（%）]，血浆容积=0.07×体重（kg）×[1−血细胞比容（%）]。

（3）注意事项：在使用 FⅧ浓缩剂过程中可能会伴随病毒性感染（罕见）、产生抗 FⅧ抗体（约5% 的长期输注 FⅧ浓缩剂患者）及过敏反应（大量输注 FⅧ浓缩剂时，可能因浓缩剂中残留的抗 A、抗 B 引起溶血性输血不良反应或出现荨麻疹、发热等过敏反应，多数过敏反应的症状较轻，一般无须特殊处理）等不良反应。

2. 人凝血因子Ⅸ浓缩剂（FⅨ浓缩剂）　是在制备凝血酶原复合物浓缩剂（prothrombin complex concentrate，PCC）的基础上进一步利用抗体提纯富含 FⅨ的制剂，其产品特点为：富含 FⅨ，且 FⅨ活性较 PCC 高 50～100 倍，不含纤维蛋白、纤维蛋白原，不含蛋白 C 和蛋白 S 抑制剂，不含或含有极少量的依赖维生素 K 的凝血因子，提升 FⅨ水平的速度快，半衰期长，诱发血栓风险低。

（1）适应证：①乙型血友病。预防和治疗应首选 FⅨ浓缩剂，用于预防治疗时，应保持 FⅨ水平在 1% 甚至 5% 以上；用于治疗时，治疗原则基本等同甲型血友病。乙型血友病患者实施围手术期出血防治。含有 FⅨ抑制物的治疗，若抗 FⅨ抗体含量较低（＜10BU/ml）的患者出血，输注 FⅨ浓缩剂可达到满意的止血效果；若抗体含量过高（＞10BU/ml），输注 FⅨ浓缩剂已无效，须选用活化的凝血酶原复合物或活化的 FⅦa 重组蛋白进行治疗。②获得性凝血因子Ⅱ、Ⅶ、Ⅸ和Ⅹ缺乏。维生素 K 缺乏性出血，但也有学者认为 FⅨ制剂中其他因子的含量极少，不能单独使用 FⅨ浓缩剂治疗维生素 K 缺乏性出血。严重肝病导致的出血，治疗原则同维生素 K 缺乏性出血。

（2）使用方法及剂量：输注的剂量根据患者的出血部位、严重程度进行计算，治疗原则基本等同甲型血友病，一般按照每千克输注 50U，可按血浆 FⅨ水平是否达到 0.5U/ml 进行评估。因 FⅨ制剂输注后弥散半衰期为 5h，代谢半衰期为 20～30h，故应在第 1 次输注后的 3～4h 必须进行第 2 次输注，随后输注量为 1 次/24h。

（3）注意事项：在使用 FⅨ浓缩剂过程中可能会导致病毒性感染或感染其他传染病（罕见）、过敏反应（荨麻疹、发热、皮疹）、产生抗 FⅨ或由于大量输注而引起血栓等不良反应。

3. 重组人凝血因子Ⅷ（recombinant coagulation factor Ⅷ，rFⅧ）　是使用哺乳类细胞链，在无人源性或动物性蛋白情况下，经细胞培养而生产的 FⅧ的糖蛋白，其培养液经一系列层析柱亲和层析纯化步骤后，再经 S/D 灭活病毒和纳米膜过滤去除病毒，经冰冻干燥而制备。rFⅧ有与血源性 FⅧ同样的生物活性，能够与 vWF 结合。

（1）适应证：临床适应证同 FⅧ浓缩剂，主要用于甲型血友病患者出血的预防及治疗以及甲型血友病患者外科术中的出血预防。

（2）使用方法及剂量：rFⅧ制品用配套注射用水溶解后供静脉输注，可根据下列公式确定 rFⅧ 的输注剂量：

$$输注 rFⅧ剂量（U）=体重（kg）×预期 FⅧ水平（%）×0.5（U/kg）$$

一般情况下的输注剂量：①轻度出血（表皮出血，早期出血）。治疗达到FⅧ血浆水平200～400U/L，每12～24h输注1次。②中度出血（肌内出血，口腔出血）。治疗达到的FⅧ血浆水平为300～600U/L，每12～24h重复输注，维持3～4d，直到止血。③大出血（颅内出血，腹腔出血）。治疗达到的FⅧ血浆水平800～1000U/L，每12～24h重复输注，3～4d，直到止血。④外科手术。治疗达到的FⅧ血浆水平1000U/L，术前50U/kg，核查患者血浆FⅧ水平约在1000U/L，维持输注，直至伤口愈合。

（3）注意事项：①制品储存。依据制品厂家要求置于2～8℃中保存，忌冻融，或于室温25～28℃下存放3～6个月，从冷藏条件取出后的制品在室温放置后不得再放入冰箱冷藏。②临床方面。长期输注rFⅧ，机体可能会产生抗FⅧ抗体，若FⅧ抗体水平＜10BU/ml，可通过增加输注剂量来达到止血的目的，如抗体效价＞10BU/ml，增加输注剂量也不能有效止血，需选择其他治疗方式。

4. 重组人凝血因子Ⅸ（recombinant coagulation factor Ⅸ，rFⅨ） 是利用基因工程CHO细胞株悬浮培养，稳定表达生产的。研究表明，rFⅨ结构与血浆来源的FⅨ基本一致。rFⅨ纯度高、特异活性强、不含其他凝血分子、不含血浆成分、不含防腐剂。

（1）适应证：临床适应证同FⅨ浓缩剂，主要用于乙型血友病的预防和治疗，以及乙型血友病患者围手术期治疗。

（2）使用方法及剂量：输注的剂量根据患者的出血部位、严重程度进行计算，一般情况下可按以下公式计算用量：

$$输注rFⅨ的剂量（U）=体重（kg）×欲增加的rFⅨ水平（\%）×1.2U/kg$$

对于＜15岁的患者，该公式中的系数"1.2U/kg"需更换为"1.4U/kg"。此外，输注FⅨ浓缩剂的经验也可用于确定rFⅨ使用剂量。针对需手术或危及生命的大出血治疗，应在治疗过程中密切关注FⅨ活性，以便及时调整rFⅨ的使用剂量。

（3）注意事项：①制品储存。按照制品商家要求的储存条件保存rFⅨ制品。②临床方面。可见头痛、发热、发冷、面红、恶心、呕吐、昏睡等不良反应。应采取相应的治疗措施。

5. 重组活化的凝血因子Ⅶ（activated recombinant coagulation factor Ⅶ，rFⅦa） 是FⅦ的活化型，与血源性FⅦ有相似的特性和功能，在止血过程中可绕过FⅧ和FⅨ而引起血液凝固。因此，rFⅦa可用于体内含有凝血因子抗体的某些患者。

（1）适应证：主要用于产生抑制抗体的甲型或乙型血友病患者，获得性甲型或乙型血友病患者或获得性FⅦ缺乏患者的出血治疗。

（2）使用方法及剂量：对于含有抑制抗体的患者，有数据显示，针对不同程度的出血，推荐剂量为90μg·kg，每隔3h给药1次，最多给药3次，就可达到良好的止血效果。在临床试验中，35～120μg/kg的剂量被成功采用，针对出血的严重程度及止血效果，剂量及输注间隔可调整。对于严重的出血，止血效果达到之后，应每3～6h重复输注一次rFⅦa。

（3）注意事项：①制品储存。应依据制品厂家要求置于2～8℃条件下保存，可稳定2年。②临床方面。多数输注rFⅦa患者的耐受良好，偶见发热、出血、纤维蛋白原含量下降、关节血肿等不良反应，但这些不良反应可能与rFⅦa的输注无关。

（二）纤维蛋白原

纤维蛋白原（fibrinogen，Fg）即凝血因子Ⅰ，主要由肝脏合成，参与了止凝血过程中的纤维蛋白凝块形成，能够促进创伤愈合。纤维蛋白原的有效止血水平在0.5g/L以上，但当机体发生严重创伤或大出血时，纤维蛋白原可降到临界水平之下（＜1g/L），从而出现稀释性凝血障碍，威胁患者生命安全。目前，Fg制品有两类，即纤维蛋白原浓缩剂（冻干人Fg）和纤维蛋白胶。

1. 纤维蛋白原浓缩剂

（1）适应证：①先天性低（无）纤维蛋白原血症。当纤维蛋白原含量为0～0.5g/L或伴有临床出血症状时。②先天性纤维蛋白原异常。纤维蛋白原含量正常或轻度降低，但先天性纤维蛋白原结构异常伴临床出血症状。③获得性纤维蛋白原减少。严重肝病造成的纤维蛋白原合成不足，或产后大出血、弥散性血管内凝血、创伤出血等病理因素导致的纤维蛋白原消耗过多，或溶栓药物导致的纤维蛋白降解过多。④原发性纤溶活性亢进。不明原因的纤溶活性亢进导致的纤溶酶降解纤维蛋白原过多而出现的出血症状。

（2）使用方法及剂量：一般输注纤维蛋白原制剂的初始剂量建议，一例 70kg 患者输注纤维蛋白原浓缩剂 2.0～4.0g，随后的输注基于患者的出血状况而定，可按照所列公式计算需要输注的纤维蛋白原浓缩剂的剂量：

$$纤维蛋白原剂量（g）=希望提高的水平（g/L）×血浆容积（L）$$

（3）注意事项：大多数情况下，输注纤维蛋白原浓缩剂不会引起不良反应，在个别情况下，可观察到变态反应及体温升高，是否需要处理取决于不良反应的本质和严重程度。

2. 纤维蛋白胶制品　纤维蛋白胶，又称纤维蛋白黏合剂，已经被许多外科医师认为是最理想的止血剂或黏合剂。它是一种天然的人源性产品，无组织毒性，几秒到几分钟内黏合，随后几天到几周被吸收，观察表明其对局部组织生长和修复有作用。纤维蛋白胶已被认为是一种重要的外科用药，在多领域均有应用，包括显微外科、神经外科、心脏外科、泌尿外科、耳鼻喉科、眼科和妇科等。纤维蛋白胶在心脏、血管外科中使用最为广泛。混合人血浆制备的商品纤维蛋白胶已在欧洲和美国使用多年，我国有外科用人纤维蛋白胶提供临床使用。

（三）人凝血酶

凝血酶（thrombin）作为凝血因子 IIa，一旦从凝血酶原（凝血因子 II）转化，可直接作用于纤维蛋白原，使之转变为纤维蛋白，从而使血液快速凝固、填塞出血点而达到止血的目的。

1. 适应证　其作用于止血的最后环节，故不需其他众多因子的参与，临床上多用作局部止血药，如用于内科消化道出血、外科抢救和手术、妇产科出血、口腔科和五官科出血、血液病出血及呼吸系统器官出血等的止血。

2. 使用方法及剂量　①局部止血：用灭菌氯化钠注射液溶解成 50～200U/ml 的溶液喷雾或使用干粉喷洒于创面。②消化道止血：用生理盐水或温开水（不超 37℃）溶解成 10～100U/ml 的溶液，口服或局部灌注，也可根据出血部位及程度增减浓度、次数。

3. 注意事项　需要注意的是：对于严重凝血功能障碍，尤其是低纤维蛋白原血症的患者，单独使用凝血酶效果不理想；此外还应注意不要直接在较大的血管上使用凝血酶，因为可能导致血管内血栓形成。如出现过敏反应症状时应停药。

（四）人凝血酶原复合物浓缩剂

人凝血酶原复合物浓缩剂（prothrombin complex concentrate，PCC）含有 FII、FVII、FIX 和 FX 及少量内源性抗凝蛋白 C 和 S，是通过物理或化学的方法从去除 FVIII 的千人份健康人混合血浆或 Cohn 上清组分 I 中吸附上述各种凝血因子制备而成的血浆制品。

1. 适应证

（1）乙型血友病：针对乙型血友病患者的治疗应首选 FIX 浓缩剂，若无 FIX 浓缩剂，则可选用 PCC，首次剂量为 40～50U/kg，因 FIX 的弥散半衰期为 2～3h，故第 2 次使用 PCC 应在第 1 次输注后的 2～4h，随后每 12～24h 输注 1 次（维持治疗），或根据出血程度和 FIX：C 水平调节 PCC 用量，如表 7-7-3 所示。

表 7-7-3　乙型血友病替代治疗的剂量和疗程

出血程度	需达 FIX：C 出血水平/%	所用剂量/（U/kg）
轻度（皮下、牙龈、鼻出血）	20～30	15～30
中度（关节、肌肉、血尿、便血）	30～40	30～40
重度（颅内、创伤、手术）	40～60	40～50

因输注 PCC 时有形成血栓的潜在风险，必要时建议肝素与 PCC 一起使用，可直接输注或加入 PCC 输注中，以预防血栓并发症。输注 PCC 的剂量与出血部位和严重程度有关。

（2）获得性凝血因子 II、VII、IX 和 X 缺乏：以下临床状况可用 PCC 替代治疗：①严重肝病；②口服过量抗凝剂导致出血者；③口服抗凝剂需要手术的患者；④新生儿出血疾病（特别是脑出血）；⑤新生儿和早产儿；⑥维生素 K 缺乏症；⑦ DIC。

（3）含有 VIII 因子抑制物的甲型血友病：多年来，PCC 已经广泛用于存在 VIII 因子抑制物的甲型血友病出血治疗。用时需考虑 PCC 旁路活性疗法，因可能存在潜在的血栓栓塞风险，故需谨慎输注。

2. 使用方法及剂量　使用 PCC 的剂量随所缺乏的凝血因子而异，一般输注 PCC 剂量为 10～20U/kg 体重，随后，FVII 缺乏者每隔 6～8h，FIX 缺乏者每隔 12～24h，FII 和 FX 缺乏者每隔 24～48h 酌情减少用量，一般使用 2～3d。在出血量较大或大手术时可根据病情增加输注剂量。也有学者认为 PCC 用于治疗乙型血友病时，可参照甲型血友病治疗方案，按照下列公式计算所需 PCC 剂量：

$$PCC\ 浓缩剂剂量（IU）=血浆容积（L）×[目标\ FIX\ 活性水平（\%）-实测\ FIX\ 活性水平（\%）]$$
$$血浆容积=0.07×体重（kg）×[1-血细胞比容（\%）]$$

3. 注意事项　在使用 PCC 过程中可能会伴随病毒性感染或感染其他传染病（罕见）、血栓栓塞并发症（多见于术后或抗凝血酶缺乏的肝病和肾病患者，采用添加肝素输注后；少发）等不良反应。

（五）FVIII-vWF 浓缩物

1. 适应证　FVIII-vWF 浓缩物作为凝血因子 VIII 的载体蛋白，用于 vWD 等的治疗。

2. 使用方法及剂量

（1）大手术：开始每 12h 按 40～60U/kg 进行输注，然后每天输注 1 次，直至伤口完全愈合。目标为血浆 vWF：RCo/FVIII：C 水平达到 50～100U/dl 并维持该水平 3～10d。

（2）小外科手术：按 30～50U/kg 进行输注，每天 1 次（可能只需要 1～3d）。目标为血浆 vWF：RCo/FVIII：C 水平＞30U/dl。

（3）拔牙：通常在术前一次性按 20～30U/kg 给药。目标为血浆 vWF：RCo/FVIII：C 水平＞30U/dl，维持时间＞12h。

（4）自发性或创伤性出血：每日输注 1 次，每次按 20～60U/kg 给药，直至出血停止（通常为 2～4d）。目标为血浆 vWF：RCo/FVIII：C 水平＞30U/dl。

3. 注意事项　①禁用情况：含有 vWF 的血浆浓缩物禁用于那些罕见的已产生了针对 vWF 的同种抗体的 3 型 vWD 患者，因为它们经常引起危及生命的过敏反应。②严重不良反应：在反复输注 FVIII/vWF 浓缩物期间，小概率会发生静脉血栓栓塞这一严重不良反应。

四、抗血液凝固类制品

（一）人抗凝血酶 III 制品

抗凝血酶 III（antithrombin III，AT-III）是肝脏合成的糖蛋白，可抑制凝血酶及 FXIIa、FXIa、FIXa、FXa 等的活性，与肝素结合会显著增强 AT-III 的抑制作用。血浆中约有 75% 的抗凝活性来源于 AT-III。血浆中正常的 AT-III 水平为 0.8～1.2U/ml（为正常人血浆水平平均值的 80%～120%），当血浆中 AT-III 水平低于 60% 就会有血栓形成倾向。

1. AT-III 浓缩剂

（1）适应证：①先天性或遗传性 AT-III 缺乏。先天性或遗传性 AT-III 缺乏导致的多发性静脉血栓和肺栓塞，或 AT-III 缺乏患者中需行手术或者产科手术者。②获得性的 AT-III 缺乏症。如肝硬化及重症肝炎、肾病综合征或 DIC 获得性 AT-III 缺乏患者。③预防深静脉血栓（DVT）。有研究表明，联合使用 AT-III 和肝素可以有效预防和减少关节置换术后的 DVT。

（2）使用方法及剂量：一般可按下列公式计算出治疗的 AT-Ⅲ 浓缩剂的剂量：

需要的 AT-Ⅲ 浓缩剂的单位数（U）= [期望达到的 AT-Ⅲ（%）–治疗前的基础 AT-Ⅲ（%）] × 体重（kg）/1.4%

需注意的是，在下次输注 AT-Ⅲ 浓缩剂前，应将血浆 AT-Ⅲ 水平维持在 80% 以上水平；如在使用肝素时输注 AT-Ⅲ，因肝素具有增强抗凝的作用，因此在治疗过程中应适量减少肝素的用量。

（3）注意事项：①一般注意事项。治疗过程中，应定期进行 AT-Ⅲ 活性监测，调整用量，以确保治疗效果。输注 AT-Ⅲ 时，不得与其他药物或稀释剂混合使用。②输注注意事项。通常静脉输注速度是 50～100U/min，输注速度不得超过 100U/min；重融后 4h 内输注，重融后不得冷藏；仅由静脉输注；对 AT-Ⅲ 有过敏的患者，不要输注 AT-Ⅲ。③不良反应，主要有头晕、胸闷、恶心、畏冷、呼吸急促、腹痛、荨麻疹等。

2. 重组人抗凝血酶Ⅲ（rAT-Ⅲ） 美国 FDA 批准将重组人抗凝血酶Ⅲ作为遗传性抗凝血酶Ⅲ缺乏患者围手术期和围生期后血栓栓塞事件的预防药。纯化的 rAT-Ⅲ 和人血浆中所含 AT-Ⅲ 具有相同的氨基酸序列，但半衰期只有 24h，短于血浆来源的 AT-Ⅲ。

（1）适应证：rAT-Ⅲ 主要用于先天性或后天性 AT-Ⅲ 缺乏症的治疗，特别是用于遗传性 AT-Ⅲ 缺乏患者围手术期和围生期后血栓栓塞的形成。

（2）使用方法及剂量：rAT-Ⅲ 重溶后，静脉滴注需在 15min 内完成。每个患者采用个性化治疗，目标是恢复和保持 AT-Ⅲ 活性水平介于正常值的 80%～120%（0.8～1.2IU/ml）。AT-Ⅲ 活性检测频率一般为每天 1～2 次，根据检测值对输注量做相应调整。

（3）注意事项：①一般注意事项。使用 rAT-Ⅲ 时，需定期进行 AT-Ⅲ 活性监测、调整用量，以确保疗效。在治疗出血、急性血栓形成、静脉肝素注射治疗并发症、手术等的患者时应增大监测 AT-Ⅲ 活性的频率，以便及时决定是否需要增加或停止输注，防止出血或血栓形成等情况的发生。②特殊人群注意事项。临床研究表明如果在受孕晚期使用 rAT-Ⅲ 没有增加胎儿畸形风险，但是尚无 rAT-Ⅲ 在受孕早期阶段使用数据。rAT-Ⅲ 输注后在母乳中的浓度为血中的 1/50～1/100，对哺乳期患者只有在确实需要时使用。③可能会发生过敏反应和严重过敏反应。如果出现过敏症状，治疗应立即停止，并紧急进行抗过敏治疗。有山羊和山羊奶过敏史的患者禁用。④严重不良反应。使用 rAT-Ⅲ 过程中约有 5% 的概率发生严重不良反应，主要是出血（腹腔内出血或者关节积血等）。

（二）人蛋白 C 制品

人蛋白 C（protein C，PC）是体内重要的抗凝血因子，血浆中的正常浓度为 4mg/L，在血液凝固和纤溶过程中起着重要的作用。

1. 适应证 主要用于预防和治疗严重先天性蛋白 C 缺乏症引起的静脉血栓及相关的成人皮肤坏死。当肝素或维生素 K 拮抗治疗无效时，一种蛋白 C 制品 Protexel® 可用于蛋白 C 缺陷患者手术过程中以预防血栓。另一种蛋白 C 制品 Ceprotin® 可用于暴发性紫癜。

2. 使用方法及剂量 灭菌注射用水重溶后静脉输注，最大输注速度为 2ml/min［体重＜10kg 的儿童输注速度不能超过 0.2ml/(kg·min)］，且必须在有凝血因子/抑制剂使用经验的临床医师指导下使用。人蛋白 C 制品的使用剂量和时间间隔与患者年龄、临床症状及患者血浆蛋白 C 水平有关，需要根据患者的药物代谢具体情况进行调整。急性发作、短期及长期预防的推荐剂量见表 7-7-4。

表 7-7-4 蛋白 C 制品的临床剂量表*

用途	初次剂量**	2～4 次剂量/间隔**	维持剂量/间隔**
急性发作/短期预防***	100～200U/kg	60～80U/kg，每 6h	45～60U/kg，每 6h 或 12h
长期预防	不适用	不适用	45～60U/kg，每 12h

*用法用量是基于 15 例患者的临床试验数据；** 实际使用剂量要根据患者的实际药代情况进行调整；*** Ceprotin® 的输注要持续，直至达到期望的抗凝效果。

3. 注意事项   ①仅适用于经医生确诊的严重先天性蛋白 C 缺乏症患者。②药物中含有痕量的肝素，可能导致血小板减少。③与所有成分血相同，输注蛋白 C 存在潜在的病毒感染风险。低盐饮食及肾功能不全者须注意，蛋白 C 的日用最大剂量中包含超过 200mg 的盐。④患者须告诉医生自身的用药情况。对鼠源蛋白及肝素过敏者必须在医生指导下正确用药。⑤孕妇及哺乳期妇女须在医生指导下正确用药，需要告知医生目前正在服用的处方及非处方药、维生素、草本药及饮食情况。⑥常见不良反应包括皮疹、荨麻疹、皮肤瘙痒、胸闷、呼吸急促、低血压等；极少情况下有引起胸腔积血、高热、轻微头晕、焦躁不安、出汗、多汗、坐立不安等不良反应。

五、其他血浆制品

人血浆制品还包括 α_1-抗胰蛋白酶、α_2-巨球蛋白、补体酯酶抑制剂，具有各自的功能和临床应用。

α_1-抗胰蛋白酶（α_1-antitrypsin，α_1-AT）是血浆中最重要的蛋白酶抑制剂，血浆总蛋白酶抑制活性的 70% 来源于 α_1-AT。α_1-AT 的主要功能是抑制中性粒细胞弹性蛋白酶，其缺乏者个体易患慢性阻塞性肺疾病。

α_2-巨球蛋白（α_2-macroglobulin，α_2-MG）是一种广谱的蛋白酶抑制剂，具有清除血液循环中外源性蛋白酶、维持机体内环境稳定的重要作用。由于 α_2-巨球蛋白能够增强骨髓产生白细胞的能力，因此多用于防治放射性损伤，对放射治疗引起的溃疡患者有促进伤口愈合的功能；此外，α_2-MG 还能抑制肿瘤生长、参与凝血与抗凝血平衡、清除循环中内源性及外源性蛋白酶。

补体酯酶抑制剂（C_1 酯酶抑制剂，c_1-esterase inhibitor，C_1-INH）是一种在肝脏中合成的单链

二维码   案例 7-7-1 问题导航的知识聚焦

糖蛋白，在正常人群中的半衰期为 64～68h，在遗传性血管性水肿患者中半衰期为 30～40h。C_1-INH 对补体、凝血、纤溶、激肽四大系统均有抑制作用，能够灭活已激活的补体 C_{1r} 和 C_{1s}、内源性凝血因子 XIa、$XIIa$ 及激肽释放酶，对纤溶系统的纤溶酶和组织型纤溶酶原激活物（t-PA）也有灭活作用。

案例 7-7-1 分析

1. 患者确诊为获得性甲型血友病，体内含有高滴度的 $FVIII$ 抑制物。输血浆仅能补充 $FVIII$，但由于 $FVIII$ 抑制物的存在，故补充 $FVIII$ 无效。

2. 本案例患者为获得性甲型血友病，检测结果示 $FVIII$ 抑制物为 72.6BU/ml。当 $FVIII$ 抗体的效价≤5 个 BU/ml，输注 $FVIII$ 浓缩剂是有效的；当抗体效价更高时，单独输注凝血因子 VIII 浓缩剂已无治疗效果。

3. 获得性甲型血友病的一线止血治疗药物包括人重组活化因子 $VIIa$（$rFVIIa$）和活化人凝血酶原复合物（aPCC）。由于我国尚无 aPCC，临床上使用国内血制品企业生产的 PCC 止血也有效，提示在 PCC 生产过程中可能也激活了部分凝血因子。

知识拓展

1. 血浆制品分离纯化工艺技术有哪些？主要采用的技术是什么？
2. 为保障制品的病毒安全性，主要运用了什么技术和手段？
3. 血浆制品病原体灭活/去除有哪些经典技术方法？

（李长清）

第八章 临床输血程序

随着临床医学的不断进步，输血观念也在不断变化，从"出多少、补多少"到"缺什么、补什么"，再到"限制性输血、精准输血"，临床输血理念螺旋式上升。成分输血是当前临床输血的主要方式，经治医师和输血科医技人员应充分掌握每一种成分血的质量参数、主要用途、临床功效以及可能诱发的不良反应和预后，在每次输血决策前应进行充分的患者输血指征评估，在输血治疗后应对患者的输血疗效进行评价，对于发生的输注无效、不良反应进行原因分析及必要的处置，以确保患者输血安全、有效、合理，并最大限度地控制输血风险。同时，输血科医技人员在进行输血相容性检测过程中，也应严格按照实验室操作规程进行，并在出现问题时及时与临床医师沟通获取相关信息，确保检测结果的准确性、及时性。

第一节 输血前指征评估

输血前评估通常涉及患者输血前临床评估、实验室评估、输血风险评估等。临床评估主要是基于患者的病理生理状态，判断是否存在失代偿风险。实验室评估主要是评估患者血红蛋白（Hb）、血细胞比容（Hct）、血小板计数（PLT）、凝血酶原时间（PT）、活化部分凝血活酶时间（APTT）、凝血酶时间（TT）、纤维蛋白原（FIB）等指标，进一步确认患者是否存在失代偿风险。同时，明确输血治疗的不可替代性，确认输注适应证。输血风险评估主要是评估患者既往输血史、不良反应史，确认是否需要申请特殊成分血、是否需要进行预防性用药以防范不良反应风险。

> **案例 8-1-1**
>
> 患者，男，85 岁。因"右髋部创伤后疼痛 11h"就诊，急诊 CT 检查提示：右股骨颈骨折。完善相关检查后收入骨科。患者既往 30 年高血压病史、15 年冠心病病史。患者于次日上午在全身麻醉下行右侧股骨颈骨折头颈切除人工股骨头置换术。手术过程顺利，术中出血约 300ml，未输血。术后第 1 天，血压 145/92mmHg，血常规 Hb 89g/L，心电监护血氧饱和度（SaO$_2$）96%（鼻导管吸氧），临床申请输注 A 型悬浮红细胞 2U。输血科评估申请后，给予发放配血相合 A 型悬浮红细胞 2U，患者输注过程顺利，无不良反应发生。输注红细胞后次日，再次复查 Hb 96g/L，SaO$_2$ 99%（未吸氧）。
>
> 问题：
> 1. 骨科患者术中、术后出血有何特点？
> 2. 该患者术后第 2 天 Hb 89g/L，为什么还要申请红细胞输注？
> 3. 患者红细胞输注前评估的主要内容包括哪些？

----- **案例 8-1-1 问题导航**
1. 患者由于内、外科原因导致失血后，是否都需要通过输血来进行纠正？
2. 患者失血过程中流失的是全血，那么输血是不是也要输全血？
3. 采取限制性输血策略的主要意义包括哪些？

一、全血输注前指征评估

全血输注，主要是以补充红细胞、提高血红蛋白水平和血液携氧能力为主，同时可增加血容量，在一定程度上改善凝血功能。由于全血采集后随着保存时间的延长，全血中不稳定凝血因子逐渐失去生物活性，因此，目前在临床上全血输注已经较少见。

（一）输注指征

各种原因如产后大出血、大手术或严重创伤等引起的急性失血量超过自体血容量 30% 或伴有明显血压下降等休克症状时，应考虑全血输注；择期术前储存自体全血。术中、术后可根据失血情况酌情输注自体全血。不适用于符合成分血输注指征的患者。

（二）评估流程与评估要点

急性大出血时，心律和血压变化通常是最早出现的体征。休克指数就是将血压和脉搏相结合反映血流动力学的临床指标之一，在无法获得实验室指标或准确计算失血量的情况下，可用于粗略估计失血量及休克程度分级，根据这一指标指导全血输注的剂量和速度；全血置换时，需要考虑对凝血功能的影响，尤其是血小板，必要时要在全血置换基础上补充血小板成分血。

（三）其他问题

早期观点认为全血保存一定时间后，有效成分仅剩下红细胞，血小板及凝血因子多已失活，全血并不全，输注不良反应发生率高。因此，随着血液分离及保存技术的发展，全血逐步被成分血所替代。但是在一些特殊疾病救治中，全血（特别是保存时间在 14d 以内）仍然具有一定的优势，如急性大量失血患者的输血救治，其输注效率及效果要好于多种成分血的联合输注。

二、红细胞输注前指征评估

红细胞是临床上使用最多的一类成分血，主要用于纠正各种原因导致的贫血。红细胞成分血一般包括浓缩红细胞、悬浮红细胞、洗涤红细胞及冰冻解冻去甘油红细胞等。各种红细胞成分的特点及主要用途见第七章第二节。

（一）输注指征

血流动力学稳定的患者红细胞输注指征见表 8-1-1。制订输血策略应同时参考临床症状、Hb 水平、心肺功能、组织氧供与氧耗等因素，不应将 Hb 作为输注红细胞成分血的唯一判断指标；活动性出血患者由临床医师根据出血情况、氧供情况及止血效果决定是否输注红细胞成分血。

表 8-1-1　血流动力学稳定患者红细胞输注阈值参考范围

Hb 水平（g/L）	输注建议	临床状态
＞100	原则上不输注	排除通气、换气障碍的前提下，氧供仍然不足，可以考虑输注
80～100	一般不需要输注，特殊情况可考虑输注，目标是 Hb 维持在 100g/L 以上即可	特殊情况（如高龄、心肺功能重度障碍等患者）由临床医师根据患者病情决定是否输注
70～90	依据患者症状，目标是 Hb 维持在 90g/L 以上	珠蛋白生成障碍性贫血；镰状细胞贫血（输注或置换）
70～80	依据患者症状，目标是 Hb 维持在 80g/L 以上	术后或心血管疾病患者出现临床症状时（胸痛；直立性低血压或液体复苏无效的心动过速；贫血所致的充血性心力衰竭等）；急性冠脉综合征等；骨科术后患者；急性髓细胞性白血病诱导期；严重的血小板减少症患者等
60～70	可输注，目标是 Hb 维持在 70g/L 以上即可	术后贫血、一般的内科贫血，患者耐受不佳
＜60	推荐输注	有症状的慢性贫血患者 Hb＜60g/L 可考虑通过输注红细胞减轻症状，降低贫血相关风险；无症状的慢性贫血患者宜采取其他治疗方法，如药物治疗等；无症状的自身免疫性溶血性贫血不推荐输注

（二）评估流程与评估要点

血流动力学评估：首先应判断患者是否有活动性出血，通过观察手术野渗血、引流液颜色、是否存在呕血/便血及影像学检查（如腹部超声等）来判断；血流动力学稳定，通常是指患者的收缩压在 90mmHg 以上，舒张压在 60mmHg 以上，心率为 60～100 次/分，收缩压波动在 40mmHg 以内，可初步认定其血流动力学稳定。

贫血程度的评估：贫血评估一方面看实验室结果，主要是看 Hb、Hct，血流动力学稳定时，还可以通过心率、呼吸来间接判断贫血的代偿程度；具备心电监护条件时，可以通过血氧饱和度来准确识别贫血对氧供的影响。如果患者已经处于贫血的失代偿状态，如静息状态下，患者出现心源性胸痛、气短、心动过速等，就应启动红细胞输注程序。

此外，还应考虑患者的年龄、基础疾病对于机体代偿能力的影响，在最终的输血决策中应将这些因素一并考虑。如果患者的基础状态稳定，那么 Hb 水平可能是红细胞输注决策的唯一参考指标，这种情况下，应严格执行限制性输血策略。

（三）其他问题

红细胞输注通常不存在预防性输注，但对于一些特殊患者，如儿童珠蛋白生成障碍性贫血患者，虽然不存在缺氧症状，但为了确保儿童生长发育不受影响，也会主动将其血红蛋白维持在一个相对理想水平。对于急性大失血患者，应尽量供应保存期短（2 周以内）的红细胞成分，以便快速恢复组织供氧。

三、血小板输注前指征评估

血小板成分血主要包括单采血小板、浓缩血小板和混合浓缩血小板 3 种类型，其中单采血小板应用最为广泛，占全部血小板成分血的 90% 以上，主要用于预防或治疗因血小板数量减少或功能异常而引起的出血或出血倾向。

（一）输注指征

不同疾病情况下血小板输注的具体计数阈值见表 8-1-2。

（二）评估流程与评估要点

血小板输注前评估以血小板计数和临床出血症状或出血倾向为主，必要时还需要进行血小板功能评价，如血小板聚集功能，血栓弹力图中的 MA 值、全血黏弹性检测中的 PF 值等。

（三）其他问题

对于预防性血小板输注，建议选择保存期短（1～3d）的血小板成分血，以提高血小板体内生存期，减少输注量和输注频次；对于治疗性血小板输注，应该更加注重实际止血效果，不须计较血小板成分血保存期和计数增加值。ABO 主侧相容血小板（如 O 型供者、A 型受者），存在一定溶血反应风险，但概率极低，血小板计数增加值相对满意；ABO 次侧相容血小板（如 AB 型供者、A 型受者），输注安全性高，但血小板计数增加值常不理想，尤其对于预防性输注可能无法达到预期。

表 8-1-2　不同类型患者血小板输注阈值

患者类型	输注阈值	输注目的
接受重要器官手术的血小板减少症患者（中枢神经系统、眼后段）	$100 \times 10^9/L$	预防性
椎管内麻醉	$80 \times 10^9/L$	预防性
接受有创操作或手术治疗的血小板减少症患者，具有高危出血风险	$(50 \sim 75) \times 10^9/L$	预防性
接受有创检查（诊断性腰椎穿刺）或非神经系统手术治疗的血小板减少症患者	$50 \times 10^9/L$	预防性
中心静脉导管置入；病情不稳定（如伴有发热或感染等）的非出血患者	$20 \times 10^9/L$	预防性
治疗相关低增殖性血小板减少症患者	$10 \times 10^9/L$	预防性

续表

患者类型		输注阈值	输注目的
正在出血的血小板减少症患者	WHO 出血分级 2 级（鼻出血时间较长、广泛皮肤出血、呕血或黑便）	30×10⁹/L	治疗性
	WHO 出血分级 3～4 级，如需要输注红细胞	100×10⁹/L	治疗性
	重要脏器出血：中枢神经系统、眼底；心胸外科手术患者凝血指标异常，并伴随大量微血管出血		治疗性
慢性骨髓衰竭、ITP、TTP、HIT			不考虑预防性输注

注：ITP，自身免疫性血小板减少症；TTP，血栓性血小板减少性紫癜；HIT，肝素诱导的血小板减少症

四、冷沉淀输注前指征评估

冷沉淀的主要成分为纤维蛋白原和因子Ⅷ，还包括一定量的vWF、因子ⅩⅢ、纤维连接蛋白等。

（一）输注指征

大量输血或 DIC 伴纤维蛋白原水平<1.0g/L 时，可输注冷沉淀。创伤、产科和心脏手术患者纤维蛋白原应维持在 1.5～2.0g/L。

（二）评估流程与评估要点

冷沉淀输注前的评估与血浆输注相似，也是涉及实验室凝血指标和临床出血症状或出血倾向评估两个方面。实验室指标通常包括常规凝血功能筛查中的 Fbg、血栓弹力图中（K、ANGEL、MA）、全血黏弹性检测中的 CR 等。临床出血症状或倾向可以根据 WHO 出血分级标准进行初步判断。因纤维蛋白原缺乏引起出血或有潜在出血风险时，优先选择输注商品化浓缩纤维蛋白原制剂。纤维蛋白原制剂无法获得时，才考虑使用冷沉淀来补充纤维蛋白原；因凝血因子Ⅷ活度过低引发出血或有潜在出血风险时，优先选择商品化因子Ⅷ制剂。商品化因子Ⅷ制剂无法获得时，才考虑使用冷沉淀来提高因子Ⅷ活度。

血流动力学稳定的患者，纤维蛋白原浓度在 1.0g/L 原则上即可。血流动力学不稳定，特别是有明显活动性出血的患者，要考虑纤维蛋白原的消耗速度，输注时要同时兼顾剂量和频率，以满足机体有效止血的基本需求。

（三）其他问题

冷沉淀中主要活性成分纤维蛋白原和因子Ⅷ含量受供者、制备及储存时间的影响波动范围较大，无法像药品一样实现精准剂量输注。与药品类纤维蛋白原或因子Ⅷ相比，冷沉淀容量更大，对于低体重、心功能不佳的患者，一定要注意控制容量。优先选择纤维蛋白原浓缩制剂、浓缩因子Ⅷ制剂，或与其搭配使用，以期达到最佳的输注效果，降低输注风险。

五、粒细胞输注前指征评估

单采粒细胞输注，主要是利用其中的中性粒细胞对细菌、真菌的直接吞噬杀伤作用，从而发挥抗感染（重症）的治疗作用。

（一）输注指征

感染、抗生素治疗48h无效，且中性粒细胞绝对值<0.5×10⁹/L 的患者，以及先天性粒细胞功能障碍患者（如慢性肉芽肿病等）可输注。

（二）评估流程与评估要点

首先，要有明确的感染证据，最直接的就是血培养结果为阳性，还有一些可能提示细菌或真菌感染的非特异性指标，如 HS-CRP、PCT、IL-6 等可以辅助诊断感染的存在。

其次，有针对性地抗感染治疗超过48h，感染没有得到控制或改善。抗感染的手段应充分，代次低的抗生素无效时应考虑升级为代次高的抗生素，必要时可以采用两种甚至两种以上抗生素

联合使用。

最后，粒细胞的绝对浓度应低于 $0.5×10^9/L$。对于先天性粒细胞缺乏或功能障碍患者，应强调以预防感染为主，粒细胞输注作为应急救治手段。

粒细胞的临床应用有着超过 40 年的历史，在抗感染（细菌、真菌）方面发挥着重要的作用。但由于粒细胞输注可能产生严重的并发症，如移植物抗宿主病、输血相关急性肺损伤等，因此，在选择本手段时务必慎重。

（三）其他问题

由于粒细胞制剂中混有一定数量的有活性的淋巴细胞，有诱发输血相关移植物抗宿主病（T-GVHD）的风险，因此，所有的粒细胞输注前需要进行（γ 射线或 X 射线）辐照处理。而当前绝大多数医疗机构和大部分血站并没有配备专用的血液辐照设备，这对粒细胞的临床应用产生了一定的限制作用。

由于人体外周血中的粒细胞浓度并不高（$2×10^9/L$～$7.5×10^9/L$），直接进行单采很难获得足够数量，需为供者注射动员剂（G-CSF 和皮质类固醇），并处理足够的外周血量，才可能获得足够的粒细胞数量。健康供者使用 G-CSF，可以产生一些不良反应，如发热、过敏、骨痛、肌痛，甚至血栓，这些使得招募到合适的供者变得困难。

二维码 案例 8-1-1 问题导航的知识聚焦

案例 8-1-1 分析

1. 骨科患者术中截骨创面不易止血，术后通常会有一定程度渗血，导致患者术后 1～3d Hb 持续下降。因此，可能出现患者术中出血不多，没有达到需要输注红细胞的程度，但术后创面持续渗血，导致患者贫血，需要通过输注红细胞来纠正。

2. 骨科患者术后一般将 Hb 维持在 80g/L 以上即可。但该患者高龄（85 岁）且有心脏基础疾病，对于 Hb 水平要求更高。因此，该患者术后申请红细胞输注时，输血科经仔细评估后满足了该患者的申请要求。患者输注 2U 悬浮红细胞后，氧供得到明显改善。

3. 红细胞输注前评估主要包括判断贫血的严重程度和机体的耐受情况。贫血评估一方面看 Hb、Hct 等实验室指标，另一方面通过血氧饱和度、心率、呼吸等临床表现间接判断机体对贫血的代偿水平。此外，还应考虑患者的年龄、基础疾病对于机体耐受贫血能力的影响。

知识拓展

1. 近年来对于全血有了许多新认识，以往认为"全血不全"的观点可能并不准确，尤其是 4℃保存全血中的血小板功能活性被大大低估。

2. 血浆类成分的治疗作用还有很多并未研究清楚，未来其适应证可能会拓展到更多领域。

3. 由于无菌技术和抗生素水平的不断提高以及招募困难等导致粒细胞成分在临床上的应用越来越少。

（于 洋）

第二节 临床输血申请流程

临床输血申请实行分级审核与报批管理，临床医师与输血科医师必须遵循不可替代原则，严格掌握输血适应证，科学合理用血。本节介绍临床输血申请全流程及关键控制环节，包括输血前评估、患者知情同意、审核审批、输血相容性检测等。

案例 8-2-1

患者，女，30岁，因"火焰烧伤8h"就诊。

患者今日上午10：30许被火焰烧伤面颈部、双上肢、躯干、骶尾部及双大腿等处，创面疼痛感消失，否认昏迷、呕吐，视物清楚，在当地医院行补液等处理，因患者病情危重由"120"转入我科（途中输入2500ml液体）。既往有癫痫病史15年，服药控制（具体不详），无高血压、糖尿病和心、肾、脑疾病史，无输血手术史，无药物过敏史，否认家族性遗传病史。

体格检查：T 36.2℃，P 110次/分，R 20次/分，BP 93/63mmHg，意识清楚，精神差，呼吸尚稳定，双肺呼吸音尚清，心律齐，腹软，无包块，无压痛及反跳痛，肝脾肋下未触及。烧伤创面见于面颈部、双上肢、躯干、骶尾部及双大腿等处，创面焦痂形成，质硬，部分腐皮破脱，基底苍白，面积约52%，导尿颜色为酱油色。

实验室检查：入院前无实验室检查结果。

问题：

1. 该患者输血前应完善哪些实验室检查？

2. 医生应告知患者可能发生的输血不良反应有哪些？

3. 患者入院当天输注了1500ml血浆和4U去白细胞悬浮红细胞，请问其申请输血的审核与审批流程是怎么样的？

----- **案例 8-2-1 问题导航** -----

1. 输血前评估的内容包括哪些？
2. 临床输血前需告知患者哪些内容？
3. 输血申请审核报批流程是什么？
4. 输血相容性检测项目包括哪些？

一、输血前评估流程

1. 临床医师在决定是否实施输血治疗前，应根据患者病情和实验室检查结果进行综合、仔细评估，确保科学、安全、有效输血。

2. 输血前评估内容见本章第一节；各类血液成分的种类、特点、适应证及输注剂量及用法见第七章。

二、患者知情同意流程

临床医师在输血申请前，有义务和责任向患者或其近亲属充分说明使用血液成分的必要性、输血的风险和利弊及可选择的其他办法。临床输血前告知内容包括患者的基本情况、输血前实验室检查结果情况、输血目的、输血方式（异体输血、自体输血、异体输血+自体输血）、输注成分血的品种、可能的输血次数、可能发生经输血传播传染性疾病和输血不良反应及其他并发症的风险、自体输血的利弊及采血过程中的风险，以及一旦发生上述风险和意外时，医生会采取的积极应对措施。还包括无偿献血知识宣传等。无自主意识患者且无家属签字的紧急输血，以患者最大利益原则决定输血治疗方案，报批后实施输血治疗。

三、审核审批流程

申请医师应综合评估患者输血指征及所需血液品种和剂量，填写输血申请单后，交由上级医师审核。经上级医师审核患者输血指征、预定输血时间、输血品种及剂量与患者病情相符后递交输血科。输血科对可能存在的不合理用血申请，应积极与用血申请科室医师沟通，了解患者病情，对患者输血指征、所需血液品种和剂量等进行审核。申请用血医师必须具有中级以上专业技术职称任职资格。除外紧急用血，同一患者 1d 申请备血量少于 800ml 时，由申请医师提出申请，经上级医师核准签发，方可备血；备血量在 800～1600ml 时，须科室主任核准签发后，方可备血；备血量达到或超过 1600ml 时，科室主任核准签发后，报医务处登记批准，方可备血。

四、输血相容性检测流程

患者输血前，临床医师应开输血前相容性检查等相关医嘱，包括 ABO 和 RhD 血型鉴定、意外抗体筛查及交叉配血等。交叉配血须用患者输血前 3d 内抽取的血液标本，与血型初次鉴定不能使用同一标本，且不能是同一次采集的血液标本（急救时除外）；在标本采集、接收、检测前、结果判定、录入与审核时要严格执行核对制度，及时完成输血前检测，检验结果实行复核制度，一人值班时须单人复核。应开展实验室相应检测项目的室内质量控制，参加室间质量评价且成绩合格。

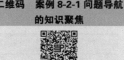
二维码 案例 8-2-1 问题导航的知识聚焦

案例 8-2-1 分析

1. 患者申请输血前应完善的检查项目包括 ABO、RhD 血型初检，血常规，肝、肾功能，乙肝病毒表面抗原，HCV 抗体，HIV 抗体，梅毒抗体，凝血功能，ABO、RhD 血型确认，不规则抗体筛查、交叉配血等。

2. 输血不良反应包括输血相关循环超负荷、输血相关急性肺损伤、输血相关呼吸困难、过敏反应、低血压性输血反应、非溶血性发热反应、急性溶血性输血反应、迟发型溶血性输血反应、迟发性血浆反应、输血相关移植物抗宿主病、输血后紫癜、感染性输血反应等。

3. 该患者 1d 之内申请备血量合计已超过 1600ml，按照审核审批规定，应由申请医师提出申请，科室主任核准签发后，报医务处登记、批准，方可备血。

知识拓展

1. 临床医师申请全血输注的指征有哪些？
2. 各种血液制剂申请输注剂量的评估标准是什么？

（乐爱平 刘 威）

第三节 输血相容性检测

输血相容性检测（blood transfusion compatible testing）是整个临床输血闭环过程中最重要的环节，是减少输血不良反应和提高输血安全性、有效性的重要保障。输血相容性检测内容包括献血者与受血者的 ABO 血型和 RhD 血型定型、受血者抗体筛查以及受血者与献血者之间交叉配血试验等。

一、ABO 血型定型

本节介绍 ABO 血型的血清学鉴定，包括玻片法、试管法、微量板法以及柱凝集法。同时，对 ABO 亚型的血清学鉴定和 ABO 血型基因型鉴定方法也进行了相关介绍。前者是 ABO 血型鉴定的常规通用基础性方法，而后两者则仅在少见疑难血型标本的鉴定中使用。

案例 8-3-1

曹某，男，35 岁。在献血车上献血时，被告知 ABO 血型初筛为 AB 型。曹某觉得奇怪，因为他的儿子刚刚满月，出生时医院的血型报告显示是 O 型。检测人员告知这只是初筛，进一步血型确认需等血液送至血站进行检测后的结果。几天后，曹某接到血站电话，告知其为特殊血型，如果愿意可以进一步对其家人样本进行血型检测。于是，曹某妻子也在参比实验室进行了血型鉴定，两人具体血型结果如下：

曹某妻子 ABO 血型血清学鉴定

正定型		反定型		
抗 A	抗 B	A_1 细胞	B 细胞	O 细胞
0	0	3+	3+	0

曹某 ABO 血型血清学鉴定

正定型		反定型		
抗 A	抗 B	A_1 细胞	B 细胞	O 细胞
4+	2+	±	2+	0

曹某 ABO 亚型血清学鉴定

抗血清（人源多克隆）					试剂红细胞			
抗 A	抗 B	抗 AB	抗 A_1	抗 H	A_1 细胞	A_2 细胞	B 细胞	O 细胞
4+	2+	4+	0	4+	1+	0	2+	0

问题：

1. 为什么在献血车上献血时的血型初筛是 AB 型？
2. 曹某妻子及曹某最终鉴定的是什么血型？
3. 通过哪些检测可以进一步明确曹某家系的血型遗传关系？

案例 8-3-1 问题导航

1. ABO 血型鉴定的血清学方法都有哪些？各自都有什么特点？
2. ABO 血型正反定型不符常见的原因有哪些？应如何进一步处理？
3. ABO 血型基因检测主要应用于哪些情况？

（一）ABO 血型的血清学鉴定

ABO 血型定型（ABO blood typing）包括正、反定型两部分。正定型，是指用标准抗 A 和抗 B 试剂血清来测定红细胞上有无相应的 A 抗原或（和）B 抗原；反定型，是指用标准 A_1 型和 B 型试剂细胞来测定血清中有无相应的抗 A 和（或）抗 B。

1. 原理与方法 IgM 抗 A 和抗 B 抗体与有 A/B 抗原的红细胞在液体或固体介质中发生肉眼可见的凝集，可借助离心力加速凝集反应。凝集和（或）溶血均为阳性结果，不凝集为阴性结果。ABO 血型正反定型结果判读见表 8-3-1。

表 8-3-1 ABO 血型正反定型结果判读表

抗 A	抗 B	抗 AB	A_1 型红细胞	B 型红细胞	O 型红细胞	结果判读
+	0	+	0	+	0	A
0	+	+	+	0	0	B
0	0	0	+	+	0	O
+	+	0	0	0	0	AB

注：+. 凝集和（或）溶血；0. 不凝集。

（1）玻片法：一般用于正定型。在标记好的玻片或平板上加入抗 A 和抗 B，再加入 40%～50% 浓度的待检红细胞悬液，均匀分散混合物并充分混匀后判读结果。

（2）试管法：①正定型：在试管中分别滴加抗 A、抗 B 和抗 AB，再分别加入受检者 2%～5% 红细胞盐水悬液并混匀和离心。②反定型：在试管中分别滴加受检者血浆（清）和反定型 ABO 红细胞悬液并混匀和离心。摇动试管，用液体冲刷红细胞扣，肉眼观察细胞扣滑落情况以判读结果。试管法红细胞凝集强度判读见表 3-2-3。

（3）微量板法：①正定型：在 96 孔"U"形底微量板内滴加抗 A、抗 B 和抗 AB，再滴加受检者 2%～5% 红细胞悬液并混匀。②反定型：在"U"形底微量板内各分别滴加受检者血浆（清）和反定型 ABO 红细胞悬液并混匀。在水平振荡力作用下使细胞扣重悬，观察结果。

（4）柱凝集法：在反定型的微柱凝胶检测管中先加入反定型用 ABO 红细胞悬液再加入检测样本的血清或血浆，在正定型的已含有抗 A 和抗 B 抗体的及阴性对照微柱孔中加入样本的红细胞悬液。在专用微柱卡式离心机中离心后判读结果。凝集强度判读见表 3-2-4。

2. 方法学评价　玻片法、试管法、微量板法和柱凝集法的评价在第三章第二节中已进行了介绍。进行 ABO 血型血清学鉴定时，由于玻片法对正定型中某些弱 A 或 B 抗原及反定型中的抗 A、抗 B 抗体检测敏感性较低，因此通常仅用于 ABO 血型快速初筛或复核。

3. 质量保证　ABO 定型必须同时进行正反定型后，方能判断结果。观察结果时既要看有无凝集，更要注意凝集强度与凝集状态。常见 ABO 正反不符的原因有生理性原因（新生儿抗原减弱、老年人抗体减弱等）、病理性原因（血液病、恶性肿瘤、丙种球蛋白缺乏症等）以及其他原因（如由细菌污染或遗传因素引起多凝集或全凝集，ABO 亚型等）。对于 ABO 定型不符的结果，应将待检者细胞用生理盐水洗涤，以解决与血浆蛋白或自身抗体相关的问题。对于多次检测的待检者，本次与既往结果不符或怀疑标本有污染时，应重新采血检测。必要时查阅待检者病史，以了解可能影响 ABO 定型的临床情况，如疾病诊断、既往血型、输血史、移植史、目前用药等。其余内容与第三章第二节盐水法的质量保证相同。

4. 临床应用　ABO 血型不合的输血可导致严重的急性血管内溶血、肾衰竭甚至死亡。如果未对患者进行预处理即从血浆中去除天然存在的抗 A 和（或）抗 B 物质，则移植的 ABO 不相容的实体器官可能会发生超急性排斥反应。由于 ABO 不相容的严重临床后果，ABO 血型鉴定是安全输血的基础，也是移植前检查的重要部分。此外，胎母 ABO 系统血型不合可以造成 ABO HDFN。因此，ABO 血型定型广泛应用于各类成分血、献血者和受血者，移植供、患者的血型鉴定，以及疑似 HTR、HDFN 时，献血者与受血者、母亲与新生儿（胎儿）血型复查与鉴定。

（二）ABO 亚型的血清学鉴定

1. 原理与方法　ABO 亚型通常具有明确的血清学特点，往往在 ABO 正、反定型时出现异常反应格局（见第三章第一节）。此外，约有 78% 的个体是分泌型，具有 *Se* 基因，它能控制分泌可溶性 ABH 血型物质进入体液（脑脊液除外）；不同亚型的分泌状态也有差异。由于 ABO 亚型较为罕见，因此 ABO 亚型检测通常组合使用特殊的方法，常用方法有 4℃增强法，弱 A、B、H 抗原或抗体检测法，冷吸收热放散试验，可溶性血型物质检测法等。

（1）4℃增强法：当 ABO 定型中抗原抗体在室温凝集反应较弱时，低温下（通常为 4℃）孵育可增强 IgM 抗体与抗原的结合，以检测弱 ABO 抗原和抗体。将反应试管在 4℃孵育一定时间后再离心并观察结果。但为了防止冷凝集的干扰，应该做自身对照。

（2）弱 A、B、H 抗原或抗体检测法：采用特殊检测试剂（如人源抗 A、抗 B、抗 AB、抗 A_1 植物凝集素、抗 H、A_2 细胞等），通过检测 ABO 亚型红细胞上 A、B、H 抗原及血清中对应抗体中质和量的变化，来鉴定 ABO 亚型。

该检测项目通常使用试管法。当怀疑是 ABO 亚型时，根据具体情况将适当的试剂抗体与待检者红细胞混合；或试剂红细胞和待检者血清（血浆）混合，离心后摇动试管观察凝集强度与状态。试验中需做好阴阳对照。相应的结果判读见表 3-1-5。

（3）冷吸收热放散试验：一些 ABO 亚型红细胞上的 A 和 B 抗原太弱，以至于无法被试剂抗血清直接凝集；但可通过大量比容红细胞吸收人源抗 A 和（或）抗 B 后，再通过放散试验使比容红细胞上吸附的人源抗 A 和（或）抗 B 抗体洗脱下来，最后使用试剂 A_1 细胞和（或）B 细胞评估洗脱液中抗 A 和（或）抗 B 的方法实现对弱抗原的富集，提高检测灵敏度。

在生理盐水洗涤过的受检比容红细胞和 O 型红细胞（阴性对照）中各加入人源相应抗血清抗 A 或抗 B。充分混匀样本红细胞和抗血清，把混合物放置 4℃，使红细胞吸收抗 A 或抗 B。随后用大量 4℃冷盐水洗涤红细胞。洗涤后的比容红细胞加入适量生理盐水置入 56℃进行热放散。用相应的反定型 A_1 或 B 细胞悬液与放散液反应，检查凝集情况，确定放散液中是否有相应的抗体。待检管放散液和红细胞出现凝集，阴性对照管不出现凝集，为吸收放散试验阳性；待检管和阴性对照管均不出现凝集，为阴性。

（4）可溶性血型物质检测法：利用抑制凝集试验，把唾液或血清中可溶性 ABH 和 Lewis 血型物质和相应的抗体中和，然后加入相应指示红细胞，若指示细胞凝集就表示唾液或血清中不含有相应的可溶性抗原，为非分泌型；若不凝集，就表示含有相应的可溶性抗原，为分泌型。

2. 方法学评价 ABO 亚型鉴定中，4℃增强法和红细胞特异性抗原和抗体检测法均属于试管法，只是反应的温度、时间或使用的试剂和普通 ABO 定型的试管法有所区别，以利于 ABO 亚型的检出。吸收放散试验由于富集了 1ml 比容红细胞中可能吸附的抗体，因而检测弱 A/B 抗原的灵敏度大大高于普通 ABO 定型的试管法。可溶性血型物质检测的方法学评价参见第三章第二节。

3. 质量保证

（1）检测前：吸收放散试验应使用多克隆的抗血清。一些单克隆抗血清对 pH 及渗透压的变化敏感，所以不适用于吸收放散试验。可溶性血型物质检测时，可以通过咀嚼石蜡或橡皮带等物促进唾液分泌，但不可使用口香糖或任何含糖或蛋白质的物质。如果唾液在加热前不先离心并除去沉淀，则唾液中可能存在的细胞会释放 H 物质，使非分泌型出现假阳性。

（2）检测中：使用 4℃增强法时，若自身对照出现凝集，应多次离心，随着时间延长，温度的升高，自身冷凝集散开后，再判读结果。吸收放散试验中，对照细胞的量应与受检细胞一致，洗涤时动作应轻柔，并将底部的压积细胞全部吹起。阴性对照管出现凝集，为未洗涤干净，应重做试验。可溶性血型物质检测对照的选择见第三章第二节。

（3）检测后：一些特殊情况下的标本报告亚型需谨慎，如新生儿、孕妇、肿瘤患者、白血病患者、近期输血史患者等。应与受检者及临床医生进行沟通，以了解可能影响 ABO 定型的临床情况。如必要，可进一步进行分子生物学检测和采集相关家系血样进行分析。

4. 临床应用 若在献血者中检出 ABO 亚型，由于存在可能导致临床复检血型定型困难和（或）配血困难的情况，一般对此类成分血予以报废或作为稀有血液冻存。若在患者输血前检查中检出 ABO 亚型（在排除疾病状态影响的情况下），应明确其具体类别，根据不同的亚型予以输注配合型血液和成分血，以免发生溶血性输血反应。可溶性血型物质检测的临床应用参见第三章第二节。

（三）ABO 血型基因型鉴定

二维码　案例 8-3-1 问题导航的知识聚焦

由于 ABO 血型鉴定血清学方法操作方便快速且成本很低，能很好地满足临床需求，因此目前临床上 ABO 基因型鉴定方法很少使用。仅在少数特殊情况下开展 ABO 分子生物学检测，通常采用 PCR-SSP 方法鉴定 ABO 血型基因型。各种基因型检测的方法、评价及应用等见第三章第二节。

案例 8-3-1 分析

1. 献血车上没有离心设备，通常采用简易的方法进行血型初筛，如玻片法。由于玻片法通常只做正定型，并且对一些特殊情况如亚型的异常血清学表现不敏感，有可能漏检亚型，因此本案例初筛时可能由于使用方法的局限性而被鉴定为 AB 型。也正是由于这个原因，献血证上显示的血型标识为"初筛"血型。

2. 曹某妻子 ABO 血型为正常的 O 型。曹某为献血者，首先使用了微量板法进行 ABO 血型鉴定，出现正反定型不符的异常情况，考虑亚型可能，随后第 2 次使用 ABO 亚型的鉴定方法，为试管法，鉴定为 cisAB（顺式 AB）血型。

3. 由于 cisAB 血型个体的 A 和 B 酶活性为顺式遗传，结合曹某及其妻子的血型，其儿子有可能为 O 型，可通过做曹某夫妻的 ABO 分子生物学检测，条件许可下也可获取孩子的口腔黏膜细胞或尿道脱落细胞进行血型分子生物学检测。

二、Rh 血型定型

常规的 Rh 血型检测一般只做 D 抗原的血型鉴定，必要时也进行 C/c、E/e 抗原的检测。针对初筛 RhD 阴性的献血者，需要进行 RhD 阴性确认试验和 RhD 变异型（variants of D，D^v）鉴定。由于目前临床上 Rh 基因分型鉴定方法使用很少，主要使用 PCR-SSP 方法；而且 Rh 基因分型方法与 ABO 基因分型方法的原理、操作和临床意义基本相同，因此这里不展开阐述。

（一）Rh 血型鉴定

1. 原理与方法 利用 IgM Rh 系统特异性抗体和红细胞上相应抗原的凝集反应来鉴定血型。检测 D、C/c、E/e 抗原出现强凝集（≥3+）结果，即为相应表型阳性；检测 D 抗原出现不凝集结果，对于患者可认为是 RhD 阴性，对于献血者和孕妇应进一步排查 D 变异型（见 RhD 变异型鉴定）；检测 C/c、E/e 抗原出现不凝集结果，按相应表型阴性判读。此处以 RhD 血型鉴定为例，进行常见方法的介绍。

（1）玻片法：在平板上加入 IgM 抗 D 和 40%～50% 浓度的待检红细胞悬液，均匀分散混合物并充分混匀。红细胞上存在 D 抗原则出现肉眼可见的凝集。

（2）试管法：在试管中滴加 IgM 抗 D 和受检者 2%～5% 红细胞盐水悬液并混匀和离心。肉眼观察细胞扣划落情况判断结果。试管法红细胞凝集强度判读见表 3-2-3。

（3）微量板法：在"U"形微量板内滴加 IgM 抗 D 和受检者 2%～5% 红细胞悬液。充分混匀并离心后，在水平振荡力作用下使细胞扣重悬观察结果。

（4）柱凝集法：在含有 IgM 抗 D 的微柱孔内加入样本的红细胞悬液。在专用微柱卡式离心机中离心后判读结果。柱凝集法强度判读见表 3-2-4。

2. 方法学评价 Rh 血型鉴定方法中 4 种方法的方法学评价参见第三章第二节中的方法学评价。玻片法不适合进行 D 变异型检测。

3. 临床应用 经免疫刺激产生 Rh 同种抗体的个体，在下一次输入 Rh 抗原阳性红细胞时可引起迟发型溶血性输血反应。进行献血者与受血者 RhD 血型鉴定及 RhD 同型红细胞输注，可很大程度上避免 D 抗原免疫导致的溶血性输血反应的发生。产生了抗 D 抗体的孕妇，孕育 RhD 血型不相合的胎儿时，可导致 RhD 血型 HDFN，进行母体与胎儿（新生儿）RhD 血型鉴定是预防、诊断该病的重要实验室依据。

（二）RhD 变异型鉴定

1. 原理与方法 某些 D^v 红细胞上的 D 抗原较弱或出现变异，无法在盐水介质中通过 IgM 抗 D 直接检测或仅出现微弱凝集。对于使用 IgM 抗 D 检测 D 抗原时，仅出现弱凝集，且自身对照为阴性的红细胞，可认为该红细胞为 D 变异型；对于使用 IgM 抗 D 检测呈现阴性反应的红细胞，不能直接确认为 RhD 阴性，应进一步做 RhD 阴性确认试验以区分 RhD 阴性与 RhD 变异型。RhD 阴性确认试验为抗球蛋白法，使用 IgG 抗 D 致敏红细胞，再使之与抗球蛋白试剂反应，抗球蛋白分子的 Fab 片段与包被在红细胞上的抗 D 抗体 Fc 片段结合，从而通过抗球蛋白分子的搭桥造成红细胞的凝集，增加了检测灵敏度。RhD 阴性确认试验无法排除 D 放散型（Del），目前我国对 Del 的鉴定尚未有统一规定。

（1）试管抗球蛋白法：分别使用几种不同克隆株的 IgG 抗 D 抗体，和待检者 2%～5% 红细胞悬液混合，进行试管抗球蛋白法的操作。排除 DAT 阳性后的阳性结果为 D^v 型，阴性结果为 RhD 阴性。在阴性的试管中添加 IgG 致敏红细胞，以验证结果的有效性。

（2）柱凝集抗球蛋白法：分别使用不同克隆株的 IgG 抗 D 和待检红细胞悬液混合，进行柱凝集抗球蛋白法的操作。排除 DAT 阳性后的阳性结果为 D^v 型，通常认为阴性结果为 RhD 阴性。

2. 方法学评价 本方法使用 IgG 抗 D 结合间接抗球蛋白试验对试管法无法检出的 D 变异型进行血清学鉴定，提高了检测灵敏度。

3. 质量保证 使用人源抗 D 血清时，阴性对照出现阳性结果，应考虑待检者细胞是否为多凝集红细胞。DAT 阳性时可采用酸放散等方法从红细胞表面去除 IgG 类抗体后再进行检测。一些特殊情况下的标本报告 D^v 型需谨慎，如肿瘤患者、白血病患者、近期输血史患者等。应与受检者及临床进行沟通，以了解可能影响 Rh 定型的临床情况。如必要，可进一步进行分子生物学检测和采集相关家系血样进行分析。

4. 临床应用 在临床输血中，D^v 型人输注 D 阳性红细胞或者 D 阴性者输注 D^v 型红细胞，有可能产生抗 D 抗体。所以受血者若为 D^v 型，应做 RhD 阴性论，输注 RhD 阴性血液；供血者为 D^v 型者，应做 RhD 阳性论，输给 RhD 阳性的受血者。D^v 型妇女与 RhD 阳性丈夫孕（生）育的胎儿（新生儿）可能发生 HDFN。

除了 ABO 和 Rh 血型系统，目前发现的红细胞血型系统有 45 个，检测方法与前述 Rh 血型系统大致相同。在血清学检测方法中，如果血型鉴定使用的抗血清试剂为 IgM 类，可使用玻片法和试管法等检测；若抗血清试剂为 IgG 类，需用抗球蛋白法检测。对于稀有血型系统，抗血清往往不易获得，可通过基因分型方法进行血型检测。

> **知识拓展**
>
> 1.Rh 血型鉴定与 ABO 血型鉴定相比，最大的区别是什么？
> 2.Rh 系统抗原的免疫原性强弱依次为 D＞E＞c＞C＞e。

（蔡晓红）

三、抗体筛查和鉴定

对交叉配血不合、有输血史、妊娠史或短期内需要多次输血的受血者需进行抗体筛查试验，以便及时发现有临床意义的意外抗体，从而避免或减少输血不良反应的发生。意外抗体包括同种抗体和自身抗体两种。同种抗体是指与具有相应抗原的同种异体红细胞发生凝集反应的抗体；自身抗体是指机体的免疫系统产生的针对自身组织细胞抗原对应的抗体，而且这类抗体不仅与自身红细胞发生凝集反应，也可能与多数异体红细胞发生凝集反应。

在输血医学中，抗体筛查特指意外抗体的筛查；抗体鉴定指意外抗体筛查阳性后抗体种类的鉴定。本节主要介绍意外抗体筛查和鉴定的原理和方法、方法学评价、质量保证和临床应用等。

案例 8-3-2

患者，男，51 岁。2020 年 12 月 24 日首次因肝硬化失代偿期、肝性脑病和消化道出血入住某医院感染病区，血常规检查结果提示血红蛋白浓度 56g/L，输血前血型鉴定结果见表 8-3-2，确定为 B(+)，抗体筛查试验 (−)，住院期间分两次输注去白细胞红细胞 2U，共 4U，无不良反应发生，病情好转后出院。2021 年 4 月 21 日因消化道大出血再次急诊入住消化内科，血红蛋白浓度 32g/L，临床申请去白细胞红细胞 4U，交叉配血试验结果主侧不合，呈现 3+～4+ 凝集。

患者的 ABO 血型鉴定、Rh 血型抗原分型鉴定结果分别见表 8-3-2 和表 8-3-3，抗体筛查和鉴定结果见表 8-3-4 和表 8-3-5。

表 8-3-2　ABO 血型鉴定结果（试管法）

正定型		反定型		
抗 A	抗 B	A_1c	Bc	Oc
0	4+	3+	0	0

表 8-3-3　Rh 血型抗原分型鉴定结果（微柱法）

Rh				
D	E	C	e	c
4+	4+	−	−	4+

问题：

1. 为什么给患者交叉配血时结果出现主侧不合？

2. 如果是意外抗体引起，结合抗体筛查和鉴定结果，是哪种意外抗体？

3. 如何解决患者临床输血问题？

----- **案例 8-3-2 问题导航** -----

1. 意外抗体引起交叉配血不合的原因是什么？

2. 哪些方法可以筛选和鉴定不完全抗体？各自都有哪些特点？

3. 筛选和鉴定不完全抗体在临床上有哪些应用？

（一）抗体筛查

1. 原理和方法　抗体筛查（简称抗筛）是利用抗原和相应抗体特异性结合的原理，即利用已知血型抗原的抗体筛查红细胞（简称抗筛细胞），通过不同的反应介质、反应条件及试验方法，来确定机体的血浆或血清中是否含有 IgM 和（或）IgG 类意外抗体，它包括同种抗体和自身抗体。抗筛细胞为一组通过严格筛选后确定的已知红细胞血型抗原表型的 3 个单人份 O 型红细胞，其覆盖的血型抗原可与检测人群绝大部分有临床意义的意外抗体特异性结合。目前抗筛主要有 5 种方法，分别为盐水法、酶法、聚凝胺法、试管抗球蛋白法和柱凝集抗球蛋白法（见第三章第二节）等。在进行抗筛时，采用不同方法将待检血浆或血清分别与 3 支抗筛细胞悬液混合进行检测。

2. 方法学评价　在第三章第二节中已对以上 5 种方法进行了评价。

3. 质量保证　抗筛应在备血即交叉配血试验之前或在交叉配血试验时同时进行，以便及时发现具有临床意义的意外抗体。抗体筛查试验结果阴性并不意味着血液中一定无意外抗体，要结合患者病史，包括输血史和妊娠史等资料进行全面综合分析，如怀疑为低弱亲和力和或低效价意外抗体引起的 HTR 或 HDFN 时，需增加血清与红细胞的不同比例来重复进行抗筛试验，防止漏检，而且某些血型抗体可能有剂量效应，可能因试验条件、方法和所用筛选细胞血型抗原不足等造成漏检。筛选细胞因为是 O 型红细胞，检测时可能会漏检 ABO 亚型的意外抗体（如抗 A_1 等），然而被检血清中如存在抗 A_1，可以通过 ABO 血型正反定型检测结果不一致发现。

4. 临床应用　对于临床输血，减少甚至避免 HTR 发生，从而提高输血的安全性和有效性。对于孕妇，通过定期进行意外抗体的检测和必要的干预，及时诊断和防治 HDFN。

（二）抗体鉴定

抗体筛查试验结果为阳性，应继续进行抗体鉴定试验，以确定其特异性。

1. 原理与方法 谱细胞是一组通过严格筛选后确定的已知红细胞血型抗原表型的8~16个单人份O型红细胞组。谱细胞覆盖常见且具有临床意义的血型抗原。利用谱细胞，通过一定的检测方法、反应介质及反应条件，根据血清或血浆与谱细胞反应结果格局，确定血型意外抗体的特异性。如果考虑可能为多种同种抗体或同种抗体与自身抗体同时存在，可应用自体红细胞吸收的方法分离出自体抗体，再使用吸收放散的方法，鉴定多种混合的同种抗体。用于抗筛的5种方法同样可以用于抗体鉴定，只是将抗筛细胞换成谱细胞。不同个体的意外抗体在各方法中凝集强度可能会出现差异，通常选择抗筛试验中敏感的方法进行抗体鉴定。

2. 方法学评价 抗体鉴定的5种方法的评价参见第三章第二节。

3. 质量保证 在谱细胞的选择方面，应尽量选择抗原纯合子较多的谱细胞，但也应考虑到人种因素对谱细胞制备的影响，至少有一套谱细胞能涵盖受检人群的抗原分布特点。抗体鉴定通常涉及多种方法的组合应用。根据受检抗体的特点，采用不同的方法（如4℃增强法、吸收放散试验、酶处理红细胞凝集试验等）进行鉴定，以增加抗体鉴定的敏感性和特异性。

二维码 案例8-3-2问题导航的知识聚焦

4. 临床应用 抗体鉴定用以确定抗体特异性，找到引起血型正反不符、抗筛阳性和（或）交叉配血不合的原因，为选择合适的相应抗体对应抗原阴性的血液提供精准信息，从而为安全输血奠定坚实的基础。同时也为孕产妇新生儿溶血症的诊断、预防、监测及治疗等提供依据。

案例8-3-2分析

1. 患者临床需要输血时，一般仅做ABO血型鉴定和RhD检测。患者也是如此，血型鉴定结果为B(+)。配血时出现主侧不合，排除人为因素后，对于有输血史的患者，首先要考虑患者血清中是否含有其他血型系统的抗体与献血者的红细胞抗原发生反应，即意外抗体，且该配血主侧结果不合，必须要分析原因，才能解决临床输血问题。

2. 对患者进行配血试验时出现主侧不合且有输血史，按有关规定，必须要进行意外抗体筛查。首先利用筛选细胞进行意外抗体的筛选，其结果为阳性，再利用谱细胞进行意外抗体的鉴定，根据反应结果和格局，判读患者血清中含有抗e。患者血清与筛选细胞、谱细胞反应的结果和格局分别见表8-3-4和表8-3-5。

3. 选择e抗原(−)的B型Rh(D)(+)型红细胞与患者血液进行交叉配血试验，结果全部相合，输血后患者症状和体征改善明显，无输血不良反应发生。

表8-3-4 患者血清与筛选细胞反应的结果

序号	Rh D	C	E	c	e	Kell k	Duffy Fyᵃ	Fyᵇ	Kidd Jkᵃ	Jkᵇ	Lewis Leᵃ	Leᵇ	MNS M	N	S	s	Diego Diᵃ	血清 IAT
I	+	+	0	0	+	+	+	0	0	+	0	+	+	0	+	+	+	3+
II	+	0	+	0	0	+	+	+	+	0	0	+	+	0	+	0	+	0
III	0	0	0	+	+	+	0	+	+	0	0	+	+	0	+	0	+	3+

表8-3-5 患者血清与谱细胞反应的格局

序号	Rh-hr D	C	E	c	e	Kidd Jkᵃ	Jkᵇ	MNS M	N	S	s	Mur	Duffy Fyᵃ	Fyᵇ	Diego Diᵃ	Diᵇ	Kell K	k	Lewis Leᵃ	Leᵇ	P P₁	血清 IAT
1	+	+	0	0	+	+	0	+	0	+	+	0	+	+	0	/	0	+	0	+	+	3+
2	+	+	0	0	+	0	+	0	+	0	+	0	+	+	0	/	0	+	+	+	0	3+
3	+	+	+	0	0	+	+	0	0	+	0	0	+	+	0	/	0	+	0	+	+	3+
4	+	0	0	+	0	0	+	0	+	0	+	0	+	0	0	/	0	+	0	+	+	0

续表

序号	Rh-hr					Kidd		MNS					Duffy		Diego		Kell		Lewis		P	血清
	D	C	E	c	e	Jk^a	Jk^b	M	N	S	s	Mur	Fy^a	Fy^b	Di^a	Di^b	K	k	Le^a	Le^b	P₁	IAT
5	+	0	+	+	+	0	+	+	+	0	+	0	+	0	0	+	0	+	0	+	+	3+
6	+	+	0	0	+	0	+	+	0	+	0	0	+	0	0	0	/		0	+	+	3+
7	0	+	0	0	+	+	+	+	0	0	+	0	0	+	0	0	/		0	+	+	3+
8	+	+	0	+	+	+	+	0	+	0	+	0	+	0	0	+	0	+	0	+	0	2+
9	0	0	0	+	+	0	+	+	0	+	0	0	+	0	0	0	0	+	0	+	0	3+
10	+	+	+	0	+	+	+	+	0	+	0	0	+	0	+^w	/		0	+	0	+	0	3+

（卞茂红）

四、交叉配血试验

为了保证临床输血安全，输血前须确保患者和献血者的血液在免疫血液学方面具有相容性，以保证输入的红细胞在患者体内不溶血，输入的血浆成分不破坏患者的红细胞，即献血者的血液与患者的血液在免疫血液学方面相容。交叉配血试验是输血前血液相容性试验不可缺少的一部分。

案例 8-3-3

患者，男，52 岁。血型为 B 型，RhD 阳性，Rh 五抗原分型为 C、c、D、E、e，因"骨盆骨折"收治入院，有输血史，术前 Hb 86g/L，经评估申请 6U B 型 RhD 阳性红细胞拟术中备用，患者输血前相容性检测结果：①红细胞意外抗体筛查试验为阴性，反应格局见表 8-3-6；②采用微柱凝胶抗球蛋白法进行交叉配血试验，结果显示部分献血者与患者配血相合，部分献血者配血不合；③补充抗体鉴定试验，结果显示该患者体内存在抗 Jk^a，凡与患者配血相合的献血者 Jk^a 抗原均为阴性，不合者 Jk^a 抗原均为阳性；④患者直接 Coombs 试验为阴性。

表 8-3-6　患者红细胞意外抗体筛查反应格局表

序号	Rh-hr					Kidd		MNS				Duffy		Kell		Lewis		P	患者 IAT
	D	C	E	c	e	Jk^a	Jk^b	M	N	S	s	Fy^a	Fy^b	K	k	Le^a	Le^b	P1	
I	+	+	−	−	−	+	+	+	+	−	+	+	+	−	+	+	−	−	0
II	+	−	+	+	−	+	+	+	−	+	+	+	−	−	+	−	+	+	0
III	+	+	−	+	+	+	+	+	+	+	+	+	+	−	+	−	+	+	0

问题：

1. 既然选择 ABO 同型血输注，为什么输血前还必须进行交叉配血试验？
2. 为什么意外抗体筛查阴性，ABO、RhD 同型血交叉配血试验会不相合？
3. 为什么说选择合适的方法进行交叉配血是保证患者安全输血的重要影响因素？

案例 8-3-3 问题导航

1. 能检出 IgG 类抗体的交叉配血的方法有哪些？
2. 为什么不能单独用盐水法交叉配血？
3. 用于交叉配血的标本有哪些要求？

（一）交叉配血试验

1. 原理与方法

（1）原理：交叉配血试验（cross match test）是检查患者和献血者血液中是否含有不相容的抗原和抗体成分的试验。交叉配血试验的要求是在任何步骤均不出现溶血或同种凝集的结果时，方可将供者的成分血输给患者。

交叉配血试验分为主侧交叉配血、次侧交叉配血和自身对照试验。主侧交叉配血指用患者血浆（清）与献血者红细胞进行反应，检查患者血浆（清）中是否存在针对献血者红细胞的抗体；次侧交叉配血指用患者红细胞与献血者血浆进行反应，检查献血者血浆中是否存在针对患者红细胞的抗体；自身对照试验指患者红细胞与自身血浆（清）反应，以排除自身抗体、直接抗球蛋白试验阳性及红细胞缗线状假凝集等干扰试验结果判读的因素。

（2）方法：分常规交叉配血和特殊交叉配血两大类试验。常规交叉配血试验有多种方法，如盐水法、酶法、聚凝胺法、试管抗球蛋白法、柱凝集抗球蛋白法等。特殊交叉配血是对多种常规方法的组合应用，并可能使用到一些特殊方法。

1）盐水法：将献血者（或患者）红细胞悬液加入患者（或献血者）血浆（清）中，若血浆（清）中存在针对红细胞膜上 ABO 血型或其他血型抗原的 IgM 类抗体时，这些抗体能在室温下的盐水介质中与红细胞发生肉眼可见的凝集反应，也可激活补体引起红细胞膜损伤，出现溶血。主侧和次侧管均为阴性，表明患者和献血者血液盐水法交叉配血相容；如果主侧管和次侧管或单独一侧试管结果为阳性，则表明患者、献血者血液盐水法交叉配血试验不相容。

2）酶法：在交叉配血中使用酶法的原理与抗体筛查相同。在对照结果有效情况下，主侧和次侧管均为阴性，表明患者和献血者血液酶法交叉配血相容，献血者血液可以输给患者；主侧管和次侧管或单独一侧试管结果为阳性，排除患者红细胞 DAT 阳性，则提示患者、献血者血液酶法交叉配血不相容，血液不可输注。

3）聚凝胺法：在交叉配血中使用聚凝胺法的原理与抗体筛查相同。在对照结果有效的情况下，主侧管和次侧管均为阴性，则表示献血者和患者血液聚凝胺介质交叉配血相容；主侧管和次侧管或单独一侧试管结果为阳性，排除患者红细胞 DAT 阳性，则提示献血者和患者血液聚凝胺介质交叉配血不相容。

4）试管抗球蛋白法：该方法在交叉配血中使用时，通常是盐水法交叉配血结果观察阴性后进行。检测结果判断：在对照结果有效的情况下，如果主、次侧管均为阴性，表示献血者和患者血液抗球蛋白法交叉配血相容，可使用献血者血液对患者进行输注；如果主侧管和次侧管或单独一侧结果为阳性，则提示患者、献血者血液抗球蛋白法交叉配血不相容，献血者血液不可输注。

5）柱凝集抗球蛋白法：在应用该方法进行交叉配血时，主侧孔和次侧孔均为阴性，表明患者与献血者血液相容，献血者血液可以输给患者；若主侧孔和次侧孔或单独一侧微孔结果为阳性，排除患者红细胞 DAT 阳性，提示患者与献血者血液不相容。

6）红细胞意外抗体阳性患者的交叉配血：当患者盐水法自身对照阴性，盐水法交叉配血阳性，则可能存在盐水反应性意外抗体，可以采用盐水法进行抗体鉴定，确定抗体特异性。当盐水法交叉配血阴性而其他方法（如聚凝胺法、抗球蛋白法或酶法）阳性时，提示可能存在 IgG 意外抗体或自身抗体，通过结合抗球蛋白法的抗体鉴定试验和自身对照及 DAT 检测确定抗体特异性。对于存在 IgM 和 IgG 类同种抗体的，应采用与红细胞意外抗体相同特异性的单克隆抗体试剂，筛选该特异性抗体对应抗原阴性的红细胞进行交叉配血试验和血液输注；对于不能确定抗体特异性的患者，可随机与多名献血者血液进行交叉配血试验，选择交叉配血相合的血液输注；对于存在病理性自身抗体的，往往找不到完全相合的红细胞成分血，应排除同种抗体后仅在抢救时给予红细胞输注（见第十章第一节）。

7）存在假凝集时的交叉配血试验：由于某些疾病的原因，患者血清中含有过量的球蛋白和纤维蛋白，使配血时的红细胞出现假凝集。处理方法见第三章第二节。

8）存在冷凝集素时的交叉配血试验：冷凝集是指在室温或更低温度下，与所有红细胞（包括患者自身红细胞）都能发生凝集，是由冷凝集素引起的。这种非特异性凝集严重干扰交叉配血试验。一般人血清中冷凝集素的效价不高，不易出现非特异性凝集。但在某些病理情况下，如自身免疫性溶血性贫血、病毒性肺炎等，患者血清中常含有高效价的冷凝集素，与自身或供者的红细胞发生凝集。在37℃下保温操作或用37℃生理盐水洗涤可去除冷凝集干扰。

2. 方法学评价

（1）盐水法：该法主要检查患者或献血者血浆中是否存在破坏对方红细胞的IgM类抗体，避免发生血管内溶血。其只能检出以IgM类抗体为主的血型系统不合（如ABO、P、Lewis、MNS等系统），不能检出以IgG类抗体为主的血型系统不合（Rh、Kidd、Duffy等系统）。对有输血史（特别是有输血不良反应史）、妊娠、免疫性疾病史和器官移植史等患者，交叉配血时检出IgG类抗体的方法尤其重要；因此为确保输血安全，目前要求交叉配血时既要做盐水法以检出IgM类抗体，又要做聚凝胺法或抗球蛋白法以检出IgG类抗体的方法。

（2）酶法：我国交叉配血中很少使用这一方法。

（3）聚凝胺法：该法适合各类患者的交叉配血，特别是急诊抢救患者。在交叉配血时，应首先进行盐水法试验，排除IgM类抗体的存在后，再进行聚凝胺法交叉配血试验。如果用聚凝胺法交叉配血出现不配合时，要用抗球蛋白试验等重复交叉配血，结果不一致，通常以抗球蛋白试验为准。

（4）试管抗球蛋白法：该法是各种交叉配血方法中最为经典的一种试验。但因无法自动化，应用受到限制。

（5）柱凝集抗球蛋白法：目前，在许多医疗机构已将柱凝集法抗球蛋白法作为交叉配血的常规手段。用于交叉配血的是特异性微柱抗球蛋白卡，可同时检出IgG和37℃具有反应性的IgM类抗体。

3. 质量保证

（1）检测前：患者标本必须能反映受者最近的免疫学状态，用于交叉配血检测的患者血液标本采集时限应当在输血前3d内，推荐使用EDTA抗凝全血样本。如果患者需要再次输注红细胞，应重新采集标本进行交叉配血试验，避免因回忆反应而产生抗体漏检。不能使用溶血标本。血液透析患者样本做聚凝胺法配血时，因为标本中有肝素，因其对聚凝胺有拮抗作用，须增加聚凝胺的用量以中和肝素。抗球蛋白法交叉配血时，标本采集后应立即进行试验，延迟试验或中途停止会使抗体从细胞上丢失，造成假阴性结果；抗球蛋白试剂应按照说明书最适稀释度使用，否则可产生前带或后带现象而误认为阴性结果。

（2）检测中：在献血者血浆未做抗筛检测的地区，当患者在同时大量输入多个献血者红细胞成分和血浆成分时，献血者之间也应进行交叉配血试验，以防止献血者之间血型不合及不完全抗体的存在，保证输血安全。

盐水法进行交叉配血试验时，出现交叉配血不相容（主侧管和次侧管或单独一侧试管内出现红细胞凝集或溶血）的常见原因是ABO血型定型错误、存在冷凝集、血浆蛋白异常等引起的红细胞凝集及存在盐水介质中能引起红细胞凝集的意外抗体。鉴别时，首先应重新鉴定献血者和患者的ABO血型，以排除因ABO血型鉴定错误导致的交叉配血不相容。做自身对照试验，若患者自身反应阳性，则可能为冷抗体或高蛋白引起的红细胞凝集。

（3）检测后：当发现交叉配血不合时，必要情况下与临床联系获取对实验室诊断有价值的信息（如近期输血史、妊娠史、药物史等）；在进行相关的进一步检测后，应及时对患者血样出现疑难配血的原因进行记录，如同种特异性抗体的记录，以便在该患者再次用血时进行提示；对于抢救用血患者应及时进行随访。

4. 临床应用　交叉配血试验的意义在于可以进一步验证患者与献血者血型鉴定是否正确，发现意外抗体以及ABO血型及其他血型的交叉配血不合，保证输血安全。包括：①可以发现ABO

血型鉴定的错误。如 B（A）亚型同时能检出 A 和 B 抗原，定型时可能被误定为 AB 型，但 B（A）亚型存在强抗 A 抗体，在与 AB 型献血者红细胞交叉配血时，即可出现强凝集。②发现亚型配血不合的情况。如 A_2 亚型中有一部分人含有抗 A_1 抗体，与 A_1 型红细胞配血时，可出现凝集。③发现其他的血型抗体或意外抗体。患者和献血者通常只进行 ABO 血型和 RhD 血型定型和同型输注，而其他血型系统如 Duffy、Kidd、P 等并不常规检测。有免疫刺激史的患者可能产生针对 ABO 和 RhD 以外血型抗原的抗体，在交叉配血时也可出现凝集。尤其在急诊抢救或其他原因未进行抗体筛查的情况下，交叉配血试验成为唯一能发现这些血型免疫性抗体存在的方法，对避免溶血性输血反应起到非常重要的作用。

（二）电子交叉配血试验

1. 原理与方法　电子交叉配血（electronic or computer crossmatch）是由电子计算机通过系统的计算和比对，科学地为患者选择 ABO/RhD 血型相容的血液进行输血。也就是说，电子交叉配血是在红细胞 ABO/RhD 血型鉴定和红细胞意外抗体筛查的基础上，再利用电子信息技术来识别献血者与患者的身份及血液资料，而不再需要单独进行血清学交叉配血试验。简言之，就是用电子计算机代替血清学方法进行交叉配血。

2. 方法学评价　电子交叉配血的优点包括：可实现配血自动化，提高输血的安全性；减少人力资源，节约时间，提高效率；减少对生物危险物质接触和处理等。电子交叉配血也有局限性：受电子计算机软件或硬件故障的影响；受第三方客观因素如停电、关机等的影响；目前国内的抗体筛选细胞未涵盖一些低频抗原，导致相应抗体被漏检，虽然多家医院和机构都对电子交叉配血的安全性进行了肯定，但是不经过血清学复核便发血仍存在一定风险。

3. 质量保证　实施电子交叉配血试验的基本条件：①计算机系统及其他关键设备应经过严格认证。②应有确保血液检测数据采集和传输准确性的控制程序。③计算机系统必须能阻止不相容血液发放。④患者必须要有两次 ABO 和 RhD 血型鉴定且结果一致，且其中一次必须来自患者当前样本；献血者 ABO、RhD 血型复检结果正确无误。⑤患者意外抗体筛查的结果必须是阴性，同时没有阳性的既往记录。

4. 临床应用　1983 年，瑞典一家医院最早开始使用电子交叉配血技术，并于 1997 年报道了此技术及控制程序。美国于 1992 年开始应用电子交叉配血技术，并在 1994 年首次使用"电子交叉配血"这一名称，并即刻用电子交叉配血技术代替了传统的离心交叉配血技术。目前，电子交叉配血技术在欧美等发达国家及地区基本已普遍开展，如瑞典、美国、英国、加拿大、澳大利亚等。我国目前尚缺乏开展电子交叉配血的法律法规支持，而在一些已经开展了电子交叉配血的国家和地区，如 AABB、BCSH 等新版技术手册或指南中，已经明确规定可以实施电子交叉配血和电子发血；在瑞典、澳大利亚、新西兰、中国香港也有相应的法规支持。其实随着现代信息技术的发展、献血模式的转变及管理水平的提高，我国部分地区已经具备了开展电子交叉配血的条件，东南沿海地区已率先开始了模拟运行，证实在完善意外抗体筛查试剂抗原谱和增加患者、献血者直接抗球蛋白试验的基础上，电子交叉配血技术在我国临床输血中具有可行性与安全性。为了临床输血安全，对不符合电子交叉配血条件的应采用血清学交叉配血作为补充。

二维码　**案例 8-3-3 问题导航的知识聚焦**

案例 8-3-3 分析

1. 人类除了同卵双生，每个个体的血型都不完全相同。即使输了 ABO、Rh 血型配合的血，患者仍有可能和献血者血液发生严重的输血不良反应，这是因为红细胞血型系统除了 ABO、Rh 以外，还存在其他众多的血型系统。尽管患者的 ABO、Rh 血型与献血者一致，仍可能含有其他血型抗体，如抗 Duffy、Kidd 抗体等，只要献血者血中有其中一种抗原，那么两者的血液就会不相合，产生溶血性输血反应。交叉配血试验所得的结果可以表明患者的血液与献血者的血液是否完全相合，这一试验对于未进行抗体筛选的患者尤为重要。

2. 意外抗体筛查阴性并不一定意味着被检血清中没有抗体，可能是因为实验条件和所选用的谱细胞不足造成一些有剂量效应的抗体或低频抗体的漏检。本案中抗-Jk^{a}就属于剂量效应性抗体，此类抗体只与表达对应抗原纯合子细胞反应，而与表达对应抗原的杂合子细胞不反应或者反应性明显减弱，本例所使用的国产三联意外抗体筛选细胞虽然Ⅱ和Ⅲ号都表达Jk^{a}抗原，但都是Jk^{a}抗原的杂合子Jk（a$^+$b$^+$），检测时没有反应性，造成抗Jk^{a}抗体的漏检。在加做抗体鉴定时，谱细胞中Jk^{a}抗原纯合子细胞Jk（a$^+$b$^-$）与患者血浆在抗球蛋白微柱凝胶检测卡中产生1+的凝集强度，抗-Jk^{a}才被检出。目前国内的抗体筛选细胞因为没有涵盖所有意外抗体对应的抗原，抗筛细胞的行业标准未统一规范，造成临床不少低频抗原可能被漏检。在这种情况下，交叉配血试验作为输血前相容性检测的最后一步，对保证安全输血是绝对必要的，本案即是很好的证明。

3. 虽然通过意外抗体筛查试验可以预发现一些有临床意义的抗体，但因受制于多种因素的影响，某些有临床意义的抗体可能会漏检，给安全输血带来隐患。影响抗原与抗体结合的因素有pH、红细胞表面电荷、抗原与抗体的比例、温度、反应时间、不同反应介质等，各种配血方法对抗体的检出效率也不同。因此，除了使用盐水法外，要使用能检出ABO以外其他血型系统不完全抗体的方法进行交叉配血，必要时多种配血方法联合运用。根据我们检测目的的不同，选择合适的交叉配血方法，为患者选择配血相合的血液进行输注，是保证患者安全输血的重要一环，可避免一些有临床意义的目标抗体漏检，从而确保患者安全、有效输血。

知识拓展

1. 影响交叉配血的因素有哪些？
2. 抗筛阴性、主侧交叉配血不合的处理方案有哪些？

（周小玉）

第四节　血液发放与领用

临床输血全过程中，应严格执行血液发放与领用的规范化、标准化、科学化流程，以确保患者输入的血液质量安全可靠。

案例 8-4-1

患者，男，56岁。O型RhD(+)，两年前诊断为再生障碍性贫血，经治疗后症状好转出院。今日因"便血、头晕"再次就诊，查体Hb 38g/L，PLT 3×10^9/L，PT 30.1s，APTT 63.2s，FIB 1.6g/L，临床收治于血液内科。主治医师立即向输血科开具输血申请单，申请同型去白细胞悬浮红细胞3U，病毒灭活冰冻血浆400ml，单采血小板1个治疗剂量。输血科收到申请后，立即进行患者血型复检及不规则抗体筛查，并根据患者各项检测指标对医生申请的输血成分及数量进行评估，同时在临床输血管理系统中查询各成分血库存，发现O型RhD(+)去白细胞悬浮红细胞库存已降至安全储血量，O型RhD(+)单采血小板无库存，遂立即与采供血机构电话沟通，由采供血机构立即派送O型RhD(+)去白细胞悬浮红细胞3U，O型RhD(+)单采血小板1个治疗剂量。与临床沟通告知血浆立即给予满足，红细胞及血小板待采供血机构送至后给予发放，并通知临床取血人员30min后至输血科取血浆。1h后，红细胞及血小板送至输血科，在完成血液入库及输血相容性等相关检测后，通知临床再次取血。在红细胞及血小板取至临床15min时，临床电话告知输血科该患者在输注血小板时出现皮肤瘙痒及发热等不适症状，现已停止输注，要求将红细胞退回输血科。

问题：

1. 什么是安全储血量？

2. 血浆在融化后至被取走的时间段内如何储存？

3. 取血人员应携带哪些东西至输血科取血？

4. 血液入库前应进行哪些核对？

5. 血液发放时应进行哪些交接与核对？

6. 临床上在给患者输注成分血前应进行哪些检查与核对？

7. 案例中临床要求红细胞退回的情况，输血科应如何处理？

---- **案例 8-4-1 问题导航** ----

1. 如何建立血液库存管理模式？

2. 如何规范化、标准化、科学化地执行血液的发放与领用？

3. 血液输注前需要做到哪些核对？

一、血液库存管理

完善的血液库存管理制度是保障医疗机构临床用血安全及正常医疗秩序的关键，包括血液库存管理模式、血液预订、血液入库及血液储存。

（一）血液库存管理模式

医疗机构应当根据临床实际用血需求和特点制订用血计划，确定血液安全库存量，建立血液库存预警分级管理制度，优先保障紧急抢救用血。

1. 安全储血量 是指各种成分血的最低库存量，此数量应能满足医疗机构向采供血机构发出紧急用血申请后，采供血机构将血液送达或医院自取，并完成输血前相关检测的时间段对抢救用血的需求。安全储血量一般不少于 3d 常规医疗用血量。

2. 血液库存预警分级管理 血液为宝贵的稀缺资源，而输血是临床挽救危重患者的一种不可替代的重要手段，当采供血机构的血液库存告急时，为保障用血机构的用血安全和正常医疗秩序，各用血机构应根据实际供血量建立血液库存动态预警机制，不同级别的预警对应不同的措施，优先保障紧急抢救用血。

3. 常规血液库存量的制订 常规血液库存量主要包括常规输血治疗及择期用血申请的血量。常规输血治疗主要针对符合输血指征的贫血患者，根据上一阶段实际用血情况及患者数量增长情况进行预算；择期用血则主要针对手术用血，根据各病种的实际用血情况，对医生申请用血的数量及对血液储存时间的要求进行预算。两种预算总和可作为常规血液库存量制订的依据。

4. 血液库存统计 建立并实施血液库存统计制度，应按日、月、季度及年的时间间隔执行对应内容的库存统计。通过输血管理系统可实现相关内容的查询、统计及记录，包括血液的出入库、血液库存量、患者用血量、病种用血量、科室用血量等详细信息，并可通过库存统计确定血液的分配、向采供血机构预订血液的种类及数量等。

（二）血液预订

采供血机构对于用血机构的常规供血有规定的血液预订及送血时间，输血科或血库应根据临床实际用血需求，以库存管理所设血液库存量为依据，通过网络或电话向采供血机构预订，以进行血液品种和数量的补充。

遇特殊情况如稀有血型患者的抢救、血液库存降至安全储血量等发生时，应立即网络或电话联系采供血机构，进行血液的预订并确定送（取）血时间。

（三）血液入库

血液入库前应当认真核对验收并对献血者血型进行复核。验收内容包括血液运输条件、物理外观、血袋封闭及包装、标签内容（采供血机构名称及其许可证号、供血者条形码编号和血型、血液品种、容量、采血日期及时间、成分血的制备日期及时间、有效期及时间、血袋编号/条形码、储存条件等）是否符合相关标准规定。核对无误后，做好血液入库记录，保证每一份血液的可追溯性。对于需要进行交叉配血的成分血，可将血袋上交叉配血用辫管取下置于试管内，试管上贴好标签或做好标记，然后按照与对应血袋摆放相一致的顺序置于试管架上，存放于指定储血设备内，以便于进行献血者血型复核、交叉配血试验的快速准确执行及输血全过程的闭环管理。自体血也应严格按照要求做好入库、储存及发放。

（四）血液储存

输血科或血库配置专用储血设备，同时应当配置应急备用储血设备，并建立实施血液温度监控程序。血液入库后，将血液按不同血型及品种分类后分别储存于专用储血设备或专用储血设备的不同区域内，应按照采血日期先后顺序摆放，并有明显标识。储血设备均应配备温度控制（或自动控制）记录及报警装置，温度监控通常分为两大类，包括储血设备自身的温度显示、报警装置以及单独安装的实验室冷链温湿度监控系统。血液储血设备温度控制和记录应当执行《血液储存要求》的相关规定。当储血设备的温度自动控制记录和（或）报警装置发出报警信号时，应立即检查原因，及时解决并记录。储血冰箱内严禁存放其他物品，每周消毒一次，冰箱内空气培养每月 1 次，合格标准为无霉菌生长或培养皿（90mm）细菌生长菌落 <8CFU/10min 或 <200CFU/m^3。

输血科或血库要认真做好血液出入库、核对、领发的登记，有关资料须保存 10 年。

二、血液发放的交接与核对

建立血液发放的交接与核对制度。结合血液实际库存量对申请输血的成分及血量综合评估并完成输血前相关检测后，进行血液的发放。

（一）发血记录单

发血记录单应包含但不限于以下内容：患者的病案号、姓名、性别、年龄、科室、床号、既往输血史、初检及复检血型、不规则抗体筛查结果、申请医师、审核医师、疾病诊断、申请时间等，献血者的献血码、产品码、血液产品名称、血型、血量、配血结果、配血方法等，检测者，配血者，复核者，配血日期及时间，取血者，取血日期及时间，输血核对者，输血开始及结束时间等。根据输血相容性检测结果确定血液是否发放。交叉配血结果为相合的血液，根据临床需求时间填写好发血记录单后核对发血。交叉配血结果为相容的血液，则应根据临床患者输血治疗的迫切程度和国家规范及医疗机构临床用血管理规定来决定是否发血，属于应急用血管理范畴，且发血记录单应将所有输血前检测结果详细记录，并备注好输血过程中的注意事项。

（二）血液发放的交接与核对

1. 发血前核对 收到取血单后，按照发血记录单上献血者的相关信息将对应的成分血从储血冰箱中取出，同时观察血液的外观（是否存在溶血、凝块、细菌污染等）是否正常，检查血袋有无渗漏，核对血袋标识是否清晰，是否与发血记录单信息一致，无误后方可进行交接。

2. 血液的交接与核对 将血液交接给有资质的取血人员，同时双方进行核对，包括患者病案号、姓名、性别、年龄、科室、床号、血型、血液有效期及配血试验结果、血液外观以及与发血记录单信息的一致性等信息，确认无误后双方在发血记录单上共同签字，方可将血液发放。发血记录单一式两份，一份由输血科或血库保存，另一份入患者病历。

3. 不发、取血的情况 凡血袋有下列情形之一的，一律不得发、取血：标签破损；血袋有破损、漏血；血液中有明显凝块；血浆呈乳糜状或暗灰色；血浆中有明显气泡、絮状物或粗大颗粒；未摇动时血浆层与红细胞界面不清或交界面上出现溶血；红细胞层呈紫红色；过期或其他须查证的情况。

三、血液的退回

原则上血液一经发出就不允许退回。但由于血液是稀缺资源，在某些特殊情况下，未使用的血液可在发血后 30min 内退回输血科或血库。退回的血液需静置一天后，经详细检查确认血液质量良好，没有变质或污染现象，在保证血液质量和患者安全的前提下，可以再次发出使用，但必须做好完整的血液流动跟踪记录。凡退回的血液应单独存放，并注有特殊标记。

四、血液的储存

血液在未发出前，均应储存在专用储血设备内。取血人员根据所取血液的成分携带对应温度的血液专用转运箱（取红细胞、血浆时，转运箱温度应在 10℃ 左右，取血小板时，温度在 22℃ 左右），交接核对无误后将血液置于转运箱内进行运送，确保成分血的有效性和安全性。

血液发出后，受血者和供血者的血样应保存于 2~6℃ 冰箱中至少 7d，以便于对发生了输血不良反应的事件进行追踪调查。

五、输注前的检查与核对

血液输注前，由一名注册（在职）护士同另一名注册（在职）护士（单人值班时与一名值班医师）共同进行核对。

核对医师的医嘱：①对血袋上的信息与发血记录单上的信息进行"三查十对"（"三查"：查血液的有效期、血液的质量及血液的包装是否完好无损；"十对"：对病案号、姓名、床号、性别、年龄、血袋条码、血型、输血相容性检测结果、血液的种类、血量）。②在病床前再次复核患者的相关信息（包括床头卡、手腕带），如有可能应直接向患者本人核实患者的姓名、性别、年龄、床号及血型。

二维码　案例 8-4-1 问题导航的知识聚焦

各核对人均应在发血记录单上签名。使用电子设备核对患者信息时，须再次人工核对。

案例 8-4-1 分析

1. 安全储血量是指各种成分血的最低库存量，此数量应能满足临床用血机构向采供血机构发出紧急用血申请后，采供血机构将血液送达或自取，并完成输血前相关检测的时间段对抢救用血的需求。安全储血量一般不少于 3d 常规医疗用血量。

2. 血液在未发出前，均应储存在专用储血设备内。为避免血浆中凝血因子活性的丢失，病毒灭活冰冻血浆在融浆机融化后至临床取血的时间段内应置于 4℃ 冰箱内储存，且应摆放于指定了对应血型及成分的位置。

3. 除应携带取血单外，取血人员应根据所取血液的成分携带对应温度的血液专用转运箱。在本案例中，第一次取的成分血为血浆，则需携带 10℃ 左右温度的转运箱；而在第二次取血时，因同时取红细胞及血小板，故应携带 2 个转运箱，温度分别为 10℃ 左右（红细胞）及 22℃ 左右（血小板），确保血液成分的有效性和安全性。

4. 血液入库前应当认真核对验收并复检血型。核对验收内容包括：血液运输条件、物理外观、血袋封闭及包装、标签内容（采供血机构名称及其许可证号、供血者条形码编号和血型、血液品种、容量、采血日期及时间、成分血的制备日期及时间、成分血的有效期及时间、血袋编号/条形码、储存条件等）。核对无误后，做好血液入库记录，保证每一份血液的可追溯性。

5. 输血科收到取血单后，按照发血记录单上献血者的相关信息将对应的成分血从储血冰箱中取出，同时观察血液的外观是否正常（是否存在溶血、凝块、细菌污染等），检查血袋有无渗漏，核对血袋标识是否清晰，是否与发血记录单信息一致，准确无误后与取血人员进行交接并双方核对，内容包括患者病案号、姓名、性别、年龄、科室、床号、血型、血液有效期及配血试验结果、血液外观以及与发血记录单信息的一致性等信息。确认无误后双方共同签字，方可将血液发放。

6. 血液输注前，由两名医护人员共同对血袋上的信息与发血记录单上的信息进行"三查十对"（"三查"：查血液的有效期、血液的质量及血液的包装是否完好无损；"十对"：对病案号、姓名、床号、性别、年龄、血袋条码、血型、输血相容性检测结果、血液的种类、血量）。各核对人均应在发血记录单上签名。

7. 原则上血液一经发出就不允许退回。但由于血液是稀缺资源，在某些特殊情况下，未使用的血液可在发血后 30min 内退回输血科或血库。本案例中，O 型去白细胞悬浮红细胞取至临床时间不超过 30min，因此可同意临床将血液退回，但需立即携血液转运箱将血液送至输血科并做好登记。退回的血液需静置一天后，经详细检查确认血液质量良好，没有变质或污染现象，在保证血液质量和患者安全的前提下，可以再次发出使用，但必须做好完整的血液流动跟踪记录。凡退回的血液应单独存放，并注有特殊标记。

知识拓展

1. 输血管理系统目前已基本覆盖国内各级医院输血科或血库，并同时与血液中心/血站及医院信息系统联网，在设置不同级别权限后，医务人员可对血液的申报、出入库、临床用血申请及发放等实行电子化操作，并可实时对血液进行流动追踪，极大地简化、优化了流程，提高了工作效率，降低了差错率。

2. 医院气动物流传输系统可用于医院内部各种日常医用物品的自动化快速传输。在符合血液保存温度等前提下，常规治疗的成分血可使用气动物流进行运送，但不适用于紧急抢救情况下的血液运送，因为一旦系统故障，很可能会引起严重后果。

第五节　输血过程监护

　　血液自输血科或血库取至临床科室后，护理人员将根据医嘱对患者进行血液的输注。无论是输血前的准备，还是输注过程中的监护，直至输血结束后对患者的关怀及护理，整个输血过程中的每一个细节都至关重要。

案例 8-5-1

　　患者，男，36 岁。因车祸致全身多发伤、失血性休克入院行急诊手术，术中输入病毒灭活冰冻血浆 1200ml，去白细胞悬浮红细胞 8U。术后立即转入 ICU，患者意识逐渐恢复，医生根据患者临床症状及相关检查结果进行评估后，继续为该患者申请输注去白细胞悬浮红细胞 4U，病毒灭活冰冻血浆 400ml，冷沉淀凝血因子 12U。输血科收到输血申请后立即进行评估，符合输血指征，给予满足，在完成输血前相关检测后，将血液发放至临床。

　　临床按照冷沉淀凝血因子→病毒灭活冰冻血浆→去白细胞悬浮红细胞的顺序给予输注，在冷沉淀凝血因子输注完毕后，即开始病毒灭活冰冻血浆的输注，在血浆输注 10min 时，患者主诉皮肤有轻度瘙痒。护理人员立即减慢输血速度并报告医生，同时安抚患者消除紧张情绪。经处理后，完成了全部成分血的输注。

　　问题：

　　1. 血液自输血科或血库发出后多少时间内必须开始输注？

　　2. 各成分血的输注速度是多少？

　　3. 对于有输血过敏史的患者，可否在成分血中加入抗过敏药物后再进行输注？

　　4. 针对有输血紧张情绪的患者，应如何护理？

-------- **案例 8-5-1 问题导航** --------
1. 血液输注过程中有哪些注意事项？
2. 临床常用成分血的输注速度是多少？
3. 对常见输血不良反应该如何护理？

一、血液输注

（一）血液的输注时间与速度

血液自输血科或血库发出后应在 30min 内输注，原则上不得自行储血，必须而又有条件时可放入符合储存条件的设备内暂时保存。如果推迟输注时间较长，可将发血记录单与血液返还输血科或血库暂存，并在输血科或血库血液暂存记录本上进行登记。全血和成分血出库后，应在 4h 内完成输注，不应再进行保存。输血过程应先慢后快，起初的 15min 慢速输注，严密监测是否发生输血不良反应。若无不良反应，以患者能够耐受的最快速度完成输注。除生理盐水外，全血及成分血中不得添加任何药物。

常用血液成分的输注速度及时长（成人）见表 8-5-1。

表 8-5-1 常用血液成分的输注速度及时长（成人）

血液成分	非紧急输注			紧急输注
	初始速度（前 15min）	常规速度	总时长	
红细胞	2ml/min	5～10ml/min	30～40min/U（150ml）	50～100ml/min
血浆	2～5ml/min	可耐受的最快速度	30min/袋（200ml）	可耐受的最快速度
血小板	2～5ml/min	可耐受的最快速度	30min/治疗剂量（250ml）	可耐受的最快速度
冷沉淀凝血因子	2～5ml/min	可耐受的最快速度	10min/袋（2U）	可耐受的最快速度

心功能不全、婴幼儿和老年患者输血速度应减慢，一般红细胞输注 1～2ml/min，血浆、血小板和冷沉淀凝血因子视患者情况而定。

（二）血液的加温输注

通常情况下，输血是不需要加温的。临床上多主张给受血者机体或输血端肢体保暖，以消除静脉痉挛。但当有以下情况时，建议加温输血：①大量快速输血：在抢救等某些特殊情况下输血速度为成人 $>50ml/(kg \cdot h)$、儿童 $>15ml/(kg \cdot h)$ 时。②对婴儿进行换血疗法时。③当受血者体内存在具有临床意义的冷凝集素时。

对血液进行加温时，不得在没有任何温度监控的容器中进行，否则会导致红细胞破坏而发生溶血，同时必须有专人负责操作并严密观察，建议使用专用的血液加温器。当使用血液加温器时，必须配备专业的设备或可视温度计以监测仪器温度，确保其不高于 41℃，同时应在患者输血护理记录单上记录设备的运行温度。如无条件，可将血袋置于 35～38℃ 水浴中，轻轻摇动血袋，并不断测试水温，15min 左右取出。加温时需注意水温不得超过 38℃，以免造成红细胞损伤或破坏而引起急性溶血反应。加温过的血液应尽快输注，因故不能立即输注的血液不得再进入储血冰箱保存。

（三）血液输注其他注意事项

输血结束时，输血执行人在发血记录单上填写结束时间（精确到分），并将发血记录单贴在病历中，且须及时将血袋送回输血科或血库至少保存 1d。任何未使用的成分血均应立即返还输血科或血库进行处理，不得私自处理。

二、输血患者的护理

对于需要输血的患者，首先在输血前应做好健康教育及知情同意工作。应向患者介绍输血的适应证和禁忌证、常见的输血不良反应症状和防治方法、做血型鉴定及交叉配血试验的意义，并告知患者在输血过程中切勿擅自调节滴速。

临床（通常为护理人员）接到输血科或血库取血通知后，立即测量并记录受血者生命体征，如有发热，暂不取血或请示医生。应该由经过培训的人员对输血整个过程（输血开始时、输血15min时、输血结束时）进行严密的观察监护，观察血液输注是否通畅，尤其输注红细胞时输注速度宜减慢，可轻轻将成分血摇匀。输血器管道的扭曲、受压，针头的分离、移位或阻塞都会影响输注速度，需及时排除故障。此外，还应注意注射局部是否有肿胀、疼痛、血液外渗等情况发生并及时处理。对于加压输血的患者，在输注过程中护理人员不能离开患者，必须防止输血管道与针头分离或血液快速输完时空气进入静脉造成的栓塞，还要严密观察患者是否发生心力衰竭、肺水肿、穿刺部位渗漏等情况。血液输注过程中应注意观察新出现的症状及其与原发病的关系，注意观察生命体征的变化，注意观察并记录尿液的量、颜色等及伴随症状，观察皮肤的温度、湿度、颜色，有无瘙痒、荨麻疹，有无眼、面部血管神经性水肿等。

将是否发生输血不良反应及发生输血不良反应时的处理及转归记录在输血护理记录单上，并叮嘱患者如有任何不适及时通知护士。如出现异常情况应及时处理：①减慢或停止输血，用静脉注射生理盐水维持静脉通路；②立即通知值班医师和输血科或血库值班人员，及时检查、治疗和抢救，并查找原因，做好记录；③输血完毕后，医护人员对有输血不良反应的应逐项填写患者输血不良反应回报单，并返还输血科或血库保存。

常见输血不良反应护理：①发热反应：是临床最常见的输血不良反应。护理人员在给患者输血的操作过程中应严格执行无菌操作，预防致热原。轻者可减慢输血速度，重者立即停止输血，密切观察生命体征，及时通知医生。遵医嘱给予解热镇痛和抗过敏药物。②过敏反应：轻度过敏反应可减慢输血速度，给予抗过敏药物，中、重度则应立即停止输血，呼吸困难者给予氧气吸入。及时通知医生，遵医嘱用药，监测生命体征变化。③溶血反应：是临床最严重的输血不良反应。输血前应认真做好血型鉴定与交叉配血试验，做好"三查十对"，杜绝差错事件的发生。一旦发生溶血性输血不良反应，立即停止输血并通知医生。给予吸氧，建立静脉通路。将剩余的血液、患者血液和尿液标本送至输血科或血库及检验科进行相关检验。双侧腰部封闭，热敷双侧肾区，保护肾脏，碱化尿液。严密观察生命体征及尿量，同时安慰患者，消除紧张、恐惧心理。④对于大量输血的患者，为预防枸橼酸钠中毒，应遵医嘱常规每输入库存血1000ml，静脉注射10%葡萄糖酸钙10ml。

在输血过程中，应给患者创造安静、舒适的环境，动作轻柔，避免不良的刺激，使患者紧张的心理得到抚慰，增加对输血治疗的信心。根据输血患者的心理状态和需求，因人施护。对输血有恐惧、紧张心理的患者，在输血前与输血过程中，多与之接触，主动交谈，勤巡视，多观察和予以必要的陪护；对输血有焦虑对抗心理的患者，进一步介绍有关血液和输血知识，输血与个案疾病的关系，以消除患者的顾虑，放心地接受输血治疗；对输血有依赖心理的患者，讲明输血不是唯一的治疗手段，仅仅是一种替代疗法，鼓励患者全方位配合治疗和护理；对休克和昏迷患者，因其反应性降低，医护人员要加倍关心，按规范操作。出现输血不良反应时，医护人员除了医疗技术上的积极处理外，还应稳定患者的情绪，陪伴在病床边加强观察，及时处理，安慰患者。输血常有明显的短期效应，因此在输血完毕时，医护人员可充分利用这一效应，激发患者的愉快情绪，以增强其战胜疾病的信念。

输血结束后，要及时护理输血穿刺部位的伤口，并对患者进行关爱。还应观察患者是否出现迟发性输血反应，做好输血记录及输血相关医疗废物的处理。

三、血袋的回收及处理

输血不良反应一般于输血后24h内出现，因此在输血结束后，血袋需要回收并至少保存24h，以协助输血不良反应事件的调查。临床医护人员应尽职尽责，积极配合输血科或血库进行血袋回收，确保安全输血。

1. 为保证临床输血安全，减少血液传播疾病的发生，严格执行血袋回收登记处理制度。

2. 患者输血结束后，护理人员将血袋刺针孔处折叠，用胶粘贴好防止余血流出，若血袋上无患者信息标签，则需在血袋上标注患者姓名、病案号及所在科室，装入医疗废物专用包装袋中。

3. 临床科室的护理人员于1h内将血袋用专用容器送至输血科或血库，并做好相应的登记及签名。

4. 发出的血液袋数必须与输血完毕送返的血液袋数一致。

二维码　案例8-5-1问题导航的知识聚焦

5. 输血科或血库将回收的血袋置于2~8℃专用冰箱内至少24h，以备出现意外情况时进行核查。

6. 若24h后患者无输血不良反应的发生，输血科或血库按照院感管理规定，对血袋进行封存，随后进行无害化处理。

7. 用后的输血器无须送返输血科或血库，处理方法同输液器即可。

案例8-5-1分析

1. 血液自输血科或血库发出后30min内必须开始输注。若一次性申请输注成分血及血量较多，可根据患者病情需求的成分血输注顺序分批次从输血科或血库取血。

2. 血液开始输注时应先慢后快，一般为2~5ml/min，前15min应严密观察有无输血不良反应，若无输血不良反应发生，可适当加快速度，调整滴速至医嘱要求；急性失血患者输血速度应加快，可通过挤压血袋来提高输血速度；心功能不全、婴幼儿和老年患者输血速度应减慢。一般情况下，1U红细胞（约150ml）应控制在30~40min；1袋200ml血浆、1个治疗剂量单采血小板（约250ml）在30min之内输完较适宜；冷沉淀应以患者能耐受的最快速度输注。每袋血液输注时间不超过4h（若室温过高，应适当缩短时间，一袋血若4h内未输注完毕应废弃）。

3. 不应向血液/血制品中添加任何药物或其他静脉用液体，如需稀释只能用静脉注射生理盐水。

4. 对于需要输血的患者，首先在输血前做好健康教育及知情同意工作。应向患者介绍输血的适应证和禁忌证、常见的输血不良反应症状和防治方法、做血型鉴定及交叉配血试验的意义，并告知患者在输血过程中切勿擅自调节滴速。根据输血患者的心理状态和需求，因人施护。对输血有恐惧、紧张心理的患者，在输血前与输血过程中，多与之接触，主动交谈，勤巡视，多观察和予以必要的陪护。

知识拓展

1. 目前国内已有某些大型医院利用现代物联网管理手段实现血库前移，为抢救生命赢得了时间。所谓血库前移，是指借助智能化冰箱、恒温转运箱等硬件设施，通过无线通信传输、射频标签等物联网技术，实现储血用的智能化冰箱、恒温转运箱前移至手术室、急诊部、ICU等科室。血库前移，减少了术前备血的时间，也便于医生根据手术需要进行精准备血。

2. 当患者需要补充多种血液成分时，常规的输注顺序为冷沉淀、血小板、红细胞、血浆，但在紧急情况下，当以挽救患者生命最需要的血液成分为先。

（朱　颖）

第六节　输血后评价

输血治疗的最终目的是改善患者临床症状，纠正明显异常的实验室结果。因此，在每次血液输注完成后的一定时间内（通常不超过 24h，重症患者输注完成后立即进行），经治医师应该对输注疗效进行科学评价，对于无效输注或疗效不满意的情况进行分析，查找原因并制订相应对策，以提高后续输注效果，节约有限的血液资源，降低同种异体输血风险。

案例 8-6-1

患者，女，35 岁。因"急性髓细胞性白血病复发"收入院。患者于半年前诊断为急性髓细胞性白血病，行阿扎胞苷+维奈托克方案化疗，1 个疗程后获得完全缓解，6 个疗程后复查骨髓提示复发。此次入院行 DCAG 方案诱导化疗，化疗第 9 天，患者 PLT 降至 9×10^9/L，肘窝静脉采血点可见约 1cm×1cm 青紫瘀斑，其余皮肤、黏膜未见明显的瘀点、瘀斑。申请输注 AB 型单采血小板 1 个治疗剂量，输注后次日复查 PLT 升至 17×10^9/L。

问题：

1. 血小板输注的常见分类，解决的临床问题是什么？
2. 用于预防性血小板输注疗效判断的最常用指标和标准是什么？
3. 引起血小板无效输注的主要原因有哪些？

案例 8-6-1 问题导航

1. 输血后评价的主要目的是什么？
2. 使用 CCI 判断血小板无效输注的限定条件包括哪些？
3. 红细胞输注后的疗效评价指标包括哪些？

一、全血输注效果评价

急性大量出血后导致血红蛋白、凝血因子、纤维蛋白原及血小板计数的整体下降，进而导致贫血和凝血功能障碍。输注全血，尤其新鲜全血（保存不超过 14d），输注后可以提高血红蛋白水平并在一定程度上纠正凝血功能障碍。输注后的效果评价也主要是围绕贫血和凝血功能障碍的纠正这两个方面。而贫血纠正的评价，主要通过检测 Hb 水平和临床氧供来判断。紧急情况下，来不及进行 Hb 检测时，可以只通过观察动脉血氧饱和度、心率和呼吸频率的变化，来判断输注效果。凝血功能的改善主要通过伤口或手术野出血情况的变化来判断，条件允许时还可以进行必要的凝血功能检测。

全血置换主要用于急性中毒的救治，其疗效评价主要基于临床症状的改善和实验室指标的变化。例如，急性有机磷农药中毒，可以在传统治疗基础上通过全血置换的方式提高救治疗效。其评价主要包括 M 样症状、N 样症状及中枢神经系统症状以及血液胆碱酯酶活性的变化。

二、红细胞输注效果评价

红细胞输注后疗效评价涉及实验室指标和临床症状两个方面。实验室指标主要通过 Hb 和 Hct 来表现，一般情况下，体重不超过 70kg 患者输注 1U 红细胞成分，Hb 可提高 5g/L。体外膜肺氧合（ECMO）患者红细胞输注时习惯用 Hct 指标来评价其有效性。临床症状评价主要观察动脉血氧饱和度、心率和呼吸频率的变化，血氧饱和度提升，心率由过速到趋于正常，呼吸由浅快变为正常，都说明输注有效。实验室指标改变不理想，但临床症状改善明显，也可以判断为输注有效或部分有效。

对于没有活动性出血的成年贫血患者，建议每次输注红细胞 2U 后，进行一次疗效评价，包括临床评价和实验室检测评价（必要时），根据评价结果来决定是否需要再次进行输注。不宜连续输注超过 2U 而不做任何评价，以防止过度输注，降低输血风险，节约血液资源。

三、血浆输注效果评价

血浆输注后的疗效评价指标或标准因输注目的的不同而有所区别。

因凝血因子缺乏或功能不佳而导致活动性出血存在，这种情况下输注血浆，其疗效评价主要是看临床症状的改善，即活动性出血是否明显减少，进一步发生可能危及生命或重要脏器功能的大出血风险是否降低或者完全消除，实验室检查结果通常只作为参考。同时，还需要与解剖学原因导致的活动性出血相鉴别，如隐性静脉和（或）小动脉损伤导致的出血。

大剂量输血时，血浆的输注疗效的评估需要从两个层面展开。一方面，是评估创面或出血点活动性出血的范围和速度，出血范围缩小或出血速度减缓，说明止血有效。当然，由于大量失血，可能同时导致血小板缺乏，也会影响机体的整体凝血功能，通过临床观察常无法准确鉴别。另外，止血处理是否有效，也直接影响创面或出血点活动性出血的范围和速度，同样需要加以鉴别。另一方面，通过实验室检测，来评估机体的整体凝血功能，避免创伤性凝血病、稀释性或消耗性凝血障碍。目前而言，可以利用黏弹性检测技术（如 TEG、Sonoclot、Centuryclot 等）实现机体整体凝血功能评价，为判断血浆输注的有效性提供直接量化证据。

华法林主要通过抑制维生素 K 依赖的凝血因子 II、VII、IX、X 的肝脏合成而发挥抗凝作用。输注血浆逆转华法林抗凝作用时，一方面看临床出血症状的改善，另一方面可以看凝血指标（APTT、PT/INR、TT）的改善，但尚无量化的评价标准。临床医师只能结合临床表现和实验室指标进行综合判断。

四、血小板输注效果评价

血小板输注的主要目的是预防或控制因血小板数量不足或功能异常而导致的出血风险或正在发生的出血。这就将血小板输注分为两类，即预防性输注和治疗性输注，有时两者界限模糊，并不一定完全分得清楚。血小板输注后的疗效评价方法也因输注目的的不同而不同。

（一）预防性输注后评价

预防性血小板输注，主要是为了将血小板计数提高到一个相对安全的水平，如果输注后血小板计数增量达到预期，即可判断为输注有效，而输注后血小板计数增量未达到预期，即可判断为输注无效。理论上一个体重 70kg（血容量为 5L）的成年患者，输注 1 个治疗剂量的血小板，可以将血小板计数提高 $30×10^9/L\sim50×10^9/L$。预防性血小板输注，通过观察患者输注后血小板计数是否增加，评价输注疗效。

（二）治疗性输注后评价

治疗性血小板输注后，活动性出血是否得到有效控制和改善，是判断输注是否有效的主要指标，如皮肤瘀点/瘀斑的数量和面积变化、手术野渗血的速度和量的变化、注射器或采血针穿刺后需要的压迫时间的变化等，相对不容易量化，主要依靠医护人员观察判断。由于治疗性输注后，血小板立即发挥止血作用而大量消耗，因此，血小板计数的变化只是作为评价疗效的辅助参考指标，即使没有明显的增量甚至出现下降，但临床症状明显改善，仍可判定为输注有效；血小板计数的变化可作为后续判定是否需要继续输注的参考指标（输血前评估）。

（三）血小板无效输注

血小板无效输注（platelet transfusion refractoriness，PTR）是血小板输注后增加值低于预期，目前国内外广泛采用输入后体内血小板回收率（percentage platelet recovery，PPR）和血小板校正计数增量（corrected count increment，CCI）来评价血小板输注是否有效。

PPR 是通过检测患者输注血小板 1h 或 24h 后血小板计数来评价血小板输注后的实际效果。通常认为，输注 1h 后的 PPR＜30% 或 24h 后的 PPR＜20%，应考虑血小板无效输注。计算公式为：

$$PPR = \frac{(\text{输血后血小板计数} - \text{输血前血小板计数})(L) \times \text{血容量}(L)}{\text{输入血小板总数} \times 2/3}$$

注：2/3 表示输入的血小板有 1/3 进入脾脏的血小板储存池。

输注 1h 后 CCI＜7500 或输注 24h 后的 CCI＜4500，应考虑血小板无效输注。计算公式为：

$$CCI = \frac{PI\,(\times 10^9/L) \times S\,(m^2)}{N\,(\times 10^{11})} \times 1000$$

PI=输注后的血小板计数（×10⁹/L）–输注前的血小板计数（×10⁹/L）

S=0.0061×H（cm）+0.0128×W（kg）–0.015 29

式中，S 为患者的体表面积（m^2），H 为患者的身高（cm），W 为患者体重（kg），N 为血小板的输注剂量（10^{11}），1000 为调节系数。

PTR 由很多因素导致，最常见的是非免疫因素，主要包括发热、感染、败血症、脾大、DIC、同种异基因移植、输注前血小板保存不当、药物作用（可能包括免疫机制）、静脉注射两性霉素 B、血栓性血小板减少性紫癜等；其次是免疫因素，多发生在输注血小板次数比较多的患者中。免疫性血小板抗体的产生多发生在输注次数在 10 次以上案例，若输血次数达到 10 次以上，其抗体阳性率可达 30%～85%。长期依靠血小板治疗的患者中有 26%～71% 存在 HLA 抗体，10% 合并产生 HPA 抗体。由于目前成分血制备过程中白细胞去除率逐年增高，产生同种免疫的 HLA 抗体发生率有很大降低，但是仍有 20% 的患者致敏。

五、冷沉淀输注效果评价

对于没有活动性出血的患者，输注冷沉淀以后，可直接检测纤维蛋白原浓度，达到目标值（通常至少达到 1g/L），即可认为输注有效。未达到目标值时，应重新评估输注剂量是否充足，如果剂量不足，应考虑启动下一次输注，以达到目标值。

大量失血后大量输血患者，输注冷沉淀以后，其纤维蛋白原应维持在 1.5g/L 以上，TEG 检测 K 值、Angle 角、全血黏弹性检测中的 CR 值在正常范围或接近正常范围。

产科大出血时，输注冷沉淀以后，其纤维蛋白原应维持在 2.0g/L 以上，TEG 检测 K 值、Angle 角、全血黏弹性检测中的 CR 值在正常范围或接近正常范围。同时，还要考虑出凝血带来的消耗，提前启动再次输注。

对于因子Ⅷ水平低下，但无明确活动性出血的患者，进行有创操作前，如无法获得纯化因子Ⅷ制剂，可以输注冷沉淀，输注后可直接检测因子Ⅷ活度，达到目标值（通常达到 50% 以上），即可认为输注有效，可以进行有创操作。也可以通过 APTT 值的变化，来间接评价冷沉淀输注疗效。因子Ⅷ活度未达到目标值时，应重新评估输注剂量是否充足，如果剂量不足，应考虑启动下一次输注，以达到目标值。并应考虑因子Ⅷ在体内的半衰期，确定合适的输注剂量，以防止有创操作后出血不止。

六、粒细胞输注效果评价

粒细胞输注缺乏大样本随机对照研究结果，现有的结果并非一致，其疗效评价尚缺乏统一的量化标准。粒细胞输注后，一般采用外周血中性粒细胞计数来评价输注后疗效。临床上还可以通过一些非特异指标来判断粒细胞输注的疗效，如通过感染的临床逆转、感染持续时间来判断疗效。已有的研究结果显示高剂量输注往往可以带来较好的抗感染效果。

二维码　案例 8-6-1 问题导航的知识聚焦

案例 8-6-1 分析

1. 血小板输注通常包括预防性输注和治疗性输注。预防性血小板输注，主要是因患者血小板计数过低，可能导致重要脏器自发出血，或者为了防止进行有创检查、手术引发出血而进行的血小板输注，目的是将血小板计数提高到一个相对安全的水平；治疗性血小板输注，是患者因为血小板计数过低或功能异常引发机体出血，输注血小板是为了即刻止血，血小板计数是否提高并非关键所在。

2. 临床上最常用来判断预防性血小板输注疗效的指标是校正计数增量（CCI），通常 1h CCI＞7500 或 24h CCI＞4500 判断为输注有效。该案例 24h CCI=(17 000–9000)×1.7/2.5=5440，判定为输注有效。

3. 血小板无效输注的评价主要是针对预防性输注的患者，引起血小板无效输注的主要原因包括两大类：非免疫因素和免疫因素。非免疫因素通常包括发热、感染、脾功能亢进、抗生素的使用等，这些因素可引起血小板过度活化，进而被单核巨噬细胞系统清除；免疫因素主要是由于既往的输血史、妊娠史，导致受血者体内产生 HLA 抗体和（或）HPA 抗体，这些抗体与输入血小板上携带的对应抗原结合，加速机体对血小板的清除，导致无效输注。

知识拓展

1. 红细胞无效输注受重视程度远低于血小板无效输注。

2. 血小板配型输注是预防免疫性无效输注的重要手段。

3. 冷沉淀中的纤维蛋白原含量受供者因素影响波动范围较大，其输注后提高纤维蛋白原水平的效果也会存在一定差异。

（于　洋）

第九章　患者血液管理

2010 年 5 月，第 63 届世界卫生大会发布的《血液制品的可用性、安全性和质量》决议中明确提出患者血液管理（patient blood management，PBM）的概念。2021 年世界卫生组织（WHO）发布政策简报系统阐述了实施 PBM 的原因、意义、实施原则和路径。近年来，国家卫生健康委员会及多个协会或学会的专业委员会相继出台 PBM 指南或专家共识，极大推动了我国医疗机构 PBM 的进程和发展，本章重点介绍患者血液管理的概述、围手术期患者血液管理以及自体输血等 PBM 的核心内容，有关患者输血指征的评估及输血后疗效评价参见第八章第一节和第六节，有关限制性输血措施参见第七章血液成分的临床应用。

第一节　概　　述

随着输血医学的快速发展，临床医师对输血利弊的认识日益加深。目前，临床输血已经从成分输血、限制性输血步入到 PBM 时代。PBM 是一种基于循证医学的多学科团队协作治疗的策略，需要手术科室、麻醉科、输血科、血液科等多个学科密切配合，采取一切合理措施在手术前防治患者的贫血与出血，尽可能减少患者失血量，提高患者对贫血的耐受等，以达到良好的临床结果。PBM 是约束临床医生合理用血和改善患者临床效果的工具，患者血液管理已经成为一种全新的医疗模式。

案例 9-1-1

《临床输血与检验》2018 年 8 月第 20 卷第 4 期发表了题为《患者血液管理在临床输血实践中的应用》的论著，该论文调查了 2016 年 1 月～2017 年 1 月上海市三家综合性医院 232 例输血患者的性别、年龄、入院科室、住院天数、出院诊断、输血前后血常规、手术前后是否采取干预措施（如 PBM）。发现 11 个手术科室中有 10 个科室（90.91%）采取 1 种以上干预措施，干预组较对照组患者的住院天数相对较短，血红蛋白上升幅度较对照组大。该调查研究结论是目前患者血液管理在医院临床输血实践中的应用有限，但可以减少输血，改善患者预后，值得推广。

　　问题：

　　1. 该论文的统计发现各家医院 PBM 开展存在什么问题？

　　2. 从该文的研究结果可以发现 PBM 的意义有哪些？

案例 9-1-1 问题导航

1. 为什么要实施患者血液管理？

2. PBM 的具体措施有哪些？

一、患者血液管理的概念

PBM 概念的提出，使临床用血从单纯减少异体血的输注发展到以提高患者预后为核心。美国血液管理促进学会（Society for the Advancement of Blood Management，SABM）提出：PBM 是指适当应用血液成分及制品，并采取相应的策略来减少或避免患者对异体血的输注需求，从而达到提高患者预后的最终目的，强调的是预防输血的措施。西澳大利亚（Western Australia）和国际患者血液管理基金会（International Foundation for Patient Blood Management，IFPBM）也有过类似的定义。2010 年世界卫生大会全球血液安全论坛给 PBM 的定义为：PBM 是以患者为中心，基于循证医学原则，提高医疗质量，安全有效使用血液，避免不必要输血，并以改善患者预后为目的。

PBM 的总体原则就是以患者为中心，是基于循证医学理念的多学科、多模式协作治疗的技术与方法，旨在最大程度地减少血液制品的使用并改善患者的治疗效果。其深刻内涵是防治贫血、促进患者对贫血的耐受以及对已经发生的贫血患者实施治疗；同时，严格控制患者出血，最大限度保护患者自体血液，多种方式促进患者自身血液再造，减少或避免异体血的输注，以改善患者结局。PBM 有望成为所有可能用血患者的血液管理标准。

<h2 align="center">二、患者血液管理的必要性</h2>

1. 输血风险　随着输血技术的不断提高，输血安全性有了较大幅度的提升。然而，同种异体输血本质上就是同种异体组织（血细胞）的移植，输血治疗在使患者获益的同时，也会带来各种输血不良反应，如：非溶血性发热反应、过敏反应、呼吸困难、低血压、溶血性输血反应、输血相关的急性肺损伤（TRALI）、输血相关循环超负荷（TACO）、输血相关性脓毒症和输血相关移植物抗宿主病（T-GVHD）等。同时，尽管血液经过严格程序的筛查、检测等处理，但输血仍然存在经血传播传染病的风险。病原体通过输血过程从献血者血液进入到受血者体内并引起相应的感染或疾病，称为输血传播感染（transfusion-transmitted infection，TTI）。目前发现可经血液传播的病原体几乎涵盖了朊病毒、病毒、细菌、立克次体、螺旋体、寄生虫和原生动物等多种病原微生物。经过近三十年的努力，我国经输血传播乙型、丙型、梅毒、艾滋的风险已经降到很低，如：HIV、HCV、HBV，其风险不到百万分之一，血液安全得到极大的提高。但由于窗口期的存在，其经输血传播的风险依然存在。同时，各类新发现的经血传播传染病的风险，如：寨卡热、埃博拉出血热、严重急性呼吸综合征、中东呼吸综合征、新型冠状病毒感染等新发传染病（emerging infectious disease，EID）的暴发流行等，对血液供应和血液安全构成新的威胁，须引起我们高度重视。由于感染性与非感染性输血风险的客观存在，要求我们避免不必要输血。

2. 血液供应压力与不合理输血　我国临床用血面临的形势除了血液安全性，还存在血液的可及性问题，即血液供应的相对不足。我国自 1998 年颁布《中华人民共和国献血法》以来无偿献血率持续增长，取得巨大成就，但总体水平仍然偏低，且各地献血率差异较大，固定献血者人数或重复献血者普遍较低。同时，随着临床医学的不断发展，医疗新技术不断涌现，我国医疗服务总量不断增长，临床用血需求随之大幅提升。目前，我国综合性大医院业务量每年基本以 10% 以上的速度增长，加上我国人口老龄化进程不断加快、疾病谱变化等使我国临床用血出现季节性、区域性及偏型性供应紧张情况。另一方面，临床用血不合理现象仍然存在。我国一些地区的临床不合理用血调查显示：不合理输血现象约占 19.5%，同时相关临床输血循证医学证据也证明过量输血有害，且临床上较多的大量输血是可以避免的。因此，减少或避免不合理的异体血输注，以改善患者预后为目的的 PBM 显得尤为重要。

3. 输血不良预后　临床输血是把双刃剑，近 30 年国际国内临床输血循证医学证据显示，输血不仅会引起相关输血不良反应和输血传播传染病，同时其对患者疾病转归也会带来一定的影响，如：输血可增加手术患者并发症、术后短期和长期病死率、术后感染发生率、ICU 入住时间和总住院时间，部分患者输血后可促进肿瘤的转移等，提示我们输血安全还有诸多新的未知的领域需要我们去探寻，随着 PBM 临床应用的不断深入，世界多个国家已把 PBM 列入患者安全和医疗质量管理的一项重要内容，成为外科手术质量控制的指标之一。伴随着血液资源需求的日益增长，怎样合理使用血制品成为全球共同追求的目标。

三、患者血液管理的措施

PBM 的三大要素：①促进患者红细胞生成（自身造血），②减少患者血液丢失，③提高患者贫血耐受能力。PBM 应严格遵循临床输血适应证，其重点是需要临床医生努力改善患者健康状况，使用多种替代疗法来提高贫血的疗效，减少患者的失血。PBM 应贯穿于患者的整个医疗过程，包括手术患者血液管理和非手术患者血液管理。手术患者 PBM 是严格控制红细胞输注指征，对患者实施自身血液保护措施，主要包括：限制性输血、减少术中出血、治疗术后贫血、制定周密的手术方式和手术计划，实施自体输血、尽可能避免异体输血等。非手术患者 PBM 则是最大程度地减少患者的输血需求并改善其临床结局，减少输血相关风险的措施，主要包括：输血前评估与输血后效果评价、患者贫血及出凝血异常的治疗、改善患者对贫血和失血的耐受能力、早期控制并评估出血风险，限制性输血策略等。实际上，临床上 PBM 常常聚焦于围手术期患者。

PBM 三大支柱见表 9-1-1。

二维码 案例 9-1-1 问题导航的知识聚焦

表 9-1-1 PBM 三大支柱

阶段	纠正贫血	控制出血/失血	生理性改善代偿贫血
术前	（1）诊断、评估及治疗贫血 （2）术前自体血液采集 （3）促进造血功能	（1）评估出血风险 （2）回顾出血史和用药史 （3）停用引起出血的药物 （4）减少医源性失血 （5）充分的术前准备	（1）评估失血量及患者耐受程度 （2）优化患者的生理储备（如心肺功能） （3）采用适当的血液保护方式，制定个体化的贫血管理计划
术中	安排患者造血最佳状态下手术时间	（1）手术方式改进（如无血手术等） （2）限制性输血策略 （3）急性等容血液稀释 （4）术中自体血液回收 （5）维护机体凝血功能 （6）控制性低血压 （7）保持正常体温	（1）提高心排血量 （2）改善通气和氧合 （3）优化容量管理 （4）循证和限制性输血策略
术后	（1）治疗贫血 （2）警惕药物导致的贫血	（1）麻醉期血液保护策略 （2）监控管理凝血/出血 （3）避免低体温与药物对凝血功能的影响 （4）最小化医源性失血	（1）提高氧供给，最小化氧消耗 （2）适当的容量管理 （3）镇痛、镇静，防治感染 （4）循证医学证据指导输血策略

案例 9-1-1 分析

1. PBM 的具体措施是以患者为中心，多学科协作和多种方法联合使用，适时全面评估患者及其血液功能状态，识别输血的危险因素，防治贫血提高机体对贫血的代偿能力；并通过改善患者止凝血功能、减少手术出血措施，实施各类自体输血技术及限制性输血等策略以减少异体血的输注，目的是改善患者预后。该论文统计发现各家医院 PBM 开展的方式单一，多数医院仅采取 1 种 PBM 管理方式，患者血液管理在医院临床输血实践中的多学科协作和多种方法联合使用应用有限。

2. 从该文的研究结果发现：尽管 PBM 在本文调研医院的临床输血实践中的开展有限，但案例分析表明 PBM 干预组较对照组患者的住院天数减少，血红蛋白上升幅度较对照组大，并可减少输血，改善患者预后，值得推广。因此，大力开展 PBM 多学科协作和多种方法联合使用，必将减少患者对异体血的需求，节约宝贵的血液资源；同时，还可以改善患者预后。随着 PBM 临床应用的不断深入，输血已经成为外科手术质量控制的指标之一，且 PBM 已被列入患者安全和医疗质量管理的一项重要内容。

（夏　荣）

第二节　围手术期患者血液管理

围手术期（perioperative period）一般定义为从患者和医生决定手术治疗之日始到术后 28d（基本康复）止的一段时间。目前，输血在外科术中的使用已经大大减少，这在很大程度上要归功于腹腔镜等微创技术的飞速发展。然而，在外科临床实践中，术前贫血的发生率依然很高，术前约有接近 50% 的患者、术后有超过 50% 的患者存在轻度至中度的贫血。而贫血影响患者的营养、重要脏器功能及伤口愈合。即使是轻度贫血也与围手术期风险增加有关，根据欧洲外科成果研究（European surgical outcomes study，EuSOS）调查表明，中度或重度贫血与住院死亡率高度相关，OR 值分别为 1.99 和 2.28。

围手术期患者血液管理就是从患者术前准备到术中和术后所有过程的血液管理，是以患者为中心，遵守预防为主和循证医学的原则，应用多学科技术和方法，主要包括术前纠正贫血及改善凝血功能、术中减少出血、术后出血防治、限制性输血策略和自体输血技术等，其实质是使可能需要输血的患者获得最佳治疗和良好结局。

案例 9-2-1

珠蛋白生成障碍性贫血患者行膝关节置换术的围手术期血液管理

患者，女，61 岁，53kg，广东籍。主诉：左膝疼痛伴活动受限 10 余年。入院诊断：左膝骨关节炎、静止型 α 地中海贫血。入院检查包括血常规、凝血三项、超敏肌钙蛋白、肌红蛋白、红细胞沉降率、粪便常规+隐血、尿常规、抗链 "O"（ASO——抗链球菌溶血素 O）、生化 34 项、输血 8 项（输血相关传染病）、骨代谢。心电图、X 线检查、心脏彩超、内科检查。

检查主要发现：Hb 70g/L，PLT 151×10^9/L，尿酸 366μmol/L，三尖瓣少量反流，左心室舒张功能减退，巩膜黄染。

手术：膝关节置换术。

问题：

1. 该患者围手术期血液管理应关注的问题是什么？
2. 患者围手术期血液管理方案是什么？

案例 9-2-1 问题导航

1. 围手术期患者输血的相关监测包括哪些内容？
2. 围手术期血液管理应关注哪些方面的问题？

一、围手术期患者血液管理的相关监测

术前患者输血相关监测主要包含两个方面：患者凝血功能和术前贫血的监测，另外术前还应识别出高危患者，这些患者在术中和术后可能需要输血或相关干预治疗措施。

患者凝血功能监测是术前准备的重要步骤，包括停用或调整抗凝血药物，使凝血能力恢复正常，有助于减少术中失血。通常需要停药几天或几周，以产生新的血小板或凝血因子，具体取决于所涉及的药物。特别是有既往出血史的患者，应进行血小板功能检测。如患者疾病需要持续的

抗凝治疗，可以使用低分子肝素（LMWH）、部分替代抗凝血药物，并在术前 1d 停止治疗。

贫血监测应鉴别患者贫血的原因，包括慢性出血、缺铁、肾功能不全、炎症、维生素 B_{12} 和叶酸水平。一般人群贫血的主要原因是缺乏铁、叶酸和维生素 B_{12}，以及胃肠道疾病、肾衰竭或血红蛋白病。外科患者也可能因创伤性失血或因接受外科手术而贫血（图 9-2-1）。

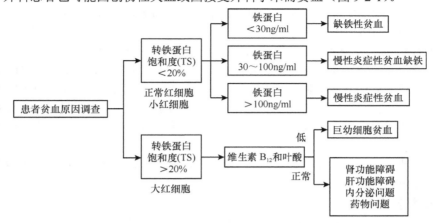

图 9-2-1　围手术期患者贫血原因调查方法

术中输血的实时监测包括快速血红蛋白测定、凝血功能测定（凝血常规或血栓弹力图检测）等。目前可用的床旁检测技术有血栓弹力图（thromboelastography，TEG）、旋转血栓弹力仪（rotational thromboelastometry，ROTEG）等。通过微量全血标本，在 <30min 提供从凝血启动到纤维蛋白形成、血小板聚集、纤维蛋白联结、血块形成至溶解的连续信息，比常规凝血检测的结果更全面。因此，血栓弹力图已经广泛应用于临床，尤其是心血管手术、肝移植、创伤和产科大出血等可能发生严重凝血功能紊乱的情况，可减少围手术期异体血输注量和改善患者预后。

患者实时检测能够对大出血做出快速诊断，有助于指导选择适合的成分血及药物，包括纤维蛋白原浓缩物或冷沉淀，因子 XIII（浓缩物）和凝血酶原复合物、新鲜冰冻血浆、血小板、红细胞等。

术后患者血液指标的监测对指导患者治疗具有重要意义，随着检测手段的丰富，采血造成的医源性失血可能非常严重，建议将术后抽样减少到仅进行基本检查，并统计采血量，以防造成医源性贫血。如果采血量每月超过 200ml，即可能造成部分患者特别是低体重患者出现轻度贫血。

二、围手术期患者血液管理

（一）术前患者血液管理

输血与患者血红蛋白值之间的关系，是长期争议而无明确结论的问题。能够明确的是不能单纯根据血红蛋白水平决定是否应该输血。在围手术期血液可以正常供应的情况下，大多数患者需要输血时的血红蛋白水平在 70g/L 左右，不稳定心脏病患者需要输血的血红蛋白值为 90～100g/L。

治疗缺铁性贫血的患者可通过口服铁剂治疗，通常口服铁剂有不错的疗效，且廉价易得，常作为择期手术（如骨科关节置换术）患者缺铁性贫血的一线治疗方案；少部分患者因胃肠道副作用，对口服铁剂不耐受。口服铁剂需要术前 4～6 周开始用药，以达到纠正贫血的效果。但这种口服铁剂受炎症的影响，一些炎症因子（IL-6）可增加铁调素的表达，铁调素可抑制小肠上皮细胞及单核巨噬细胞中的铁离子向血浆释放，使胃肠道吸收的铁滞留在肠道上皮细胞，难以进入血液，因此口服铁剂在炎症性贫血患者中纠正贫血的作用有限。静脉铁剂输注可替代口服铁剂治疗。这种给药途径绕过了铁调素在胃肠道、单核巨噬细胞对铁离子向血浆释放的影响。单次输注可完全恢复铁储备，可短时间输注达到 1000mg 铁的完整治疗剂量，且无明显副作用。对于目前的静脉注射铁化合物，严重不良事件的发生率估计为 <1:200 000。术前至少 5d 观察疗效，输液后 3 周出现峰值。

重组人红细胞生成素（rHuEPO，简称 EPO）常用于降低轻度贫血患者的输血率，并在预期中度失血的术中使用。从术前 10～21d 到术后 4d，EPO 和静脉注射铁制剂联合使用，可有效提高术前血红蛋白水平。但围手术期使用 EPO 可能会增加血栓的风险，亦可通过促进血管生成促进肿瘤生长，这些风险目前还未得到研究的证实。

减少医源性失血，医源性失血亦是导致贫血的常见原因。有研究发现，每位 ICU 患者每天因治疗需要丢失 40ml 左右的血液，这意味着如果在 ICU 中住院 10d，接近丢失 2U 血液。美国一项研究报道，17 000 例急性心肌梗死的患者入院时并无贫血，随着住院期间每天医源性失血近 100ml，部分患者发展到中到重度贫血。因此，应当评价实验室检查的必要性，减少频繁采血导致的医源性失血。还可以使用小容量采血试管，减少每次采血量，婴幼儿更需减少血液标本采集量和次数。

在择期手术情况下，术前贫血应视为手术禁忌证，如果需要更多时间进行贫血相关检测或辅助治疗，则应考虑取消或推迟手术。

（二）术中患者输血管理

主要依赖药物、外科技术和麻醉技术等预防和管理失血。有必要输血时，应尽量通过实时快速检测，对输血进行指导。

1. 维持患者体温　在手术开始时，应做好血液管理预案和相应准备。机体维持内环境稳定的基本条件之一是正常的体温（核心体温 36.5～37.5℃），提倡避免低温。手术过程中，由于手术室温度低、输注的液体温度低、暴露的手术切口导致体内热量丧失以及麻醉药抑制体温调节等，患者常处于轻度低体温状态（核心体温 34.0～36.0℃），可抑制血小板功能，降低凝血因子活性，增加失血。有研究报道：体温低于正常 1℃约增加 10% 的失血量，输血风险随之增加达 20% 左右。因此，在较大术中应连续监测患者体温，并采取积极合理的措施保温，避免低体温。尤其是婴幼儿和老年患者，以及心血管和肝脏等大手术患者。大量输液时提倡使用液体加温设备、加热床垫等，以防止术中体温过度下降。

2. 手术方式的改进　尽量减少失血对于术中患者血液管理至关重要，外科手术方式是决定围手术期患者失血的最重要因素，手术方式改进可显著减少失血。

微创外科技术的广泛使用使很多手术的失血量都较传统手术方式明显降低，如在 20 世纪 90 年代前，胆囊切除术都需要剖腹，失血量常在 200～500ml；而经腹腔镜胆囊切除术失血量通常为 50ml 以下。介入治疗手术，如主动脉腔内修复术治疗降主动脉夹层动脉瘤，比传统的降主动脉置换手术显著减少出血和异体输血量。骨盆、盆腔、骶尾部、脊柱下段和下肢上段等部位手术出血量大且难以控制，而经腹主动脉球囊阻断技术可有效减少上述手术的出血。有报道采用该技术完成的 300 余例骨盆与骶尾部肿瘤手术，手术时间由原来的 5～10h 缩短为 1～2h，出血量由原来的 5000～15 000ml 减少到 200～500ml。患者未发生下肢静脉血栓及肢体远端缺血坏死等并发症。随着医学多学科协作的发展，特别是现代化的复合手术室（hybrid operating room）在满足普通手术的同时也为介入技术在减少术中出血方面的应用提供支持。

控制性低血压技术，通常指将平均动脉压（MAP）降至基础值的 30% 以下。控制性低血压技术可以有效减少术中失血量，为外科提供无血手术野，可通过麻醉技术或联合降压药达到控制性低血压。但在具体实施时需根据手术要求和患者心脑血管和全身情况来决定血压降低的程度和持续时间，以免引起心、脑等重要脏器灌注不足而导致缺血缺氧的并发症。

3. 关注细致的外科止血　肢体术中使用止血带可减少手术野出血，使用电手术刀、激光烧灼、局部止血剂（密封剂、胶水，甚至局部使用 TXA）和肾上腺素作为血管收缩剂的局部麻醉剂都有助于减少术中失血。抗纤溶药物，主要是氨甲环酸（并不会导致凝血），其作用是防止血栓溶解，可减少术中和术后的出血量。氨甲环酸在心外科和骨科手术中，作为常规治疗方案，静脉注射氨甲环酸 1g，效果良好且安全。在普通外科术中，同样建议使用。

4. 密切的麻醉配合　在大手术中，密切配合麻醉对于输血管理至关重要。通过心排血量监测，有助于优化心排血量，从而优化氧气输送。在特定情况下，以受控方式诱导的低血压可用于最大限度地减少失血，并提供清晰的手术野，以便更快地完成手术。需要注意的是，低血压可能会影响器官血液灌注，在实体器官移植或已知器官供血障碍时，应谨慎使用低血压策略。

5. 术中自体输血　在确实发生失血的情况下，可通过使用血液回收机或伤口引流收集/过滤装置收集、处理失血，并将其返还给患者。骨科、产科、心脏外科都是术中自体血液回收技术应用较多的科室，有关自体输血的相关内容详见本章第三节。

（三）术后患者血液管理

在限制性输血策略的指导下，许多患者术后具有较低的血红蛋白值。对于失血后贫血的患者，简单的输血可以纠正 Hb 值，但不应忽视患者自身强大的造血能力。患者大量失血后，机体会代偿性造血，包括大量髓外造血，正常成年人每天造血量可达正常造血量的 10 倍（400～500ml/d）。患者在大量自身造血期间可能缺乏造血所需原料，进而无法自主快速提升血红蛋白。在大量造血的初期需要补充维生素（维生素 B_{12}、维生素 B_6、叶酸）和铁，术后口服铁可能效果不佳，因为炎症介导的铁调素（hepcidin）加速合成，阻碍了铁从肠道上皮细胞和巨噬细胞向血浆的释放。针对炎症患者，可考虑静脉补铁。

在贫血的情况下，充足的供氧对于危重症患者术后恢复至关重要。在重症监护环境下，可通过优化心排血量和吸氧来实现。同样重要的是积极治疗和缓解提高氧需求的病症，包括快速治疗感染和有效减少疼痛。

围手术期输血是治疗贫血和失血的必要方法，但不是唯一方法，也不一定是最佳方法。应避免盲目地通过输血将贫血患者的 Hb 提升到 10g/L 以上。由于输血本身固有的免疫风险及感染风险，以及输血对患者代谢造成的压力，包括对心、肺功能的压力，过度输血不但浪费了宝贵的资源，而且可能弊大于利。在输血前后对患者血液指标及临床表现进行监测和评估，仅在必要时予以限制性输血干预，应成为所有病情稳定患者的护理和输血原则。

二维码　案例 9-2-1 问题导航的知识聚焦

案例 9-2-1 分析

1. 该患者在围手术期血液管理方面，应关注的问题包括贫血和造血能力、凝血功能、心肺肝肾等脏器功能、感染问题等。贫血不但影响代谢功能，严重贫血还会影响凝血功能；凝血功能是手术创面愈合以及减少术后贫血的重要影响因素；心、肺、肾功能异常对血红蛋白、血容量变化十分敏感；肝、肾功能对维持正常电解质、血容量等十分重要；炎症影响铁吸收及造血功能。

2. 该患者是珠蛋白生成障碍性贫血（70g/L），因此，该患者围手术期 PBM 方案主要是：可在术前 5～7d 至术后 3～5d 给予 EPO、叶酸、复合维生素 B 和维生素 E，由于珠蛋白生成障碍性贫血患者通常有铁沉积问题（巩膜黄染），禁用铁剂。术前可考虑适量输血（2U）。术中应注意止血，防止大量出血。患者有心脏病，对大量失血及大量输液的适应性较差。可使用氨甲环酸灌注关节腔，提高凝血能力，术中对出血部位主要动脉（膝上内侧动脉、膝下内侧动脉、膝下外侧动脉、胫前返动脉）进行反复多次的止血，结合使用止血带，尽量减少术中出血。术后给予 EPO、叶酸、氨甲环酸，根据出血情况考虑是否需要输血。

知识拓展

1. 围手术期患者贫血原因调查方法有哪些？

2. 简述目前 PBM 对于减少患者手术失血的手术方式有哪些进展？

（向　东）

第三节 自体输血

自体输血（autologous transfusion）是指在一定条件下采集患者自身血液，在适当的时候回输给患者本人的一种输血方式。对于符合特定条件的患者，自体输血是最安全的输血方式，可以避免因输注异体血液引起的输血传播性疾病和其他不良反应。依据采集血液及处理方式不同，自体输血可分为预存式、稀释性和回收式3种类型，分别适用于不同的临床情况。

一、预存式自体输血

预存式自体输血是将患者自身的血液预先储存起来，在需要时再将血液回输给患者体内的一种自体输血方式。随着预存式自体输血使用的推广，普遍认为其是一种能够减少外科手术患者使用异体血的有效方法。

案例 9-3-1

患者，男，30 岁。血型为 A 型 Rh 阳性。因"检查发现主动脉弓支架下内膜撕裂"入院。查体：神清，BP 139/85mmHg，口唇无发绀，皮肤巩膜无黄染，双肺呼吸音清，未闻及干、湿啰音，HR 81 次/分，律齐，未闻及显著杂音，腹软，无压痛及反跳痛，肝、脾肋下未触及，神经系统检查阴性。既往史：2019 年 7 月曾行主动脉根部成形、升主动脉置换术、胸主动脉支架置入术、全主动脉弓人工置换术。否认输血史、药物及食物过敏史。入院诊断：主动脉弓（术后）瘤样扩张、降主动脉夹层、腹主动脉夹层。

术中需要用血量大，手术风险高。申请术前备血悬浮红细胞16U，机采血小板15U。当时血源非常紧张。身高180cm，体重98kg。实验室检测（术前）：Hb 157g/L，Hct 0.466，PLT 195×10⁹/L；肝、肾、凝血功能正常；心电图正常。

问题：

1. 按临床需要最合理的是采取哪种采集方式，采集哪些成分？
2. 采集后注意事项有哪些，何时进行手术？

案例 9-3-1 问题导航

1. 如何评价哪些患者不宜采用预存式自体输血？
2. 当患者需要进行预存式自体输血，应如何制订采血计划？
3. 实施预存式自体输血患者全流程的注意事项有哪些？

（一）适应证与禁忌证

1. 适应证 只要患者身体一般情况良好，血红蛋白＞110g/L 或 Hct＞0.33，行择期手术，患者自愿合作，预期术中出血多都适合自身储血。对于长期 Hb 较低者，上述标准可适当放宽；其次，患者血小板功能正常，且血小板计数＞100×10⁹/L；对长期血小板低下且无任何出血倾向者，可放宽至血小板计数＞80×10⁹/L；另外，患者止凝血系统功能应正常，且无造血系统疾病、无感染性发热或菌血症及无严重的心、肝、肺等内脏疾病（该脏器需要手术时除外）。

术前自身储血是一项相对安全的技术，很难用年龄和体重标准来限定患者是否适合术前自身储血。儿童和老人可能同样适合自身储血，甚至妊娠也不是自体输血的禁忌证。当慎重考虑患者是否适合自身储血时，应当记住这样一个准则：行择期手术，并预计术中有大量出血的患者最适宜实施自身储血。

2. 禁忌证 ①细菌感染或正在使用抗生素者（因为血液在储存期内细菌会增殖，将其回输会导致菌血症）。②未治愈的明显心肺疾病或脑血管意外患者，不能耐受采血的严重主动脉瓣狭窄、室性心律失常、最近 6 个月曾出现急性心肌梗死、不稳定型心绞痛、严重高血压、充血性心力衰竭患者和服用抑制代偿性心血管反应药物者。③有献血不良反应史或曾经在献血后发生过迟发性昏厥者（如献血后 30～60min，甚至数小时内，休克或意识丧失者），或有活动性癫痫病史者。④遗传缺陷造成红细胞膜异常、Hb 异常或遗传性红细胞酶病患者，其自体血液在储存期间易发生溶血。⑤有贫血、出血、血压偏低和肝肾功能不全者。⑥血小板计数＜50×10^9/L 或血小板功能异常者、凝血功能异常患者或伴有造血系统疾病。⑦恶性肿瘤患者。

（二）预存式自体输血的操作方法

1. 评估与告知　操作之前需对患者进行严格适应证评估，取得患者的知情同意书。需要进一步沟通让患者了解自身储血的一般风险（如血肿、感染、晕厥、恶心等），以及血液保存方面可能会发生的问题。

2. 采集方案　根据患者一般情况及术中用血量来制订成分血采集种类和采集量。为了患者全身循环血量恢复，从血液采集到手术要预留 3～7d。每次血液采集量一般不超过患者全身血容量的 10%。如是择期手术患者要采集足够量的血液，一般从预定术前 3～5 周开始采集，每 3～4d 采集 1 次，每次 300～400ml，每次采血前均需进行评估，最后一次采集不能迟于术前 3d。

（1）采集方式：蛙跳式采血法、单纯式采血法、转换式采血法、改良式采血法。

（2）采集类型采集量：储存式全血采集和成分血采集，后者主要包括红细胞采集、血小板采集、血浆采集、外周血造血干细胞采集等。

3. 自体血液保存　保存血液的血袋上需详细记录献血者的姓名、住院号、献血量、血液类型、血型、血袋编号等信息，做好双标签核对。自体血液保存方法同异体血的保存，详见第二章第三节。

4. 自体血液回输　预存式自身血液输注须严格按照异体血输注及输血护理要求，详见第八章第四节和第五节，同时做好各项血液回输时的记录工作。需要注意的是如在血液采集过程中没有做好皮肤消毒，血袋热合后有微漏及患者自身存在细菌感染等，可引起细菌污染反应。若在储血、发血过程中出现差错导致血液误输，可引发免疫性溶血性输血反应。

（三）不良反应

在预存式自体输血过程中，过量采集或采血间隔过短，可引起患者贫血。尽管从理论上而言，术前采血后，补充 EPO，以加速机体对红细胞的生成，但是仍然有可能引起采血导致的贫血。

在预存式自体输血中，采血时可能发生多种不良反应，但发生率并不高，其中最常见的反应是血管迷走神经反射，最多见于高龄、年幼、低体重和女性患者；回输冰冻保存的自身红细胞，也有可能发生红细胞溶血反应，这是由于冰冻保护剂甘油洗脱不彻底所致。

（四）注意事项

采集前评估准确，孕妇术前自身储血可在床旁胎心监护下进行；骨科、神经外科行动不便患者可在病房床旁进行。针对神经外科、产科等稀有血型的急诊住院患者，手术时间未定，机体条件允许的情况下可在床旁心电监护下进行预存式自身储血，保证当天急诊手术的顺利进行。

对于择期手术进行术前预存式自身备血的患者，可在术前 2 周开始应用 EPO 来刺激骨髓造血，每次 EPO 400U/kg 皮下注射，每周 2 次，在使用 EPO 的同时需及时补充铁剂、维生素 C、维生素 B 和叶酸，通过调整饮食来改善全身的营养状态。

二维码　案例 9-3-1 问题导航的知识聚焦

案例 9-3-1 分析

1. 患者一般情况可，生命体征稳定，身高 180cm，体重 98kg，Hb 157g/L，Hct 0.466，PLT 195×10^9/L；肝肾功能、凝血功能正常；心电图正常，术中用血量大，血源紧张，无法保障患者术中血液供应，因此最合理的采血方式为术前预存式自体输血，采集红细胞、血小板。

2. 术前 2 周开始应用 EPO 来刺激骨髓造血，每次 EPO 400U/kg 皮下注射，每周 2 次，在使用 EPO 的同时需及时补充铁剂、维生素 C、维生素 B 和叶酸，直至术后血红蛋白恢复正常。采集当天注意休息，适当补液以补充血容量，采集后至少 3d 方可进行手术。

知识拓展

1. 储存性自体输血可有效平衡择期骨科手术患者的电解质水平，降低并发症发生率。

2. 患者围手术期贫血管理之外，其他减少输异体血的策略还包括使用细胞回收、抗纤溶药物、减少医源性失血、加强凝血管理、微创手术和精湛的止血技术等，联合应用可减少患者围手术期的感染率和死亡率。

3. 患者围手术期血液管理在临床上的顺利实施还有赖于解决以下等问题：术前 2 个月开始进行围手术期贫血管理是提升血红蛋白的最佳时机。如何将评估围手术期患者的时间关口前移以便早期干预？输血科与外科实施多学科联合门诊等措施如何提高围手术期贫血患者改善贫血干预率，自体备血率，提升患者围手术期血液安全性？

二、稀释性自体输血

早在 20 世纪 70 年代，Klovekorn 首先将稀释性自体输血应用于临床，之后 Messmer 等将稀释性自体输血方式进一步完善和发展。由于战争、宗教和输血传播性疾病等，稀释性自体输血在临床逐渐得到推广和应用。

案例 9-3-2

患者，女，48 岁。主因乳腺癌拟在全身麻醉下行乳腺切除术，既往体健。查体：神清，一般状况好，BP 119/80mmHg，HR 66 次/分，SpO_2 98%，体重 53kg，双肺呼吸音清，双侧对称。心率齐，心音有力，未闻及额外心音及心脏杂音。X 线胸片、心电图未见明显异常。美国麻醉师协会（ASA）Ⅰ级。手术开始前，快速扩容的同时从动脉放自体血 800ml。放血完毕时给予 1000ml 的胶体溶液和 500ml 的晶体溶液，查血气。手术过程中使用血液回收机收集、滤过、分离手术野出血并回输自体血 1200ml，手术结束后回输术前放的自体血 800ml，给予晶体溶液 1500ml、胶体溶液 2000ml。出现手术创面一直渗血不止，导致切口不能缝合。

问题：

1. 上述案例中采用的是哪种稀释性自体输血方式？

2. 术中发生凝血功能障碍是否与自体输血有关原因？如何纠正？

---- **案例 9-3-2 问题导航**

1. 稀释性自体输血一般分为哪几类？

2. 稀释性自体输血可能出现的不良反应主要有哪几类？

稀释性自体输血是在麻醉后、术前通过补充扩容剂降低单位体积血液中红细胞的浓度，使在同等外科出血量的情况下，减少丢失的红细胞数量，目的是使术后红细胞浓度维持在合适范围内的一种输血方式。根据血液稀释方式和程度不同，稀释性自体输血可分为急性等容血液稀释、急性高容血液稀释、急性非等容血液稀释和急性超高容血液稀释 4 种。目前常用的是前 3 种血液稀释方法。

（一）适应证与禁忌证

1. 适应证 适用于各种择期手术且麻醉前评估 ASA Ⅰ～Ⅱ级；预计术中出血量≥1000ml 或 20% 血容量；血红蛋白≥120g/L，血细胞比容≥0.33；合并有红细胞增多症；血型罕见且术中需要输血；因宗教信仰不接受异体血液；有严重输血不良反应或产生意外抗体者。

2. 禁忌证　严重内脏疾病或者心肺功能不全，高血压、非心脏手术的冠心病患者或心脏内、外动静脉分流者；麻醉前评估为 ASA Ⅲ 级及以上；严重贫血，血细胞比容<0.30，血容量低下；血小板计数<$50×10^9$/L；接受大面积植皮或体表整形手术的患者急性血液稀释可使手术创面的渗出量明显增加。

（二）稀释性自体输血的操作方法

1. 急性等容性稀释性自体输血　是在麻醉后经由动脉或深静脉采血 10～15ml/kg，采血量根据初始 Hct 和目标 Hct 结合患者的身高、体重及性别计算得出。同时经由通畅的静脉通路，快速输注等效量的晶体溶液或胶体溶液进行补充置换，一般情况下晶体溶液和采血量之比为 4∶1，胶体溶液为 1∶1。稀释过程亦可采用晶胶混合的办法，在手术主要操作结束后将患者术前采集的自体血回输。

采血量计算公式为：

$$采血量（L）=EBV（L）×2(Hct_0-Hct_F)/(Hct_0+Hct_F)$$

式中，EBV 指总血容量估值，Hct_0 指采血前的 Hct，Hct_F 指采血后预计达到的 Hct。

采血公式可以进一步具体为：

$$采血量（L）=7\% 体重（kg）×2(Hct_0-Hct_F)/(Hct_0+Hct_F)$$

2. 急性非等容性稀释性自体输血　适用于为避免前负荷过大造成的急性左心衰，在术前对患者进行采血，采血量为循环血量的 10%～15%，在麻醉后予以快速扩容，扩容液体量为采血量的 2～2.5 倍，术中丢失的血液和液体量按常规补充。

采血量计算公式为：

$$采血量（L）=EBV×(10\%～15\%)$$

血容量计算公式为：

$$血容量（ml）=身高（cm）×28.5+体重（kg）×31.6-2820（男）$$
$$血容量（ml）=身高（cm）×16.25+体重（kg）×38.46-1369（女）$$

3. 急性高容性稀释性自体输血　是利用血管的弹性储备，麻醉后不放血，快速输入较大量晶体溶液和（或）胶体溶液扩容 20%～30%，一般在 25～30min 内完成，使血管内容量高于基础血容量，可使血细胞比容快速降低，增加患者对失血的储备能力，减少术中成分血的丢失，从而达到血液保护的目的。该方法操作简便，曾被大量应用于脑梗死患者的早期治疗。

（三）不良反应

主要有以下几种情况：①采血速度过快或采血与扩容不等速可引起血压下降，血压过低可引起心肌缺血致心律失常，严重时甚至出现低血容量性休克。②补液量过快可引起心脏负荷过重而发生急性肺水肿。③使用大量扩容剂稀释血液，一方面导致血浆中凝血因子和血小板的稀释性减少；另一方面血小板附着功能下降和纤维蛋白形成异常，导致出血倾向。④血液稀释后血细胞比容降低，血液黏度降低，外周循环阻力降低，但有时稀释血液用的扩容剂也会导致红细胞凝集，使血液黏度上升。

预防措施：严格掌握适应证和禁忌证，心肺功能不全者慎用稀释性自体输血；控制血液稀释度，血细胞比容最好不要低于 20%；采血速度与扩容速度同步，晶体溶液和胶体溶液的比例和用量要适当；维持供氧，保持良好通气；稀释过程中密切监测 MAP、CVP、心电图、尿量、Hb、Hct 及血气分析等。

（四）注意事项

在麻醉状态下肌肉松弛剂的作用可使外周循环系统扩张，因此要注意补充足够的液体以维持有效循环血容量。原则上不可用血浆代替胶体溶液。采血总量与稀释液总量的比例约为 1∶2，同时应根据患者全身情况及重要脏器功能做适度调整。大量使用胶体溶液时，应适当给予利尿

二维码　案例 9-3-2 问题导航的知识聚焦

剂，避免过多的胶质在组织中堆积导致肾功能损害。为促进机体恢复，应在采血后数日内给予铁剂，有条件者可注射红细胞生成素。

知识拓展

1. 请思考稀释性自体输血的临床应用都有哪些？

2. 进行稀释性自体输血时一般选择晶体溶液与胶体溶液，常用的晶体溶液主要有生理盐水、乳酸林格液，常用的胶体溶液主要有白蛋白、右旋糖酐、羟乙基淀粉、明胶制剂等。晶体溶液与胶体溶液的比例为 2 : 1，采血总量与稀释液总量比例为 1 : 2，具体操作时应根据患者全身情况与心肺功能做适当调整。

三、回收式自体输血

血液回收是指用血液回收装置，将患者体腔积血、手术失血及术后引流血液进行回收、抗凝、滤过、洗涤等处理，然后回输给患者。血液回收必须采用合格的设备，回收处理的血必须达到一定的质量标准。回收式自体输血的必要前提是患者流出的血液基本正常，细胞没有被破坏、污染，可重新利用。回收处理方式按回收方式可分为洗涤式和非洗涤式，按回收时间可分为术中和术后。

（一）适应证与禁忌证

1. 适应证 回收式自体输血普遍适用于大的心血管手术、矫形手术、器官移植和其他失血较多的手术患者，包括：各类出血较多的手术，或贫血且术中可能需要输血的患者；预计术中及术后出血在 400ml 以上的患者；各种原因导致的急诊创伤性胸腔、腹腔和盆腔内出血者，如创伤性肝脾破裂及动脉瘤破裂，异位妊娠等；宗教信仰，拒绝输入异体血者；稀有血型，无法及时获得相合血液输注者；儿童或身体弱小者可依据体重适当放宽。

2. 禁忌证　回收式自体输血的禁忌证：血液流出血管外超过 6h，开放性创伤超过 4h，严重溶血及污染风险者不能回收；血液中混有脓液、胃肠内容物等物质污染血液，怀疑被细菌、粪便、羊水或毒液污染；患者全身情况不良，如肝、肾或肺功能严重不全等；怀疑流出的血液含有癌细胞，由于肿瘤细胞在回收过程中，洗涤处理不能完全清除，理论上存在转移可能，肿瘤附近的血液回收应慎重评估。

（二）回收式自体输血的操作方法

按时机分为术中和术后回收。①术中回收式自体输血即在术中将患者手术野中的血液回收后经过处理回输给患者，是临床应用最多的类型。由于其相对安全，且能够减少患者自身红细胞的浪费。大量研究表明，心胸外科、妇产科及创伤等手术的术中回收式自体输血能够减少患者异体血的输注。②术后回收式自体输血：术后血液回收是指患者术后引流的血液，经过处理回输给患者。术后回收的自身血红细胞含量较低，且部分溶血，可能含有高浓度的细胞因子、纤维蛋白降解产物等，有一定的局限性，国内开展较少。

按采集方式分为非洗涤和洗涤两种。①非洗涤：血液回收后仅经过抗凝后直接回输给患者，未洗涤血液的安全性尚存在争议。血液中含有潜在的有害物质，如游离血红蛋白、骨脂肪、组织碎片、纤维蛋白降解产物和活性凝血因子等。我国《临床输血技术规范》中说明，当出血过快来不及洗涤，也可直接回输未洗涤的抗凝血液。②洗涤：现在临床广泛使用的是洗涤回收式自体输血。即将患者创面渗出或流出的血液回收，经过抗凝、过滤，离心后以大量生理盐水反复洗涤。去除其中的组织碎片、污染物、血浆、蛋白质和凝血因子等，最终得到红细胞成分，并回输患者。该方式能去除大部分可溶性成分血及细胞碎片，极大地提高了回收式自体输血的安全性。

（三）回收血液特征

1. 回收血液成分的特点　术中回收的血液红细胞比容相对较低，游离血红蛋白浓度较高。经过回收洗涤后血细胞比容可达浓缩至 55% 以上。回收红细胞形态有轻微改变，但红细胞质量、红细胞渗透脆性等指标均正常。洗涤后，回收血液中的血小板含量较少，且剩余血小板丧失功能。创面流出的血液中的大部分凝血因子已被激活，且经过洗涤，凝血因子大部分被去除。所以回收洗涤血液中，有效成分仅为红细胞。有研究结果表明：回收红细胞的 2,3-二磷酸甘油酸（2,3-DPG）浓度在正常范围内，且高于库存血。

2. 含有污染物特点　骨科和心脏手术时，回收的血液中常含有脂肪颗粒，如直接回输可引起脂肪栓塞风险。但经过过滤、离心、洗涤后能够去除 85% 以上的脂肪颗粒。

肿瘤切除术中使用血液回收一直存在争议。靠近肿瘤部位回收的血液中存在肿瘤细胞污染的风险，经过过滤、离心、洗涤不能完全去除肿瘤细胞。但目前还没有足够的研究证明回输这样的血液会增加肿瘤转移风险。因此建议肿瘤患者术中血液回收从切皮开始，到接近肿瘤部位回收停止。

手术野中回收的血液除可能带有组织碎片，手术材料及细胞碎片外，也有可能被细菌污染，回收经过过滤、离心及洗涤不能完全清除细菌，因此存在着继发感染的可能。

（四）不良反应

1. 出血倾向　由于洗涤后的回收血液不含血小板、凝血因子、纤维蛋白原等成分，大量回输会导致凝血功能障碍。回输 3000ml 以上的大量回收血液，须考虑输注单采血小板、新鲜冰冻血浆等。

2. 血红蛋白血症、肾功能不全　由于回收过程中吸引不当、离心和蠕动泵等因素都可能造成溶血。洗涤式回收血的游离血红蛋白较低，几乎不发生问题；但非洗涤式回收血中游离血红蛋白含量较高，回输后可能出现血红蛋白血症和血红蛋白尿。因此，对于术前肾功能障碍患者，须使用洗涤方式进行回收。

3. 弥散性血管内凝血 如果血液回收处有组织损伤，则可能含有大量组织凝血酶。一旦未洗涤回输可导致体内微小血栓，大量组织凝血酶输入可能导致弥散性血管内凝血的发生。

4. 其他 细菌感染、败血症和脓毒血症创伤后细菌污染的血液回收后，可能导致败血症。不良反应还包括空气栓塞、血栓栓塞、脂肪栓塞等。

（五）注意事项

注意事项主要包括：①术中回收的血液须在手术室回输，不得输注给其他患者。回收和输血过程中，医务人员须严格遵守操作规程，执行无菌操作，避免空气进入血管导致空气栓塞。②对于回收处理的血液，回输时必须使用输血器，严防微血栓对肺功能的影响。③由于洗涤会去除大部分血浆，因此，大量回输后应适量补充胶体溶液、血浆或白蛋白，避免发生组织水肿，超过3000ml大量回输时应适当补充新鲜冰冻血浆和血小板。输血不良反应监测凝血功能变化。④如使用肝素抗凝回收血液时，回输血液可能含有肝素。当回输血量较大时，可根据临床表现考虑加用小剂量鱼精蛋白拮抗肝素。⑤未辨明出血原因及有无感染之前，可先收集，但不回输。⑥回收式自体输血也有红细胞破坏率高的缺点，回收血发生溶血一般发生在血液表面抽吸时，故手术操作中应尽量将吸引头放在液面以下，以减少对红细胞的破坏。

二维码 案例 9-3-3 问题导航的知识聚焦

案例 9-3-3 分析

1. 本案例中患者术中凝血功能异常与以下两个原因有关：①本身患者异位妊娠，术前已大量失血，导致凝血因子和血小板大量消耗，术中输注大量晶体溶液和胶体溶液导致血液进一步稀释，导致凝血功能异常；②该患者术中大量输注回收洗涤血液，血液回收洗涤后，仅剩红细胞成分，血小板和血浆成分大部分被去除，大量输注回收血液后导致血小板和凝血因子无法得到有效补充，虽血红蛋白水平恢复，但凝血功能无法得到恢复。

2. 在大量输注回收血液后，应及时进行血常规、凝血功能或血栓弹力图的检测，根据检验结果有目的地补充相应成分血或商品化凝血因子。血红蛋白较低无法维持正常的氧饱和度和基本的组织供氧，应考虑输注异体红细胞；凝血功能 PT 或 APTT 显著延长，应考虑输注新鲜冰冻血浆或凝血酶原复合物；纤维蛋白原消耗过大，应考虑输注人纤维蛋白原或冷沉淀；血小板计数＜$50×10^9$/L，应考虑术中输注血小板。

（王 震）

第十章 特殊临床情况下的检测与输血

输血作为一种治疗手段，如其他治疗手段一样，会因患者基本情况、诊断与治疗的不同而有所不同。本章针对输血治疗中的一些特殊情况，对输血相关检测及其输血的原则、方法、注意事项等进行描述。这些特殊情况包括：溶血性贫血、弥散性血管内凝血（DIC）、胎母免疫性疾病、移植等疾病状态下的输血相关检测与输血治疗，也包括大量输血、新生儿及儿童输血等情况下使用的检测方法及输血策略。

第一节 溶血性贫血的检测与输血

溶血性贫血是由循环系统中的红细胞破坏增多，超过骨髓造血代偿能力范围所致。导致溶血性贫血的原因有多种，根据有无红细胞抗体的参与可分为两大类：一类是由抗体所介导的红细胞破坏，被称为免疫性溶血性贫血（immune hemolytic anemia，IHA）；另一类是由毒素（如蛇毒素）、感染（如疟疾、脓毒血症）、异常血红蛋白病（如珠蛋白生成障碍性贫血、镰状细胞病）、酶缺乏（如葡萄糖-6-磷酸脱氢酶缺乏症）和红细胞膜异常（如阵发性睡眠性血红蛋白尿症）等非免疫因素介导的。患者出现贫血、血红蛋白浓度降低、网织红细胞升高、胆红素升高，伴或不伴乳酸脱氢酶（lactic dehydrogenase，LDH）升高、结合珠蛋白降低及血红蛋白尿等溶血性贫血的表现。明确发生溶血的病因，才能采取有效的治疗措施，本节对相对常见的溶血性贫血的输血相关检测及其输血策略进行介绍。

案例 10-1-1

患者，女，77岁。无明显诱因出现四肢无力，活动后胸闷、气促、呼吸困难3d入院。2周前受凉后咳嗽，咳白色黏痰，曾于诊所静脉输注青霉素7d。血常规检查结果：红细胞计数1.39×10^{12}/L，血红蛋白50g/L，血细胞比容0.16。因贫血严重，申请输血。

输血科血清学检查结果如图10-1-1，图10-1-2为抗体筛查细胞抗原谱。

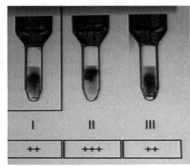
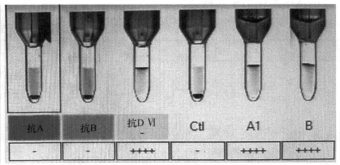

A. 患者抗体筛查结果   B. 患者血型鉴定结果

图 10-1-1 患者血清学检查结果

	Rh					Kell		Duffy		Kidd		Lewis		P	MNS				Luth.		
	D	C	E	c	e	K	k	Fyª	Fyᵇ	Jkª	Jkᵇ	Leª	Leᵇ	P1	M	N	S	s	Luª	Luᵇ	
I	+	+	0	0	+	+	+	0	+	0	+	0	+	0	+	0	+	0	+	+	
II	+	0	+	+	0	0	+	+	0	+	0	+	0	+	+	+	+	+	0	+	
III	+	+	0	0	+	0	+	+	0	+	0	0	0	+	0	+	0	+	0	+	Mi(a+)

图 10-1-2　抗体筛查细胞抗原谱

问题：

1. 该患者最可能的诊断是什么？

2. 为明确诊断，需要完善哪些实验室检查？

3. 该患者交叉配血结果不合，患者能输血吗？如果需要紧急输血，怎样处理可尽量保证输血安全？

---- **案例 10-1-1 问题导航一** ----

1. 自身免疫性溶血性贫血的分类及特点是什么？

2. 自身免疫性溶血性贫血的血清学检查包括哪些项目？

3. 自身免疫性溶血性贫血的输血治疗原则是什么？

一、自身免疫性溶血性贫血

自身免疫性溶血性贫血（autoimmune hemolytic anemia，AIHA）是一类由红细胞自身抗体导致的溶血性贫血。AIHA 的年发生率为（1~3）/10 万，致病机制尚不完全清楚。大部分 AIHA 继发于淋巴增殖性疾病、自身免疫病、免疫缺陷综合征、肿瘤和感染等；而另一部分 AIHA 并无其他潜在疾病，被称为原发性或特发性 AIHA。根据自身抗体结合红细胞的最佳温度不同，AIHA 分为温抗体型、冷抗体型和混合型。冷凝集素综合征（cold agglutinin syndrome，CAS）和阵发性冷性血红蛋白尿症（paroxysmal cold hemoglobinuria，PCH）属于冷抗体型 AIHA。表 10-1-1 列出了各类典型 AIHA 的血清学特征。

表 10-1-1　自身免疫性溶血性贫血的血清学表现

项目	温抗体型	CAS	混合型	PCH
DAT	IgG	仅有 C3	IgG+C3	仅有 C3
	IgG+C3		IgG	
	C3		C3	
抗体类型	IgG	IgM	IgG，IgM	IgG
放散试验结果	阳性	阴性	阳性	阴性
血清试验结果	间接抗球蛋白试验中约60% 阳性	IgM 类凝集抗体，60%在 4℃时效价≥1000	同时存在 IgG 和 30℃以上仍有活性的 IgM 类凝集抗体	间接抗球蛋白试验阴性，双相溶血试验阳性
抗体特异性	广泛	常为抗 I	常不确定	抗 P

（一）温抗体型自身免疫性溶血性贫血

温抗体型自身免疫性溶血性贫血（warm active antibody autoimmune hemolytic anemia，WAIHA）

是最常见的 AIHA 类型，约占 AIHA 的 80%。该自身抗体类型通常是 IgG，也可能是 IgM 或 IgA，与红细胞的最适反应温度是 37℃。

1. WAIHA 的血清学检测　WAIHA 患者 DAT 通常是强阳性，60%～90% 患者血清中可检测到游离抗体。因为血清中的自身抗体会持续不断地被吸附到患者红细胞上，只有当红细胞上已经没有可供抗体结合的位点时，多余的抗体才会游离于血浆中，因此患者 DAT 呈阳性，而血浆或血清抗体检测不一定阳性。对 WAIHA 患者的 DAT 结果进一步分型：约 67% 为 IgG 和补体同时存在，20% 为单纯的 IgG，13% 只有补体。如果红细胞上结合的自身抗体为 IgG，则可通过放散试验将其释放下来，放散液中的抗体几乎与所有红细胞反应。但如果患者红细胞上只结合补体，放散结果则为阴性。

少部分 WAIHA 患者可表现为 DAT 阴性。通常认为这部分患者 DAT 阴性可能由以下原因造成：①红细胞上结合的抗体太少，达不到常规 DAT 的检测限；②红细胞上结合的抗体类型不是 IgG，可能为 IgM 或 IgA；③ IgG 类抗体与红细胞结合力弱，在红细胞洗涤过程中被洗脱了。对于临床表现和实验室检查结果高度怀疑为 WAIHA，但 DAT 阴性的患者，可采用检测灵敏度更高的流式分析、酶联抗球蛋白试验（enzyme-linked antiglobulin test）、微柱凝胶法等。DAT 中的抗球蛋白试剂是抗 IgG，如果红细胞上结合的抗体为 IgM 或 IgA，则需要定制针对这类抗体的抗球蛋白。

自身抗体一般没有显著的特异性，患者血清几乎同所有抗体筛查或抗体鉴定红细胞反应，这是 WAIHA 的典型特征。某些自体抗体与稀有的 Rh 表型红细胞（如 D– –或 Rh$_{null}$）起弱反应或无反应，显示出针对 Rh 系统多个抗原的特异性；偶尔也会出现针对某一个特定 Rh 抗原的特异性，特别是在采用盐水或 LISS 试管法间接抗球蛋白试验时。这种相关特异性也见于其他血型系统抗原，如 LW、Kell、Kidd、Duffy 和 Diego 系统。这种相关特异性会与同种抗体相混淆，然而并无必要对自身抗体的相关特异性进行检测。一是因为稀有红细胞试剂不容易获取，二是根据鉴定结果很难找到相同血型的红细胞用于输注，即使有，这些稀有血型红细胞更值得留给产生同种免疫抗体的患者。

2. WAIHA 患者的输血　WAIHA 患者的一线治疗是药物治疗，非必要情况尽量不输血。若有输血必要，应给予维持供氧所需的最少量的红细胞，因为输入红细胞会和患者自身红细胞一样被自身抗体破坏而导致寿命缩短。过多地输血，或追求将患者血红蛋白水平控制在某个水平之上，反而可能会加重溶血。

WAIHA 患者发生由同种抗体所致的溶血性输血反应的风险较高。因为自身抗体与几乎所有红细胞发生反应，即抗体筛查和交叉配血结果都为阳性，这会掩盖同种抗体的发现。因此，WAIHA 患者的输血，最重要的是排除有临床意义的同种抗体带来的输血风险。不幸的是，WAIHA 患者血清中存在同种异体免疫抗体的概率高于其他患者。12%～40%（平均 32%）的 WAIHA 患者血液中出现同种抗体，而在其他无温自身抗体的多次输血患者中仅有 5% 产生同种抗体。

自身红细胞吸收试验是解决 WAIHA 患者自身抗体干扰同种抗体检测的可靠手段。患者如果近期无输血史，可用患者自身红细胞吸收其血清中的自身抗体，从而检出同种抗体。如果吸收后的血清中检测到同种抗体，患者应输注相应抗原阴性的血液；如果血清中没有同种抗体，输注 ABO 和 RhD 同型血即可。

为 WAIHA 患者提供抗原相匹配的血液输注，既可避免同种抗体所致的溶血性输血反应，又可预防同种免疫反应的发生，是理论上最为安全有效的手段。然而常见的具有临床意义的抗体针对的抗原包括 D、C、E、c、e、K、Fy^a、Fy^b、Jk^a、Jk^b、M、N、S 和 s，寻找上述抗原全部匹配的血液给患者，不仅取决于输血科是否具备鉴定出患者血型抗原的能力，更多取决于血液的供应情况。这些血型抗原中，有些抗原需要采用抗球蛋白法进行检测，自身抗体的存在会使一些血型抗原检测受到干扰。近年来，采用分子生物学技术对红细胞血型基因进行检测，可有效解决自身抗体干扰某些血清学血型检测的问题。但有近期输血史或存在基因突变及接受过造血干细胞移植的患者，基因分型可能无法准确预测表型。比前述血型抗原鉴定更为困难的是寻找与抗原表型相匹配的供者血液。这不仅需要足够多的库存，同时还需要完成对献血者血液进行上述血型抗原的分型，这需要耗费大量的人力、物力和财力。

综上，WAIHA 患者的输血存在溶血反应风险，为避免同种抗体所致溶血的风险，需要耗费较长的时间来寻找"相合"的血液。然而为避免输血带来的溶血风险而延迟或拒绝重度贫血患者的输血则可能给患者带来更大的危险。因此，输血科应积极与临床医师沟通，让其充分了解输注不相合血液的风险，结合患者情况，权衡输血的利弊。

（二）冷凝集素综合征

冷凝集素综合征（cold agglutinin syndrome，CAS）约占 AIHA 的 18%，是继 WAIHA 之后最常见的 AIHA 类型。CAS 有急性和慢性两种情况。急性常继发于感染，以肺炎支原体感染最多见。慢性常见于淋巴瘤和慢性淋巴细胞白血病患者，以老年患者居多。患者通常在冷环境下才发生溶血，可能出现手足发绀和血红蛋白尿，贫血程度多为轻到中度。患者的 EDTA 抗凝标本中红细胞可能呈现凝集状态，血液涂片也可见大量凝集红细胞；对样本进行加温孵育后，凝集会消散。

1. CAS 患者的血清学检查　DAT 呈阳性，但只有补体 C3 结合在红细胞上，因此放散结果通常为阴性。CAS 患者的自身抗体通常为 IgM。当周围环境温度降低时，IgM 与红细胞结合并导致补体附着于红细胞；当红细胞循环至温暖区域时，IgM 与红细胞分离，只留下补体附着于红细胞。采用患者 EDTA 抗凝血进行 DAT 时，37℃孵育或 37℃生理盐水洗涤红细胞可使冷凝集素解离，只检测到结合在红细胞上的补体 C3。由支原体或病毒感染引起的急性起病患者，其自身抗体是多克隆 IgM，κ 和 λ 轻链比例正常。而慢性病患者的自身抗体多数是以 κ 轻链为主的 IgM 单克隆抗体。

CAS 患者的 IgM 类抗体效价在 4℃时常大于 1000。偶尔，有些病例的冷凝集素效价在 4℃时可能低于 1000，但其抗体具有较高温度的反应活性（在体外≥30℃时还存在反应活性）。通常，以 30% 白蛋白作为介质，30℃时若抗体和红细胞有凝集反应，则该抗体被认为有致病性；只在 4℃下有凝集反应但在 30℃或 37℃下没有反应的抗体通常不具有致病性。

CAS 中的自身抗体通常是抗 I，偶尔为抗 i。这种抗体特异性需要将患者血清稀释后在不同的温度下多次尝试才可能检测到。抗 I 抗体也见于健康人群，但非致病性的抗 I 在 4℃效价通常低于 64，并且在室温下不会和 I 抗原阴性的红细胞（脐血或罕见的 I 抗原阴性成人红细胞）发生反应。而 CAS 患者中的抗 I 通常在室温下就和 I 抗原阴性的红细胞有凝集，和 I 抗原阳性的红细胞凝集更强。CAS 患者抗体特异性的检测对疾病并无诊断价值，不建议对其抗体特异性进行检测。

2. CAS 患者的输血

（1）输血前检测：①血型鉴定。CAS 患者的 ABO、Rh 血型鉴定和其他血型试验会受到冷凝集素的干扰而无法准确判断。在血型鉴定等试验中，为确认是否有红细胞自身凝集造成的干扰，需要设置平行对照试验（如 6% 牛白蛋白或根据试剂厂家的要求进行设置）。只有平行对照试验结果是阴性，血型鉴定结果才可靠。当平行对照试验阳性时，通常将标本放于 37℃中孵育 10min 左右，或用温盐水洗涤红细胞，以解决大多数情况下的冷凝集素干扰。如果 37℃洗涤或孵育仍不能解决冷凝集素造成的干扰，则需要用巯基试剂处理红细胞或血清。②抗体筛查及鉴定。同种抗体的检测是在 37℃且用抗 IgG 单特异性抗球蛋白试剂进行试验，而自身冷抗体为 IgM 类抗体，并且大多数在 37℃下不具有活性，因此自身冷抗体通常不会掩盖具有临床意义的同种抗体的检出。值得注意的是，如果怀疑 CAS，则不推荐使用含白蛋白或 PEG 等增强剂的同种抗体检测方法，因为会增加自身抗体的活性。在极个别案例中，可能需要 4℃的自身吸收试验。依靠吸收试验完全移除冷凝集素要耗费大量时间，而通过 1～2 次的冷吸收试验即能移除大量的冷抗体，达到有效检出同种抗体的目的。除了吸收温度要求的差异外，对 CAS 患者样本的吸收试验与 WAIHA 患者样本处理一致。

（2）治疗原则及输血注意事项：避开冷环境是该疾病的主要治疗方式之一，大部分患者不需要输血即能获得缓解。如果需要输血，采用交叉配血相合的血液，输血时注意保温。

（三）混合型自身免疫性溶血性贫血

约 1/3 的 WAIHA 患者具有在室温下反应的 IgM 类抗体。这些抗体在 30℃ 和 37℃ 中不具有反应性，因此没有致病性。但另一部分 WAIHA 患者存在 37℃ 有活性的 IgG 类抗体和 30℃ 以上仍有活性的 IgM 类抗体，被称为混合型自身免疫性溶血性贫血。该 IgM 类抗体和 CAS 患者的抗体一样，具有较高的效价（在 4℃ 时常大于 1000）和（或）具有较高的活性温度（在体外≥30℃ 时还存在反应活性，尤其是那些在 4℃ 时效价低于 64 的患者）。

混合型自身免疫性溶血性贫血患者的红细胞上通常同时检测到 IgG 和 C3；血清中可同时检测到温反应的 IgG 类抗体和冷反应的 IgM 类抗体。抗体特异性与 CAS、WAIHA 患者的自身抗体特异性无差别。输血策略参照 WAIHA 患者的输血策略。

（四）阵发性冷性血红蛋白尿症

阵发性冷性血红蛋白尿症（paroxysmal cold hemoglobinuria，PCH）是自身免疫性溶血性贫血中最少见的类型。过去此病与梅毒相关，现在绝大部分见于病毒感染的儿童，作为一种继发于病毒感染的急性一过性疾病。偶尔，也作为一种特发性慢性病出现在老年人中。

1. PCH 的血清学检查　PCH 患者 DAT 呈阳性。红细胞上通常只检出 C3，但如果能使检测环境维持冷反应自身抗体的最适反应温度，可以在红细胞上检测到 IgG 类抗体。放散试验通常为阴性，抗体筛查试验呈阴性。因此，患者的输血相容性试验通常不受该自身抗体的干扰。

PCH 的致病抗体被称为双相溶血素，是一种冷反应性的 IgG 类补体结合抗体。自身抗体在身体温度较低的区域（如四肢）同红细胞结合，同时使补体结合到红细胞上，但此时溶血并不立即发生，而是等这些被抗体和补体致敏的红细胞循环到躯体比较暖和的部位时，补体完全活化才导致溶血。

PCH 的诊断试验是多-兰（Donath-Landsteiner，D-L）试验。经典的 D-L 试验是 3 组平行对照试验，步骤见表 10-1-2。当加有患者血清和 P+ 红细胞的试验组在经历冰水浴和 37℃ 孵育后出现溶血（表 10-1-2 中的管 A1 和 A2），而对照组都没有溶血时，D-L 试验结果为阳性。D-L 试验需要补体参与，故其样本要求为血清而非血浆。为避免检测前自身抗体被红细胞吸附走，应将促凝管在 37℃ 中孵育并分离血清。由于 PCH 患者血清补体水平较低，应在反应介质中补充新鲜正常血清。当患者血液量少（如幼儿），该试验至少设置表 10-1-2 中的管 A2、A3 和 C2。

表 10-1-2　Donath-Landsteiner 试验步骤

步骤	操作
1	取 9 支试管，分 3 组，标注如下：A1、A2、A3；B1、B2、B3；C1、C2、C3
2	每组的管 1 和 2 中，加入 10 滴患者血清
3	每组的管 2 和 3 中加入 10 滴新鲜健康正常血清
4	所有管中加入 1 滴 50% 的 P+ 红细胞重悬液，并充分混合
5	所有 A 管冰水浴（0℃）30min 后，在 37℃ 下放置 1h
	所有 B 管冰水浴（0℃）90min
	所有 C 管于 37℃ 中孵育 90min
6	将所有试管离心后，检查上清液是否溶血

2. PCH 患者的输血　PCH 成年患者几乎不需要输血，给患者保温即能起到治疗效果。在儿童患者中，有部分病例可能面临严重的溶血性贫血而需要输血治疗。PCH 患者的自身抗体特异性为抗 P，该抗体很少在 4℃ 以上起反应，因此患者血清做常规交叉配血时，通常与随机献血者的红细胞是相配合的。尽管 P–红细胞的输注效果要优于 P+（P1+ 或 P1–）红细胞；但 P– 是稀有血型，找到该表型血液的概率为 1/200 000。对需要紧急输血的 PCH 患者，不能拒绝输注 P+ 红细胞，即绝

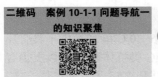
二维码 案例 10-1-1 问题导航一的知识聚焦

大部分 PCH 患者输注的是交叉配血相合的随机献血者的血液。

案例 10-1-1 问题导航二

1. 药物诱导的免疫性溶血性贫血的诊断依据是什么？
2. 药物诱导的免疫性溶血性贫血的血清学检查包括哪些项目？

二、药物诱导的免疫性溶血性贫血

药物诱导的免疫性溶血性贫血（drug-induced immune hemolytic anemia，DIIHA），是一类罕见的疾病，其发生率约为 1/1 000 000。自 1953 年首次报道抗癫痫药物美芬妥英与溶血性贫血相关以来，至今已报道 130 余种药物与 DIIHA 相关，包括抗生素、非激素类抗炎药、降血糖药、抗肿瘤药等。目前临床上最常见的导致 DIIHA 的药物为哌拉西林、头孢曲松和头孢替坦。

DIIHA 的致病机制尚不清楚，但根据临床血清学试验通常将其划分为 3 种类型：药物依赖性抗体、非药物依赖性抗体和非免疫性蛋白吸附。药物依赖性抗体必须在有药物存在的体外试验体系中才被检测到，非药物依赖性的抗体则不需要在实验体系中额外添加药物就可被检测出，而非免疫性蛋白吸附是药物导致血浆蛋白（其中包括抗体和补体等）被非免疫性地吸附到红细胞膜上。药物依赖性抗体又可再分为两类：一类同药物处理过的红细胞反应，另一类需要在药物即时存在的体系中才与红细胞反应。这四种类型的 DIIHA 血清学和临床特征详见表 10-1-3。

表 10-1-3　不同类型的药物抗体的血清学和临床特征

分类	血清学			临床特征	常见药物
	DAT	放散液	血清		
药物依赖性抗体					
同药物处理过的红细胞反应	IgG±C3	阴性，但与药物处理过的红细胞呈阳性反应	仅与药物处理过的红细胞反应	中度溶血，通常为血管外溶血	青霉素 头孢替坦
需要药物存在才与红细胞反应	C3±IgG（偶尔可见 IgM）	阴性	仅在药物存在情况下与红细胞反应	重度溶血，经常为血管内溶血且伴肾衰竭	头孢曲松 非那西丁
药物非依赖性抗体	IgG±C3	阳性	阳性	中度溶血，通常为血管外溶血	氟达拉滨 甲基多巴
非免疫性蛋白吸附	IgG、C3、IgM、IgA、白蛋白、纤维蛋白原等	阴性	阳性	血管外溶血	头孢菌素 顺铂 舒巴坦

（一）药物诱导的免疫性溶血性贫血的检测

1. 药物依赖性抗体

（1）与药物处理后红细胞发生反应的药物依赖性抗体：青霉素抗体是该类 DIIHA 的典型代表。青霉素抗体与致敏红细胞上的青霉素相结合，在体内被巨噬细胞清除。这一过程如图 10-1-3 所示。青霉素所致的 DIIHA 仅发生在大剂量静脉注射药物长达 1 周及以上的患者中（每日剂量＞1000万 U）。患者 DAT 为阳性，青霉素抗体通常为高滴度（＞1000）的 IgG 类抗体，伴或不伴补体 C3 结合在患者红细胞上。患者血清和红细胞放散液都不和未经青霉素处理过的红细胞反应。当用青霉素处理过红细胞检测患者血清和放散液时，均为阳性。患者表现为中等程度的溶血，通常为血管外溶血。停药后，患者溶血会减轻，待体内青霉素致敏的红细胞被清除后（一般需要几周时间），可完全恢复正常。

青霉素在体内和体外都可以牢牢地结合到红细胞膜上，这种结合力可以抵抗洗涤过程，因此实验室很容易制备青霉素致敏的红细胞。药物抗体检测时，可用患者血清（或血浆）或红细胞放散液分别同药物致敏红细胞在 37℃中孵育,然后在抗球蛋白介质中观察反应结果。阳性结果包括孵育中出现溶血和抗球蛋白试验中出现凝集。如果含青霉素抗体的血清先同青霉素进行孵育,该青霉素抗体将与可溶性的青霉素抗原结合,随后加入致敏红细胞时则不出现反应,即药物抑制抗体与致敏红细胞的反应。这种特性通常被称为青霉素型或药物吸附型。用半抗原类型来指代这一类型的反应是不合适的,因为所有的药物都是半抗原(即仅当附着于蛋白质等大分子载体时才能激发免疫反应的一类小分子)。能与药物处理过红细胞发生反应的抗体还有氨苄西林、萘夫西林等其他青霉素家族成员和一些头孢菌素(如头孢噻吩、头孢替坦)。

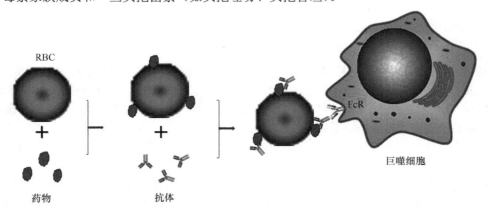

图 10-1-3 与药物处理后红细胞发生反应的药物依赖性抗体

药物以共价键结合到红细胞上(体内或体外)。抗体结合到红细胞上的药物上。结合抗体的红细胞被肝或脾巨噬细胞识别并清除

（2）药物即时存在体系中与红细胞发生反应的药物依赖性抗体:导致 DIIHA 的大多数药物与红细胞的结合并不十分牢固,常规的洗涤过程即可导致其从红细胞上洗脱下来,以致体外试验中很难制备被药物致敏的红细胞。因此这种药物抗体的检测,通常在含有药物、待检血清和红细胞同时存在的体系中。与青霉素型抗体不同,如果将患者血清和药物提前孵育,并不能抑制随后的阳性反应结果。目前认为这类抗体的致病机制为:在体内(或体外孵育过程中),药物和抗体(常为 IgM,伴或不伴 IgG)形成免疫复合物,然后非特异性地结合到红细胞上,随后导致补体激活,启动血管外和血管内溶血(其大致过程见图 10-1-4)。这种理论机制被称为免疫复合物机制。还有一种理论认为,这类药物在体内和体外与红细胞间的结合较松散(非共价键结合),但药物抗体针对的是复合抗原(由部分红细胞膜和部分药物组成);而青霉素类抗体针对的是药物,不依赖药物的抗体是针对红细胞膜的抗体(图 10-1-5)。

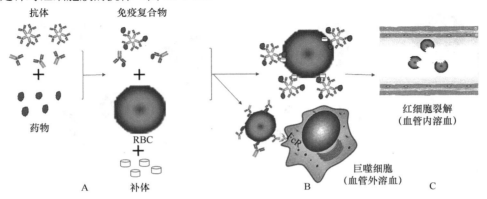

图 10-1-4 免疫复合物理论

A. 药物和抗体形成免疫复合物;B. 免疫复合物非特异性地结合到红细胞(RBC)上;C. 发生血管内溶血(补体激活导致的红细胞裂解)或血管外溶血(巨噬细胞吞噬)

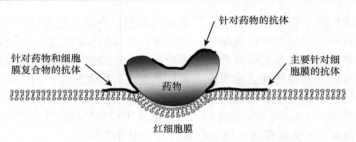

图 10-1-5 药物依赖性抗体和非依赖性抗体的形成假说

与药物致敏红细胞反应的药物依赖性抗体，是一类针对药物的抗体；在药物即时存在体系中与红细胞反应的药物依赖性抗体，是
一类针对药物和红细胞膜复合物的抗体；不依赖药物的抗体是针对红细胞膜的抗体

在药物即时存在体系中检测到的导致 DIIHA 的最常见药物有头孢曲松、非那西丁（phenacetin）和托美丁（tolmetin）。这类患者的典型特征是红细胞上结合有补体（有时可见 IgG，偶见 IgM），表现为急性的较严重的血管内溶血，出现血红蛋白血症和血红蛋白尿，部分患者可进展为肾衰竭甚至死亡（尤其是使用头孢曲松的儿童患者）。患者可能在使用很小剂量的药物（如非那西丁）或有过几次用药之后的再用药过程中（如头孢曲松）发生溶血。一旦停止药物使用，溶血很快终止。

2. 药物非依赖性抗体 药物非依赖性抗体的实验室检测不需要在反应体系中加入药物，其血清学特征与 WAIHA 相同。两者通常难以鉴别，如果患者使用药物时出现溶血，停止药物使用时溶血终止，则怀疑其可能为药物非依赖性抗体所致的 DIIHA。

产生药物非依赖性抗体典型的药物是甲基多巴。有 10%～30% 的患者在使用 3～6 个月药后 DAT 呈现阳性（IgG 伴或不伴 C3），但仅有 0.5% 的患者会出现溶血性贫血。停药 2 周内，患者的溶血和贫血得到缓解，但 DAT 阳性可持续 2 年。药物非依赖性抗体的产生机制尚不清楚，大部分学者认为是药物影响了患者的细胞免疫反应，如使抑制性 T 细胞的功能受到压制（该理论与抗体需要较长时间产生相吻合）。随着甲基多巴逐渐淡出临床的使用，目前引起药物非依赖性抗体的主要药物是氟达拉滨。

3. 非免疫性蛋白吸附 最早发现于使用第一代头孢菌素的患者中，不少患者用药后 DAT 呈阳性，但很少出现溶血性贫血。在体外试验中，被这些药物致敏的红细胞与患者血清或正常人血清都会发生反应，这一血清学特征与药物依赖性抗体和药物非依赖性抗体不同。目前大多数学者认为是药物致敏的红细胞非特异性吸附了补体和（或）IgG 类抗体，从而使患者间接抗球蛋白试验和 DAT 均为阳性（其大致过程见图 10-1-6）。

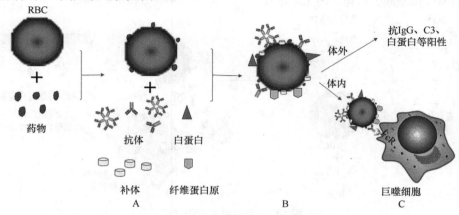

图 10-1-6 非免疫性蛋白吸附理论

A. 药物改变了红细胞膜，使血浆蛋白（如免疫球蛋白、补体、白蛋白、纤维蛋白原等）非免疫性地吸附到红细胞上；B. 被药物致
敏的红细胞与患者血清或正常人血清都会反应；C. 结合抗体的红细胞被肝或脾巨噬细胞识别而清除

DIIHA 罕见，许多怀疑 DIIHA 的患者最后发现是其他原因所致的溶血，并且实验室检测仅能证实药物依赖性抗体的存在，而药物非依赖性抗体和非免疫性蛋白吸附所致的 DIIHA 仅能根据患者的用药情况进行推断。因此仅当排除其他原因所致的溶血，且溶血和药物使用具有较强的时序相关性时才考虑药物抗体检测。

（二）药物诱导的免疫性溶血性贫血的治疗与输血

DIIHA 患者通常不需要输血治疗，停药后能恢复正常。当患者怀疑为药物所致的免疫性溶血时，应停止药物的使用。停药后溶血症状得到缓解，可认为是由药物所致的免疫性溶血。如果血清学试验证实药物抗体的存在，应该告知患者以后避免使用该药物。出现严重贫血症状的患者，可考虑适当地输血以缓解症状。

三、阵发性睡眠性血红蛋白尿症

阵发性睡眠性血红蛋白尿症（paroxysmal nocturnal hemoglobinuria，PNH）是一类罕见的由于红细胞膜获得性缺陷所致的溶血性贫血。正常红细胞表面存在补体抑制物 CD59 和 CD55，可保护红细胞不被补体破坏，其中 CD59 阻断血管内溶血，而 CD55 阻断血管外溶血。CD59 和 CD55 通过糖基磷脂酰肌醇（glycosylphosphatidylinositol，GPI）连接在红细胞的表面。PNH 患者由于造血干细胞发生磷脂酰肌醇生物合成 A 类基因（*PIGA*）获得性突变，使 GPI 的合成受阻，从而造成红细胞表面补体抑制物丢失。在没有这些补体抑制物的情况下，补体可通过补体替代途径结合自身的细胞膜，从而像溶解细菌一样将自身细胞溶解。

该病主要见于成人（中位发病年龄为 30 岁），患者的典型特征是夜间酱油色尿，但大多数患者的临床表现常不典型，发病隐匿，病程迁延，病情轻重不一。多数 PNH 患者都有无法以贫血程度解释的严重乏力。一些患者的骨髓造血功能下降可能会进一步加重贫血，并导致其他血细胞减少。血管内溶血可向循环系统释放游离血红蛋白，导致一氧化氮消耗，有可能引起平滑肌张力增加的症状，包括吞咽困难、腹痛或阴茎勃起功能障碍。PNH 还可能会逐渐导致肾功能不全和肺动脉高压。

（一）PNH 的检测

血清或尿中出现游离血红蛋白、血清结合珠蛋白减少和血清 LDH 水平升高等典型溶血性贫血实验室检查结果。流式细胞术检查外周血细胞上的 GPI 锚定蛋白缺失是 PNH 诊断的金标准。患者如果存在全血细胞减少，则需要进行骨髓检查。患者如果主诉难治性头痛或严重腹痛，伴或不伴腹围增大，则需要腹部超声、CT 或 MRI 来评估有无腹部静脉血栓形成。

（二）PNH 的输血治疗

重度贫血患者及出现无其他病因的呼吸困难、极度乏力等贫血症状的患者可输注红细胞治疗。输血时，无须选择洗涤红细胞。依库珠单抗药物治疗可减少血管内溶血，减少输血需求或不需输血，显著降低血栓形成的风险，并提高生存质量。

四、珠蛋白生成障碍性贫血

珠蛋白生成障碍性贫血，又称地中海贫血，通常根据基因变异情况，将其分为两大类：α 和 β 地中海贫血；根据临床表现又将其分为重型地中海贫血、中间型地中海贫血和轻型地中海贫血。由珠蛋白生成障碍造成的严重贫血只能通过输注红细胞来纠正，根据患者对输血的依赖程度将其分为输血依赖性地中海贫血（transfusion-dependent thalassaemia，TDT）和输血非依赖性地中海贫血（non-transfusion dependent thalassaemia，NTDT）。

（一）珠蛋白生成障碍性贫血的检测

珠蛋白生成障碍性贫血的诊断主要是依据实验室的基因测定和血红蛋白电泳结果。珠蛋白生成障碍性贫血主要由血红蛋白 α 和 β 链基因异常导致，涉及 δ、γ、ε 和 ζ 链的地中海贫血较罕见（并且在新生儿期之外通常不会造成重大疾病）。通过血红蛋白电泳可见异常血红蛋白。

（二）珠蛋白生成障碍性贫血的输血治疗

1. 输血方案的选择 绝大多数重型 β 地中海贫血需要依靠长期输血来维持生命，如果没有输血，大多数患者在婴儿期就会死亡，这种类型被称为 TDT。其他类型地中海贫血，包括中间型 β 地中海贫血、血红蛋白 E/β 地中海贫血（轻微和中度）和中间型 α 地中海贫血（血红蛋白 H 病），患者可能不需要输血或偶尔输血就被称为 NTDT。针对 TDT 患者需要启动长期输血方案。

长期输血方案主要应用于重型地中海贫血，包括重型 α 地中海贫血和重型 β 地中海贫血患者。与其他需要输血治疗疾病不同，儿童患者需要将血红蛋白维持在较高的水平（通常为 90～100g/L 或 95～105g/L），以减少贫血症状和抑制髓外造血。大多数重型 α 地中海贫血在胎儿时期出现水肿并于宫内死亡，但也有部分在宫内接受换血治疗而存活，这部分患者出生后即需要进行长期输血。而重型 β 地中海贫血，在儿童期早期出现疾病表现（如重度贫血）时即开始长期输血。长期输血的治疗目标包括：减少与贫血相关的症状和并发症（如儿童期的生长发育障碍）；减少骨髓外造血，预防许多与生长发育受损、骨骼扩大和脾功能亢进相关的并发症；减少与肠道铁吸收增加和（或）输血相关的过量铁储备。

许多中间型 β 地中海贫血患者最终依赖输血，并需要长期输血治疗，但这可能到成年期才发生。在这之前，这部分患者一般根据需要进行输血，通常是在红细胞生成应激期输血，如急性感染性疾病、快速生长期、手术或妊娠期。尽管没有特定血红蛋白水平可用于指导这部分患者的输血，但这部分患者血红蛋白水平＜70g/L 时通常会出现症状。对于贫血严重需要输血的中间型地中海贫血患者，则需要权衡是启动长期输血方案以抑制无效红细胞生成，还是提供暂时输血以缓解症状或应对应激状态。这需要考虑患者的年龄（对生长、发育的影响）、患者的活动限制，以及是否早期出现骨骼改变或疾病相关的其他并发症。如果患者存在以下任何情况，则需要启动长期输血：心肺损害征象、功能恶化、显著髓外造血的症状和体征（如不断增大的骨性肿块、病理性骨折、脾功能亢进）、生长障碍、喂养困难和生存质量恶化。一旦决定启动长期输血，治疗方法与重型 β 地中海贫血患者相似。但是，中间型地中海贫血患者可能不需要无限期输血，应定期重新评估输血指征。最好由具有治疗异常血红蛋白病专长的医生进行评估。

许多血红蛋白水平＞80～90g/L 的中间型 α 地中海贫血患者能避免长期输血，这些患者可以仅在需要时进行输血，如感染或妊娠时。血红蛋白 H 病患者的红细胞氧化应激风险增加，可能需要在感染或接触氧化剂期间接受更加密切的监测以评估是否需要输血。

轻型地中海贫血患者不需要输血，这类患者的贫血非常轻微或不存在贫血，发生贫血应评估地中海贫血以外的原因。需要输血时，其输血指征与一般人群相似。

2. 长期输血患者减少同种异体免疫反应的输血策略 接受长期输血的患者发生同种异体免疫反应的风险增加，在地中海贫血患者中同种异体免疫反应发生率估计为 10%～50%。患者在输血过程中接触供者红细胞上的同种抗原可导致同种抗体形成，若再次遇到相同抗原的红细胞，则可能发生溶血性输血反应。因此，一旦形成同种抗体，则需要寻找相应抗原阴性的红细胞。产生的同种抗体越多，寻找相应抗原阴性的供者红细胞可能越困难，在紧急情况下，很可能无法提供相容性血液。

对可能接受长期输血方案的地中海贫血患者，越早采用多个血型抗原匹配或多个血型基因匹配的方法提供血液，其同种异体免疫反应风险越低。因此当此类患者需要输血时，应告知血库以便能够采取以上措施来减少同种异体免疫反应的发生。需要考虑匹配的其他血型抗原包括 RhD 以外的 Rh 抗原（如 C、E、c、e）及其他血型系统的抗原（如 Fy^a、Fy^b、Jk^a、Jk^b、S 和 s）。

二维码　案例 10-1-1 问题导航二的知识聚焦

案例 10-1-1 分析

1. 患者最大的可能为 WAIHA。患者贫血，结合患者抗体筛查试验和血型检测结果，患者血清中存在温反应性的自身抗体。但并不能排除药物诱导的溶血性贫血的可能性，因为患者有7d 的青霉素使用史。

2. 首先行 DAT，明确是否有免疫因素参与溶血。如 DAT 呈阳性，而患者近期并无输血史，则考虑自身抗体。如患者近期有输血史，则可能为同种抗体或同种抗体合并自身抗体。

3. 患者是否需要输血，需要仔细评估输血指针，输血的目的是改善贫血所致的缺氧。本例中患者 Hb 50g/L，患者于活动后出现缺氧症状，查找贫血原因并予以对症治疗，如果贫血症状得到改善则不建议输血。如果贫血症状进一步加重，需要输血，则可采取吸收试验（无近期输血史，采用自体吸收；有近期输血史，采用异体吸收）移除自身抗体后，做抗体鉴定和交叉配血，可最大程度地保证输血安全。吸收试验所需时间较长，选择稀释患者血清的方法寻找配合血液是相对快速排除同种抗体干扰的方法。稀释使大部分自身抗体的反应减弱，而同种抗体的反应受到的影响较小。在本例中，对患者血浆稀释 8 倍和 16 倍后，再做抗体筛查试验，自身抗体已无反应，同种抗体反应强度影响不大（图 10-1-7）。稀释患者血清的方法存在的风险是可能漏检一些低效价抗体。选择同型血输注是最安全的输血策略，为避免绝大部分有临床意义的抗体，需要提供 Rh 抗原（D、C、E、c 和 e）、Fy^a、Fy^b、Jk^a、Jk^b、S 和 s 抗原相同的血液输注。然而寻找同型血需要足够的库存血量，而大部分临床血库都无法满足此需求。鉴于此，可妥协性地选择同种抗体发生频率最高的对应抗原阴性的血液输注，如 RhD、C、E、c 和 e 同型。综上，患者能不能输血，主要依据患者的贫血状况，贫血严重且出现明显缺氧症状时，以抢救为主，不能因为配血不相合而拒绝输血。因为对这部分患者而言，即使因为同种抗体所致溶血性输血反应，也大多为迟发型溶血反应，对患者的伤害低于严重贫血缺氧造成的危害。

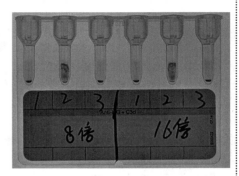

图 10-1-7　患者血清稀释后的抗体筛查结果

知识拓展

1. 中华医学会血液学分会红细胞疾病（贫血）学组. 中国成人自身免疫性溶血性贫血诊疗指南（2023 年版）[J]. 中华血液学杂志，2023，（第 1 期）：12-18.

2. 自身抗体和同种抗体的区别是什么？

（陈春霞　秦　莉）

第二节　弥散性血管内凝血的检测与输血

弥散性血管内凝血（disseminated intravascular coagulation，DIC）是凝血和血小板激活，导致纤维蛋白溶解（纤溶）系统激活的复杂综合征。这种综合征最初会导致微血管甚至较大血管处于高凝状态，约 30min 后，就会出现严重凝血障碍，并伴有弥散性出血。凝血障碍由多种因素造成，涉及止血系统的各个方面。所有凝血因子因凝血消耗和纤溶酶降解而降低，血小板也因激活消耗而减少，剩余血小板的功能因纤溶酶的作用和纤维蛋白降解产物的存在而受损。纤溶系统的激活导致凝血因子的降解、血小板功能的下降和所有血栓的过早溶解。因此，患者会出现各种类型的出血，常发生在侵入部位，如静脉导管、气管导管等。

患者，34 岁，女（体重 60kg），因 3d 腰痛和 1d 发热被送往急诊室。她因尿路感染在家中服用呋喃妥因（100mg/d）4d。急诊室检测：动脉血压为 70/35mmHg，心率为 135 次/分，意识水平下降。出现吐血、颈部瘀点和左侧结膜出血。采集血液和尿液进行培养，并注射头孢曲松（2.0g 静脉注射每日 2 次）。进行气管插管，输注晶体溶液（3500ml 0.9% 氯化钠溶液），给予去甲肾上腺素，然后转诊至 ICU。实验室检查显示 Hb 126g/L，血小板 240×10^9/L，INR 7.94（参考值：0.8～1.2），APTT 132s（参考值：25～36s），纤维蛋白原 0.7g/L（参考值：2～4g/L），降钙素原 42μg/L（参考值：<0.5μg/L）。诊断为感染性休克伴多器官功能障碍及 DIC。

问题：

1. 应怎样对患者进行血液检测？

2. 应如何对患者进行输血治疗？

----- **案例 10-2-1 问题导航** -----

1. 造成 DIC 的常见原因有哪些？

2. 如何诊断 DIC？

（一）弥散性血管内凝血患者的实验室检测

凝血酶原时间（PT）、全血细胞计数、纤维蛋白原浓度和 D-二聚体的测定通常可以确认是否存在 DIC 及其严重程度。典型情况下，DIC 患者会出现 PT 时间延长，D-二聚体升高，血小板减少和低纤维蛋白原血症。然而，有时患者的纤维蛋白原和血小板计数水平保持在正常范围内，需要一段时间的动态实验室监测，才能揭示纤维蛋白原和血小板计数水平的降低。如果纤溶系统被显著激活，纤维蛋白原浓度的降低幅度可能较血小板计数的降低幅度更大。此外，抗凝血酶水平的测定有助于 DIC 的鉴别诊断；如果抗凝血酶水平正常或升高，则诊断 DIC 的可能性大大降低。

（二）弥散性血管内凝血患者的输血治疗

DIC 患者的治疗需要针对不同的病情发展，采取不同的治疗方法。首先必须确定形成 DIC 的原因，并予以针对性治疗，仅仅针对凝血或出血症状进行的治疗往往无法达到满意的效果。针对 DIC 患者的治疗需要对凝血系统的异常有准确的判断，以预防和治疗血栓后形成难以控制的出血。对于 PT 延长、活动性出血或手术干预前的患者，输注新鲜冰冻血浆（FFP）可能是有效的，然而对活动性 DIC 患者而言，使用 FFP 补充消耗的凝血因子，通常不足以纠正患者的 PT 或低纤维蛋白原，并且可能导致进一步的微血管血栓形成。

由于凝血酶在凝血激活及血栓形成中都起到关键作用，因此必须有效抑制其产生和作用。在许多 DIC 病例中，临床医师往往会使用肝素或低分子量肝素控制凝血系统的激活。在某些 DIC 患者中（如继发于恶性肿瘤或主动脉瘤），肝素或低分子量肝素似乎能有效控制凝血，然而在另一些 DIC 患者中效果较差。因为肝素作为抗凝血剂的功能需要抗凝血酶的参与，当 DIC 发作时，因消耗及其他因素的作用，同时也降低了抗凝血酶的水平，此时使用肝素可能无法有效抑制凝血酶的活性。此外，在急性 DIC 和活动性出血患者中，肝素可能会通过干扰血小板功能和增加血管通透性，从而加重出血。

对 DIC 患者的研究表明，输注抗凝血酶浓缩物可有效改善 DIC 的所有凝血参数，同时降低患者的发病率和死亡率。与单独输注肝素或肝素联合抗凝血酶相比，单独输注抗凝血酶在缩短 DIC 持续时间方面可能更有效，且出血更少。抗凝血酶可以推注给药，计算抗凝血酶活性的目标水平为正常水平的 140%，再从 140% 的目标值中减去患者自身的抗凝血酶水平（如 50%）来计算剂量，以这个差值乘以患者的体重，单位为千克（kg）。注射后 20～30min 应测定抗凝血酶水平，以确认已达到目标值。抗凝血酶的持续输注可以 3~5U/(kg·h) 的速度进行，该速度取决于弥散性血管内凝血的严重程度。抗凝血酶水平可每隔 8~12h 测定 1 次，调整剂量以维持抗凝血酶活性在 140% 或略高于 140%。在大多数患者中，随着弥散性血管内凝血的消退，抗凝血酶的输注速度应逐渐降低。

有研究表明，对继发于严重脓毒症和多器官衰竭患者，抗凝血酶的效果有限，而重组活化蛋白 C（APC）可能对此类 DIC 患者有益，并降低患者的死亡率。APC 是一种参与炎症和凝血等过程的蛋白质，它以非活性形式在血液中循环，与凝血酶结合后显示活性，可降解凝血因子 V 和凝血因子Ⅷa 等。这些凝血因子会提高凝血酶水平，因此 APC 可防止凝血过程过度活跃。以 24g/(kg·h) 的速度输注 APC 96h，与患者心脏和肺功能的更快改善相关。

一旦开始针对凝血展开治疗，并通过给予抗凝血酶或抗血小板或肝素来解决血栓前过程，就有可能用 FFP、冷沉淀和血小板治疗凝血因子缺乏和血小板减少，而没有加重弥散性血管内凝血的风险。如果 DIC 患者发生出血或需要进行侵入性手术，应保持 PT 低于正常范围平均值的 1.5 倍。如果纤维蛋白原水平低于 1g/L，可输注纤维蛋白原或冷沉淀。在 70kg 的成年人中，每袋冷沉淀预计增加 0.06~0.07g/L 纤维蛋白原；通常，当患者有出血或需要进行侵入性手术时，血小板计数应 >$50×10^9$/L；在 DIC 患者中，由于纤维蛋白原和其他凝血因子缺乏，同时也可能存在血小板功能障碍，因此 $80×10^9$/L 的血小板目标值是合理的。

二维码　案例 10-2-1 问题导航的知识聚焦

案例 10-2-1 分析

1. 患者转入 ICU 即刻进行旋转血栓弹力检测（ROTEM），显示严重低凝状态。FIBTEM（纤维蛋白原血栓弹力检测）显示纤维蛋白原缺乏，而 INTEM 显示凝血因子缺乏。给予使用 6.0g 浓缩纤维蛋白原、1500U（25U/kg）凝血酶原复合物浓缩物和一单位的单采血小板。6h 后进行第 2 次 ROTEM，显示纤维蛋白原持续缺乏，再次给予 6.0g 纤维蛋白原浓缩物。9h 后进行第 3 次 ROTEM，INTEM 显示凝血因子缺乏，给予 12g 纤维蛋白原、2U 新鲜冰冻血浆、8U 冷沉淀和 1U 单采血小板。16h 后，进行了第 4 次 ROTEM，未显示凝血异常。血小板计数为 $380×10^9$/L，纤维蛋白原为 33.4g/L，INR 为 1.74，ATTP 为 45.8s。6d 后出院。

2. 患者为脓毒症致 DIC，此病死亡率很高。患者有休克、活动性出血表现，需要即刻进行检测和治疗。通过 ROTEM 快速掌握患者凝血成分状态。此时如果仅输注新鲜冰冻血浆，需要约 200U。很可能造成循环超负荷或肺损伤。因此使用浓缩纤维蛋白原、凝血酶原、配合少量新鲜冰冻血浆、冷沉淀和血小板（1U 单采血小板约含新鲜血浆 250ml），成功控制了患者的凝血问题。通过多次检测，分次给药的方式进行治疗。由于 DIC 初期凝血激活，大量给予凝血成分可能加重病情。

（向　东）

第三节　胎母免疫性疾病的检测与输血

胎母免疫性疾病是指由于母婴红细胞或血小板血型不合引起的胎儿或新生儿同种免疫性疾病。主要包括 HDFN 及 NAIT。胎母免疫性疾病的实验室检测包括产前检查和新生儿检查两部分（图 10-3-1）。产前实验室检查主要是通过无创方式检测母体或胎儿父亲的血液样本，或在少见情况下，通过有创方式获得胎儿样本，对该类疾病作出预测或诊断，以达到有效预防和尽早治疗的目的。无论是对母体还是对胎儿、新生儿样本的检查，最终都是为了证实患儿可能存在来自母体的游离血型同种抗体，同时其自身携带相应的父源性血型抗原。因此，血型抗体和对应的血型抗

二维码 10-3-1　胎母免疫性
疾病的检测知识导图

原必须同时在患儿体内检出，才能确诊胎母免疫性疾病；而产前对母体相应血型抗原和抗体的鉴定对此类疾病的诊断和防治至关重要。常规实验室检查最主要的是血型血清学方法，对罕见的血型也可借助分子生物学方法进行血型基因鉴定。

一、胎儿和新生儿溶血症

　　胎儿和新生儿溶血症（HDFN）是一组由于母婴血型不合引起的胎儿或新生儿同种免疫性溶血性疾病。该病患儿通常较其他原因引起的高胆红素血症患儿具有更早的发病年（胎）龄，更高的胆红素峰值，可严重影响胎儿、新生儿及围生期妇女的身心健康。血库及输血实验室的相关检测在 HDFN 的诊断及防治方面，起着非常关键的作用。

案例 10-3-1

　　孕妇，35 岁，妊娠 24 周，G_2P_1，常规产前检查。

　　个人史：1-0-0-1，既往体健，6 年前育有一女，孩子健康。无慢性病史，无输血手术史，无药物过敏史，否认家族性遗传病史。

　　体格检查：T 36.1℃，脉搏正常，BP 120/80mmHg，一般状况可，心肺无异常，腹平软，双下肢无水肿。

　　B 超检查：未见明显异常。

　　实验室检查：血、尿常规均正常；肝、肾功能无明显异常。血型鉴定与抗体筛查结果如下：孕妇：B 型，RhD 血型阴性；孕妇丈夫：O 型，RhD 血型阳性；孕妇抗体筛查：阳性，检出 IgG 抗 D 抗体，效价为 4（IAT 微柱法）。

　　问题：

　　1. 如何分析此孕妇血型血清学检查结果？

　　2. 结合孕妇的孕产史，可能的诊断是什么？

　　3. 下一步产前实验室检查及疾病防治应如何建议？

案例 10-3-1 问题导航

　　1. HDFN 的发病机制是什么？

　　2. 产前血液免疫学检查包括哪些项目？

　　3. 怀疑发生 HDFN 时，新生儿实验室检查有哪些？

（一）胎儿和新生儿溶血症的实验室检查

　　母亲本身具有的或经同种免疫后产生的、针对胎儿父源性血型抗原的 IgG 抗体，经过胎盘屏障与胎儿红细胞结合，而结合有抗体的红细胞则被胎儿脾中的巨噬细胞所破坏，导致产生同种免疫性溶血，为 HDFN 的发病机制。HDFN 患儿可出现一系列临床症状，包括贫血、高胆红素血症、胎儿水肿、胆红素脑病，甚至死亡。最常见的导致 HDFN 的原因是母婴 ABO 血型不合；其次是其他血型系统不相容，如 Rh 血型系统。据报道，ABO 和 Rh 血型系统的同种免疫导致的换血占新生儿换血比例的 66%。

　　ABO-HDFN 与 Rh-HDFN 不同之处在于，前者的血型不合不像后者需要免疫的过程，ABO 血型系统的抗 A 和抗 B 抗体自然产生于母体中，可能由于机体对食物和细菌中类似于 ABO 抗原的环境暴露诱导产生；而后者的抗体却必须由 Rh 抗原阳性红细胞免疫刺激后逐渐产生。因此，ABO-HDFN 常可累及头胎胎儿。然而，首先这种母体中自然存在的不同含量的抗 A 和抗 B 抗体主要是 IgM 抗体，不能通过胎盘；其次，胎儿新生儿红细胞上 ABO 血型抗原发育尚不完全，表达量低，且易被胎儿组织和可溶性 A、B 物质中和；再次，即使有少量经胎盘出血导致胎儿红细胞进入母体，也很快会被 IgM 抗体破坏，而不会持续刺激母亲产生更多 IgG 抗体；因此，虽然母婴 ABO 血型不合在人群中约占 20%，但 ABO-HDFN 报道的发生率却仅占这部分人群的 2% 或更低。

　　RhD 血型抗原的同种免疫是导致 HDFN 的第二大原因。在我国，虽然 RhD 阴性人群的比例（0.4%）不如高加索人种那么高（15%），但由于我国人口基数大，且 D 抗原具有非常强的免疫原性，在胚胎发育过程中，其在红细胞上表达时间较早，因此 RhD 抗原免疫仍然是仅次于 ABO 抗原的，导致我国 HDFN 的重要原因之一，且通常 RhD 抗原免疫引起的 HDFN 症状较 ABO 抗原更严重，患儿预后差。据报道，经胎盘出血的胎儿红细胞量仅需要达到 0.01ml，就可导致母体产生抗 D。在西方国家，由于 Rh 免疫球蛋白（Rh immune globulin，RhIG）的应用，大大降低了 RhD-HDFN 的发生率，但在我国，RhIG 的应用的预防仍然需要法规化。

1. 产前血液免疫学检查

　　（1）红细胞血型鉴定与抗体筛查：首次妊娠时，就要进行孕妇及其丈夫的 ABO、RhD 血型鉴定及孕妇红细胞意外抗体筛查，以评估其分娩的新生儿是否有发生 HDFN 的可能。夫妻 ABO 血型和 RhD 血型相合性判断见表 10-3-1。在意外抗体筛查时使用 IAT 方法，要求能检出在 37℃ 以下有反应活性的目前已知具有临床意义的所有 IgG 抗体。O 型孕妇与 A 型或 B 型胎儿最易发生 HDFN。由于高加索人种 RhD 阴性频率约为 15%，因此在西方国家，抗 D 引起的 Rh 系统 HDFN 频率较高，一些发达国家对于 RhD 血型阴性且抗体筛查阴性的孕妇，常规预防性注射 RhIG。美国血液与生物治疗促进协会（Association for the Advancement of Blood & Biotherapies，AABB）推荐，在妊娠 28 周、产后及妊娠任何时期，注射抗 D 免疫球蛋白前都应复查抗体。若孕妇抗体筛查结果为阳性，必须进一步鉴定抗体的特异性。

表 10-3-1　夫妻血型相合性判断

妻子血型	丈夫相合血型	丈夫不合血型
O	O	A，B，AB
A	O，A	B，AB
B	O，B	A，AB
AB	O，A，B，AB	/
RhD(+)	RhD(+)，RhD(−)	/
RhD(−)	RhD(−)	RhD(+)

　　（2）意外抗体特异性鉴定：为了明确导致抗体筛查阳性的抗体特异性，应使用谱红细胞在适当的介质中（如抗球蛋白介质和聚凝胺介质等）对孕妇血清中的 IgG 意外抗体进行进一步鉴定。在鉴定出特异性抗体以后，还要用特异性抗血清验证孕妇红细胞相应的血型抗原是否为阴性。这一检测有助于 HDFN 的风险评估，并决定是否需要设立相应的监控机制。若孕妇的抗体特异性为抗 I、抗 P1、抗 Le^a、抗 Le^b，无论其为 IgM 或 IgG 抗体，对胎儿都没有太大影响，因为这些抗原在新生儿的红细胞上表达量很低。可以使用 2-ME 处理孕妇血浆（清），以去除 IgM 抗体对 IgG 抗体检测的干扰。此外，针对 Knops 和 Chido/Rodgers 血型系统抗原的抗体，虽然结合红细胞，但并不会引起溶血，因此不会导致 HDFN；而针对 Cromer 系统的抗体，由于其可与胎盘滋养层上的 CD55 结合，因此不会通过胎盘造成危害。目前报道的引起 HDFN 的意外抗体除抗 D 外，还有抗 E、抗 Ec、抗 G、抗 c、抗 K、抗 Fy^a、抗 Fy^b、抗 Jk^a、抗 Jk^b、抗 S、抗 M、抗 Mur、抗 Di^b、抗 Di^a 等。对曾发生过 HDFN 的经产妇，再次妊娠期间也可能检出新的抗体，必须加以警惕。在罕见情况下，首次妊娠而未有 Rh 阳性输血史的 Rh 阴性孕妇体内可检出抗 D 抗体，并且证实其头胎发生 RhD-HDFN。这种情况被认为是母亲出生前已被外祖母 Rh 阳性红细胞致敏，在生育第一胎也可产生抗 D 抗体并出现 Rh 血型不合溶血病，即外祖母学说。

　　(3) 孕妇血型抗体效价测定：①效价的阈值。检测孕妇 IgG 抗体效价对胎儿 HDFN 风险评估及疗效监测有一定帮助，但并不能完全依赖这一指标来进行判断。设立一个诊断性的效价阈值非常重要，当抗体效价高于该阈值时，胎儿发生 HDFN 的风险显著增高，必须进行有创性干预。在我国，通常使用 64（经典 IAT 法）作为 ABO-HDFN 的效价阈值；若效价持续增高，提示发生 ABO-HDFN 风险增大且疾病程度相对严重。AABB 指南中指出，使用经典 IAT 法检测抗 D 抗体的诊断性效价阈值为 16。对于其他血型抗原（非 D 抗原）免疫产生抗体的孕妇，同样需要监测效价水平以观察疗效，如孕妇初次抗体效价≤8，除抗 K 外，其余抗体仅需每 4 周检测 1 次效价。由于 Kell 血型系统的 K 抗原存在于祖红细胞上，即使母体抗 K 效价不高，也可导致胎儿红系生成受到抑制和严重贫血。虽然包括我国人群在内的蒙古人种 Kell 血型系统几乎不存在多态性，但是对于高加索人种，Kell 血型系统是仅次于 ABO 和 Rh 系统以外的第三大血型系统。Kell 抗原具有较强的抗原性，可导致严重的 HDFN 和溶血性输血反应。通常认为，抗 K 对 HDFN 的诊断性效价阈值是 8。②效价的可比性：抗体效价测定在不同实验室之间经常存在偏差，因此检测同一受检者的效价应该来自同一个实验室（或不同实验室间使用同一份受检者样本进行校准）。在此条件下，高于 1 倍稀释的变化具有临床意义，动态监测抗体效价的变化，有明显升高者临床意义较大。同时，目前国际上的推荐阈值通常为使用经典 IAT 方法进行效价测定的结果，其他方法如凝胶卡法，可能导致效价值高于推荐方法，而需要对其诊断性效价阈值进行调整，以避免临床根据这一数值过高预估了发生 HDFN 的可能性。近年采用流式细胞术进行抗体定量检测被证实较抗体效价测定更精准，但是效价测定通常更具有普及性和便捷性。③联合应用其他技术：近 10 多年来，多普勒技术的进步促进了无创评估胎儿贫血手段的发展。当前临床通常联合监测母亲抗体效价和胎儿大脑中动脉血流多普勒超声，以评估胎儿贫血程度。对于妊娠 16 周以上的妇女，抗体效价达到 16 时，将使用多普勒超声确定 HDFN 的严重程度。

　　2. 产前基因诊断

　　(1) 有创检查：①父源抗原的合子状态：针对检出同种免疫性抗体（包括红细胞或血小板抗体）的孕妇，进一步必须确定父系的相应抗原。若父亲是相应抗原的纯合子，那么其胎儿 100% 存在 HDFN/NAIT 风险；若父亲是相应抗原的杂合子，那么每次妊娠胎儿发生 HDFN/NAIT 的风险比例为 50%。一些血型抗原（如 A、B 抗原和 RhD 抗原）无法使用血清学方法鉴定其合子状态，或者由于某些抗原缺乏相应的抗血清（如血小板抗原或稀有红细胞血型抗原），必须使用 DNA 检测的方法来确定。②胎儿抗原基因型：当父系的基因型为杂合子或不明确时，则需要确定胎儿的基因型。羊水穿刺是确定胎儿血型的主要方式，通过对 2ml 羊水中的羊水细胞进行 PCR 扩增和分子生物学检测。PCR 的灵敏度和特异度分别为 98.7%、100%，阳性预测值和阴性预测值分别为 100%、96.9%。绒毛活检也可达到同样的效果，但不提倡，因为绒毛的破坏可能会造成母胎出血，加重同种免疫反应。如胎儿的红细胞相应抗原为阴性，则无须再行进一步的检查。尽管假阴性率低（1%～3%），定期的无创性评估还是有必要的。

　　(2) 无创检查：近年来，孕期母体循环游离胎儿 DNA（circulating free fetal DNA，cffDNA）的无创产前检测技术取得了很大进展。这一技术起源于英国，早期的检测手段包括 PCR 相关技术、飞行时间质谱技术等。随着测序技术的发展，高通量测序逐渐成为主流检测技术。在孕中期的早期，母体血浆中的胎儿 DNA 浓度已达较高水平，可通过母体血浆中胎儿的游离 DNA 来检测其 RhD 血型，准确率大于 99%。英国在过去 10 余年中，无创产前诊断已成功用于已免疫的 RhD 阴性女性及有 HDFN 发病史或具有较高抗 D 抗体水平的孕妇，以判断胎儿的 Rh 血型。通常，国外对妊娠 11 周已免疫或有 HDFN 发病史的高危孕妇提供 RhD 血型无创产前诊断。目前，仅荷兰和丹麦采用该项技术对所有 RhD 阴性的孕妇进行胎儿血型鉴定，以减少不必要的人源性 RhIG 注射。除了 RhD 基因型，cffDNA 检测还可分析 Kell 与 HPA 等其他血型的基因型。在我国，基于 cffDNA 的无创产前检测技术，目前主要用于染色体非整倍体筛查，尚未运用于 HDFN/NAIT 的风险筛查与防治。

3. 新生儿检查

（1）血型鉴定与 Coombs 试验：高胆红素新生儿样本通常进行以下几项试验以确定是否存在 HDFN 的实验室证据：红细胞血型鉴定、直接抗球蛋白试验（direct antiglobulin test，DAT）、红细胞抗体释放试验和血清游离抗体试验。

通常首先进行 ABO/RhD 血型鉴定，由于患儿 ABO 血型抗体尚未达到正常成人的凝集强度，因此 ABO 血型鉴定时只进行 ABO 正定型。在 ABO-HDFN 患儿的红细胞上，DAT 通常为阴性或弱阳性；在 ABO 以外血型系统引起的 HDFN，DAT 通常为强阳性。无论 DAT 的结果是阴性还是阳性，均可以进行更加敏感的红细胞抗体放散试验，以明确红细胞上是否有相应的 IgG 类血型抗体。AABB 规定，脐血 ABO/Rh 血型和新生儿红细胞 DAT 用于以下 4 种情况，①确定新生儿黄疸的病因；②确定新生儿溶血的病因；③确定 RhD 阴性孕妇是否需要注射 RhIG；④用于孕期母亲相关检测未做或结果无法获得的病例。通常在欧洲和亚洲人群中，A 型胎儿最常受累，导致 ABO-HDFN；非裔人群中则 B 型胎儿最易受累。

红细胞抗体释放试验是诊断本病的主要依据。通过某种方法将抗体从患儿致敏红细胞上放散下来，再用已知抗原的红细胞来确定放散液中抗体的特异性。释放试验阳性可诊断 HDFN。此试验中，需要根据 DAT 结果，选择放散抗体的方式。当 DAT 为弱阳性或阴性时，选择适合糖链结构的抗原（如 ABO 抗原）对应的抗体放散的方法（如 56℃热放散）；当 DAT 为强阳性时，选择适合蛋白性质抗原对应的抗体放散的方法（如酸放散等）。当怀疑仅存在 ABO-HDFN 时，应使用 ABO 红细胞对放散液采用间接抗球蛋白试验（indirect antiglobulin test，IAT）检测 IgG 抗 A 或抗 B。当怀疑其他血型系统引起的 HDFN 时，则使用标准抗体筛查细胞结合 IAT 检测 IgG 意外抗体。当怀疑 ABO 合并其他系统 HDFN 时，则需要先采用上述方法确定是否存在其他血型系统同种抗体，再选择相应抗原阴性的 ABO 细胞进行放散液 IAT 检测，以明确是否同时存在 ABO-HDFN。血清游离抗体试验采用与放散试验相同的检测细胞（ABO 红细胞或标准抗体筛查细胞）进行 IAT 检测。通常在严重病例中，患儿血清的 IAT 可检出游离血型抗体。

根据血型鉴定结果，结合 DAT、红细胞抗体释放试验和血清游离抗体试验三项试验综合诊断 HDFN（表 10-3-2）。

表 10-3-2 三项试验对 HDFN 的诊断

DAT	释放试验	游离试验	结论
−	−	−	不能证实
+	−	−	可疑（少见）
−	−	+	可疑（少见）
−	+	+	证实
+	+	−	证实
−	+	−	证实
−	+	+	证实

（2）周围血涂片：新生儿周围血细胞形态学检查对鉴别 HDFN 与其他红细胞疾病具有一定意义，如 ABO-HDFN 患儿的周围血涂片可见不同程度贫血表现下的循环有核红细胞、不均一球形红细胞、破碎红细胞和多染色性红细胞。球形红细胞的形成是 IgG 包被的红细胞膜不断被网状巨噬系统吞噬，细胞表面积与体积比改变所致。除反映贫血导致的骨髓造血活跃的特征外，HDFN 患儿的外周血涂片缺乏其他红细胞疾病的一些典型形态学特征，如大量棘形红细胞、口形红细胞、均一球形或椭圆形红细胞、镰形红细胞、靶形红细胞等。

（3）其他检查：HDFN 患儿血液检查提示溶血的指标包括正常红细胞计数、血红蛋白和血细胞比容下降、网织红细胞增加、乳酸脱氢酶（LDH）和总胆红素（主要由于非结合胆红素）升高等。体液检查可见尿游离血红蛋白、含铁血黄素、尿（粪）胆素原增高。值得注意的是，结合珠蛋白虽然是成人溶血的常用指标，但由于新生儿的结合珠蛋白水平较低，要到 6～12 个月才能达到成人水平，因此这一指标并不适用于新生儿溶血的辅助诊断。此外，胎盘组织染色检查也具有一定诊断价值，如在普鲁士蓝染色下，可见胎盘绒面胎儿血液与绒毛间隙中的母亲血液接触界面有铁沉着。

（二）胎儿和新生儿溶血症的输血治疗

1. 产前预防与输血治疗　夫妻 ABO 血型不合者，应在妊娠期监测母体 IgG 抗 A 或抗 B 效价，必要时采用药物等控制抗体效价。夫妻 Rh 血型不合者，尤其是既往分娩过 HDFN 患儿者，应严格监测 IgG 抗体效价，必要时采用药物或血浆置换等手段控制抗体效价。严重贫血的胎儿应考虑宫内输血或在条件允许时终止妊娠，提前分娩，进行相应治疗。

2. 新生儿输血治疗　出生后总胆红素迅速升高达 171μmol/L 的患儿，应尽早治疗。除药物（如肾上腺皮质激素、静脉注射丙种球蛋白等）、蓝光照射治疗以外，对总胆红素超过 205.2μmol/L，或黄疸进展快速的重症患儿，采用换血治疗是最快速有效的办法。ABO-HDFN 患儿选用 O 型红细胞与 AB 型血浆混合血液；RhD-HDFN 患儿选用 ABO 血型与患儿同型或 O 型、RhD 阴性全血；ABO 合并 RhD-HDFN 患儿选用 O 型 RhD 阴性红细胞与 AB 型血浆的混合血液。为保证红细胞的携氧能力并减少库存血红细胞破坏释放的钾离子等物质对患儿的严重影响，一般选用采集 5d 内的新鲜红细胞，或者采集后立即冰冻的红细胞。配血时，在新生儿红细胞 DAT 呈阳性情况下，只需主侧交叉配血；当母婴 ABO 血型配合时，尽量使用目前血清代替患儿血清配血；当母婴 ABO 血型不配合时，应用患儿红细胞放散液代替血清配血。

未免疫的 RhD 阴性产妇在产后 72h 内注射 RhIG，后者可致敏胎儿 RhD 阳性红细胞，使这些红细胞在母体内迅速被清除，避免其刺激母体免疫系统产生 RhD 抗体。对流产者，产前出血或羊膜穿刺后，也应同样注射 RhIG。

二维码　案例 10-3-1 问题导航的知识聚焦

HDFN 是由于针对父源性红细胞抗原产生的母源性抗体所导致的疾病。临床最常见的为 ABO-HDFN，但患儿通常症状较轻，大多数可通过光照疗法治愈；而 RhD 抗原免疫原性强，引起的 HDFN 症状通常较重。孕期特异性抗体滴度测定对 HDFN 监测具有一定价值，诊断性滴度阈值会随方法学的不同而有所变化。在孕中期的早期，采用 cffDNA 进行胎儿各种血型基因的鉴定，对 HDFN 的诊断和防治具有重要意义和良好的应用前景。

案例 10-3-1 分析

1. 根据孕妇及孕妇丈夫的血型分析，两者 ABO 血型和 Rh 血型均不相合。ABO 血型方面，因为丈夫血型为 O 型，基本可以排除 ABO 胎儿和新生儿溶血症。Rh 血型方面，若胎儿为 RhD 阴性，则不存在由抗 D 抗体引起的胎儿和新生儿溶血症的风险。若胎儿 RhD 阳性，则有可能发生 Rh 胎儿和新生儿溶血症。抗体筛查结果显示，孕妇 IgG 抗 D 抗体阳性且无输血史，可推论该孕妇第一胎所产女婴极有可能为 RhD 阳性，且此次二胎胎儿可能也是 RhD 阳性。理论上通常认为 IgG 抗 D 抗体效价≥1∶16 时有临床意义。张女士的检查结果示 IgG 抗 D 抗体效价为 1∶4，小于 1∶16。但因妊娠时间短，不能说明该抗体没有临床意义。

2. 由于患者为第二次受孕且检出 IgG 抗 D 抗体，提示胎儿有较大概率发生 RhD 胎儿和新生儿溶血症。

3. 在下一步产前实验室检查和疾病防治方面应注意除了按照常规进行孕检以外需要密切监测并动态观察抗体效价，有条件者可进行丈夫 RhD 血型基因合子型状态检测或者胎儿 RhD 血型分子生物学检测。在产检 B 超检查中密切观察胎儿情况以辅助评估病情发展。

二、胎儿和新生儿同种免疫性血小板减少症

FNAIT 血小板减少的机制与 HDFN 类似，主要是由于母体与胎儿的血小板血型不合，因胎盘出血，胎儿血小板进入母体刺激其产生血小板抗体，该抗体通过胎盘引起胎儿或新生儿血小板减少（见第五章第一节）。患儿出生后 1 周可出现黄疸，故应及早发现、及时治疗。

案例 10-3-2

患儿，男，3d。因"发现皮肤出血点24h"入院。患儿于出生第 2 天开始出现皮肤出血点，并逐渐增多。患儿为纯母乳按需喂养，仍解黑色胎粪大便，尿色清，量可。自出生以来患儿无发热、咳嗽，无抽搐、无哭闹不安、睡眠好。

患儿系 G_1P_1，孕龄 39 周时剖宫产。出生体重 3.0kg，Apgar 评分 10 分。羊水清，脐带、胎盘无异常。母亲否认孕期感染、服药史和肝炎病史。母亲血型为 A 型 RhD 阳性，血小板计数正常。母亲祖籍上海，父亲祖籍浙江。新生儿筛查已做，未收到异常回报。

体格检查：T 37℃，P 140 次/分，R 42 次/分，BP 64/40mmHg。意识清，无激惹。面色稍苍，皮肤散在出血点，无瘀斑，余无异常。

实验室检查：血常规检查示红细胞计数 $3.6×10^{12}/L$，血红蛋白 120g/L，血小板 $24×10^9/L$，出血时间 4s；尿常规正常；粪便隐血试验（+++）；肝、肾功能正常；骨髓：正细胞性贫血，巨核细胞正常。

问题：

1. 如何分析此血常规检查结果？

2. 结合患儿的临床症状和实验室检查，可能的诊断是什么？

3. 下一步实验室检查应如何建议？

- - - - **案例 10-3-2 问题导航** - - - - -

1. FNAIT 的发病机制是什么？

2. 产前血液免疫学检查包括哪些项目？

3. FNAIT 的治疗方法有哪些？

- -

（一）胎儿和新生儿同种免疫性血小板减少症（FNAIT）的实验室检查

1. 产前血液免疫学检查

（1）孕妇血小板抗体筛查：抗血小板抗体检测是孕妇筛查的首要项目，对早期诊断和预防显得尤为重要。孕妇血小板抗体筛查实验诊断依赖于在母体或胎儿血液循环中检出特异性血小板同种抗体。首次妊娠时，就要对孕妇进行血小板抗体检测，因为约 25% FNAIT 受累胎儿能在首次妊娠时检出抗体。早在孕 17 周就可以检出母体血小板抗体，而在孕 20 周胎儿即可发病。引起 FNAIT 的抗体是特异性针对母体血小板上缺乏的父源性的胎儿血小板抗原。据国外统计的数据，近 80% 的病例是由抗 HPA-1a 抗体、10% 由抗 HPA-5b 抗体、4% 由抗 HPA-1b 抗体、2% 由抗 HPA-3a 抗体、6% 由其他抗体导致，总体发生率为 1/（1500～2000）。因此应对孕妇及其丈夫进行血小板抗原分型。对胎儿父亲的 DNA 测定可以确定相关抗原的杂合性。

对血小板减少的或孕前曾经诊断为 ITP 的孕妇，应该进行血小板自身抗体的检测。阴性结果通常提示孕妇血小板减少是由其他原因引起，且胎儿没有出血风险。阳性结果结合临床表现可诊断孕妇患有 ITP。ITP 孕妇产生的针对血小板的自身抗体，不仅会与其自身的血小板反应，也会与献血者或胎儿血小板反应。这是导致胎儿与新生儿血小板减少症的另一个原因。虽然 ITP 在孕妇中较为罕见，但其可同时引起母亲和胎儿发病。

检测抗血小板抗体的方法较多，包括血小板固相微板技术（solid-phase technique）、单克隆抗

体特异性捕获血小板抗原试验（MAIPA）、流式细胞术（flow cytometry，FCM）等，其中 MAIPA 长期被作为检测抗血小板抗体的金标准。一些低亲和力的抗体还可以使用高度敏感的方法检测，如表面等离子体共振等方法。

（2）孕妇血小板抗原：同种抗体检测阳性，同时存在胎母血小板抗原系统不相容可作为诊断的依据。由于 FNAIT 主要是由于胎母血小板特异性抗原（HPA）不合引起，故此处的血小板抗原分型主要是指 HPA 分型。

HPA 表型检测常采用已知抗体的抗血清检测 HPA，包括血小板免疫荧光试验（platelet immunofluorescence test，PIFT）、MAIPA、改进的抗原捕获酶联免疫吸附试验（modified antigen capture ELISA，MACE）、放射性免疫沉淀法（radioimmunoprecipitation，RIP）、流式细胞术等。此外，受到抗血清特异性及来源的影响，HPA 分型多采用基因分型的方法，包括 PCR、基因芯片技术等。

（3）胎儿血小板计数：如果在妊娠期间怀疑胎儿患有 FNAIT，可行脐带穿刺术（cordocentesis）检测胎儿血小板水平以明确诊断或监测血小板输注疗效。但也有研究表明，脐带穿刺术可能与胎儿发病率和死亡率的风险增加有关，因而以这种有创的诊断检测方法证实 FNAIT 尚存争议。

2. 产前基因诊断　同红细胞血型一样，当父系的血小板抗原基因型为杂合子或不明确时，需要确定胎儿的基因型。在孕 11～13 周即可进行 DNA 检测，并在孕 20 周前进行胎儿评估。

（1）有创检查：胎儿绒毛采集术，羊水采集术，通过直接检测胎儿绒毛或羊水中胎儿脱落细胞 DNA 对 HPA 血型进行鉴定。

（2）无创检查：通过检测母体外周血浆中 cffDNA，直接检测胎儿血小板 HPA 型。该试验方法在国外研究和开展较早，在我国仍在探索阶段。

3. 新生儿检查

（1）血小板计数：如果怀疑新生儿患 FNAIT，应行新生儿血小板计数并排除是否存在全血细胞减少的疾病，母亲也应同时检测血小板计数，了解血小板是否正常以排除母体自身免疫所致血小板减少。FNAIT 新生儿外周血血小板 $<150×10^9/L$，有出血症状者血小板多 $<50×10^9/L$。FNAIT 并发颅内出血出生时血小板计数 $<40×10^9/L$。

（2）血小板抗原、抗体检测：检测方法同产前孕妇检查。

（3）其他常规实验室检查：①出凝血检查，出血时间延长、凝血时间多正常。②骨髓象，主要表现为红系和巨核系增生活跃，也有少数患儿骨髓巨核细胞因对同种免疫性抗体敏感而破坏减少。③间接抗球蛋白试验，一般为阴性。

（二）胎儿和新生儿免疫性同种血小板减少症的输血治疗

胎儿期明确诊断者可母体静脉输注人体免疫球蛋白和应用糖皮质激素。经脐静脉穿刺宫腔内输注 HPA 相合的血小板。必要时行选择性剖宫产。高危 FNAIT 或已明确诊断 FNAIT 的新生儿可静脉注射人体免疫球蛋白或类固醇激素治疗。同时严密监护，每日监测血小板计数，必要时可选择输注 HPA 相合的血小板，或输注经辐照、洗涤处理的母体血小板。紧急情况下，无法获得这些匹配型的血小板时，也可以输注未经选择的血小板进行抢救。FNAIT 的防治主要包括产前治疗、分娩方式选择和新生儿治疗，以避免和减少新生儿颅内出血的发生。

二维码　案例 10-3-2 问题导航的知识聚焦

案例 10-3-2 分析

1. 患儿出生 24h 红细胞计数偏低，血小板计数严重减少，出血时间延长。提示患儿有血小板减少症。

2. 患儿出生 24h，皮肤出血点，面色苍白。隐血（+++）。骨髓象显示正细胞性贫血。血小板严重减少（＜50×10⁹/L），怀疑为新生儿同种免疫性血小板减少症。

3. 建议进行确认试验，包括同种抗体检测和血小板抗原分型。

（1）同种抗体检测：胎母血中检测出同种免疫性抗体，如母体特异性血小板抗体阳性，新生儿血清可与其父亲血小板发生免疫反应但与其母亲血小板无反应，是确诊依据。

（2）血小板抗原分型：同种抗体检测阳性，同时存在胎母血小板抗原系统不相容，可诊断为 NAIT。常用的检测技术包括血清学技术和分子生物学技术。

知识拓展

1. 胎母免疫性疾病的无创产前诊断都有哪些项目？
2. 儿童血小板输注国际指南中对于 FNAIT 的血小板输注是如何推荐的？

（蔡晓红　姜晓星）

第四节　新生儿和儿童输血

新生儿、儿童的输血，有不同于成人的特点。这要求医生具有特别的知识和洞察力，以保证这类患者输血的安全有效，规避输血治疗的风险。胎儿和新生儿溶血症的检测及输血，详见本章第三节"胎母免疫性疾病的检测与输血"。

一、新生儿输血相关监测

在新生儿输血时，需要考虑一些与成人患者不同的问题，包括低体重问题、胎母免疫问题、细小病毒/巨细胞病毒感染问题、双胎输血、大量经胎盘出血、G-6-PD 缺乏、纯合 α 地中海贫血等问题。这些新生儿输血中可能遇到的特殊问题，对输血相关检测提出了特殊的要求。

由于新生儿特别是早产儿血容量小，常规的检测采血可能造成患儿贫血，因此可能需要微量化检测手段。由于新生儿体液比例远大于成人，造成单位体重输血量较成人更高，加上新生儿肝功能的不成熟，使得血液中的钾、柠檬酸盐和防腐剂毒性可能会增加，可能需要更加密切监控输血期间各种生化指标的变化。新生儿对血型免疫反应的耐受力也低于成人，因此在输注不配合血浆（如血小板）或大量丙种球蛋白时，其中包含的抗 A、抗 B 可能对非 O 型新生儿造成明显的溶血性伤害。巨细胞病毒（CMV）感染是新生儿输血中需要特别考虑的问题，由于大部分献血者均曾受到过巨细胞病毒感染，对于缺少 CMV 抗体的患儿（母亲 CMV 抗体阴性），可能因感染 CMV 而发展成全身性疾病。

由于患者的预期生命周期较长，对于患儿输血，特别是可能需要长期输血的患儿，如红细胞膜缺陷、地中海贫血、再生障碍性贫血等，配血检测中需要对血型免疫问题更加重视，尽量通过同型输注减少患儿产生血型抗体的机会，避免在以后可能出现的妊娠、紧急输血或长期输血中遇到难以解决的困难。

二、新生儿及儿童输血

1. 新生儿输血　住院新生儿的输血比例很高，包括大多数极低体重的早产儿。住院期间累积的输血量通常接近婴儿的总血容量，而这些血液往往来自不同供者（献血者），这使得接受输血的新生儿暴露在较大的血型免疫及病原体感染的风险之中。某些医院采取特殊措施，将单份供者血液拆分成小份，按需要分别给特定新生儿输注，从而减少患儿免疫及感染暴露的风险。由于采血袋和血液回收设备的体积相对新生儿过于巨大，因此自体储血和术中血液回收、等容血液稀释和体外循环预充等技术均无法在围手术期应用。

按 ml/kg 体重来计算新生儿输血量时，该值明显高于成人，约比成人高 1 倍。主要原因是新生儿在输血后，大量液体通过毛细血管壁渗透到组织液中，使得婴儿输血后血液净增加约是输血量的 50%（表 10-4-1～表 10-4-3）。为减少输血后大量液体进入组织间隙，可选择红细胞比容（Hct）高达 85% 的血液为新生儿输注。新生儿的代谢能力通常很差，快速输血可能导致循环超负荷或钾、枸橼酸盐或抗凝剂中的其他成分中毒。临床实践表明，按典型的 10～15ml/kg 体重输血（相当于 70kg 成人输 3～5U 红细胞），当输注时间超过 2～3h，新生儿通常耐受性良好。因此，一般输血不需要强调使用新鲜（如≤7d）红细胞，或红细胞保存液中不含有腺嘌呤。只有当新生儿接受大量输血时，如在使用人工心肺系统或换血期间才需要特别注意红细胞新鲜程度和保存液成分的毒性。

表 10-4-1　不同年龄的体液分布（占体重 %）

体液分布	新生儿	1 岁	2～14 岁	>14 岁
体液总量	80	70	65	55～65
细胞内液	35	40	40	40～45
间质液	41	26	21	11～16
血浆	4	4	4	4

表 10-4-2　与年龄相关的血容量及血红蛋白含量

年龄	血容量（ml/kg）	血红蛋白（g/L）
早产儿	90～100	130～200
足月新生儿	80～90	150～230
<1 岁	75～80	110～180
1～6 岁	70～75	120～140
>6 岁	65～70	120～160

表 10-4-3　小儿正常 Hct 和可接受 Hct

年龄	正常 Hct（%）		可接受的 Hct（%）
	均值	范围	
早产儿	45	40～45	35
足月新生儿	54	45～65	30～35
1～3 个月	36	30～42	25
4 个月至 1 岁	38	34～42	20～25
1～6 岁	38	35～43	20～25

胎儿胆红素可经由母亲的肝脏处理，出生后新生儿肝脏对胆红素的处理能力较差，导致总胆红素水平升高和游离胆红素水平升高。游离胆红素可通过血脑屏障，导致中枢神经系统损伤，称为胆红素脑病（核黄疸）。降低胆红素效果的最佳方法是新生儿换血治疗，换血可同时尽量去除来自母体的病理性红细胞抗体。是否实施新生儿换血治疗取决于贫血程度、胆红素累积速度和胆红素水平。通常，用于去除胆红素需要双倍全身血容量的换血；用于纠正贫血或凝血障碍仅需要 1 倍全身血容量的换血。由于新生儿对大量输血/换血的特殊需求，使用新鲜红细胞（≤7d）非常重要。最好使用新鲜全血实施换血，如果没有全血，可以使用合成全血（新鲜红细胞和相容的新鲜冰冻血浆混合制成）。如果红细胞超过 7d，应尽量去除血浆或洗涤红细胞，以避免发生新生儿高钾血症。在某些情况下，高胆红素血症的原因可能不明确，在换血前应采血以备进一步检测。

2. 新生儿输血不良反应　新生儿较成人的预期生存期更长，因此输血后出现各种并发症的可能性更大。例如，输血后慢性丙型肝炎可能需要10年或更长时间才能发展为肝硬化和肝衰竭，可能不会影响老年患者的死亡率，但如果新生儿或幼儿感染，可能会明显缩短预期寿命。因此，降低输血长期不良反应的风险对于新生儿更有意义。

由于胎儿缺乏宫内免疫刺激及先天抗体产生能力有限，新生儿对经血传播病毒感染（如甲型肝炎病毒、EB病毒和巨细胞病毒）的抵抗力主要来自母体输送的抗体。随着被动获得的抗体效价降低，新生儿可能更容易受到这些经血传播病毒的感染。新生儿的细胞免疫，特别是T细胞反应和细胞因子产生还没有完全成熟；此外，新生儿抵抗或清除输入淋巴细胞的能力较弱。如果输入的淋巴细胞得以增殖，可导致危及生命的T-GVHD（输血相关移植物抗宿主病）。γ或X射线照射通常用杀灭供者血液中的淋巴细胞，避免T-GVHD的发生。对于体重＜1200g的新生儿、早产儿或可能有T细胞免疫缺陷的新生儿，可能需要输注经γ或X射线照射的红细胞制品。对于新生儿粒细胞输注、特殊情况下输注亲属血（如稀有血型抗体引起的新生儿溶血症）、宫内输血的新生儿，也应输注经γ或X射线照射的血液。

T细胞介导的免疫缺陷容易导致新生儿期病毒感染，如巨细胞病毒（CMV）感染。当母亲CMV检测阴性，易感新生儿可因输血感染CMV；当母亲的CMV检测阳性，易感新生儿通常在围生期感染CMV。感染CMV的早产、新生儿，可能发展为肝炎、病毒性败血症或高致死性巨细胞病毒肺炎。大多数成人受血者，或者自然获得CMV免疫能力，或者能抵抗CMV感染。只有免疫功能严重受损的成年患者，如造血干细胞移植患者，才会因CMV感染表现出严重症状。这些感染可以通过合理使用白细胞过滤器及成分血病原体灭活手段来预防，常规换血的新生儿没有必要接受去除CMV的血液。

新生儿输血中产生的急性并发症，常与输入陈旧血液及血液保存液中的某些成分有关。长期储存的红细胞和血小板都会发生一定程度的变性或损伤，新生儿输血中对血液的选择出于对储存影响的考虑，通常需要输注相对新鲜的血液。

红细胞储存温度是2～8℃，快速输注低温血液会导致受血者体温过低和心律失常/心脏停搏。在婴儿，输注低温血液与呼吸暂停、低血压和低血糖有关。虽然少量输血很少因血液温度造成问题，但大量输血（包括换血和术中输血）需要对血液进行加温。

大量输入红细胞悬浮液可造成稀释性止血功能障碍，每单位红细胞悬浮液中仅保留约10ml血浆，残留的少量血小板体内存活率低，功能差。稀释性止血功能障碍的特征是血小板减少、低纤维蛋白原血症以及PT和APTT延长；纤维蛋白降解产物（FDP）常升高（源于出血或溶血），除不完全依赖肝脏的因子Ⅷ外，所有凝血因子减少。临床上，患儿可能出现微血管出血或损伤部位、静脉穿刺部位和黏膜表面渗出。

3. 新生儿大量输血　在新生儿换血以及手术或创伤情况下大量输血，应通过监测离子钙以避免低钙血症。当存在低体温或酸中毒时，肝、肾清除柠檬酸盐的速率降低，更易造成低钙血症。对异常凝血试验结果和血小板计数进行评估，防止稀释性止血功能障碍的发生，必要时使用血浆和血小板进行治疗。

去白成分血对某些大量输血的患儿可能有益，包括接受心胸外科手术有再灌注损伤风险的婴儿；已知免疫功能障碍、有感染巨细胞病毒风险的婴儿等。常规的换血、急性外科手术无须输注去白红细胞。输注大量陈旧或辐照成分血，其中含有从红细胞中渗漏出的大量钾离子，可能造成新生儿心律失常，因此应注意避免新生儿和婴儿输注多单位陈旧或辐照红细胞。

4. 儿童输血　在儿童输血实践中，保持血容量非常重要，血液病的输血需求变得越来越重要。

早产儿的血容量约占体重的10%，6岁儿童的血液占比下降至7%～7.5%，已经接近成人6.5%～7%的水平。儿童的血容量受疾病（如肾功能不全、脾大或先天性溶血性贫血）的影响变化较大。虽然患儿情况和疾病的差异性需要个性化输血治疗，但一些儿科输血指南中的共识，仍有参考价值。超过新生儿期（＞4个月）的儿童红细胞最低比容（Hct）见表10-4-3。再生障碍性贫血和各种涉及贫血的疾病在儿科人群中特别受到关注。

儿童血小板输注主要采用成人指南，包括给予 5～10ml/kg 单采血小板，相当于成人输注 1～2 袋单采血小板，预计血小板增加 $50×10^9/L～100×10^9/L$。除非有循环量限制，对较大的儿童，通常可完整输入 1U 单采血小板；然而，对于肾、心功能受损的儿童需要减少输入量。

FFP 输注的明确适应证包括弥散性血管内凝血期间的支持、特定凝血因子浓缩物不可用时的替代治疗、需要血浆替代的治疗性血浆置换等。血浆产品不得用于扩容或促进伤口愈合。

冷沉淀提供了浓缩剂量的纤维蛋白原、血管性血友病因子和因子Ⅷ，主要用于低纤维蛋白原血症/异常纤维蛋白原血症、因子ⅩⅢ缺乏或有活动性出血或需要侵入性操作的血管性血友病患儿的输注。每单位冷沉淀（200ml 血浆制备）含有至少 80U 因子Ⅷ和 150mg 纤维蛋白原。

新生儿后期有几种成分血照射的指征，这些适应证一方面是由于受血患儿细胞免疫系统识别外来主要组织相容性复合体（MHC）分子的能力减弱。另一方面，输入的淋巴细胞功能相对正常，可能会攻击受血者细胞，并受到刺激而增殖引发 GVHD 反应。已知或怀疑有细胞免疫缺陷的患者、接受骨髓或外周血干细胞移植的患者、因化疗或放疗而明显免疫抑制的患者、输注亲缘成分血的患者易患 T-GVHD。因为有时很难在儿童中发现细胞免疫缺陷综合征，并且尽管进行了积极治疗，T-GVHD 的死亡率仍超过 90%，所以对此类患儿输用可能含白细胞的所有成分血，均应经 γ 或 X 射线照射。

目前先进的红细胞去白细胞技术，已可使每单位红细胞中白细胞少于 $3×10^6$ 个。血站采血后去白优于床边去白，因为床边去白无法保证血液新鲜，其他条件也难以控制。去白红细胞的优势包括：预防发热性非溶血性输血反应；降低 HLA 同种免疫的风险；预防易感患者感染 CMV；预防体外循环后肺损伤。需要长期反复输血治疗的儿科患者，宜使用去白红细胞。这些患者包括肿瘤患者、接受干细胞移植的患者、慢性溶血性贫血（如地中海贫血）患者、骨髓衰竭综合征患者、接受慢性输血治疗的患者以及接受过体外循环的患者。

知识拓展

1. 新生儿换血或快速输血时，为何强调输注相对新鲜的血液？
2. 为什么早产儿容易贫血？
3. 为何新生儿对输入不配合血型抗体的耐受性较成人差？

（向 东）

第五节 移植患者的检测与输血

随着医疗技术的快速提高，各类移植技术有了很大突破和发展，从以肝肾移植为代表的实体器官移植和以造血干细胞为代表的骨髓/干细胞移植，逐步拓宽至更加复杂的小肠移植、子宫移植和心肺移植等。移植的最终目的是通过将功能正常的供体器官或造血干细胞移植给患者，使其恢复相应功能，维持正常的生命活动。本节重点讲述移植患者输血相关检测及输血治疗原则。

案例 10-5-1

患者，女，28 岁。因诊断性单核细胞白血病（M5）5 个月余，拟行异基因外周血造血干细胞移植入院治疗。受者血型为 A 型 RhD 阳性，供者（系患者胞弟）血型为 O 型 RhD 阳性。患者造血干细胞移植前一天的检测：ABO 正定型为 A 型，反定型为 A 型，RhD 阳性，意外抗体筛查试验结果为阴性。血常规检查：血红蛋白 72g/L，红细胞计数 $2.3×10^{12}/L$，血小板计数 $11×10^9/L$，白细胞计数 $0.01×10^9/L$。凝血功能常规检查：国际标准化比值 1.05，纤维蛋白原 3.66g/L，凝血酶原时间 11.9s，活化部分凝血活酶时间 27.6s，D-二聚体 $581μg/L$ FEU。输血前传染病检查，包括 HBV、HCV、HIV、CMV、EB、梅毒螺旋体检测均为阴性。患者在移植术后 15d 内共输注交叉配血相合的 O 型洗涤红细胞 4U+AB 型血小板 52U，均无不良反应。患者在移植 30d 后病情稳定，无身体不适等症状，出院前复查血常规检查：血红蛋白 68g/L，红细胞计数 $2.15×10^{12}/L$，血小板计数 $106×10^9/L$，白细胞计数 $5.4×10^9/L$，显示血常规恢复。凝血功能常规检查：国际标准化比值 0.96，纤维蛋白原 1.67g/L，凝血酶原时间 11s，活化部分凝血活酶时间 17.6s，D-二聚体 892μg/L FEU。

问题：

1. 根据造血干细胞移植的分类特点，该患者的造血干细胞移植属于哪一类？
2. 这类造血干细胞移植患者的输血原则是什么？
3. 造血干细胞移植患者输注的成分血需要经过怎样的特殊处理？其意义是什么？

---- **案例 10-5-1 问题导航** ----

1. 造血干细胞移植的定义是什么？有哪些分类？
2. 造血干细胞移植的适应证和并发症有哪些？
3. 造血干细胞移植的输血相关检测有哪些？输血特点是什么？

一、造血干细胞移植患者输血相关检测及输血原则

造血干细胞移植（hematopoietic stem cell transplantation，HSCT）是指将供者的造血干细胞移植到受者体内，以重建受者的造血和免疫功能，从而达到治愈疾病的一种方法。其通过大剂量放射治疗和化学治疗预处理，清除受者体内的肿瘤或异常细胞，再将自体或异体干细胞移植给受者，使受者重建正常造血及免疫系统。可用于 HSCT 的干细胞一般来源于骨髓、外周血和脐带血。目前 HSCT 已广泛应用于血液病、遗传性疾病和某些实体瘤，并获得了较好的疗效。

（一）造血干细胞移植患者输血相关检测

造血干细胞移植患者常因自身造血功能不足需要反复输注血液。由于造血干细胞移植的特殊性，患者在每次输注之前都必须完善输血相关检测以保证用血安全。

1. 血型鉴定　即 ABO 血型和 Rh 血型鉴定。造血干细胞移植包括 ABO 血型相合及 ABO 血型不合的两种移植类型。而 ABO 血型不合又包括主侧不相合、次侧不相合和主次侧均不合 3 种类型。在 ABO 血型不合造血干细胞移植中，受者血型正定型会动态转变为供者血型正定型，造成移植过程中复杂的免疫学状态，干扰输血前血型鉴定。因此，针对这种情况，每次输血前都必须先进行血型的正反定型复核。

2. 交叉配血　是在血型鉴定的基础上进一步保证输血安全的有效途径，通过在体外检测供者血液与受者血液是否相合来判断血液能否输注，最终为患者提供安全可靠的血液，提高输血疗效。由于 ABO 血型不合造血干细胞移植的特殊性，需要根据移植的不同阶段，选择不同血型的献血者进行交叉配血。

3. 意外抗体筛查　红细胞血型意外抗体是引起 HTR、HDFN、血型鉴定困难及疑难配血等的主要原因，应常规对其进行检测，为临床科学、合理、安全用血提供保证。

4. 抗原强度及抗体效价检测　针对 ABO 血型不相合的造血干细胞移植患者，应定期检测其抗原强度与抗体效价的变化，可正确评估患者即时的血型血清学免疫状况，以便选择合适的成分血进行输血支持治疗。

此外，由于输血有传播疾病的风险，输血前有必要进行相关检查，主要包括乙肝六项、丙肝抗体、HIV 抗体、梅毒抗体等，从而保证输血的安全。

（二）造血干细胞移植患者的输血原则

1. HSCT 不同阶段的输血治疗特点

（1）移植前期：指确定为 HSCT 候选者到接受清髓之前的时期。在这期间，输血指征与其他血液病或恶性肿瘤患者相似，主要不同在于 HSCT 患者接受的成分血都需要经过辐照，而且能不输血尽量不输血，以免循环内残存的献血者淋巴细胞引起患者清髓后发生输血相关移植物抗宿主病（transfusion associated graft versus host disease，T-GVHD）。

（2）围移植期：指从清髓开始到造血干细胞稳定植入的时期。移植物的植活一般是通过在受者体内检出新的供者细胞抗原而确定的。在围移植期，自身造血能力已被彻底破坏，而移植物的造血功能尚未重建，需要输血支持。

（3）移植后期：指造血干细胞稳定植入以后的时期。在这段时期，血细胞凋亡速度远远超过了骨髓已恢复的造血能力，因此输血支持仍然很重要。一般很难判断患者何时才不再需要输血支持，个体之间差别很大，在某些患者体内，特定细胞株不能植活，则终身需要成分输血支持。移植后期所输注的成分血均需要接受 γ 或 X 射线辐照，从而降低 T-GVHD 的发生率。

2. 依据供者与受者血型是否相合的 HSCT 输血特点 在供受者 ABO 血型相合时，按照同型血输注的原则，配血相合即可输注。在供受者 ABO 血型不合时，其输血特点有其特殊之处。美国血库协会建议将其分为 3 个阶段，第 1 阶段：血型变化前期，即从患者准备接受干细胞移植开始；第 2 阶段：血型变化期，即针对供者红细胞而言是从化疗开始到直接抗球蛋白试验阴性以及抗供者抗体消失，针对供者血小板和血浆而言是从化疗开始直至患者红细胞不再含有针对供者血型抗体的抗原；第 3 阶段：血型转变完成期，即患者正定型与供者一致。

第 1 阶段，无论是何种形式的血型不合移植，均可使用与受者血型一致的各种成分血。第 2 阶段，成分血的选择较为复杂，ABO 血型主侧不合患者因为受者血浆中含有针对供者的血型抗体，为了避免急性溶血反应，选择与受者血型一致的红细胞；而为了避免给患者带入抗供者血型抗体，首选与供者血型一致，次选 AB 型血小板或血浆等非红成分血。次侧不合患者因新植活的淋巴细胞而产生相应血型抗体，为避免迟发型溶血反应则选择与供者血型一致的红细胞；因供者血浆内含有针对受者自身红细胞的血型抗体，所以优先选择受者血型、其次选择 AB 型的血小板或血浆等非红成分血。主次侧均不合患者则需选择 O 型红细胞和 AB 型非红成分血。第 3 阶段，以上 3 种血型不合的移植患者均按照供者血型选择成分血。

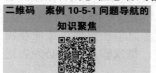

二维码　案例 10-5-1 问题导航的知识聚焦

输血是 HSCT 的重要环节，HSCT 患者在移植前的化疗中、移植阶段、移植后都可能需要输血，因此，移植医师需与输血科密切联系，为患者制订正确输血方案。此外，许多患者接受移植后回到居住地可能需要继续输血支持，移植医师应在患者病历上注明后续输血策略。

案例 10-5-1 分析

1. 根据案例提供的信息，可知受者血型为 A 型 RhD 阳性，供者（系患者胞弟）血型为 O 型 RhD 阳性，不难判断该患者的造血干细胞移植属 ABO 次侧不合异基因 HLA 半相合造血干细胞移植。

2. 在供受者 HLA 匹配的异基因造血干细胞移植中，10%～20% 的供受者间 ABO 血型不合，这类患者红细胞成分的输注应特别小心，避免成分血血型选择不当给患者带来意外危害。移植后受者原红细胞残存时间约为 40d，受者血清凝集素半衰期时间约为 3 周，因而应根据供受者血型是否相合和受者血型是否转变为供者血型来考虑成分血的输注。

3. 与一般患者输血不同，HSCT 患者输注的成分血需要特殊处理：滤白和 X 射线/γ 射线辐照。滤白是针对所有血制品，即通过过滤或离心等手段去除成分血中的白细胞，此方法可有效预防非溶血性发热反应、血小板无效输注、输血造成的巨细胞病毒感染等输血相关并发症。X

射线/γ 射线辐照是针对红细胞和血小板，即用 X 射线、^{137}Cs、^{60}Co 对成分血进行辐照，通过损伤淋巴细胞核内 DNA 使其灭活并抑制其增殖，有效预防输血相关移植物抗宿主反应，保护免疫缺陷或抑制患者。在国外，还有 CMV 阴性的成分血，即血清检测 CMV 阴性，进一步减少早期移植患者 CMV 感染的风险。

二、肝移植患者输血相关检测及输血原则

肝脏是一个结构细微、功能复杂、血管和血供极为丰富的器官，在血管切断和血管吻合过程中极易发生大出血；同时，肝脏是白蛋白、纤维蛋白原、凝血酶原等多种凝血因子合成的主要场所，因此术前要特别关注患者的凝血功能。凝血功能的紊乱会进一步增加肝移植大量出血的风险，所以，肝移植过程中必须有效提供大量成分血。

案例 10-5-2

患者，男，42 岁。因慢性肝衰竭、乙型肝炎后肝硬化失代偿期、肝性脑病而行肝移植术。受者、供者血型均为 B 型，RhD 阳性。术前实验室检查：血红蛋白 109g/L，红细胞计数 $3.07×10^{12}$/L，血小板计数 $240×10^9$/L，白细胞计数 $10.0×10^9$/L，国际标准化比值 2.33，纤维蛋白原 1.45/L，凝血酶原时间 19.1s，活化部分凝血活酶时间 42.9s，D-二聚体 6283μg/L FEU，总蛋白 3.6g/L，白蛋白 36g/L，总胆红素 285.1μmol/L，直接胆红素 108.1μmol/L，谷丙转氨酶 166U/L，谷草转氨酶 56U/L，碱性磷酸酶 103U/L，显示轻度贫血、肝衰竭。术前准备：患者行输血前传染病检查，包括 HBV、HCV、HIV、CMV、EB、梅毒螺旋体等检测。术前准备去白细胞悬浮红细胞 10U+新鲜冰冻血浆 2000ml。术中输血：术中出血 1300ml，输入去白细胞悬浮红细胞 4.5U+新鲜冰冻血浆 1000ml。维持红细胞比容在 30% 左右。手术历时 310min，术中顺利。术后输血：术后输去白细胞悬浮红细胞 10U+新鲜冰冻血浆 3000ml。术后 20d 患者所移植肝功能良好，病情稳定出院。

问题：

1.肝移植的适应证有哪些？

2.肝移植术有什么特点？

3.肝移植输血有什么特点？

----- **案例 10-5-2 问题导航** -----

1.器官移植类型主要包括哪些？

2.以肝移植为例，输血对肝移植的影响是什么？

3.ABO 血型不合的肝移植输血有什么特点？

（一）肝移植患者的输血相关检测

肝移植患者因基础肝病常伴有贫血、凝血功能异常。肝移植术前除常规血型鉴定外，还需做好凝血功能的评估及用血种类（包括悬浮红细胞、新鲜冰冻血浆、血小板、冷沉淀等）和数量的评估。

1. 传统的检测方法 血管壁和血管内皮细胞检测，如出血时间（bleeding time，BT）、血浆内皮素-1（endothelin，ET-1）等；血小板的检测，如血小板计数、血小板黏附试验（platelet adhesion test，PadT）、血小板聚集试验（platelet aggregation test，PagT）；凝血系统检测，如血浆凝血酶原时间（prothrombin time，PT）、活化部分凝血酶原时间（activated partial thromboplastin time，APTT）及纠正试验、国际标准化比值（international normalized ratio，INR）、纤维蛋白原（fibrinogen，Fib）等；纤溶系统的检测，如纤维蛋白降解产物（fibrin degradation product，FDP）、

D-二聚体。FDP 可以反映纤溶系统的功能状态，D-二聚体提示血栓形成风险，临床上通常以血浆 D-二聚体水平＜500ng/ml 作为排除血栓的界值。

传统内外源性凝血功能试验如 PT/APTT 基于离心血浆进行，不能体现血小板及纤维蛋白功能，只能反映凝血过程中某一阶段或某种凝血产物，不能阐明凝血全过程，因而不能准确判定出血或血栓形成的风险，往往高估患者的出血风险。因此，传统的凝血检测在凝血功能障碍诊断方面存在一定的局限性。

2. 新的凝血检测方法

（1）黏弹性测试：黏弹性测试已成为传统凝血功能检测的辅助手段。常用的黏弹性测试包括血栓弹力图（thrombelastogram，TEG）和旋转血栓弹性检测（rotational thromboelastometry，ROTEM）。与传统的凝血检测相比，TEG 和 ROTEM 的优势在于提供关于血栓形成及其强度的动态信息，并提供凝血系统和纤溶系统的重要信息，弥补了传统检测方法的不足，能够更真实地反映体内凝血再平衡状态，评估出血风险更为敏感。研究表明，术中根据 TEG 和 ROTEM 的监测结果合理输注成分血，可以明显减少术中出血量，减少红细胞、血浆等成分血的输入量。

（2）Sonoclot 凝血和血小板功能分析：Sonoclot 分析作为一种准确、即时凝血功能监测手段，也属于黏弹性测试的一种。这种分析能够提供凝血进程的主要信息：从纤维蛋白形成，纤维蛋白单体聚合，血小板的相互作用，最终到血凝块的回缩和溶解，并能够评估血小板功能和纤溶系统的变化。

3. 病毒学检查　肝移植患者输血前除了常规的乙肝、丙肝、梅毒、艾滋检测外，还要重视巨细胞病毒（cytomegalovirus，CMV）的检测。目前虽然 CMV 通过输血感染的概率非常低，但是，对于器官移植的受者为 CMV 血清学阴性的患者和（或）受者的器官来自 CMV 血清学阴性的供者通常建议使用 CMV 阴性的成分血。此外，肝移植术前进行病毒学检查，如 CMV、EB 病毒、单纯疱疹病毒等是减少输血风险的有效方法。

（二）肝移植患者的输血原则

1. 肝移植患者的输血特点　肝移植本身作为特大型手术，过程非常复杂，输血难以避免，其对血液的需求也备受关注。由于其复杂性以及受体的个体差异大，使得术前估计术中的出血量、输血量非常困难。因此，合理把握肝移植输血指征，科学使用各种成分血，尽量避免大量用血，对提高肝移植存活率具有十分重要的意义。肝移植术中主要以输注红细胞和血浆为主，补充术中血液的丢失，为新的肝脏恢复造血和纠正凝血提供基础；术后以输注血浆、冷沉淀及血小板为主，以纠正患者凝血功能，防止术后大出血、DIC 等并发症。

2. 肝移植患者的特殊输血　肝脏作为一种免疫特惠性器官，对抗体介导的排斥反应有较好的耐受性，因此，肝移植的排斥反应较其他器官移植弱。人类的 ABO 抗原不仅存在于红细胞的表面，也存在于肝脏的血管内皮、胆管上皮和肝窦内皮细胞表面，因此，肝移植供、受体的 ABO 血型相同最理想，但由于供体来源的不足，ABO 血型不合的肝移植目前也已开展，至今已有不少人接受了血型不合的肝移植术，且移植术后患者生存率逐步提高。

（1）ABO 血型不合的肝移植输血相关检测：该类肝移植患者输血前除需要检测上述提及的所有检测外，还需进行血型抗体效价的检测，具体方法见第八章第三节。

（2）ABO 血型不合的肝移植输血治疗：人类与移植相关的两个主要血型抗原系统——ABO 系统与 HLA 系统。对于肝移植而言，ABO 系统具有其自身特点：① A、B、H 抗原在肝脏主要表达于肝动脉、门静脉、胆管上皮，但不存在于肝细胞。②人体组织及血清中存在抗 A、B、H 抗原的抗体，该抗体可直接作用于供者肝脏的 A 抗原或 B 抗原，从而引发急性排斥反应。

A 抗原和（或）B 抗原大量存在于大多数实体器官的血管内皮细胞表面，能对有相应抗 A 和（或）抗 B 的受者诱发超急性排斥反应。因此，过去强调应避免 ABO 血型不合的器官移植。目前肾脏和肝脏等器官移植中允许 ABO 血型不相合（permissible mismatches），但仍应遵循血型的相合性原则（表 10-5-1）。由于实体器官来源短缺，为了扩大器官的适用性，在移植中主要采用两种方法来克服 ABO 移植屏障：一是加强免疫抑制；二是使用血浆置换来降低抗体水平。

表 10-5-1　实体器官移植中 ABO 血型相合性原则

供者血型	受者血型			
	A	B	O	AB
A	相合	不相合	不相合	相合
B	不相合	相合	不相合	相合
O	相合	相合	相合	相合
AB	不相合	不相合	不相合	相合

（3）输血对肝移植的影响：对于各种病因导致的终末期肝病患者，及时实施肝移植是挽救生命的有效治疗方法。肝移植术的患者手术易发生出血或渗血，无肝期易出现纤溶亢进，术后因移植肝静脉回流障碍等各种原因，肝功能恢复不良，凝血机制未能及时启动，会导致胃肠道淤血、腹腔渗血。为纠正凝血异常和大量失血造成的贫血，在手术过程中通常需要输注异体血。近年来，人们逐渐认识到术中积极输注的策略所带来的负面作用，肝移植术中用血量也逐渐减少，国外移植中心报道无输血的肝移植比例高达 79.6%。

大量输血是患者感染率增加、胃肠等腹腔脏器出现并发症的主要原因。有些肝移植患者输血后会发生免疫功能紊乱，如过客淋巴细胞综合征（passenger lymphocyte syndrome，PLS）等。另外，输血可降低患者的免疫应答水平，主要与自然杀伤细胞的功能下降、抗原呈递缺陷、Th 细胞与 Ts 细胞的比例下调及细胞免疫降低等密切相关。有研究表明输血次数越多，意外抗体的阳性率越高，且意外抗体的种类越多，意外抗体阳性率增加导致患者红细胞功能受损，出现溶血性输血反应，无效输血也相应增加；被破坏的红细胞、血小板增多，其破坏产物在代谢过程中会引起肾脏损伤，一旦肾脏损伤就会诱发肝肾综合征，继而诱发水、电解质紊乱，因此肝移植患者应科学、合理、有效用血。

三、肾移植患者输血相关检测及输血原则

肾移植手术是众多实体器官移植中发展最成熟、移植效果最好的实体器官移植。如今肾移植在临床上已是常规治疗晚期尿毒症的重要手段之一，大多数患者术后都能取得良好的治疗效果，恢复正常的生活和工作能力。

肾移植属于异体移植，通常将供者肾植入患者髂窝，手术包括供者肾与患者血管吻合以及输尿管与膀胱的重建。

（一）肾移植患者的输血相关检测

近年来的研究发现 HLA 匹配程度与肾移植长期效果密切相关。HLA 匹配良好，可以减少免疫抑制剂的剂量，免疫抑制剂的不良反应也随之减少，并且可以降低受者致敏的程度，对二次移植受者尤为重要。组织配型可评价供、受者的组织相容程度。现有配型方法包括 HLA-A、B、DR 六抗原相匹配及氨基酸残基匹配、HLA Matchmaker、间接预测识别的 HLA 表位（predicted indirectly recognizable HLA epitope，PIRCHE）评分四种，前三种配型方法在临床上常见，PIRCHE 评分是近年来德国和荷兰学者推出的配型方法，在器官分配时可以预测移植后 T 细胞相关的针对 HLA 多肽的免疫反应，可有效地模拟并提供可能被 T 细胞识别的多肽数量，最终发现最适合受者的供者。

1. 组织配型基本技术　主要包括 HLA 分型和群体反应性抗体（panel reactive antibody，PRA）检测。

（1）HLA 分型技术：常用的 HLA 分型技术包括 PCR-SSP 法、PCR-SSOP 法、PCR-SBT 法等。最近兴起的二代测序技术日益成熟，其在分析供体特异性抗体（donor specific antibody，DSA）和

筛选高致敏受者方面显示出独有的优势。

1）HLA-A、B、DR 六抗原相匹配：确定移植供、受者 HLA 相匹配的标准是组织、器官移植的基础。1987 年 10 月美国器官资源共享网络（United Network for Organ Sharing，UNOS）制定强制性 HLA 六抗原相匹配肾脏分享政策，要求 ABO 血型相容和 HLA-A、B、DR 六个抗原相匹配的肾脏，在全美国范围内共享。早期的临床应用显示能够达到六抗原相匹配的肾移植仅占 2%～5%。1990 年，UNOS 对六个抗原配型标准稍做调整，把表型为纯合子的供、受者包括在内，使达到六抗原相匹配的肾移植增加到 5%～8%。1995 年 3 月，UNOS 进一步对原标准进行修改，将六抗原相匹配标准延伸至 HLA-A、B、DR 六抗原无错配标准。

2）氨基酸残基匹配：鉴于 HLA 六抗原配型标准的临床实际应用受到诸多客观条件的限制，寻找更为实用、临床可行的配型策略成为移植免疫学专家、组织配型专家和临床医师共同关注的重要课题。早在 20 世纪 90 年代初，许多学者的临床回顾性分析发现，同样是供、受者的 HLA 错配，有些错配明显影响存活率，而有些错配并无明显影响甚至有益，因此，提出所谓"有益错配、中性错配和有害错配"之分的假设。

（2）PRA：是受者血清中产生的针对供者 HLA 的一系列抗体。PRA 检测方法很多，如补体依赖的细胞毒性（complement dependent cytotoxicity，CDC）、酶联免疫吸附试验（enzyme-linked immunosorbent assay，ELISA）、流式细胞仪检测法、LABScreen 法等。CDC 又称为淋巴细胞毒性交叉配血试验，主要原理是采用供者外周血淋巴细胞作为抗原，与受者的血清共同孵育，如存在相应抗体，在补体的作用下，发生抗原-抗体反应导致淋巴细胞死亡，根据淋巴细胞死亡数量百分比判断交叉配合结果。目前国内使用最多的是 ELISA 法和 LABScreen 法。ELISA 法检测即将已知纯化的 HLA 混合抗原包被在微量板上，与加入的待检血清温育，如待检血清中含有与抗原特异性结合的抗体，可与加入的碱性磷酸酶标记的抗人 IgG 结合，在酶底物的作用下显色，通过颜色的变化判断 PRA 的水平和抗体的特异性，LABScreen 法检测即在微球上交联纯化抗原，检测人血清中的 HLA Ⅰ类和Ⅱ类抗体，根据每种微珠的平均荧光强度（mean fluorescence intensity，MFI）值、3 个校准值和得分对 HLA Ⅰ、Ⅱ类抗体的阴性或阳性进行综合判断。目前实验室检测 PRA 灵敏度较高的是 LABScreen 法。

2. 供体特异性抗体 DSA 是指受者接受器官或组织移植后体内产生的针对供者组织抗原的特异性抗体，主要包括 HLA 抗体和非 HLA 抗体［如抗内皮细胞抗体、抗波形蛋白抗体、抗 MHC Ⅰ类相关链 A 抗原（MHC class Ⅰ chain-related A antigen，MICA）抗体和抗 MHC Ⅰ类相关链 B 抗原（MHC class Ⅰ chain-related B antigen，MICB）抗体等］。目前临床关注的重点主要集中在供者特异性 HLA 抗体，文献报道中有关的 DSA 大多数专指 HLA 抗体，肾移植术后受者体内 DSA 动态检测观察分析，为临床早期诊断、合理制订个体化治疗方案及评估治疗效果提供客观的参考依据，同时也有助于检测机体对治疗的效果，并制订精准化个体治疗方案。

（二）肾移植患者的输血原则

1. 肾移植患者的输血特点 大多数终末期肾病（end-stage renal disease，ESRD）患者在等待肾移植过程中需要采用透析治疗以维持内环境的稳定，为肾移植创造理想条件。由于长期透析，许多肾移植患者在术前存在着以下问题。

（1）贫血：由于红细胞生成素（erythropoietin，EPO）分泌不足，大部分 ESRD 患者存在着肾性贫血的问题。

（2）感染：ESRD 患者由于体质弱，抵抗力差，容易并发各种感染，术前感染是导致供肾延迟恢复功能和发生急性排斥的独立危险因素。

（3）血管异常：ESRD 患者由于存在高血压、血流动力学紊乱（容量负荷增加、动静脉内瘘）、贫血、钙磷代谢异常、慢性炎症状态等危险因素，容易并发心血管疾病，主要表现为左心室肥厚、动脉粥样硬化、充血性心力衰竭、缺血性心脏病和心瓣膜钙化等，因此在术前需纠正各种心血管异常。

2. 输血对肾移植存活的影响　由于大部分肾移植患者在术前经过血液透析治疗，病情已趋于稳定，通过注射红细胞生成素，前期的贫血症状能够得到基本改善，且随着具有改善免疫抑制作用的环孢素和他罗利姆的应用，临床肾移植的效果得到显著提高。因此，肾移植手术对于输血的需求较以往大大降低。

以往输血有益于肾移植受者长期存活，这与输血后的免疫耐受或免疫抑制有关。但越来越多的资料表明：输血所致的这种免疫耐受或免疫抑制可增加受者伤口愈合延迟、术后感染等危险因素。

随着输血医学的发展，人们越来越关注输血可能出现的风险，如非溶血性发热反应、过敏反应、溶血反应、传播肝炎（乙型、丙型等）、梅毒、艾滋病、疟疾、巨细胞病毒感染等。因此，如何权衡输血对肾移植的有益作用与风险是医务工作者在为肾移植受者制订输血方案时必须考虑的因素。

四、心、肺移植患者的输血相关检测及输血原则

心、肺移植是治疗终末期心肺疾病的唯一途径。心脏移植手术始于1967年，伴随着环孢素的使用，以及近年来一系列新型免疫抑制药物的问世，心脏移植有了很大的进展，患者的生存期和移植器官的存活率都得到了很大的改善。输血与心、肺移植关系密切，能够通过免疫机制协助机体发挥相应作用，改善移植效果。

（一）心、肺移植患者的输血相关检测

在选择心、肺移植前需要对移植患者进行详细和全面的评估，合格者才能接受移植手术。在确定了移植候选者之后，还需进行以下检测：①凝血因子测定、出凝血时间、凝血酶原时间、纤维蛋白原定量检测。②群体反应性抗体（PRA）检测及淋巴细胞毒性交叉配血试验主要测定移植候选人被致敏的程度。③HLA分型中最重要的位点为HLA-A、B及DR位点。多数学者认为Ⅱ类抗原与急性排斥反应有关，Ⅰ类抗原与移植物长期存活相关，因此选择供者时尽可能供受者位点匹配得越多越好。但有些学者发现HLA-A位点相配比较好的心脏移植受者容易发生冠状动脉增殖性病变。④供受者血型测定必须相合。⑤乙型、丙型肝炎病毒和HIV测定，如HBsAg、HBeAg、抗-HBc、抗-HCV和抗-HIV；CMV、EB病毒、单纯疱疹病毒检测。

（二）心、肺移植患者的输血原则

1. 心、肺移植输血的特点　心、肺移植手术在体外循环下进行，患者出血量大。体外循环是一种非生理性血液循环过程，对循环中的红细胞、白细胞、血小板及凝血因子等都有不同程度的影响，可导致术中、术后大量出血。此外，移植患者术前可能需长期服用华法林等抗凝血药物，也会造成术中、术后大量出血。因此，在心、肺移植过程中，需要针对性地考虑出血原因。

（1）血液稀释：心肺移植手术通常需要向体外循环管路中加入足量的预充液。这一过程可导致血液稀释，血小板和凝血因子稀释性减少，血小板黏附和聚集功能降低。

（2）血液肝素化：在心、肺移植中，为防止血液在体外循环中发生凝固，术中应常规对患者血液进行肝素抗凝。

（3）低体温：为降低组织对氧的需求量，心、肺移植术中体外循环一般是在低体温下进行的。

（4）血液与大面积异物接触：对于人体成分血而言，体外循环装置属于异物，当血液与之接触时会导致红细胞表面电荷发生变化，加上机械挤压及负压吸引等的因素，最终导致红细胞破坏，引起溶血。

（5）术前抗凝药物的应用：部分心、肺移植患者术前有服用抗凝药物史（如华法林、氯吡格雷等），可导致术后出血风险明显增加。

2. 自体输血与成分输血

（1）自体输血：心、肺移植手术属于清洁手术（Ⅰ类手术），术中血液未受污染，因此收集术中患者自体血液回输，可以减少异体血的输入，从而避免异体血输注产生的一系列并发症。此外，

心脏移植手术患者也可采用预存式自体输血，同样能减少患者对异体血的需求量，降低异体血输注后相关并发症的发生率。

（2）成分血的输注：虽然自体血回输是心、肺移植中最常用的方案，但是术中回收的自体血在洗涤的过程中会去除血浆、凝血因子、血小板等成分，因此，在大量回输自体血的同时，应补充血浆和血小板，以维持血液正常的凝血功能。

（3）血浆置换术：能有效去除血液中的免疫反应性抗体（包括 HLA 抗体），降低供、受者间抗原-抗体反应的发生率。在心、肺移植患者输血中，移植心、肺的 HLA 抗体能产生超急性排斥反应，因此，移植前需要进行受者 HLA 抗体检测，如检测结果阳性则可通过血浆置换等去除受者体内抗体。同时，需进行供受者间 HLA 交叉配型。

（4）去除白细胞：据美国 AABB 的资料显示，血液中的白细胞数量与输血不良反应呈正相关，一般认为血液滤除后的白细胞 $<5\times10^8$/L 时，可避免因白细胞抗体所致的发热反应；残留白细胞 $<5\times10^7$/L 时，可使输血后移植物抗宿主病的发生率大大降低；白细胞降至 $<5\times10^6$/L 以下时，则可预防 HLA 抗体所致的同种免疫。白细胞的去除成为输血前的必要处理，相比非去白处理的输血，去白处理后可减少移植术后死亡率及感染发生率。目前，去除白细胞的成分血已经广泛应用于心、肺移植的输血中。

二维码　案例 10-5-2 问题导航的知识聚焦

（5）X 射线/γ 射线辐照：X 射线/γ 射线能灭活淋巴细胞活性，对其他血细胞功能损害甚小，选择 25～30Gy 剂量的 X 射线/γ 射线对血液进行辐照是目前被证实的唯一有效预防 T-GVHD 的方法。因此辐照血液加去白血液已经广泛应用于心、肺移植中。

案例 10-5-2 分析

1. 肝移植的适应证是终末期肝病伴有曲张静脉出血、难治性腹水、难治性肝性脑病等，当缺乏其他有效的治疗方法时可采用。

2. 肝移植术时间长，技术复杂，随时可能发生并发症，在肝移植的各个阶段都会出现，如病肝分离时出血过多；阻断肝上下腔时出现血流动力学的急骤变化；无肝期的代谢紊乱和纤维蛋白溶解亢进等。因此，在手术过程的不同阶段需要补充成分血。

3. 肝移植是特大型手术，术中失血量大，需要大量输血或输注各种成分血。由于输血存在传播疾病的风险，因此，科学、合理、有效的输血对肝移植术的成功及患者预后显得十分重要。肝移植输血的主要目的是维持组织供氧、恢复机体的凝血功能和维持有效的容量负荷。目前推荐大量用血的成分血策略为：红细胞、血浆、血小板按 1:1:1 输注。

知识拓展

1. 哪类器官移植手术更需大量用血？大量用血的输血策略是什么？

2. 在器官移植手术前用血有哪些优缺点？

（谢　珏　赵毓宏）

第六节　大量输血

大量输血最常见于救治创伤造成的大量失血、术中大量失血、产科大出血、消化道出血和脓毒血症等情况。大量输血（massive blood transfusion）的复杂性和危险性需要临床予以足够重视，一方面需要大量输血的患者通常具有很严重的基础疾病，另一方面大量血液也可能导致血液系统乃至多器官的失调。大量输血是指短时间内连续、快速输注大量血液。通常是指 24h 内输入的血液总量等于或超出患者全身血容量，或 3h 内的血液输注量达到受血者自身血容量的 50% 以上。

　　患者，女，37 岁，第 6 次妊娠，妊娠 36 周，诊断为前置胎盘，行剖宫产并子宫切除术。麻醉前评估显示甲状腺功能亢进和右肾积水，肾功能正常。患者准备手术时使用三根外周静脉导管和一根大口径中心导管，预防性放置腹下动脉球囊。术前超声显示前置胎盘，胎盘前部延伸至脐部，行经脐剖宫产术。随后，发现胎盘严重粘连并浸润膀胱后壁，因此一些胎盘必须留在膀胱浆膜和肌层上。粘连胎盘出血过多，尝试膀胱造口术，但因多处血栓而无效。由此产生的双侧输尿管积水和肾积水导致右卵巢静脉受压，随后静脉高压扩张和破裂；同时供养胎盘的多侧支血管大出血。为修复大出血，结扎左髂总动静脉。腹部填塞，通过放射介入术栓塞下腹动脉。在手术过程中，失血量估计为 70L。

　　问题：

　　1. 上述患者大出血时，应该如何为患者输液和输血？输哪些成分血，分别输多少量？

　　2. 当患者从手术室转移至重症监护室后，应重点做哪些方面的监控？

　　3. 从血液管理的角度分析，患者在重症监护室可进行的检测和使用的药物有哪些？

案例 10-6-1 问题导航

1. 如何评估患者失血的严重程度？

2. 简述患者失血性休克的病理学特点。

　　患者是否需要输注大量红细胞或其他成分血，取决于患者失血的速度和总量及其临床症状。患者可能并未大量失血，却在临床上处于类似失血性休克的状态。因此，确定患者损失血总量及体重非常重要。相同的出血量，有些患者可能不需要输血；而有些患者可能需要大量输血。

　　在美国范德堡大学的一项为期 5 年的研究中，只有 27% 因创伤入院的患者需要输血。另一份报告显示，2000 年在马里兰州某创伤中心接受治疗的 5645 例患者中，仅有约 8%（479/5645）的急性创伤患者接受了红细胞治疗。3% 的人接受了超过 10U（每单位 450ml）的输血，占所有红细胞使用量的 71%，而这部分患者的死亡率为 39%。尽管需要紧急输血的患者比例较低，但其中相当一部分需要大量输血。

　　医生做出紧急输血决定需要详细的临床分析，必须考虑患者的临床状况，初始血红蛋白浓度；对输液恢复血容量的反应，呼吸、心脏和血管疾病，心脏及氧饱和度等监测数据。紧急输血的主要目的是通过确保足够的氧气输送，来恢复器官组织灌注和逆转休克的影响。特别需要注意的是，急性出血患者的血红蛋白值可能显示正常。这很可能是由于急性血容量损失后，短时间内血管体液补充量缺乏而造成的假象。当补液恢复正常血容量后，重新采集患者血样才可能正确评估患者的血红蛋白值。

一、大量失血患者的输血策略

　　关于在大量输血中，血浆、血小板和红细胞三种主要成分如何分配的问题，有学者通过对严重创伤和大出血患者进行研究，比较了给予血浆、血小板和红细胞的单位比例为 1∶1∶1 和 1∶1∶2 的方案（1U 成分血均制备自 1U 全血），两组各 300 多例患者在 24h 或 30d 的病死率方面没有显示出显著性差异。然而在最危险的前 24h 内，1∶1∶1 组止血效果明显好于 1∶1∶2 组（$P=0.006$），1∶1∶1 组因失血死亡率也较 1∶1∶2 略低（$P=0.03$）。需要指出的是，1U 血小板是指从 1U 全血中分离的血小板数量，1 袋单采血小板约等于 10U 全血中分离的血小板，因此单采血小板（$2.5×10^{11}$ 个血小板）可按 10 计算。目前临床大量输血时大多遵循血浆∶血小板∶红细胞单位比=1∶1∶1 的方案。该方案是否最佳，仍需要循证医学的进一步证据。

（一）红细胞成分血输注

大量输血患者仅有 50% 左右的存活率，主要与几个因素有关，包括休克的持续时间和程度、年龄、严重的头部损伤、大出血的原因（如腹部创伤、骨盆骨折、肝脏手术等）、输血次数等。创伤患者在大量输血后，包括多系统器官衰竭（multiple system organ failure，MSOF）在内的并发症增加，使救治变得更加复杂和困难。

对于大出血或持续出血的创伤患者，可以有两种红细胞输注方法——现场输注和医院输注。现场输血的支持者认为，理论上早期输血具有优势，通过及时提供红细胞来扩容并提高携氧能力，减少进一步失血损伤及并发症的产生。这种输血方法的风险包括：①血液不是理想的扩容液体，不像晶体溶液、胶体溶液可快速输注。②无法执行严格的 ABO/Rh 血型鉴定和交叉配血试验，因此难以输注完全配合型血液。③如遇患者存在高反应性红细胞同种抗体，可能出现溶血甚至急性溶血反应，这在创伤情况下增加了诊断和治疗的复杂性。④在确定和控制出血点前，现场输注的血液可能会快速流失；现场注入大量血液或晶体溶液可能会导致血压升高，从而延长或增加开放血管的出血。

目前大多数创伤性大出血患者，是在到达医院急诊科时才给予输血。在急诊中心，医生确定并控制出血点后根据需要进行输血以补偿红细胞损失。在患者失血危及生命的情况下，输血科实施抢救性快速交叉配血试验至少需要 20min，包括 ABO 正反定型、RhD 定型、快速交叉配血试验、出具报告、所有实验结果及报告的核对、血液出库操作等。考虑到标本采集、输血申请及血液转运等过程，患者可能在医院无法快速得到输血治疗。因此当医生判断患者在 30min 内不给予输血将难以抢救时，考虑使用未交叉配血的 O 型红细胞作为初始治疗是合理的。而具体操作方法应严格遵守国家相关规范及地方和医院的相关规定执行。目前几乎所有的红细胞制品均为红细胞悬浮液，其中红细胞约占 60%，其余绝大部分为红细胞保存液，血浆成分在 5% 左右（约 10ml/U）。另外，当患者大量失血，特别是出血尚未得到控制时，因红细胞免疫性溶血造成 DIC 的可能性较低，此时使用未经配血的 O 型血液，其中含有的抗 A 和抗 B 通常不会造成严重问题。如果能日常储备少量含低效价抗 A、抗 B 的 O 型血液，作为紧急情况下的通用型抢救用血，将使这种抢救用血更为安全。需要注意的是，这种未经配合的血液输注仍存在一定风险，少量的输注仅供争取 30~60min 的时间以获得经过配血的相容性血液。

大量红细胞输注疗效的影响因素包括：①红细胞存储时间。由于储存损伤，大量输注储存红细胞，无法即刻发挥红细胞的全部功能，应尽量输注保存期短的红细胞。②低体温。大量输入低温血液会降低大量失血患者本已过低的体温，而体温降低会进一步损害凝血功能，降低柠檬酸盐的代谢，增加血红蛋白的氧亲和力，并降低心功能甚至诱发心律失常。由于这些原因，在大量输血中，推荐使用高流量血液加温装置，将成分血和其他静脉注射液加温至 37℃。一般不推荐将血袋放入水浴箱复温，一方面水浴可能污染血袋，另一方面 37℃ 水浴箱的复温效率较低，而更高的水浴温度容易造成红细胞破坏。如果缺少专用的血液加温装置，对患者输血部位加温，全身保暖及提高室温也是可用的方法。

（二）血小板成分血输注

血小板减少症是大量输血期间和之后常见的并发症，源于出、凝血过程中的或 DIC 过程中的血小板消耗，以及输血、输液过程中的稀释作用，表现为黏膜、伤口和穿刺部位渗血。尽管在失血过程中，部分血小板从脾脏中被动员出来，但在向一个成人连续输注 30~40U 红细胞后，常发生显著的血小板减少症。如果发现伤口渗血，应立即输注血小板进行治疗，保持血小板计数 > (80~100) ×10⁹/L。尽管 (50~60) ×10⁹/L 的血小板计数通常是正常凝血的下限，但由低体温和 DIC 引起的血小板功能障碍，使得保持较高的血小板计数成为必要。考虑到一些微血管出血可能是隐匿性的，如果血小板计数低于 (50~60) ×10⁹/L，即使没有出现渗血现象，也应输注血小板；一些严重钝性创伤和血小板减少症患者，也应预防性输注血小板。

（三）血浆及冷沉淀凝血因子输注

临床观察到的出血与 PT 和 APTT 的延长可能存在较大差异。因为凝血试验通常在 37℃ 而不是患者的实际体内温度下进行，所以即使临床观察到凝血障碍现象，也可能获得正常的凝血试验数据。此时，让患者恢复正常体温，即可能有足够的凝血因子用于凝血。对于新鲜冰冻血浆的输注量，没有可供计算的公式，一般可按 1U/10kg 的起始量输注。通常以维持 INR 不大于 1.5，APTT 小于参考范围上限的 1.5 倍为限。输注冷沉淀可将纤维蛋白原浓度保持在 1g/L 以上，每单位的冷沉淀含有约 200mg 的纤维蛋白原，通常输注剂量为 2U/10kg，可使患者纤维蛋白水平升高约 0.5g/L。

在治疗大量输血患者时应定期检测血小板计数、血小板活化时间和纤维蛋白原浓度。单采血小板、血浆和冷沉淀的输注应结合相关检测数据和患者的临床症状来确定。但需要注意的是，单采血小板制品中含有约 250ml 正常或接近正常凝血因子水平的血浆。

（四）因子Ⅶa

在生理条件下，损伤后的内皮细胞可表达组织因子。因子Ⅶa 与该组织因子结合并激活因子Ⅸ。因子Ⅸa 与因子Ⅷa 的结合在血小板表面产生足够的因子Ⅹa 来完成凝血级联反应。如果没有因子Ⅷa 和Ⅸa，血小板表面产生的因子Ⅹa 不足，会导致血友病出血。因子Ⅶa 能够直接结合活化的血小板，并在血小板表面产生足够的因子Ⅹa 来完成凝血，这大概解释了它在血友病患者中的有效性。重组因子Ⅶa 也被证明可以抑制纤维蛋白溶解，促进血栓形成，增强血小板黏附和活化。据报道术前单剂量 40g/kg 重组因子Ⅶa 可将围手术期失血量减少 50%～60%。目前，使用重组因子Ⅶa 控制出血取决于医师的临床判断。

二维码　案例 10-6-1 问题导航的知识聚焦

二、大量输血患者的相关监测

（一）凝血功能监测

凝血功能障碍是大量输血患者的常见症状，可能由多种因素引发，包括体温过低、输血后血小板和凝血因子稀释及 DIC。库存的红细胞不含功能性血小板，虽然因子 V 和因子Ⅷ以外的凝血因子在冷藏期间可以保持良好，然而 1U 红细胞悬液（来自 200ml 全血）仅含有约 10ml 血浆，因此无法作为凝血因子的重要来源。

假设患者的出血量和输血量均等于全身血容量，则有约 37% 的原始成分血保留在循环中。在此水平下，存在足够浓度的凝血因子来维持凝血。如果失血和输血达到 2～3 个血容量，原始成分血仅剩下 5%～13% 的水平。仅从稀释的角度（不考虑凝血成分消耗），如果没有干预将无法正常凝血。在实践中，与大容量输血相关的凝血障碍有相当大的个体差异，这种差异很大程度上与伴随的创伤强度有关。创伤本身导致的 DIC 及休克和凝血障碍、血小板减少和纤维蛋白降解等密切相关。在大量输血情况下，5%～30% 的创伤患者会发生 DIC，进而出现凝血障碍伴随高死亡率。在患者经历创伤后，DIC 随时间持续发展，纤溶酶导致纤维蛋白溶解，导致纤维蛋白原浓度的降低可能远超过血小板计数的降低。理论上，直到输血超过两个全身血容量时，才能达到血小板和凝血因子的临界水平。然而，纤维蛋白原会更快消耗，导致凝血障碍提前发生。此外，低体温及肝、肾基础性疾病也会加重出血凝血功能障碍。术前凝血相关成分参考阈值见表 10-6-1。

表 10-6-1　术前凝血相关成分的检测与输注参考阈值

输用的成分血	适应证	输血指征
血小板	大量输血 心脏搭桥手术 神经外科手术 眼科手术	血小板计数＜（80～100）×10⁹/L

续表

输用的成分血	适应证	输血指征
血小板	其他手术	血小板计数<（60～80）×10⁹/L
新鲜冰冻血浆	神经或眼科手术	INR>1.3
	其他手术	INR>1.5 或者 APTT>1.5 倍参考值上限
冷沉淀凝血因子	大量输血或发生 DIC	纤维蛋白原<1.0g/L

（二）免疫性溶血监测

ABO 血型不合造成的溶血性输血反应，是输血导致急性死亡的最常见原因。非 AB 型患者体内天然存在的 ABO 抗体（抗 A 或抗 B）会激活补体，引起急性溶血反应，使红细胞在血管内溶解并释放血红蛋白。急性溶血反应可能导致严重贫血、急性肾衰竭、DIC 和死亡。严重受伤或大量输血患者的溶血反应表现，如血红蛋白尿、低血压、发热和微血管出血的临床表现可能被归因于创伤性损伤而被忽略。紧急情况下，临床可能输注未经交叉配血的 O 型红细胞，此时可能输入少量抗 A、抗 B 抗体。无论受血者是何种 ABO 血型，这些被动接收的抗 A、抗 B 都不会带来明显的溶血反应。此外，一旦输入了大量 O 型红细胞，当患者确定了自身血型后，只要交叉配血相合，即可安全地输注受血者血型的红细胞。某些 O 型献血者的单采血小板，可能含有高效价的抗 A 和（或）抗 B，在不同型输注血小板时，可能会导致临床上显著的溶血反应。

（三）电解质紊乱的监测

1. K⁺ 和 pH　在红细胞储存过程中，随着红细胞中 ATP 消耗和钠钾泵活性降低，K⁺ 从红细胞内泄漏至胞外，并可能累积至 3.5mmol/U 的水平。大量输注积累 K⁺ 的红细胞，可能会导致短暂的高钾血症，加重休克、肾功能障碍和肌肉坏死引起的 K⁺ 水平升高，特别对于新生儿或儿童，可能导致高钾性心搏骤停。在大多数患者中，输注红细胞所增加的钾不会造成伤害，因为钾在输注后几小时内会重新进入红细胞。有些患者可能会因为柠檬酸盐代谢为碳酸氢盐引起的代谢性碱中毒，导致尿钾排泄增加而出现低钾血症。加温快速输注大量储存血液，增加了大量输血患者的高钾血症风险。显著的高钾血症可导致心律失常和心肌功能下降。必须密切监测大量输血患者的 K⁺ 水平。

由于储存红细胞中乳酸的积累，大量快速输注储存超过 2 周的红细胞，可能导致患者血液短时间内 pH 持续下降。

2. 枸橼酸中毒　各种血液保存液中含有柠檬酸盐，大量输血期间柠檬酸盐的主要来源是血小板和血浆。柠檬酸盐结合二价阳离子，包括钙和镁。在大量输血期间，注入的柠檬酸盐总量可能超过身体代谢能力的极限。这种代谢能力在严重低血压、低体温、肝损伤或已有肝病的创伤患者中可能进一步降低。体内累积的枸橼酸可能导致低钙血症和低镁血症，柠檬酸盐导致的钙含量降低不会影响凝血，但在临床上可表现为心室功能降低、肌肉神经兴奋性增加和心律失常，如心室颤动。低钙血症的心电图表现是 Q—T 间期延长。低镁血症也会导致肌肉神经兴奋和室性心律失常。通常，大量输血期间应根据输血量给予补钙，特别是对于新生儿和肝功能障碍患者。如果钙水平低于正常值的 50%，应静脉注射氯化钙。10ml 的 10% 氯化钙将提供约 360mg 的钙，10ml 的 10% 葡萄糖酸钙能提供的钙约是氯化钙的 1/3。通常在大量连续输血时，每输注 10U 血浆或 5U 血小板时应考虑补钙 1g，如果症状没有通过补钙得到纠正，应测量镁水平。

（四）低白蛋白血症的监测

如果用红细胞和晶体溶液进行复苏，几乎没有白蛋白补充，特别是在大出血前白蛋白浓度较低的患者中，会导致稀释性低白蛋白血症。临床医师应注意这种可能性，并在大量输血过程中测量白蛋白水平，必要时输注血浆或白蛋白。

案例 10-6-1 分析

1. 患者实际输注了 236U 红细胞、182U 的新鲜冰冻血浆、30U 的冷沉淀、18 个治疗剂量单采血小板、3L 晶体溶液和 42L 白蛋白，以及 3L 胶体溶液。其中红细胞、血浆、血小板基本按 1：1：1 比例输注。输液方面以胶体溶液为主，胶体溶液能够在不影响血管渗漏的情况下有效扩大血浆容量，避免体液大量进入组织间质造成水肿和组织氧合恶化。本案例中使用的胶体溶液主要是白蛋白，输血医生认为：白蛋白和形成蛋白复合物，有助于维持正常的毛细血管功能，另外白蛋白可清除氧自由基，具有抗炎和免疫调节能力。这些观点并没有循证医学的证据，一般认为可以使用胶体溶液替代白蛋白。

2. 在血液管理方面，除关注血常规数据外，还应监测患者的血液酸碱状态、肾功能和体温，肾功能与保持大量输血后的酸碱平衡十分重要，保持患者体温对恢复有利，体温过高可能存在感染。

3. 可在监护点实时进行凝血检测，使用氨甲环酸（妥塞敏，TXA）帮助止血，使用镇痛药物减少机体消耗。

（向　东）

第十一章　输血不良反应

输血不良反应（adverse transfusion reaction，ATR）是与输血具有时序相关性的不良反应，是指输血过程中或输血结束后一段时间内出现的不能用原有疾病解释的新的症状和体征。输血不良反应主要包括非输血传播性不良反应和输血传播性不良反应。非输血传播性不良反应可根据输血不良反应发生的时间分为急性输血反应和迟发性输血反应，根据发生机制分为免疫性输血反应和非免疫性输血反应等。目前国际上的分类共识是根据是否发生溶血反应将非输血传播性不良反应分为溶血性输血不良反应和非溶血性输血不良反应两大类。本章主要介绍非输血传播性不良反应，输血传播性不良反应详见第十二章。

第一节　溶血性输血不良反应

溶血性输血不良反应是指由于输血导致红细胞破坏增加而产生的一系列临床表现或实验室检查结果。溶血可以发生在血管内或血管外，可以是即发（急性）或迟发，主要有 3 类：急性溶血性输血不良反应、迟发性溶血性输血不良反应、迟发性血清学输血不良反应。

一、急性溶血性输血反应

急性溶血性输血反应（acute hemolytic transfusion reaction，AHTR）是指在输血过程中或输血后 24h 内发生的溶血性输血反应。AHTR 是输血不良反应中最严重的类型，多为 IgM 类抗体引发的血管内溶血。也有少数由补体结合 IgG 类抗体所致。AHTR 的严重程度与输入不相容血液的总量、血浆中抗体的效价及其激活补体的能力、补体的浓度、抗原和抗体的特性以及输血速度有关。引起 AHTR 的最常见原因是输注 ABO 血型不相容的红细胞，当输入量达到 5～20ml 时即可能发生。

案例 11-1-1

患者，男，因"车祸伤"入院，急诊行腹壁血肿清除术，术前 Hb 75g/L，HR 100 次/分，R 55 次/分，BP 110/70mmHg，术中输 B 型 RhD(+) 悬浮红细胞约 50ml 后出现术野渗血，导尿管引流出少量浓茶色尿液，患者 HR 138 次/分，R 35 次/分，BP 87/50mmHg。临床怀疑患者发生急性溶血性输血反应，立即电话通知输血科，并抽取患者输血后标本连同血袋剩余血液和输血器材一起送至输血科进行检测，输血相容性结果复核，见表 11-1-1～表 11-1-3。

表 11-1-1　标本离心后性状比对

标本	外观性状
患者输血前标本	淡黄、澄清、无溶血
患者输血后标本	茶色、有溶血
血袋剩余血标本	澄清、透明、无溶血

表 11-1-2　血型鉴定（试管法）

标本	正定型			反定型			自身红细胞对照
	抗 A	抗 B	抗-D	A1c	Bc	Oc	
患者输血前标本	0	4+	4+	4+	0	0	0

续表

标本	正定型			反定型			自身红细胞对照
	抗A	抗B	抗-D	A1c	Bc	Oc	
患者输血后标本	4+	2+mf	4+	0	4+	0	0
血袋剩余血标本	0	4+	4+	4+	0	0	0

注：mf，混合视野。

表 11-1-3 输血相容性检测及直抗试验（柱凝集抗球蛋白法）

标本	直抗试验	抗体筛查	与血袋血标本交叉配血试验	
			主侧	次侧
患者输血前标本	0	0	0	0
患者输血后标本	2+mf	0	4+	4+
血袋剩余血标本	0	0	/	/

注：mf，混合视野。

问题：
1. 该患者是否发生急性溶血性输血反应？
2. 导致患者发生急性溶血的原因可能是什么？
3. 应如何预防急性溶血性输血反应的发生？

----- 案例 11-1-1 问题导航 -----
1. AHTR 的发病机制是什么？
2. 怀疑发生 AHTR 时，应进行哪些实验室检测？
3. AHTR 的诊断标准是什么？

（一）病因

AHTR 多因 ABO 不相容的红细胞，被血浆中抗A或（和）抗B抗体破坏，引起血管内溶血所致。

（二）发病机制

输入不相合成分血时，抗体和不相合红细胞上的相应血型抗原结合，启动血管内溶血反应。两者结合激活了补体系统，导致大量过敏毒素的释放，如 C3a 和 C5a，进而引起组胺、白三烯及 5-羟色胺的释放，继发血管扩张和低血压。补体级联反应致使大量红细胞在血管内破坏、溶解。红细胞破坏后释放出的游离血红蛋白与血浆中的结合珠蛋白及其他蛋白结合，被单核巨噬细胞系统清除降解。结合珠蛋白与游离血红蛋白结合，血浆中结合珠蛋白浓度逐渐降低甚至消失。如释放的血红蛋白过多，超出了结合珠蛋白及血浆结合蛋白的结合能力，血浆中将出现游离血红蛋白，即血红蛋白血症。当患者血液中血红蛋白的量超出肾阈值，即可出现血红蛋白尿。

红细胞破坏释放出的抗原抗体复合物可作用于凝血因子ⅩⅡ，从而激活内源性凝血途径。抗原抗体复合物通过促进白细胞和组织因子，激活外源性凝血途径，可能引起 DIC。

内源性凝血途径激活激肽系统释放缓激肽，引起毛细血管壁通透性升高，小动脉扩张，从而导致低血压、休克。

溶血过程中出现的低血压，与抗原抗体复合物均可刺激交感神经系统分泌儿茶酚胺，增多的儿茶酚胺将引起肾血管收缩。而抗原抗体复合物在肾血管沉积还会引起肾血管微血栓形成。低血压、肾血管收缩与微血栓形成共同作用引起肾缺血，进而引起肾衰竭。

二维码　案例 11-1-1 问题导航的知识聚焦

大量细胞因子如肿瘤坏死因子-α（tumor necrosis factor-α，TNF-α）、白介素 1（interleukin-1，IL-1）和 IL-8 的释放，可激活中性粒细胞和单核细胞，在休克、肾衰竭、呼吸衰竭等并发症中起重要作用。另外尽管 AHTR 以典型的血管内溶血为主，但是由于单核巨噬细胞系统同时在不断清除受损的红细胞，往往伴随着血管外溶血。

（三）临床表现

AHTR 通常有一系列的临床表现，在输血时或输血后 24h 内患者可出现以下任何一种或多种体征或症状，如腰背剧痛、寒战、高热、低血压、DIC、鼻出血、尿呈酱油或茶色、少尿/无尿、肾衰竭等。手术患者在全身麻醉状态下，可能仅表现为手术部位过度渗血或出血不止、不明原因的血压下降。

（四）诊断

诊断 AHTR 时，应建立在排除理化因素导致溶血反应的基础上。血液保存温度不当，输入前加温过热、血液中混入非等渗液体、机械药物等因素均可破坏红细胞导致溶血，输入后引起输血不良反应，较少出现发热、呼吸困难、血压降低等 AHTR 的其他表现。

1. 基本检查

（1）发现或排除人为差错：当患者临床表现疑似发生 AHTR 时，立即核对领/发血记录、输血记录、血袋标签信息及输血相容性检测结果，明确是否存在患者身份识别等人为差错。

（2）标本性状观察：将患者输血前后的血液标本和血袋血标本离心后进行血浆/血清颜色的比对，观察有无黄疸、溶血及患者输血后标本上述情况有无加重。如有，则初步判断患者可能为 AHTR。

（3）血浆游离血红蛋白检测：将患者输血后血液标本离心检测游离血红蛋白，血浆游离血红蛋白为 200～500mg/L 时相当于人体内发生约 10ml 红细胞溶解，血浆颜色将变为淡红色或红色。

（4）直接抗球蛋白试验（DAT）：对患者输血前、输血后标本行 DAT 检测。如果输血前标本 DAT 为阴性，输血后 DAT 为阳性或输血后的样本 DAT 凝集强度明显强于输血前样本，说明红细胞可能被抗体致敏，应进一步对输血后的样本进行红细胞放散试验，采用放散液进行抗体检测及抗体鉴定。若输血前血液标本进行 DAT 检测也是阳性，且凝集强度与输血后标本无明显差别，则不能说明发生溶血性输血反应，应进一步行排除试验。

2. 进一步检测　系统的输血相容性血清学试验。

（1）血型鉴定：检测患者输血前、后标本及血袋血标本的 ABO 和 RhD 血型是否一致。如血型结果不一致，特别是 ABO 血型不一致，且不相容，则可以证明已发生因血型错误导致的 AHTR。反之，则需要进一步验证。

（2）抗体检测：对患者输血前、输血后的标本和血袋血标本进行抗体筛查。若抗体筛查呈阳性结果，应进一步进行抗体类型及特异性的鉴定，并检测抗体效价。血袋血标本最好是采用血袋上热合密闭的采血管路里的血，避免因分离血浆后，红细胞保存液稀释而影响供血者抗体的检出，导致假阴性的情况。检测方法和实验反应条件要求能够检测出 IgM 和 IgG 类的抗体，必要时还可增加酶法检测，以利于对酶敏感抗体的检出。

（3）交叉配血试验：用患者输血前、输血后的标本分别与血袋血标本（标本要求同上述抗体检测要求）进行交叉配血试验，要求所采用的检测方法和实验反应条件同抗体检测。

3. 其他检测　取静脉血样行血常规、凝血功能、尿素氮、肌酐、血清结合珠蛋白、乳酸脱氢酶、总胆红素和间接胆红素检测；取外周血涂片观察红细胞形态有无球形红细胞及破碎红细胞等情况；留取输血不良反应后第 1 次尿样行尿常规检测，观察是否有尿血红蛋白等。

4. 诊断标准　AHTR 是根据临床表现和实验室结果综合判断，诊断标准如下。

（1）输血过程中或输血结束 24h 内新增以下任何一项症状或体征：发热（伴或不伴有寒战）、全身疼痛（腰背部痛）、低血压、出血（鼻出血、穿刺部位出血）、血红蛋白尿、少尿、无尿或肾衰竭、DIC。

（2）同时符合以下 2 项及 2 项以上实验室检查：纤维蛋白含量降低（DIC）、血红蛋白血症（溶血）、血红蛋白尿、血浆变色、结合珠蛋白含量降低（降低 50% 以上）、血涂片中存在球形红细胞、胆红素升高（间接胆红素）、LDH 升高。

（3）合并以下其中 1 项：DAT（IgG/C3）转阳（抗原-抗体）、双群、重度溶血可为弱阳或阴性、输注红细胞放散试验存在同种抗体。

（五）鉴别诊断

细菌污染性输血反应：供者血液或成分血严重污染导致输血不良反应的临床表现包括高热、休克等症状，与急性溶血性输血反应症状类似。输血相容性检测复查初步排除急性溶血性输血反应，应首先考虑细菌污染性输血反应。先检查血袋剩余血有无变色、凝块、溶血、气泡等细菌污染现象，再进行细菌学诊断，将血袋剩余血液、患者外周血样分别在 4℃、22℃、37℃ 条件下行需氧和厌氧血培养。

（六）治疗

AHTR 病死率的高低与输入不相容血液的量等因素有关，引起死亡的原因主要是休克、DIC 和急性肾衰竭。所以积极预防和治疗休克、DIC 及急性肾衰竭是抢救 AHTR 成功的关键。采取的主要措施如下。

1. 紧急处置　立即停止输血，更换输血器，保持静脉通路通畅；监测患者生命体征、尿色、尿量等；同时还应保持呼吸道通畅并给予高浓度面罩吸氧。

2. 进一步治疗

（1）预防急性肾衰竭：根据尿量与尿色快速大量补液，输注生理盐水 20～30ml/kg，碱化尿液使用 5% 碳酸氢钠溶液 125～250ml 静脉滴注，可根据血 pH 进行剂量增减。在保持血容量及血压稳定的前提下可使用利尿剂如呋塞米 1～2mg/kg，维持尿量 100ml/h，倘若经上述处理仍然少尿或无尿者，可行血液透析等。

（2）抑制体内抗原-抗体反应：使用大剂量肾上腺皮质激素，可选用甲泼尼龙或地塞米松，并根据血红蛋白尿颜色，适时进行剂量增减。

（3）抗休克：保持血容量和血压稳定，可选用多巴胺 20～40mg，若需要可用多巴酚丁胺。

（4）预防及纠正 DIC：监测凝血状态，适时使用肝素或低分子量肝素。

（5）其他治疗：①由于使用大剂量肾上腺皮质激素及溶血等应激状态，极易导致患者胃肠道黏膜出血，可适时使用保护胃肠道黏膜药物。②根据患者血红蛋白情况，可给予输注悬浮红细胞。若 ABO 溶血，应选用患者同型红细胞或 O 型洗涤红细胞输注。输注血浆可选择患者同型或 AB 型血浆。③严重病例应尽早进行血浆置换治疗。④其他四肢厥冷时要保暖，发热时可采用物理降温，但忌用乙醇擦浴。

案例 11-1-1 分析

1. 从该患者临床症状来看，术中输血时出现手术野渗血，血压下降，引流出血红蛋白尿，有典型的 AHTR 临床症状。在输血相容性检测试验中，患者输血后的标本有明显的溶血现象，直接抗球蛋白试验呈阳性；且输血前后标本血型鉴定结果不一致；采用输血后的患者标本与所输血液交叉配血，主次侧配血结果均不相合。因此可以明确诊断该患者发生了 AHTR。

2. 通过对患者输血前和输血后的标本及血袋血标本的输血相容性试验结果分析，该患者发生 AHTR 是因为输入了与自身 ABO 血型不一致的红细胞。

3. 为预防 AHTR 的发生，输血科应提高输血相容性检测技术水平，避免错检、漏检，做好实验室质量控制，确保检测结果的准确性；临床科室应制定输血标准操作规程并确保严格执行，在最容易出现人为差错的标本采集环节、血液领取环节及输血环节加强核对，确保将正确的血液输注给正确的患者。医护人员还应该提高自身识别和处理 AHTR 的能力，在输血过程中做好床旁监护。医院管理层应广泛使用无线射频识别和条形码等先进的技术手段，把患者身份识别、血液样本采集和血制品输注各环节通过扫描识别的方式有机地联系起来，最大程度上避免因人为差错导致的 AHTR 发生。

知识拓展

1. WS/T 624—2018《输血反应分类》中对 AHTR 的诊断标准如何界定？
2. 急性溶血性输血反应临床表现的严重程度与哪些因素有关？

二、迟发性溶血性输血反应

迟发性溶血性输血反应（delayed hemolytic transfusion reaction，DHTR）是指输血结束 24h 后发生的溶血反应。常发生在输血 24h 至 28d。患者输血后体内产生针对红细胞血型抗原的特异性抗体，当再次输血时，体内的抗体可与输入红细胞上的抗原相互作用，导致红细胞裂解或（和）清除加速。DHTR 常由 IgG 类抗体引起，多为血管外溶血。以原因不明的发热、贫血及黄疸为临床特征，最常见于 Rh 血型系统的不相容输血。有些病例溶血轻微，症状不明显，数周乃至数月后经血型血清学检查才能明确。有报道 DHTR 的发生率为 1:11 652～1:9094。

案例 11-1-2

患者，女，37 岁，孕 2 产 1，既往有地中海贫血病史，有输血史，3d 前在当地县医院产检时查见贫血（Hb 58g/L），在该院行输血相容性检测，血型为：O/+，抗体筛查阴性，交叉配血后输注配血相合的 O/+悬浮红细胞 2U。患者贫血状况无改善，3d 后复查血常规，Hb 40g/L，当地医院未查明原因，遂转入上级医院诊治。就诊时实验室检测：乳酸脱氢酶 417.4U/L（120～250U/L）、间接胆红素 45.2μmol/L（0～16.2μmol/L），其余检测指标未见明显异常。临床申请输红细胞 2U，血清学试验结果见表 11-1-4。

表 11-1-4　血清学试验

血型鉴定	直接抗球蛋白试验	抗体筛查	特异性抗体鉴定
O/+	阴性	阳性	抗 c（效价 256）

问题：

1. 什么原因导致该患者输血后血红蛋白不升反降？
2. 迟发性溶血性输血反应有哪些临床表现？
3. 为什么该患者的直接抗球蛋白试验为阴性？
4. 请分析该患者发生迟发性溶血性输血反应的原因。

---- **案例 11-1-2 问题导航** ----

1. 引发 DHTR 的机制是什么？
2. 如何预防 DHTR 的发生？

（一）病因与发病机制

由于多次输血或妊娠的免疫性刺激，人体可产生特异性的免疫抗体。当再次输入存在对应抗原的血液时，即可能发生以血管外溶血为主的溶血反应。导致 DHTR 发生最常见的是 Rh 血型系统抗体，其次 Kell、Duffy、Kidd 和 Lewis 等血型系统血型不合，当抗体效价达到一定程度时，也可能引起溶血反应。

DHTR 也可见于 ABO 血型不合输血。当患者免疫功能低下，抗 A、抗 B 抗体效价较低时，可能暂时没有明显的溶血表现，但数天后随着抗体水平的升高而出现溶血反应。此外，在紧急情况下将 O 型全血作为"万能血"使用时，由于 O 型全血含有 IgG 类抗 A 和抗 B，若输注给非 O 型患者也可能引起血管外溶血。

DHTR 多因回忆性免疫应答引起，发生机制分为两个阶段。

1. 初次免疫应答　机体因输血第 1 次接触红细胞抗原发生初次免疫应答时，免疫抗体的产生及效价升高需要较长的诱导期，免疫性抗体效价和亲和力达到足够水平后，作用于供者红细胞而导致溶血。输血后是否发生红细胞同种免疫，取决于患者机体免疫系统的反应性和红细胞抗原的免疫原性。

2. 回忆性免疫应答　因输血或妊娠等免疫刺激已产生红细胞同种免疫后，血浆中免疫性抗体效价随着时间的推移而下降，可能降至检出限以下，因此血型血清学检测结果可呈现抗体筛检阴性及交叉配血相容。但当患者再次输入含有相应致敏抗原的红细胞时，可引起回忆性免疫应答，记忆细胞激活后迅速增殖分化并产生大量的特异性 IgG 类抗体，从而引起 DHTR，使供者红细胞加速清除，存活期缩短。

二维码　案例 11-1-2 问题导航的知识聚焦

（二）临床表现

患者输血 24h 至 28d 内出现原因不明的发热、贫血及黄疸。由于 DHTR 的进程较慢，一般不会引起凝血系统明显活化或触发大量血管活性物质释放，也较少导致急性肾衰竭，一般不会导致患者死亡，但可能导致患者病情加重。也有少数病例发生 DHTR，导致 DIC、少尿、无尿和肾衰竭，甚至死亡。

（三）诊断与鉴别诊断

1. DHTR 的识别　临床接诊到有输血史、妊娠史、器官移植史的患者，在输血后出现本身疾病所不能解释的血红蛋白提升不足或下降时，应考虑和排查是否发生 DHTR。发生 DHTR 后，患者可出现血清胆红素升高（尤以非结合胆红素升高为主），球形红细胞增多，结合珠蛋白降低等，如患者血清（浆）中或（和）红细胞放散液中检出输血前未查到的免疫性抗体，则可以证明发生了 DHTR。

2. 血型血清学试验检测　如能取得患者输血前的标本和（或）所输血液的样本，应按照"急性溶血性输血反应"实验室检测中要求的血型血清学试验进行检测。

3. 其他检测　血常规、血涂片、肝肾功能检测等。

4. 鉴别诊断　DHTR 主要应与其他原因引起的输血后贫血或其他因素导致的溶血相鉴别，如自身免疫性溶血性贫血、药物相关的免疫性溶血、慢性活动性出血、慢性肝病、输血相关性疟疾等。

（四）治疗

大多数 DHTR 无须特殊处理，少数溶血严重者，可按 AHTR 处理。静脉注射免疫球蛋白，对血管外溶血的治疗和预防有一定的疗效。

（五）预防

1. 询问病史　了解患者既往的妊娠史、输血史，对既往抗体筛查阳性者，即使本次抗体筛检阴性，也应选择无对应抗原的成分血进行交叉配血，配合后输注。

2. 严格输血前血清学试验检测　用于交叉配血的血液标本应采用能够代表患者当前免疫学状态的标本。所有的血清学试验应进行严格的质量控制，确保所采用的检测方法和反应条件方法，能够检测 IgG 和 IgM 类的临床意义的血型抗体。

案例 11-1-2 分析

1. 该患者输血后没有任何出血表现，从实验室检测指标分析该患者血红蛋白水平不升反降，乳酸脱氢酶增加，间接胆红素增加，有溶血表现。患者输血后抗体筛查由阴性转为阳性并鉴定出输血前未检测出的抗 c 抗体。因此从其临床表现和实验室检测结果分析，该患者输血后因为迟发性溶血性输血反应导致输入的红细胞被破坏，从而导致血红蛋白未升反降。

2. DHTR 的主要临床表现：在停止输血后 24h 至 28d 内，患者出现巩膜黄染、皮肤发黄、不明原因的发热及血红蛋白提升不足或下降。

3. 该患者 DAT 检测结果为阴性，分析可能有以下两点原因：①被致敏红细胞已大量破坏，导致 DAT 呈阴性；②患者红细胞上结合的 IgG 量已低于每个细胞上 150～500 个分子 IgG 的检测限，导致 DAT 呈阴性。

4. 该患者既往有输血史和妊娠史，由于输血及妊娠等免疫性刺激而产生了抗 c 抗体，但随着时间的推移，抗 c 抗体的水平下降至检出限以下，因此在进行输血相容性检测时，表现为抗体筛检阴性、交叉配血相容。但当患者再次输入含有相应 c 抗原的红细胞悬液后，引起回忆性免疫应答，记忆细胞激活后迅速增殖分化并产生大量的 IgG 抗 c 抗体，从而引起了 DHTR。

知识拓展

1. 镰状细胞贫血患者在输血时应如何预防 DHTR 发生？
2. 什么是迟发性溶血性过客淋巴细胞综合征？

三、迟发性血清学输血反应

迟发性血清学输血反应（delayed serologic transfusion reaction，DSTR）是指患者在输血 24h 后产生了输血前没有的、具有临床意义的红细胞抗体，但患者无溶血的临床表现，外周血血红蛋白值变化不明显。

案例 11-1-3

患者，男，41 岁，因"急性消化道出血"就诊，入院查 Hb 52g/L，经输血相容性检测后，3d 共输红细胞 6U，查 Hb 75g/L。病情缓解后患者要求出院。

2 周后患者在单位聚餐后出现黑便，再次就诊，查 Hb 60g/L，行血清学检测查见抗-JKa 抗体。溶血相关实验室检测无异常。

问题：

1. 该患者是发生了 DHTR 还是 DSTR？
2. DSTR 可以避免吗？应如何预防 DSTR 的发生？

（一）病因与发病机制

由于人类红细胞血型系统的复杂多样性，患者与供血者的血型不可能完全一致，因此输入的不同血型的供者血液可刺激患者产生同种免疫反应，产生针对性的免疫性抗体。需要注意的是，患者一旦曾经发生 DSTR，当再次输入对应抗原时，就可能存在发生 DHTR 的风险。

（二）临床表现

患者缺乏溶血的临床表现，但出现新的、具有临床意义的红细胞抗体，且有直接抗球蛋白试验（DAT）阳性或新发现的红细胞同种抗体筛查阳性。

（三）诊断与鉴别诊断

1. 诊断　DAT 阳性，患者体内查见输血前没有的血型抗体。

2. 实验室检测　行 DAT 检测，并与输血前标本（如有）凝集强度进行比对。对患者标本进行抗体筛查，要求所采用的检测方法和实验反应条件能够检测出 IgM 和 IgG 类的抗体；若抗体筛查呈阳性结果，应进一步进行抗体类型及特异性的鉴定，并检测抗体效价，并与输血前标本（如有）结果相比对。

3. 鉴别诊断　注意与迟发性溶血性输血反应的鉴别，主要区别在于有无溶血的临床表现。

（四）治疗

由于 DSTR 通常没有明显的临床症状，一般无须治疗。但患者迟发性血清学输血反应史应载入病历，并在下次输血时选择对应抗原阴性的血液输注。

（五）预防

符合自体输血条件的患者尽可能采取自体输血，可以减少发生同种免疫的风险。必须输注异体血时，尽可能采取电子交叉配血，寻找与更多血型系统相匹配的供血者的血液。

案例 11-1-3 分析

1. 本案例患者输血后血红蛋白得到了有效提升，2 周后血红蛋白再次下降是聚餐后发生消化道出血所致。再次入院后，查见免疫性抗体，但无溶血表现，因此该患者是发生的 DSTR。

2. 由于人类红细胞血型系统的复杂多样性，供血者与患者血型不可能完全匹配，因此 DSTR 也不可能完全避免。要预防 DSTR 的发生，除尽可能采取自体输血之外，在输注异体血前，采用电子交叉配血等形式，尽可能多地筛选出不同血型系统相匹配的供血者血液，可有效降低 DSTR 的发生率。

知识拓展

发生 DSTR 后，再次输血是否会有溶血的风险？

（文爱清）

第二节　非溶血性输血不良反应

非溶血性输血不良反应是除溶血性输血不良反应外的非输血传播性不良反应，根据输血过程中或输血后不良反应发生的病理生理特点，主要分为发热性非溶血性输血反应、过敏性输血反应、输血相关急性肺损伤、输血相关循环超负荷、低血压性输血反应、输血相关呼吸困难、输血后紫癜、输血相关移植物抗宿主病等输血不良反应等。

一、发热性非溶血性输血反应

发热性非溶血性输血反应（febrile non-hemolytic transfusion reaction，FNHTR）是最常见的输血不良反应之一，主要表现为输血过程中或输血后出现发热和寒战等不良反应，而不伴有溶血或低血压等症状。根据美国疾病控制与预防中心生物安全监测网络于 2021 年修订的 FNHTR 的标准，FNHTR 是指在输血停止后 4h 内发生的反应，并且没有其他疾病可解释以下任一体征或症状：①发热 >38℃，同时体温上升 >1℃。②寒战、强直。输注任何成分血都可能出现 FNTHR，总体上输注红细胞和单采血小板的发生率相当，均高于血浆成分血，输注全血来源制备的血小板时风险最高，因为这类血小板成分血中含有的白细胞浓度最高。在成分血保存前去除白细胞可降低 FNHTR 的风险，虽然床旁去除白细胞也可降低该风险，但保存前去除白细胞更有效。曾发生过 FNHTR 的患者有 40% 会再次发生，其中 24% 发生在下次输血时。

案例 11-2-1

患者，男，69 岁。因肝硬化失代偿期凝血功能异常，输注新鲜冰冻血浆 400ml，输血约 200ml 时，患者出现胸闷、呼吸急促，体温从正常水平升高至 38.7℃。遂停止输血，给予生理盐水维持静脉通路，之后患者体温逐渐恢复至正常。

问题：

1. 该患者出现了哪种类型的输血不良反应？

2. 针对该患者出现的输血不良反应，应如何处理？

---- **案例 11-2-1 问题导航**

如何判断是否发生了发热性非溶血性输血反应？

（一）病因与发病机制

目前认为 FNHTR 发生的原因涉及献血者的白细胞，以及成分血保存期间和输血后细胞因子的产生和蓄积。献血者白细胞与受血者抗体之间的相互作用导致献血者白细胞或受血者单核细胞释放 IL-1，IL-1 通过刺激下丘脑产生前列腺素 E_2（prostaglandin E_2，PGE_2）引起发热。其他相关细胞因子包括 IL-6、IL-8 和 TNF-α。成分血保存期间的细胞因子蓄积可能起主要作用，研究表明输注的成分血储存时间越长，发生输血不良反应的风险越高。采血时去除白细胞比储存后去除白细胞能更有效地预防输血不良反应，尤其是输注浓缩血小板引起的严重反应。

FNHTR 也可能涉及其他机制：① FNHTR 与红细胞浓缩物中抗白细胞 HLA-Ⅰ抗原的抗体相关，或者偶尔与抗血小板或粒细胞抗原的抗体相关；②血小板输注相关 FNHTR 还与血小板来源的 CD154（CD40 配体）释放有关，CD154 能诱导成纤维细胞、上皮细胞和内皮细胞产生促炎细胞因子。

（二）临床表现

FNHTR 的临床表现发生于开始输血后 1～6h 和输血停止后 4h 内。这些表现包括发热，常伴寒战，偶见严重强直（大多见于粒细胞输注，但也见于其他成分血输注），有时伴有轻度呼吸困难。

（三）诊断与鉴别诊断

FNHTR 是指在排除其他原因后，在输血患者中基于临床症状诊断的输血不良反应。暂无实验室或其他检查能确认或排除 FNHTR。针对其他原因的发热，取决于体温升高的严重程度以及有无其他症状。例如，患者有发热、低血压和背痛等表现时，应全面评估溶血性输血反应，可能还包括脓毒症；对于仅轻度发热的患者，可以进行体格检查、核对输血相关记录和肉眼检查成分血。

其他伴有发热的输血不良反应包括 AHTR 和脓毒症。与 FNHTR 不同，急性溶血患者的病情往往危急，血液和尿液中有游离血红蛋白，或者血清和尿液呈红色或深色。与 FNHTR 不同，脓毒症患者的病情往往危急，血培养呈阳性。相比之下，FNHTR 患者的病情通常不那么严重，也没有其他异常表现。急性溶血和脓毒症还可能伴有 DIC，FNHTR 则不会。

伴有呼吸困难的输血不良反应包括 TACO、TRALI 和全身性过敏反应。呼吸困难是这些反应的主要表现，而 FNHTR 一般没有或只有轻度呼吸困难。与 FNHTR 不同，TACO 和 TRALI 患者的体格检查和胸部 X 线检查可见肺水肿证据；全身性过敏反应患者会出现喘息，有时还有低血压或血管性水肿等其他表现。

（四）治疗

FNHTR 是良性的，不会引起持久的后遗症，但患者会感到不适。发热可能是 AHTR 或感染的征象，临床上需要对 FNHTR 进行处理。通常包括以下内容：停止输血；给予退热剂；评估发热的其他原因，包括较严重（甚至可能危及生命）的输血不良反应，以及与输血无关的感染或发热（可能由患者的基础疾病所致）；如果是在门诊输血，并且认为感染的可能性很高，如镰状细胞病导致的功能性无脾患者，则应将患者收入院，尝试按感染给予治疗；酌情给予其他药物，如使用哌替啶（25～50mg）缓解严重寒战或强直。

（五）预防

通过减少输注白细胞的数量可降低 FNHTR 的发生率，及时将新鲜全血中白细胞滤除，可以大大减少 FNHTR。目前认为预先给药（苯海拉明、对乙酰氨基酚等）不仅无法降低 FNHTR 的发生率，甚至还可能导致不良事件（如心血管症状、中枢神经系统改变）。有效去白细胞的最常用方法是使用优质去白细胞过滤器。根据美国 FDA 关于去白细胞成分血质量的规定，每单位成分血所含白细胞计数应 $<5\times10^6$。欧洲共同体采用的标准为每单位成分血所含白细胞计数 $<1\times10^6$。其他预防措施，如病原体灭活或病原体去除技术（pathogen reduction technology，PRT），虽然对白细胞功能有重要影响，但没有证据表明其对 FNHTR 的发生率有任何影响。

二维码　案例 11-2-1 问题导航的知识聚焦

案例 11-2-1 分析

1. 该患者出现了发热性非溶血性输血反应。
2. 患者输血浆过程中出现胸闷、呼吸急促，体温升高 $>1℃$。停止输血后患者体温逐渐恢复至正常。患者输血浆后血红蛋白未见明显改变，直接抗球蛋白试验呈阴性，网织红细胞计数未见明显异常，提示患者系输血浆引起的发热性非溶血性输血反应。

二、过敏性输血反应

过敏性输血反应属变态反应的一种，是较常见的输血不良反应之一，主要表现为瘙痒和荨麻疹。在输注血小板和血浆的患者中，变态反应发生率高达 1%～3%，在输注红细胞的患者中，发生率为 0.1%～0.3%。该变态反应由多种因素介导，常涉及献血者、成分血和受血者等因素，血浆蛋白通常是最常见的病因。

案例 11-2-2

患者，女，50 岁，因血小板减少，予输注同型机采血小板 1U。输血过程中患者诉胸闷、颈部及双手掌心瘙痒。查体可见患者面色苍白、口唇水肿及全身多部位荨麻疹等症状。血压由正常降低至 87/60mmHg。停止输血，予 0.5mg 肾上腺素肌内注射、5mg 地塞米松静脉注射和 25mg 异丙嗪肌内注射抗过敏后好转。

问题：

1. 该患者出现了哪种类型的输血不良反应？
2. 出现过敏性休克时最重要的抢救措施是什么？

------ 案例 11-2-2 问题导航 ------

如何识别和处理严重过敏性输血反应（过敏性休克）？

（一）病因与发病机制

过敏性输血反应是一种 I 型超敏反应，发生于成分血（或受血者）血浆中的可溶性物质与受血者（或成分血）已有的 IgE 抗体产生反应时。过敏性输血反应可能由肥大细胞或嗜碱性粒细胞释放组胺引起，但也可能涉及其他机制，如 IgA 缺陷患者输注了含 IgA 的血浆导致的过敏。过敏性输血反应由多种因素介导，常涉及献血者、成分血和受血者因素，其中成分血中血浆蛋白通常是最常见的病因。

（二）临床表现

过敏性输血反应表现为瘙痒、荨麻疹或局部血管性水肿，可在输血过程中、结束时或结束后不久发生。严重者有喘息或全身血管性水肿。严重全身性过敏反应发生迅速，可发生于开始输血后几分钟内，患者可能出现休克、低血压、血管性水肿、呼吸窘迫和（或）喘息，可能有前驱或伴随的过敏性输血反应常见症状，包括瘙痒、荨麻疹和潮红。

（三）诊断与鉴别诊断

根据美国疾病控制与预防中心生物安全监测网络的标准，如果患者在完成输血后 4h 内出现至少两种症状，则可诊断为过敏性输血反应。若患者出现瘙痒、荨麻疹、局部红斑或水肿、斑丘疹，但未进展至提示全身性过敏反应的更严重症状，则临床上可诊断为轻微变态反应。停止输血和使用苯海拉明后过敏症状缓解则高度支持变态反应。全身性过敏性输血反应是根据临床特征诊断的，包括发作时间、迅速出现危及生命的症状，以及治疗后快速缓解。过敏性休克主要依据临床诊断，即便其原因未明，也不能等待实验室确认后再开始治疗，此时，应启动全身性过敏反应的治疗。过敏性休克诊断要点：①正在输血或输血结束后不久出现症状。②出现过敏性休克的症状，如呼吸困难、气促、胸闷、发绀甚至窒息，或出现循环衰竭的症状，如面色苍白、四肢厥冷、脉搏细弱、血压下降等，甚至因脑缺氧出现脑水肿而致意识丧失、昏迷、抽搐。③过敏体质、既往有类似病史。

1. 实验室诊断

（1）血清或血浆类胰蛋白酶：最好在症状发作后的 15min 至 3h 内采血测定类胰蛋白酶。然而，症状发作后类胰蛋白酶升高状态可能会保持 6h 或以上，因此如果在 3h 以后采血检测，结果仍可能有参考价值。

（2）组胺：血浆组胺水平通常在全身性过敏反应症状发作后 5～15min 达到高峰。血浆组胺水平升高与全身性过敏反应的症状和体征相关，并且与总血清类胰蛋白酶水平相比，其更有可能增加。应检测血浆而不是血清中的组胺，因为凝血可能导致释放组胺，这是一种人为影响，仅在离体条件下出现，由嗜碱性粒细胞的细胞膜受损引起。检测组胺的血样需要特殊操作，使用大口径针头采血，始终保持低温，采血后立即离心，并迅速冰冻血浆。在全身性过敏反应后，有时可在尿液中检测到组胺及组胺代谢物，其升高不像血浆组胺升高那样短暂。但是，需要在反应开始发作后尽快收集 24h 尿液。

2. 鉴别诊断 输血过程中引起呼吸困难和低血压的其他疾病（如 TRALI、TACO、脓毒症），以及其他与输血无关的过敏性疾病（如哮喘、药物过敏）。与全身性过敏反应不同，其他反应（TRALI、TACO 和脓毒症）通常不伴有喘息和血管性水肿，使用肾上腺素后也不会迅速缓解。中至重度全身性过敏反应的评估几乎都是在处理急性发作和症状缓解后进行的，一般包括定量检测 IgA 水平和抗 IgA 抗体（必要时），最好使用输血前血样。如果条件允许，可使用周转时间短的肥大细胞类胰蛋白酶检测；但如果临床诊断很明显，检测结果一般不会改变诊断和治疗方案。临床上无法区分肺水肿与支气管痉挛时，胸部影像学检查可帮助鉴别。

（四）治疗

过敏性输血反应是少数几种可继续输注剩余成分血的输血不良反应之一。如果出现广泛荨麻疹，可口服或静脉给予苯海拉明 25～50mg。如果荨麻疹消退并且没有呼吸困难、低血压和全身性过敏反应的迹象，则可重新开始输血，如果过敏严重则不可再输血。如果荨麻疹持续存在，则可给予额外剂量的苯海拉明和（或）其他对症治疗。

全身性过敏反应严重时可危及生命，发生严重过敏性输血反应时，主要治疗措施包括：①立即停止输血。②肌内注射 0.3～0.5ml 的 1∶1000 肾上腺素溶液（成人剂量）；重度病例可静脉给予 0.5ml 的 1∶10 000 肾上腺素水溶液。③对于低血压患者，给予静脉输液以进行复苏。必要时，给予多巴胺等血管活性药。④维持气道通畅，必要时给予吸氧治疗。⑤对于重度支气管痉挛，宜使用吸入性支气管扩张剂、持续气道正压（continuous positive airway pressure，CPAP）和（或）H$_2$抗组胺药（如法莫替丁）。⑥对于瘙痒或血管性水肿，可使用 H$_1$ 抗组胺药（氯雷他定或西替利嗪 10mg 口服，或者苯海拉明 25mg 或 50mg 口服或静脉给药）。对于持续性瘙痒或荨麻疹，可按需在首次给药后 15min 或 30min 重复给药。苯海拉明在 1h 内的最大剂量为 100mg。⑦备好肾上腺素静脉滴注溶液，以便需要时使用。⑧对于严重过敏性输血反应（过敏性休克），及早应用肾上腺素（皮下注射 0.5～1.0mg）及糖皮质激素（如氢化可的松 100mg 加入 500ml 葡萄糖盐水静脉滴注）是抢救成功的关键。

（五）预防

减少血浆量或输注可减少过敏性输血反应。浓缩或洗涤的成分血应仅用于变态反应严重或复发且采用其他方法无法预防的患者。一般不推荐预先给药［苯海拉明和（或）对乙酰氨基酚］来降低变态反应发生率，因为此举无效，还可能导致嗜睡等不良事件。

二维码　案例 11-2-2 问题导航的知识聚焦

案例 11-2-2 分析

1. 该患者出现了过敏性输血反应。

2. 患者输注血小板过程中出现胸闷、面色苍白、口唇水肿、颈部和双手掌心瘙痒及全身多部位荨麻疹，血压明显降低。予停止输血，抗休克、抗过敏后好转，提示患者系输血小板引起的过敏性休克。

三、输血相关急性肺损伤

输血相关急性肺损伤（transfusion related acute lung injury，TRALI）是一种罕见的严重且可能致命的输血并发症。2004 年和 2005 年美国国家心脏、肺和血液研究所（National Heart, Lung, and Blood Institute，NHLBI）工作组和加拿大共识会议（Canadian Consensus Conference，CCC）发布的 TRALI 定义，即在输注成分血期间或之后 6h 内新发急性肺损伤/急性呼吸窘迫综合征（acute respiratory distress syndrome，ARDS）。典型的 TRALI 症状包括低氧血症、气道粉红色分泌物、发热、低血压和发绀等，常在输血后 1～2h 开始，并在 1～6h 内完全显现。影像学表现为双肺浸润，但常无心脏损害或液体超负荷表现。几乎所有的成分血都可能导致 TRALI 的发生，包括全血、红细胞、粒细胞、血小板、血浆、冷沉淀、异基因干细胞、静脉注射免疫球蛋白制剂等。

（一）病因与发病机制

TRALI 的特异性危险因素可从概念上分为受血者危险因素和成分血危险因素。受血者危险因素方面：患者近期接受手术、细胞因子治疗、大量输血和活动性感染、有全身性炎症、抗炎细胞因子 IL-10 水平低和 C 反应蛋白（C-reactive protein，CRP）水平升高与 TRALI 风险增加有关。成分血危险因素主要包括：血浆成分和单采血小板是引起 TRALI 风险最高的成分血，女性献血者的血浆或全血，高反应性输血性抗 HLA-Ⅱ类抗体的含量较高，输血性抗 HNA 抗体的含量较高。

目前认为二次打击机制是导致 TRALI 发生的主要机制。其中，首次打击是指中性粒细胞在肺微血管系统内的滞留和启动效应，这是由受血者因素如内皮损伤导致的；二次打击是指受血者的中性粒细胞被成分血中的因子活化。活化导致中性粒细胞释放出可损伤肺毛细血管内皮的细胞因子、活性氧、氧化酶和蛋白酶，这种损伤导致炎症性肺水肿。

（二）临床表现

TRALI 的特征性临床表现是在输注成分血期间或之后不久，突然发生低氧性呼吸功能不全，症状可能延迟长达 6h，但通常在开始输血后的 1～2h 出现。实际上多数病例于开始输血后的数分钟内发病。TRALI 最常见的症状和体征有：①低氧血症，在气管插管患者中，可表现为氧合改变或需氧量增加（根据定义，发生率为100%）；②X线胸片上显示肺部浸润影（发生率为100%）；③如果先前进行了气管插管，气管内导管中有粉红色泡沫样分泌物（56%）；④发热（33%）；⑤低血压（32%）；⑥发绀（25%）；⑦其他症状包括呼吸急速、心动过速，以及气管插管的患者气道峰压和平台压升高，中性粒细胞计数急剧、暂时性下降（大量中性粒细胞滞留在肺内）。

（三）诊断与鉴别诊断

患者在输注任何成分血期间或之后不久发生低氧性呼吸功能不全，都应当考虑TRALI。TRALI是一种临床诊断，主要诊断标准：①患者在输注成分血期间或之后的6h内新发ARDS，并经低氧血症和胸部影像异常证实；②低氧血症的定义是在呼吸室内空气的情况下血氧饱和度≤90%或$PaO_2/FiO_2<300mmHg$，或有其他缺氧体征；③胸部影像学检查证实双肺浸润。

1. 实验室诊断 通过脉搏血氧测定即可诊断，在呼吸室内空气的情况下血氧饱和度≤90%或$PaO_2/FiO_2<300mmHg$；必要时可进行动脉血气检测。

2. 鉴别诊断 TRALI的鉴别诊断包括在输血后可表现为呼吸窘迫的其他疾病，如TACO、ARDS、溶血性输血反应、重度过敏性输血反应和脓毒症等。

（四）治疗

患者发生TRALI或疑诊TRALI时应立刻停止输血。TRALI或疑诊TRALI患者采取支持性治疗，主要是通过辅助供氧来纠正低氧血症。对于病情不太严重的患者，应用CPAP或双水平气道正压通气（bilevel positive airway pressure，BPAP）进行无创呼吸支持或气管插管行有创性机械通气。

1. 通气 遵循在其他类型ARDS患者中进行呼吸机治疗时所采用的原则，必要时可考虑使用体外膜肺氧合（extracorporeal membrane oxygenation，ECMO）技术进行治疗。

2. 血流动力学支持 TRALI患者常表现出低血容量及相关低血压。血流动力学治疗的初始目标是确保足够的终末器官灌注，可通过液体复苏和（或）血管活性支持来实现。

3. 类固醇 不推荐在怀疑TRALI时常规使用皮质类固醇。

4. 再次输血 康复的TRALI患者在输注其他献血者的成分血时，复发风险似乎并未增加。TRALI的存活者将来可以再次输注成分血，但这类患者不应当输注此前TRALI事件相关献血者的含血浆成分血。TRALI的死亡率较高，但存活者一般能够完全恢复。

（五）预防

涉及TRALI事件的献血者以后均不能再提供单采血小板或血浆，尽可能不提供全血。多产次女性极有可能已形成HLA抗体。采用男性献血者、未妊娠过的女性献血者或HLA抗体呈阴性者的高血浆量成分血（血浆、血小板、全血），可降低TRALI发生率。

四、输血相关循环超负荷

输血相关循环超负荷（transfusion associated circulatory overload，TACO），指输血结束后12h内出现呼吸窘迫、肺水肿、脑钠肽（brain natriuretic peptide，BNP）或N端-脑钠肽前体（N-terminal proBNP，NT-proBNP）升高和其他不明原因的中心静脉压升高等。其中，肺水肿的主要原因是容量过多或循环超负荷。TACO常见于短期输注大量成分血的患者，或有心血管或肾脏基础疾病的患者。TACO可见于任何个体及输注任何成分血时。

（一）病因与发病机制

TACO是一种循环容量超负荷，可见于任何个体及输注任何成分血时，如红细胞、血小板及血浆成分［如新鲜冰冻血浆（fresh frozen plasma，FFP）和冷沉淀］。但TACO风险与输注容量有关，因此输注冷沉淀时TACO发生率低于输注FFP时。患者的危险因素包括既存心功能不全，可能包括既存肾功能不全，此外还有体型瘦小、低体重、低龄（<3岁）、高龄（>60岁）和低白蛋白血症。

（二）临床表现

TACO 的典型表现包括：心力衰竭患者在输血时出现呼吸窘迫如呼吸困难、端坐呼吸，特别是 ICU 患者且在液体正平衡时易发。TACO 严重程度不一，轻则表现为轻度呼吸困难，重则为急性呼吸失代偿。头痛较常见，癫痫发作也有报道。症状通常发生在成分血基本输完或输注多个单位后，最晚于输注完成后 12h 内发生。此外，可见缺氧、高血压、心动过速、脉压增宽和颈静脉怒张等。心脏可能闻及 S3 心音，肺部可能闻及啰音或哮鸣音。

（三）诊断与鉴别诊断

如果患者输血过程中或输血后发生呼吸窘迫、缺氧或高血压，就应怀疑 TACO。体格检查应侧重于评估心血管和肺部，以及评估有无呼吸困难的其他可能原因。由于缺乏明确的实验室诊断依据，故需根据临床出现以下症状和体征时应考虑 TACO：①急性呼吸窘迫、呼吸困难或呼吸过速；②心动过速；③血压升高；④急性或加重的肺水肿；⑤液体正平衡的证据。

鉴别诊断主要包括其他输血不良反应和心、肺疾病。TRALI 是在 TACO 鉴别诊断时最常考虑的输血不良反应，但其他输血不良反应也可能引起类似症状。TRALI 特征为呼吸窘迫、缺氧和 X 线胸片示双肺弥漫性浸润。TRALI 患者通常在输血过程中或输血后 6h 内出现症状。TRALI 的风险与输血容量无关。TRALI 可能发生在输血刚开始时，通常伴有低血压、发热和一过性白细胞减少。TRALI 不会引起 NT-proBNP、中心静脉压和肺动脉楔压升高。

（四）治疗

TACO 的治疗与其他原因所致心源性肺水肿相似。一旦高度怀疑 TACO，应停止输血。主要干预措施包括液体动员、辅助供氧和酌情给予辅助通气。

1. 吸氧 低氧血症患者（如 $SpO_2 < 90\%$）应辅助供氧。

2. 液体动员 液体动员是治疗的关键环节，通常需要使用利尿剂。

3. 通气支持 严重 TACO 患者可能需要辅助通气。无创正压通气适用于重度呼吸功能损害者的急性期处理；如果无效，则可能需要气管插管。

4. 恢复输血 TACO 是对输血容量的反应，而不是对特定单位血液所固有的任何特征（抗体、抗原、传染因子或变应原）的反应，因此如果患者不再处于液体过剩状态且仍需要输血，则可以恢复输血。

（五）预防

降低 TACO 风险的策略：避免不必要的输血，只输注所需的单位数量，避免输血速率过快，如限制在 2～2.5ml/(kg·h)，高风险者限制为 1ml/(kg·h)，以及适时给予利尿剂或减少输血量。

五、低血压性输血反应

低血压性输血反应（hypotensive transfusion reaction，HTR）较为罕见，其特征是血压下降，而无其他低血压病因。在输血开始后数分钟内，收缩压下降至少 30mmHg 并可能降至 80mmHg 以下；停止输血后，收缩压恢复到基线水平。

（一）病因与发病机制

HTR 易感因素包括受者使用 ACEI，或通过输注使用带负电荷的去白细胞过滤器过滤血液。其机制可能涉及血管活性激肽，如缓激肽等。

（二）临床表现

输血过程中血压下降，常在输血开始后数分钟内，收缩压或舒张压下降 30mmHg 或更多，其中收缩压可能降至 80mmHg 以下；停止输血后，收缩压又恢复到基线水平。

（三）诊断与鉴别诊断

HTR 是排除性临床诊断，无明确的实验室诊断依据。诊断为原发性低血压性输血反应之前，须排除与低血压相关的其他因素，如 AHTR、TRALI 和脓毒症等。此外，应注意低血压也可能由出血而不是输血不良反应导致。

（四）治疗

HTR 可快速逆转，一般不需要特殊治疗。

（五）预防

尽可能避免在输血或单采前使用 ACEI。

六、输血相关呼吸困难

输血相关性呼吸困难（transfusion associated dyspnea，TAD）是指输血后 24h 内出现的呼吸窘迫，并能够排除过敏反应、TACO 和 TRALI 等。与 TACO 和 TRALI 相比，TAD 是一种更加轻微的呼吸窘迫。

（一）病因与发病机制

尚不明确。

（二）临床表现

输血后 24h 内出现呼吸窘迫。

（三）诊断与鉴别诊断

TAD 主要依赖临床诊断并排除过敏反应、TACO 和 TRALI 等可能引起低血压的情形，主要也应与过敏反应、TACO 和 TRALI 等相鉴别。TAD 尚无特异性的实验室诊断指标。

（四）治疗

TAD 因症状相对轻微，治疗上可参考发生输血不良反应的通用处理，包括：①立即停止输血；②维持开放的静脉通路；③确认是否输注了正确的成分血；④其他必要的临床评估。

（五）预防

因 TAD 发病原因和发病机制尚不明确，故预防 TAD 的发生，应避免或减少不必要的输血。

七、输血后紫癜

输血后紫癜（post-transfusion purpura，PTP）是一种极为罕见的输血不良反应，主要发生于孕期或输血后暴露于血小板抗原后致敏的女性；男女比约为 1:26。PTP 可能是与血小板有关的迟发性输血反应。

（一）病因与发病机制

PTP 可能是与血小板有关的迟发性输血反应，其原因可能是受血者对既往暴露的外源性血小板抗原产生记忆应答，导致抗血小板抗体生成增多。最常见的抗原是 HPA-1a，HPA-1a 阴性的女性可在孕期暴露于胎儿血小板的 HPA-1a 抗原从而致敏；无论是 HPA-1a 阴性的男性还是女性，都可通过既往输血致敏。

（二）临床表现

PTP 患者可表现为重度血小板减少（血小板计数 ≤20 000/μl），足以导致紫癜、瘀点和有临床意义的出血。血小板同种异体抗原引起的 PTP，在输血后 5~10d 发生，而血小板减少常持续数日至数周。抗血小板抗体被动转移引起的血小板减少常在数小时内发生，并在数日内恢复。颅内出血是常见的死亡原因。

（三）诊断与鉴别诊断

如果不明原因的血小板减少患者在前 1~2 周有输血史，应尽量确诊或排除 PTP。如果检测到患者循环中存在与献血者相同的血小板抗原（最常见的是 HPA-1a），且患者自身血小板无该抗原，则可确诊 PTP。

1. 实验室诊断

（1）血常规：血小板计数明显减少，白细胞和红细胞变化不大。

（2）骨髓象：骨髓巨核细胞数量正常或增多。

（3）血小板抗体：可检测到同种抗体。

（4）血小板抗原基因分型，可有助于诊断和血小板配型。

2. 鉴别诊断　PTP 的鉴别诊断包括其他免疫介导的血小板减少，包括 ITP、获得性 TTP 和药物诱导的血小板减少症。

（四）治疗

PTP 的首选治疗方法是大剂量应用静脉注射免疫球蛋白，$400 \sim 500 mg/(kg \cdot d)$，通常连用 5d，重度血小板减少患者可按 $1g/(kg \cdot d)$ 连用 2d，血小板计数回升至 $100 \times 10^9/L$ 通常需要 4d 左右。大剂量糖皮质激素和血浆置换（一般连续 $3 \sim 4d$，每天 $1 \sim 1.5$ 倍患者血浆容量）对某些 PTP 患者有效，但通常需要至少 2 周才能起效，而且有血糖升高和加重感染等副作用。血小板输注仅用于有危及生命的出血患者。上述办法均无效时，可以考虑脾切除治疗。

（五）预防

HPA-1a 阴性的 PTP 患者之后如需输血，应选择来自 HPA-1a 阴性献血者的成分血，或经洗涤去除含 HPA-1a/HPA-1a 阳性血小板的红细胞。在 PTP 急性发作时输注 HPA-1a 阴性血小板通常无效，因为大多数血小板都会被破坏，即使是该抗原阴性的血小板也不能幸免。不过，如果患者在急性发作时需要输血，最好是避免使用 HPA-1a 阳性的成分，这样可以减少免疫原性抗原的暴露。

八、输血相关移植物抗宿主病

输血相关移植物抗宿主病（transfusion associated graft versus host disease，T-GVHD）是一种罕见并发症，可在输血后 $4 \sim 30d$ 发生。临床容易误将这种非特异性症状归因于基础疾病。与 HSCT 相关的 GVHD 不同，T-GVHD 影响受血者骨髓，因此 T-GVHD 几乎总是会致命，治疗十分困难。

（一）病因与发病机制

T-GVHD 由免疫功能正常的供者淋巴活细胞攻击受者的抗原表达组织引起。这种免疫攻击的临床表现为皮肤、肝、胃肠道和骨髓功能障碍。可通过对骨髓的影响来区分 T-GVHD 与移植相关 GVHD。HSCT 受者的骨髓细胞来自供体，所以可免受攻击。因此，HSCT 后很少发生骨髓再生障碍，而骨髓再生障碍为 T-GVHD 患者死亡的主要原因。输血后通常不会发生 T-GVHD，因为供体的淋巴细胞在发动对宿主的攻击前就已被受者的免疫系统破坏。在受者有免疫缺陷或供者和受者存在 HLA 部分匹配的特定配型的情况下，因受者免疫系统无法有效破坏供者淋巴细胞。给予未经辐照的全血、浓缩红细胞、血小板、粒细胞和新鲜非冰冻血浆后可能会发生 T-GVHD。而冰冻的去甘油红细胞、新鲜冰冻血浆或冷沉淀似乎不会诱发 T-GVHD。T-GVHD 患者通常表现为发热和红色斑丘疹，后者通常会进展为泛发性红皮病，在极严重时可进展为中毒性表皮坏死松解症。其他症状包括厌食、呕吐、腹痛、严重腹泻和咳嗽。

免疫缺陷状态会损害输血受者的免疫系统，使之无法破坏输注的成分血中的供者淋巴细胞。在 T-GVHD 中，HLA 部分匹配（如亲属间定向献血时）引起受者的免疫系统未能将供者 T 细胞识别为异己，因此不会产生针对其的免疫应答，但供者 T 细胞将受者组织识别为异己。

（二）临床表现

临床上，发现 T-GVHD 常于输血后 $4 \sim 30d$，但这一免疫过程很可能更早发病。T-GVHD 典型表现是患者皮肤、胃肠道和骨髓受到免疫攻击的相关症状。症状的发生率如下：皮疹 80%；发热 68%；转氨酶升高 66%；全血细胞减少 65%；腹泻 43%；骨髓再生障碍或造血细胞面积减小 40%；肝大 14%。

（三）诊断与鉴别诊断

诊断标准主要包括输血后 2d 至 6 周内出现的一系列临床表现和组织学检查结果。在不考虑其他诊断的情况下，证实存在白细胞嵌合可确诊 T-GVHD。这是指患者的循环中淋巴细胞的 HLA 表型与其组织细胞的 HLA 表型不同。如果可行淋巴细胞 HLA 分型检测（即淋巴细胞数足以进行 HLA 分型时），这通常是诊断 T-GVHD 的创伤性最小的方法。如不可行，则可进行皮肤或其他受累组织的活检。

1. 实验室诊断　可见全血细胞减少（表明存在骨髓抑制）、肝功能异常，以及腹泻所致电解质异常。受累皮肤活检可提示 T-GVHD 诊断，活检的典型发现为基底层空泡形成和组织细胞浸润，后者也可见于骨髓再生障碍。皮肤活检偶尔可发现几乎能确定诊断的表现，即卫星角化不良，其特征为角化不良细胞周围有淋巴细胞。只有发现循环中淋巴细胞的 HLA 表型与宿主组织细胞不同，从而证明其来自供体，才能确定诊断。

2. 鉴别诊断　包括各种严重全身性疾病，如感染、药物反应、肝衰竭、恶性肿瘤、噬血细胞综合征和其他基础疾病。

（四）治疗

除了 HSCT，T-GVHD 没有其他有效治疗手段，但很少能进行 HSCT，因为通常没有充足时间来找到合适的供者、检测其是否适合捐赠，以及获取足够的 HSCT 用于移植。某些情况下，免疫抑制治疗可有效减轻病情。一旦确诊或强烈怀疑 T-GVHD，应在具有 HSCT 相关 GVHD 治疗经验医师的直接指导下或经其密切会诊后进行治疗。及早识别可为给予支持治疗或免疫抑制治疗争取更多时间，也有利于识别潜在 HSCT 供者。

（五）预防

鉴于目前尚无有效治疗，所以预防最为重要。将含淋巴细胞的成分暴露于 γ 射线进行辐照，可使输注的淋巴细胞失活，预防效果最佳。如果患者为免疫抑制、已接受 HSCT、要接受亲缘供者的成分血或接受 HLA 相匹配的血小板，则应进行血液辐照。去白细胞处理的血液不能替代辐照血液。

九、其他输血不良反应

（一）含铁血黄素沉着症

含铁血黄素沉着症（hemosiderosis）是指含铁血黄素的铁沉积物过量积聚在组织内。肺和肾是含铁血黄素沉着症的常见发病部位。发病机制可能由遗传性血色素沉积症（铁代谢异常的遗传性疾病）引起，或继发性血色素沉积症引起，后者为由于铁摄入或吸收过多，或反复输血导致的获得性疾病。含铁血黄素沉着症可能是出血直接渗入组织，然后分解红细胞并释放铁到组织中；血管内溶血导致铁释放到血液中，然后随着肾脏过滤血液中的废物，铁会在肾内积聚。铁沉积可能会导致器官受损，受损程度取决于铁在器官内的沉积量。

含铁血黄素沉着症的首选治疗方法是放血，可能需要定期抽血来清除多余的铁。对于拒绝放血的人，可以使用螯合药物。铁螯合剂治疗也适用于有心脏并发症和其他禁忌证的人但却需要长期反复输血的患者。

（二）高钾血症

血液长期储存或辐照可导致钾外漏，婴儿及肾功能损害患者输血后可能发生高钾血症（hyperkalemia）。输注红细胞存在的游离 K^+，随着红细胞的复温很快被泵回细胞内。因此，当长期储存的红细胞大量快速直接输注至体循环中时才可能导致高钾血症的发生。输注相对新鲜的红细胞或在输注前通过洗涤去除细胞外的钾可减少或避免高钾血症的发生。

（三）未归类的输血并发症

1. 输血相关免疫调节（transfusion related immune modulation，TRIM） 是指异体输血引起的炎症反应和免疫抑制反应，可能导致肿瘤复发率和术后感染风险的增加。TRIM 包括抗原特异性反应与抗原非特异性反应。抗原特异性反应通过调节 B 细胞和 T 细胞对人类白细胞抗原（HLA）产生耐受，或增加抗独特性抗体的产生来完成。抗原非特异性反应是通过降低巨噬细胞功能，降低 CD4/CD8 比例，降低 NK 细胞活力，削弱免疫监视，促进肿瘤细胞的增殖和播散。输注异体血（红细胞、血小板、新鲜冰冻血浆）都会给细胞带来炎症压力，这种炎症的强弱程度与库存血库存时间成正比。

2. 低体温（hypothermia） 是指快速输注多个单位的冷藏血液可能使机体温度突然降低，甚至导致心律失常。对于一个体重 70kg 的成人，输注 6U 的 4℃红细胞可以使体温降低约 1℃。这种失热和开腹或与其他体腔开放相关的蒸发失热相叠加，而蒸发失热本身就能够在 40min 内使核心温度降低约 1℃。因此，10U 的冷藏成分血及 1h 的手术能够导致核心温度下降 3℃，并导致体温过低性凝血异常。因此，在输注超过 3U 成分血的情况下，应该采用专用血液加温器将成分血加温接近体温。

3. 枸橼酸盐中毒 因为血液通过枸橼酸盐来抗凝，大量输血会造成枸橼酸盐的大量输入，进而导致代谢性碱中毒和低钙血症等枸橼酸盐中毒（citrate toxicity）症状。减慢输血或适当补充钙剂可以减轻或避免枸橼酸盐中毒，特别是对于肝病或缺血诱导的肝功能障碍的患者。同时，在大量输血过程中，应该监测血浆离子钙浓度，如果发生低离子钙血症，则应补充氯化钙或葡萄糖酸钙。

4. 电解质紊乱（electrolyte disturbance） 指大量输入库存血液导致的低钙血症和高钾血症，与血液中添加的抗凝剂（枸橼酸盐与血中钙离子形成可溶性螯合物）、血液储存和辐照导致的钾离子释放有关。详见本节"高钾血症"和"枸橼酸盐中毒"。

5. 栓塞 输血相关的栓塞（embolism）常发生于大量输血过程中，一般为空气栓塞。主要症状包括咳嗽、呼吸困难、胸痛和休克。空气栓塞与术中和围手术期血液回收系统有关，该系统允许空气进入血袋。对于成人来说，空气栓塞的最小致死量约为 100ml。如果开放系统中的血液在一定压力下注入，或者在更换容器或血液给药装置时空气进入中心导管，就可能发生空气栓塞。如怀疑为空气栓塞，应将患者置于左侧卧位，头部朝下，以置换肺动脉瓣内的气泡。然而，正确使用和检查输液泵、血液回收设备或单采设备，以及管路接头仍然是防止这种并发症的关键。

6. 小儿代谢紊乱 小儿体重轻，红细胞输注可导致代谢紊乱，包括：①低钙血症或低血糖，由保存液中的枸橼酸盐输注导致。新生儿尤其易发生这一并发症风险。②高钾血症，见于接受大量血液（如换血疗法或大量输血）或快速输注经辐照血液（辐照会增加细胞内钾离子漏出）的患者。儿童经中心导管输注大量血液，如换血疗法或大量输血时，尤其存在高钾血症风险。③在大量输血的新生儿中，甘露醇（保存液的成分之一）有临床意义的蓄积可导致渗透性利尿。④在大量输血的新生儿中，腺嘌呤（保存液的成分之一）有临床意义的蓄积可导致肾毒性。

知识拓展

1. 国家卫生行业标准 WS/T 624—2018《输血反应分类》中包括的输血反应有哪些？
2. 儿童输血时发生的不良反应与成人有哪些区别？

（周华友 刘持翔）

第十二章 输血传播性疾病

输血传播性不良反应是一大类输血不良反应，病原体通过输血进入到受血者体内并引起相应的感染或疾病，又称为输血传播感染（transfusion-transmitted infection；TTI）或输血传播性疾病（transfusion-transmitted infectious disease；TTID）。但输血传播性疾病是否真正发生，还取决于包括疾病的流行状况、输入病原体的载量和感染力、受血者的免疫状态、血液筛查技术及病原体标志物的选择等在内的诸多因素。本章主要介绍输血传播性疾病的预防和评估。

第一节 输血传播性疾病的种类和特点

自 1911 年首次发现输血可传播梅毒，1981 年发现艾滋病及 1982 年发现艾滋病病毒，并随后证实该病毒可以经输血传播，为此 TTID 得到了国际社会长期广泛关注。2009 年，美国血库协会（American Association of Blood Banks，AABB）公布了一份与 TTID 相关的病原体目录，其中列出 68 种病原体已被列为经证实或怀疑与 TTI 有关，这些病原体大多为虫媒传播或引起人畜共患病。

一、输血传播性疾病的种类

目前，可经输血传播的病原体几乎涵盖了朊病毒（prions，Prp）、病毒（viruses）、细菌（bacteria）、立克次体（rickettsia）、螺旋体、寄生虫和原生动物（protozoa）等多种病原微生物。主要病原体如下：①朊病毒：克-雅病（vCJD）和新克-雅病（nvCJD）。②肝炎病毒：包括乙型肝炎病毒（hepatitis B virus，HBV）、丙型肝炎病毒（HCV）、丁型肝炎病毒（HDV）、戊型肝炎病毒（HEV）、庚型肝炎病毒（HGV）。③逆转录病毒：包括人类免疫缺陷病毒（也称艾滋病病毒，HIV）、人类嗜 T 淋巴细胞病毒（HTLV）、西尼罗病毒（WNV）、禽流感病毒（H5N1）等。④疱疹病毒（herpes virus）：包括 EB 病毒（EBV）、巨细胞病毒（CMV）、人类疱疹病毒 6/8（HHV-6/8）等。⑤人类微小病毒 B19（human parvovirus B19，HPV B19）。⑥寄生虫：所有生活史中进入血液的寄生虫皆会威胁血液安全，如疟原虫、利什曼原虫、弓形虫、南美锥虫、巴贝西虫等。⑦梅毒螺旋体（*Treponema pallidum*，TP）。⑧污染血液的各类细菌等。

二、新发传染病对输血安全的影响

经过近 30 年的努力，乙型肝炎病毒（HBV）、丙型肝炎病毒（HCV）、梅毒螺旋体（TP）、人类免疫缺陷病毒（HIV）等可经输血传播感染的风险已经很低，血液安全得到极大的提高。相对于 HBV、HCV 和 HIV 这些已经充分认识和有效预防的传染病，近年寨卡热（Zika fever）、埃博拉出血热（EHF）、严重急性呼吸综合征（SARS）、中东呼吸综合征（MERS）等新发传染病（emerging infectious disease，EID）的暴发流行，对血液供应和血液安全构成新的威胁。

EID 是指过去 20 年在人群中新出现的或新认识到的，或者过去已经存在于人群中，但其发病率突然增加或地域分布突然扩大，造成地域性或国际性公共卫生问题的传染性疾病。EID 对输血的影响主要体现在血液供应和血液安全两个方面。一方面，EID 暴发流行时，对血液的正常供应将产生影响；另一方面，由于对 EID 经输血传播的风险发现和认识不足，对血液安全构成的威胁。

由于 EID 涉及病原体种类多，涵盖朊病毒、病毒、细菌、立克次体、螺旋体、衣原体、支原体、寄生虫等。其中病毒类 EID 占比例最大，新发寄生虫类传染病也占有相当的比重。EID 传播途径多样、感染方式多样。对其流行规律尚不了解，影响初期防控。另外，人群普遍缺乏对 EID 的免疫力，极易暴发流行。EID 临床表现与已知传染病有所不同，没有借鉴经验，较难以发现；如果表现类似，又难以识别发现及诊断困难。EID 流行早期缺乏有效的检测方法和试剂，对于诊断造成一定难度。缺乏特异有效治疗手段及方法。常常 EID 病原体变异较大，给预防带来困难。对 EID 的监测和风险评估以及区域性、时限性 TTID 的干预措施，也成为目前 TTID 预防的重点之一。

近年蚊媒传播的 EID 病原体得到重视，特别是西尼罗病毒（WNV）、寨卡病毒（ZIKV）和登革病毒（DENV）等。WNV 和 ZIKV 感染的献血者通常为无症状（在寨卡热中高达 80% 感染者没有任何症状），这意味着献血前的健康检查可能无法确定有风险的献血者。因此，对血液安全构成极大威胁。WNV 由库蚊传播，感染后表现为脑炎症状，曾在美国暴发流行。2002 年，美国共有 23 宗输血传播 WNV 个案报道，这种病毒现在看来是美国的地方病，每年都有人感染和患病。ZIKV 通过伊蚊传播，受孕期间感染可能使出生婴儿患小头症，成人和儿童感染 ZIKV 可能面临罹患神经系统并发症的更大风险，这包括吉兰-巴雷综合征、神经疾病和脊髓炎，多发现在美洲。DENV 通过埃及伊蚊传播，全世界有 128 个国家的 39 亿人面临 DENV 感染风险，并导致 DENV 通过输血传播的风险一直存在。

三、输血传播性疾病的特点

（一）输血传播病原体传染传播途径

目前发现的 TTID 可以经血液、粪—口、空气、接触等多种途径传播。因此，控制献血人群各类 TTID 的流行率和新感染率，切断输血传播的途径是目前预防 TTID 最根本的任务之一。以蜱媒传染病传播对血液安全构成的威胁为例，蜱媒病原体能够通过输血传播疾病，主要是满足许多传播的先决条件。首先，在活动性感染期间，多种蜱媒病原体存在外周血中。其次，大多数蜱媒病原体能够在血液加工处理过程（如白细胞滤除、血液辐射等）和储存条件（如 4℃）下存活。最后，一旦将蜱媒病原体输入受血者体内，能够造成感染（如莱姆病螺旋体、科罗拉多蜱热病毒、立克次体等）。

（二）TTID 传播效率

传染性病原体传播的效率主要受传播途径、进入体内数量、被感染者的清除能力等因素影响。携带病原体血液如果通过输血进入受血者体内，会导致病原体直接进入血液循环，而且由于血液一般一次输注量最少 200ml，因此输入量相比其他的传播途径大得多。因此，输血传播的效率通常最高，如单次输血传染 HIV 的概率大于 90%，而男同性恋单次暴露传染 HIV 的概率只有 1%。

（三）TTID 临床特点和危害

经输血传播的病原体，由于一次性输入数量较大，并且直接进入人体血液循环，一般具有潜伏期短，有些急性感染的临床症状不明显等特点。如输血传播 HBV 的潜伏期约 14～18d，通常无明显临床症状，比较隐秘。由于 TTID 传播效率较高，所以输血传播疾病的危害性和后果通常比较严重。这始终是输血安全关注的重点。

（四）TTID 的鉴定

输血后的患者，如果出现传染病阳转的情况，如何确定是否由输血导致，通常通过血液溯源系统确定供血者，在进行流行病学调查的前提下，借助病原体标志物检测，生物学检测技术，如测序同源性分析，分型等手段，确定受血者是否是 TTID。

（邱 艳）

第二节 输血传播性疾病的预防策略

预防输血传播性疾病的主要策略：①采供血机构依法建立质量管理体系，对采供血全过程进行质量控制（GMP-GLP-GDP）。②维持固定献血人群，扩大重复献血者比例，通过献血者评估，排除高危献血者，从低危人群中采集血液。③制订合理、经济、有效和可行的血液筛查策略对献血者和血液进行筛查。④制定献血者在任何时候均可退出献血程序，为献血者表明自身血液不宜用于临床提供便利。例如，建立献血后保密性弃血机制。⑤针对本地区输血传播性疾病，包括新发、再发传染病的监测和评估。⑥研制和使用新的减少病原体传播的成分血。⑦合理的临床用血，包括自体血回输的患者血液管理等，尽可能避免暴露异体血。

一、献血者献血前的评估和选择

献血者传染病筛查包括献血前问卷调查和献血后血液筛查。献血前的健康征询是提高成分血安全性的第一道防线。通过一系列问题的征询进行筛选，能有效排除可能患有急性或慢性感染的献血者，对血液安全增加了一层保护。在献血知情同意和隐私保密的条件下，让献血者全面了解血液捐献过程；了解合格献血者的要求和输血传染病的风险因素；知道自我评价和自我排除的重要性。有些国家已经使用网上自我征询，自我排除；接受健康征询内容，特别是 HIV 出现后，涉及流行病学调查（疫区旅行）、性行为传播风险等隐私问题；阻止潜在感染风险的人献血，如有肝炎病史、HIV 高危行为者，以降低实验室检测出真阳性的可能，避免采集可传播传染性疾病的血液，降低实验室漏检（即假阴性结果）的风险。

通过征询了解献血者用药情况、近期献血或免疫情况，接受输血、凝血因子使用和移植的情况，可增加 HIV 感染风险的性行为、身体穿刺打孔或文身情况，肝炎暴露史、疫区旅游（如疟疾）史，无医师处方的药物注射，有疟疾、美洲锥虫病、巴贝虫病或克-雅病家族史等 TTID 的风险因子。

由于献血前的征询涉及隐私，献血者存在隐瞒危险行为的可能，因此该方法有其局限性。此外，也存在献血者不知道自己已被感染的情况。因此对献血者血液进行实验室筛查是目前被认为最重要的血液安全干预措施。

二、献血者的血液筛查

对血液进行输血传播性疾病筛查是保障输血安全最重要的技术手段。世界卫生组织（WHO）一直倡导对所有血液都应根据需要进行 HBV、HCV、HIV 和 TP 等的筛查。WHO 建议地区性流行的疟疾和人类嗜 T 淋巴细胞病毒（HTLV）也应开展检测。不同国家根据各自的传染病流行情况制定了不同的 TTI 筛查策略，目前我国采供血机构对 HBV、HCV、HIV 和 TP 进行筛查。有些国家地区对西尼罗病毒、埃博拉病毒和寨卡病毒进行核酸检测（NAT）筛查。是否开展某个输血传染病的检测，取决其在人群的流行率和感染后造成的后果。

案例 12-2-1

献血者，男，45 岁，工人。至某血站献血，无既往献血史。经献血者健康检查，包括健康征询、一般检查、献血前检测，献血前检测项目包括血红蛋白（Hb）、谷丙转氨酶（ALT）、乙型肝炎表面抗原（HBsAg）（胶体金法）和 ABO 血型，检查结果为符合献血条件。该献血者的血液标本经血站筛查实验室检测，最终检验结论为不合格。

项目全称	项目简写	单项检验结论	检测方法
谷丙转氨酶	ALT	合格	速率法
乙型肝炎表面抗原	HBsAg	无反应性	ELISA
乙型肝炎病毒核酸	HBV-DNA	反应性	PCR
丙型肝炎病毒抗体	抗 HCV	无反应性	ELISA
丙型肝炎病毒核酸	HCV-RNA	无反应性	PCR

续表

项目全称	项目简写	单项检验结论	检测方法
人类免疫缺陷病毒 1+2 型抗体和 p24 抗原	HIV Ag/Ab1+2	无反应性	ELISA
人类免疫缺陷病毒核酸	HIV-RNA	无反应性	PCR
梅毒螺旋体特异性抗体	抗 TP	无反应性	ELISA

该献血者收到血站信息通知"您于××××年××月××日捐献的血液经检测不适合临床使用，您今后不宜再参加献血"后，前往某医院进行相关项目检查，其中乙型肝炎病毒标志物检测结果为：乙型肝炎表面抗原（HBsAg）阴性、乙型肝炎表面抗体（HBsAb）阴性、乙型肝炎 e 抗原（HBeAg）阴性、乙型肝炎 e 抗体（HBeAb）阴性、乙型肝炎核心抗体（HBcAb）阳性、乙型肝炎病毒核酸（HBV-DNA）阴性。

注：①血液筛查试验结果判定：在血液筛查试验中，按照试剂说明书的结果判定要求判定结果——反应（reactive，R）或无反应（non-reactive，NR）。②临床诊断试验结果判定：在临床诊断试验中，按照试剂说明书的结果判断要求判定结果——阳性（positive，P）或阴性（negative，N）。

问题：

1. 乙型肝炎表面抗原（HBsAg）、乙型肝炎病毒核酸（HBV-DNA）均为乙型肝炎病毒标志物，该献血者在血站筛查实验室检测为 HBsAg 无反应性、HBV-DNA 反应性，可能导致该结果的情况有哪些？

2. 结合该献血者前往医院做相关检查的结果来看，属于哪一类情况？

3. 血站筛查实验室检测 HBV-DNA 为反应性，医院检测 HBV-DNA 为阴性，导致相同项目检测结果不同的原因是什么？

---- **案例 12-2-1 问题导航** ----

1. HBV 的血清学免疫检测指标主要有哪些？各有哪些特点？

2. HBV-DNA 定性检测主要应用于哪些情况？

（一）血液筛查标志物

采用哪个检测标志物，取决于标志物的有效性、是否有成熟的检测方法和可及的试剂，血液检测的标志物和要求随着流行病学的改变而不断发生着改变。

1. 乙型肝炎病毒标志物检测　乙型肝炎病毒（HBV）属于嗜肝 DNA 病毒科。HBV 感染者血液中有 3 种形态颗粒，即完整的病毒颗粒（Dane 颗粒）、球形颗粒、管形颗粒。其中以球形颗粒含量最高。Dane 颗粒有双层脂蛋白外膜与由核壳蛋白包裹双链 DNA 分子的核心。球形和管形颗粒则只含病毒外壳蛋白即乙型肝炎表面抗原（hepatitis B surface antigen，HBsAg），Dane 颗粒还有乙型肝炎核心抗原（hepatitis B core antigen，HBcAg）。

HBV 的血清学免疫检测指标主要包括 HBsAg、乙型肝炎表面抗体（hepatitis B surface antibody，HBsAb）、乙型肝炎 e 抗原（hepatitis B e antigen，HBeAg）、乙型肝炎 e 抗体（hepatitis B e antibody，HBeAb）、乙型肝炎核心抗体（hepatitis B core antibody，HBcAb）IgG、HBcAb-IgM 以及乙肝病毒前 S1 抗原（pre-S1）、前 S2 抗原（pre-S2）。

输血相关乙型肝炎病毒标志物筛查项目为 HBsAg、乙型肝炎病毒核酸（hepatitis B virus deoxyribonucleic acid，HBV-DNA）。

2. 丙型肝炎病毒标志物检测　输血相关丙型肝炎病毒标志物筛查项目有丙型肝炎病毒抗体（antibody to hepatitis C virus，抗-HCV）或丙型肝炎病毒抗原-抗体（hepatitis C virus antigen and antibody，HCV Ag-Ab）、丙型肝炎病毒核酸（hepatitis C virus ribonucleic acid，HCV-RNA）。

3. 梅毒螺旋体标志物检测　输血相关梅毒螺旋体标志物筛查项目为梅毒螺旋体特异性抗体（抗-TP）。

4. 人类免疫缺陷病毒标志物检测　输血相关人类免疫缺陷病毒标志物筛查项目为人类免疫缺陷病毒1型和2型抗体［antibody to human immunodeficiency virus type 1 and 2，抗-HIV（1+2）］、人类免疫缺陷病毒抗原抗体［HIV Ag/Ab（1+2）］、人类免疫缺陷病毒核酸（human immunodeficiency virus ribonucleic acid，HIV-RNA］。

5. 人类嗜T淋巴细胞病毒标志物检测　输血相关人类嗜T淋巴细胞病毒标志物检测项目为人类嗜T淋巴细胞病毒1型和2型抗体［antibody human T-lymphotropic virus type 1 and 2，抗-HTLV（1+2）］、人类嗜T淋巴细胞病毒核酸（human T-lymphotropic virus ribonucleic acid，HTLV-RNA）。其中抗-HTLV（1+2）项目是国家和省级卫生健康行政部门规定的地方性、时限性输血传播性疾病标志物。

（二）血液筛查常用实验室检测方法

主要有免疫过滤层析试验（胶体金试纸条）法（immunofiltration chromatography assay，IFCA）、

酶联免疫吸附试验（enzyme-linked immunosorbent assay，ELISA）、化学发光免疫测定（chemiluminescent immunoassay，CLIA）、HBsAg中和试验（neutralization test，NT）、明胶颗粒凝集试验（treponema pallidum particle assay，TPPA）。其中IFCA是献血前筛查方法，ELISA、CLIA是献血者血液标本检测方法，HBsAg NT和TPPA是确证试验。

案例 12-2-1 分析

1. 排除检测过程中各种原因造成的假阴性或假阳性结果，可能的情况如下。

（1）HBV感染窗口期，乙型肝炎病毒核酸检测可将检测窗口期从检测乙型肝炎表面抗原时的45～56d缩短为36～47d，在最初感染期可能存在较短时间HBsAg无反应性、HBV-DNA反应性结果，而此时HBV病毒复制活跃。

（2）隐匿性HBV感染，产生隐匿性HBV感染的原因如下。

1）病毒方面：①HBV保持极低水平复制。②HBV基因变异，HBV基因变异尤其是S区及前S区变异。可影响HBV蛋白的表达，导致HBsAg阴性，或者引起抗原表位构相变化，影响抗原-抗体反应，导致试剂难以检测。③HBsAg分泌障碍。④HBV整合到宿主染色体中。⑤外周血单个核细胞感染HBV。⑥受其他病毒感染的干扰，与其他嗜肝性病毒重叠感染。可相互影响导致HBV复制受到限制而呈低水平。

2）宿主及相关因素：宿主免疫应答异常或感染的时间长也是HBV隐匿性感染一个因素。一般认为，细胞免疫介导免疫应答是终止HBV的主要机制。但在机体免疫功能低下或免疫耐受状态下，可能无法清除低水平病毒而出现隐匿性HBV感染。

2. 该献血者在医院的检查结果显示HBcAb阳性，HBcAb在乙型肝炎急性感染、慢性感染中均会出现，而且持续时间长。HBcAb-IgM是新近感染和病毒复制的标志，急性期后可慢慢消失，而HBcAb-IgG则可能一直持续存在。在隐匿性乙肝中有80%为HBcAb阳性，其中一半伴有HBsAb阳性。所以综合血站筛查实验室的结果示HBsAg无反应性、HBV-DNA反应性，以及医院结果HBcAb阳性，该献血者最可能属于隐匿性HBV感染。

3. 该献血者可能为隐匿性HBV感染。隐匿性HBV感染的特点之一为病毒复制保持低水平，血站核酸检测试剂作为输血相关传染病标志物的筛查试剂，其灵敏度较高，至少达到5U/ml；而医院核酸检测试剂通常为核酸定量检测试剂，用于抗病毒药物疗效的监测，其灵敏度较血站筛查试剂低，所以未能检测到低水平的HBV-DNA浓度。

第三节 输血传播性疾病的评估

多种病原体可通过输血传播,虽然我国血站目前已使用血清学和核酸检测(nucleic acid testing, NAT)技术大大降低了 HBV、HCV、HIV 等病毒经血传播的风险,但由于检测方法窗口期、检测试剂灵敏度、病毒变异、隐匿性 HBV 感染(occult hepatitis B infection, OBI)等原因,尚不能完全避免病原体经血液传播的残余风险。因此,输血传播性疾病残余风险评估不仅能验证这些检测技术及策略可靠性,还能进一步发现当前检测技术及策略存在的问题和技术改进的空间,为进一步提高血液安全性提供理论依据和研究方向。

目前评估残余风险的方法主要有以下 3 种。

1. 回顾病例调查法 是通过调查输血传播病原体的受血者,从而评估该病原体的输血传播残余风险。这种方法适用于评估献血人群中流行率较高的输血相关病原体的残余风险,结果较为可靠。但是对于流行率较低的病原体尤其是罕见传染性疾病,如变异型克-雅病,较难发现通过输血感染病例,同时由于漏检和漏报,发病率可能会被低估,因此该方法在输血传染性风险评估中较少使用。

2. 列队研究法 是通过在输血前和输血后一段时间内,间隔采集受血者的血液标本来监测是否有输血传播病原体感染。该方法在小范围内容易获得准确数据,20 世纪 70 年代以来,美国建立标本库收集大量受血者标本,以发现血清转换者,从而计算经输血传播这些病原体的残余风险。但是随着检测试剂灵敏度的提高、筛查策略的优化,输血残余风险已大大降低,使用队列研究法需要采集的标本量大大增加,增加了操作困难,因此目前该方法也已较少使用。

3. 数学模型法 是通过设定合理假设建立数学模型,从而计算残余风险的方法。由于数学模式法不需要采集和检测大量的标本,可通过已有数据进行评估,操作较回顾病例调查法和列队研究法简单快捷,因此是近些年来评估输血传播病原体残余风险的主要方法。本章节主要就数学模型法计算 HIV、HCV、HBV 经血传播残余风险做一介绍。

案例 12-3-1

抗 HCV ELISA 方法筛查 HCV

某血站在××××年××月××日至××××年××月××日(1 年),使用 ELISA 方法进行抗 HCV 血液筛查,筛查反应性的,使用 RIBA 做确证试验。其间共有 49 660 名重复献血者,共捐献 100 313 袋血液;其中 45 例献血者被检测出抗-HCV 阳性(RIBA)。11 452 名初次献血者,共捐献 11 452 袋血液;其中 89 例献血者被检测出抗-HCV 阳性(RIBA)。

问题:

1 年观察期内,所有献血者捐献的血液处于窗口期的预期数量和总的残余风险分别是多少?

案例 12-3-1 问题导航

1. 何谓诊断窗口期?诊断窗口期由哪几个阶段组成?
2. 目前评估输血传播病原体残余风险的方法主要有几种?主要方法是什么?

一、残余风险的来源

血液或成分血中 HIV、HBV、HCV 残余风险最主要的来源是从感染了其中一种血源性病毒的无症状病毒血症献血者采集了血液，而不能通过常规筛查检测出来。如果成分血没有被病原体灭活，这种未被发现病毒的血液可能会将感染传播给受血者。献血者未检测到病毒感染可能是检测失败或者献血者处于诊断窗口期所致。

诊断窗口期（diagnostic window period，DWP）：从感染到被感染者的血液标本在该感染标志物（如特定的抗原或抗体）的诊断或筛查检测中首次产生阳性结果的时间间隔；在残余风险的背景下，通常被简称为"诊断窗口期"或"窗口期"（window periods，WP）。诊断窗口期由两个阶段组成：第一个阶段是病毒在目标组织中复制而不存在于外周血中，称为隐蔽期；隐蔽期之后是病毒浓度在血液中呈指数级增加的上升阶段（即病毒血症阶段）。在诊断窗口期病毒血症阶段（viraemic phase of the diagnostic window period，vDWP）（存在潜在感染的窗口期）捐献的血液或成分血可能会将感染传播给受血者。

世界卫生组织（WHO）《关于通过细胞成分血和血浆感染 HIV、HBV 或 HCV 的残余风险评估的指南》中对 HIV、HBV 和 HCV 不同检测方法的 vDWP 见表 12-3-1。

表 12-3-1　世界卫生组织（WHO）发布的不同检测方法的 vDWP　　　　　（单位：d）

检测方法	HIV	HBV	HCV
核酸单人份检测	8	27	5
核酸 16 人份混合检测	11	37	7
酶免/化学发光抗原检测	14	42	9
酶免/化学发光抗原抗体联合检测	16	–	38
酶免/化学发光抗体检测	21	–	60
抗原快速检测	–	55	–
抗原抗体联合快速检测	20	–	–
抗体快速检测	28	–	80

二、血液筛查反应献血者样本的确证试验

残余风险的估计依赖于筛查试验真阳性结果。抗体或抗原试验为初步反应性结果的样本，应用同一试剂进行重复检验。即使常规筛查试验为重复反应性，样本仍应通过确证试验（如抗HIV1+2 的 WB、抗 HCV RIBA 和 HBsAg 中和试验）或另一种针对相同标志物但设计不同的筛查或诊断试验。NAT 结果应该通过对另一个独立的同源样本检测，来排除样本污染和（或）通过重复检测来克服低浓度分析物的潜在泊松分布效应。对献血者的跟踪随访可以进一步帮助鉴别假阳性和真阳性检测结果。

只有随后确证为真阳性的反应性筛查试验结果才能用于残余风险评估。如果不执行确证检测，基于反应性测试结果的残余风险估计结果可能会大大高于实际风险。

三、献血者人群的病毒流行病学分析

献血者人群包括初次献血者和重复献血者（曾经检测结果为阴性的献血者再次献血）。

初次献血者的阳性筛查结果可能表明感染发生在很久以前（既往感染）或最近（近期感染），初次献血者中既往感染比较容易通过高质量的筛查实验检测出来，而不会发生检测失败。相比之下，近期感染是窗口期感染残余风险的主要来源。如何区分既往感染还是近期感染需要更深入地

分析，最近发生感染的献血者可能通过单 NAT 阳性或单抗原阳性的结果进行甄别。此外，对抗体阳性的献血者可以通过改良的抗体分析来确定抗体的亲和力，由于抗体的亲和力随着体液免疫反应的成熟而增加，因此有可能区分近期感染（低亲和力抗体）的初次献血者与过去（既往）感染（高亲和力抗体）的初次献血者，从而确定该亚群（初次献血者人群）感染的具体发生率。如果上述调查的结果不适用于特定的初次献血者人群，那么这些献血者的感染发生率可通过应用校正因子从重复献血者人群的发病率得出。许多关于不同献血者人群中 HIV、HBV 和 HCV 感染的科学研究，调查了初次献血者与重复献血者的发病率，尽管其中一些研究结果表明初次献血者的近期感染与相应重复献血者相比要高出 2~3 倍，但其他研究并未发现初次献血者人群与重复献血者人群之间存在差异。在缺乏初次献血者人群发病率数据的情况下，可通过假设与同一血站相应重复献血者人群比较高出 3 倍计算，该计算倍数称为初次献血者发病率的校正因子。在一些血站，如果在首次献血之前例行血源性感染检测，那么首次献血者发病率及相应校正因子可不必计算。

对于重复献血者，任何确认的阳性筛查结果都表明有新的感染，这很可能发生在两次献血间隔（interdonation interval，IDI）时，两次献血间隔定义为最近一次献血（在新的感染情况发生后检测结果为阳性）和上一次献血（检测结果为阴性）之间的时间段。然而，也有可能先前一次献血的阴性检测结果是在诊断窗口期检测的，这种可能性相对概率取决于 IDI 的长度，较短的献血间隔增加了献血者在诊断窗口期、病毒血症期献血的可能性，在筛查检测中呈阴性结果。

四、评估残余风险的数学模型

（一）发病率计算

重复献血者新感染率（发病率）定义为 NAT 转化数或血清转化数除以研究期间所有献血者观察的总人数（1 年内）。在 WHO 指南中，每次献血的发病率和残余风险的评估是根据 1 个自然年（365d）内重复献血者人群的数据得出的。发病率的计算方法是将新感染的重复献血者的数量除以重复献血者的总数，通常以每 10 万个重复献血者中新感染病例数为计。这种简化方法假设每位重复献血者在自然年中被观察了 1 年，即每位献血者的观察期被平均为 1 人·年。在发病率较低的地区，阳性献血者的数量可能表现出明显的逐年变化，对于这种情况，可以选择更长的周期来计算残余风险。

发病率（每 10 万·人·年）（1 年观察期）=(1 年内重复献血者检测阳性人数/该 1 年内所有重复献血者总人数)×100 000　　　　　　　　　　　　　　　　　　　　　　　　　（式1）

（二）重复献血者每次献血的残余风险（1 年观察期）

1. 重复献血者每次献血的残余风险涉及两个因素

（1）重复献血者人群中的新感染率（发病率）。

（2）所用检测方法的 vDWP 长度（表 12-3-1）。

每次献血的残余风险（RR）=vDWP×发病率　　　　　　　　　　　　（式2）

RR 通常以每百万次献血来表示，为此以上公式乘以 1 000 000。此公式可直接用于计算重复献血者中 HIV 和 HCV 感染的残余风险；对于 HBV 感染，用这个公式计算的残余风险必须乘以 HBV 发病率的校正因子。

2. 重复献血者 HBV 发病率校正因子计算　

在计算重复献血者 HBV 发病率时，需要乘以一个≥1 的校正因子，这是因为大部分重复献血者在 HBV 感染后，HBV 病毒血症和抗原血症期短暂，会在急性感染期后消失从而无法检测到。献血者感染 HBV 后，95% 的感染是急性感染，而只有 5% 发展为慢性感染，因此需要校正重复献血者的发病率，弥补急性感染后瞬时因 HBV 标志物（HBsAg 或 HBV-DNA）无法检测到而导致的漏检。在重复献血者中急性感染后出现的瞬时 HBsAg 或 HBV-DNA 可检测出的可能性，取决于 IDI 的长度和试验方法灵敏度（其中 HBsAg 检测影响更为突出，假设在急性感染期的感染者未能检测出 HBsAg 的概率为 25%）。

　　重复献血者的献血频率（每个重复献血者的平均捐赠数量）决定了 IDI 的平均长度。平均 IDI（d）可以通过将一个自然年（365d）的观察期除以每个重复捐献者的平均捐赠数量来计算。每种试验方法，瞬时 HBV 标志物（HBsAg 或 HBV-DNA）的平均检出期时长可作为校正的因素，HBV 发病率的校正因子受重复献血者献血间隔和不同检测方法的检出期时长影响。不同检测方法的 HBV 标志物检出期时长如下（表 12-3-2，图 12-3-1）。

表 12-3-2　不同检测方法的 HBV 标志物（HBsAg 或 HBV-DNA）检出期时长　（单位：d）

核酸单人份检测	核酸 16 人份混合检测	HBsAg 酶免/化学检测	HBsAg 快速检测
90	70	60	44

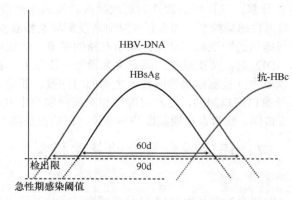

图 12-3-1　不同检测方法检出期时长图

　　HBsAg 检测出的概率（P，%）计算方法如下：

$$P=70\%×（HBsAg 检出期时长/平均重复献血间隔）+5\% \qquad （式 3）$$

　　核酸检测出的概率（P，%）计算方法如下：

$$P=95\%×（核酸检出期时长/平均重复献血间隔）+5\% \qquad （式 4）$$

　　重复献血者 HBV 校正因子为 $100/P$，当 $P \geqslant 100\%$ 时无须进行校正。当评估 HBV 感染的每一次捐赠的 RR，使用公式 2 获得的数据乘以所用该方法校正因子。

　　3. 重复献血者 IDI 校正　上述残余风险基于发病率-窗口期模型，该模型中受感染和未受感染的献血者在实施献血行为的时间和频率上是相同的。然而，在相关研究表明，已经血清转化或 NAT 转化的献血者有时会延迟再次献血，因此其平均 IDI 大于未感染的献血者，从而产生较低的残余风险。数学模型可以反映献血者献血行为的这种差异。对于发病率高的地区，发生血清转化或 NAT 转化的重复献血者 IDI 的调和平均数与未感染的重复献血者的平均 IDI 进行比较。此时，残余风险计算需用 IDI 校正因子 S。

$$S=所有重复献血者平均 IDI/存在血清转化或 NAT 转化的重复献血者调和平均 IDI$$

　　如只发现少数急性感染，建议采用所有重复献血者的平均 IDI。

（三）1 年观察期内，重复献血者捐献的血液处于窗口期的预期数量（N_1）

$$N_1=RR×该 1 年内所有重复献血者捐献的血液总数量 \qquad （式 5）$$

（四）初次献血者每次献血的残余风险（1 年观察期）

　　在缺乏初次献血者人群发病率数据的情况下，可通过假设与同一血站相应重复献血者人群比较高出 3 倍计算，该计算倍数称为初次献血者发病率的校正因子。

$$初次献血者的残余风险（RR）=重复献血者残余风险×3 \qquad （式 6）$$

（五）1 年观察期内，初次献血者捐献的血液处于窗口期的预期数量（N_2）

$$N_2=RR×该 1 年内所有初次献血者捐献的血液总数量 \qquad （式 7）$$

（六）1年观察期内，所有献血者捐献的血液处于窗口期的预期数量（N）和总的残余风险

$$N=N_1+N_2 \qquad\qquad （式8）$$

$$总的残余风险（RR）=N/1年内所有献血者捐献的血液总数量 \qquad （式9）$$

案例 12-3-1 分析

抗-HCV ELISA 方法的诊断窗口期病毒血症期（vDWP）为 60d=0.164 年。

（1）重复献血者的残余风险（RR）（1 年观察期）

RR=vDWP×发病率

=vDWP×(1 年内重复献血者检测阳性的人数/该 1 年内所有重复献血者总人数)

=0.164×45/49 660

=0.00 014 861

=148.61/1 000 000

1 年观察期内，重复献血者捐献的血液处于窗口期的预期数量（N_1）

N_1=0.000 148 61×100 313=14.91

（2）初次献血者的残余风险（RR）（1 年观察期）

RR=重复献血者残余风险×3

=0.000 148 61×3

=0.000 445 83

=445.83/1 000 000

1 年观察期内，初次献血者捐献的血液处于窗口期的预期数量（N_2）

N_2=0.000 445 83×11 452=5.11

（3）1 年观察期内，所有献血者捐献的血液处于窗口期的预期数量和总的残余风险：

N=14.91+5.11=20.02

RR=20.02/(100 313+11 452)=0.000 179 13=179.13/1 000 000

知识拓展

1. WHO《关于通过细胞成分血和血浆感染 HIV、HBV 或 HCV 的残余风险评估的指南》中对 HIV、HBV 和 HCV 不同检测方法的诊断窗口期是多少？

2. 目前评估输血传播病原体残余风险的主要方法——数学模型法主要包括几种模型？每种模型的计算方法是什么？

（林俊杰 周国平）

第十三章 血液安全监测

血液安全监测 Haemovigilance 简称 HV，是血液质量管理的重要工具，是对输血链中所有与血液安全有关的不良反应、不良事件与幸免事件的相关信息进行持续规范地收集、调查、鉴定、分析和报告的过程，以防止其发生或再发生。血液安全监测可以对血液安全进行客观评估和持续改进，确定事件的原因、后果、残余风险和变化趋势，通过早期预警以阻止或预防不良事件的发生或再发生，从而改善决策机制，并通过具有针对性和有效性的教育培训指导输血链中实践的改进，促进血液安全。

第一节 概　述

一、血液安全监测系统

法国于 1992 年建立了第 1 个国家级血液安全监测系统，是由国家主导，并采取强制性报告模式，涵盖范围包括血液安全和流行病学监控，目前已成为该国卫生安全体系的重要组成部分。血液安全监测系统由事件发生地（采供血机构、医疗机构）、地区（行政省、市）和国家三级安全监控系统组成。血液安全监测系统运行模式为：观测者记录事件的相关信息并提交给报告者，观测者一般为医院与血站的工作人员。报告者收集观测者提交的报告，初步整理后提交给汇总者。报告者一般为医院与血站的相关职能部门或 HV 协调员。汇总者对报告者递交的事件信息进行全面汇总、分析，发布研究报告，反馈建议，与其他地区的监测系统进行信息共享，并在必要时发布预警信息。汇总者一般为地区性 HV 工作组或 HV 专员。

血液安全监测系统建立至今已超过 20 年，通过在世界各地不同地区这一系统的建立，已经发现并上报了各类输血相关的风险及潜在问题，包括不良反应、不良事件等，覆盖了血液采集、加工、分配、运输、输注的全过程。血液安全监测系统在全球范围内所取得的成就在于促进了上述事件的规范化记录和原因分析。而最显著的成效则是对于受血者而言，通过血液安全监测系统的建立及努力，现今输血治疗的安全性相比过去得到了显著改善。此外，在血液安全监测系统建立后，有越来越多的输血相关事件被发现，如感染性疾病的传播、献血者相关不良事件、也有以前未被人重视的疾病得到了重视，如输血相关急性肺损伤（transfusion related acute lung injury，TRALI）、输血相关循环超负荷（transfusion related circulatory overload，TACO）、输血相关移植物抗宿主病（transfusion associated graft versus host disease，T-GVHD）等。同时，随着血液安全监测系统的不断完善，各种输血相关风险不断被发现并得到了越来越多的重视，科学安全有效用血水平不断提高，进一步促进了血液安全。

案例 13-1-1

患者，女，32 岁。停经 39^{+6} 周，下腹胀痛 4h。患者平素月经规则，末次月经为 2021 年 8 月 1 日，预产期为 2022 年 5 月 8 日。孕期定期于笔者医院产检，孕期查胎儿颈后透明层厚度（NT）、唐氏综合征、四维、三维、口服葡萄糖耐量试验（OGTT）未见明显异常。入院前 4h 开始出现不规则下腹胀痛，无阴道流液、流血而就诊于笔者医院，急诊拟"先兆临产"收入院。5 月 2 日彩超示：宫内单活胎（孕 39 周、臀位）。

入院后拟行剖宫产术而进行术前常规备血。输血科检测血型为 A 型 RhD 阳性，血型结果

审核前检索孕妇产检血型为 O 型 RhD 阳性。遂通知临床护士重新抽血进行血型鉴定，复查血型为 O 型 RhD 阳性。经与临床护士联系，得知护士在抽血前未在血液标本管上粘贴血型检验条码，抽血后回到护士站与其他患者血液标本一并粘贴血型检验条码致与其他患者血液样本弄混。

问题：

1. 本案例中造成临床护士抽错血的主要原因是什么？

2. 临床护士抽错血对血液安全有何风险，应如何避免再次发生此类不良事件？

---- **案例 13-1-1 问题导航**

1. 血液安全监测系统的作用和意义是什么？

2. 输血不良反应和输血不良事件的区别有哪些？

二、不良反应

1.定义　不良反应是发生于献血者或受血者，与献血或输血具有时序相关性的非期望病理生理作用。

2.献血不良反应

（1）定义：献血不良反应（adverse blood donation reaction），也称为献血相关并发症（complications related to blood donation），是极少数献血者在献血过程中或者献血后出现的穿刺部位局部出血、疼痛、过敏或者全身性血管迷走神经反射。

（2）分类

1）以局部表现为主的不良反应：①以穿刺部位出血为主要表现的不良反应，包括血肿（瘀斑）、刺入动脉、迟发型出血；②以疼痛为主要表现的不良反应，包括神经刺激、神经损伤、肌腱损伤、手臂疼痛；③局部炎症，包括血栓性静脉炎、局部皮肤过敏、局部感染；④血管损伤，包括深静脉血栓形成、动静脉瘘、骨-筋膜室综合征、肱动脉假性动脉瘤。

2）以全身表现为主的不良反应（血管迷走神经反射）：其诱因包括献血者心理生理因素及血容量减少等。多数症状轻微，表现为全身不适、虚弱、面色苍白、出汗、焦虑、眩晕、恶心。少数比较严重，可出现一过性意识丧失（晕厥）、抽搐或大小便失禁。如发生晕厥和跌倒，可导致意外损伤。

3）血液成分单采相关不良反应：详细内容参见第十四章。

3.输血不良反应　详细内容参见第十一章。

三、不良事件

1.定义　不良事件指对血液质量、献血者或受血者的安全，以及相关产品和人员的安全造成或可能造成危害的偏差事件。

2.采供血不良事件　发生于输血链中采供血环节的不良事件，包括献血者健康检查、血液采集、成分血制备、血液检测、血液隔离放行、质量控制、血液保存发放与运输等环节。

3.临床输血不良事件　发生于输血链中临床输血环节的不良事件，包括血液运输、入库及储存、输血前评估及输血申请、血液标本采集、实验室检测、血液发放、运送、暂存、血液输注、输血后处置与评价等环节。

二维码　**案例 13-1-1 问题导航的知识聚焦**

案例 13-1-1 分析

　　1. 本案例中临床护士抽错血属于血液标本采集环节不良事件，主要原因是抽血前未进行患者身份确认。

　　2. 错误采集血液标本造成的患者血型检测、交叉配血结果均不能反映患者真实的免疫学状态，是当前导致输血安全风险的主要输血不良事件之一，亦是导致溶血等严重输血不良反应的重要原因。为避免此类不良事件再次发生，首先在发生不良事件时，应主动报告输血科和医务部门，并由医务部门牵头进行调查、分析，针对可能导致发生不良事件的问题提出相应的整改措施，并通过具有针对性和有效性的教育培训指导输血实践的持续改进，提高早期预警以阻止或预防事件的发生或再发生，促进血液安全。

知识拓展

　　1. 血液安全监测包括哪些内容？
　　2. 血液安全监测体系如何运行？

第二节　献血不良反应的监测

　　绝大多数情况下，献血是安全的，但个别献血者偶尔可能出现轻度献血不良反应，极个别可能出现较严重的献血不良反应。血站医务人员应当对献血不良反应予以早期识别，及时处置，并采取有效措施去除常见的献血不良反应诱发因素，保护献血者的健康。

　　献血不良反应如果发生在献血场所，献血服务工作人员可以通过对献血者的及时观察而发现，并对出现的献血不良反应采取相应的处置措施。但对于离开献血场所后发生的献血不良反应，工作人员无法及时发现并处置，多数是在发生献血不良反应的献血者自行或由周围陪同人员陪同就医后，将信息反馈至血站。

案例 13-2-1

　　采血小分队赴某大学采血，其间发生一例大学生献血不良反应，具体情况如下：学生小龙，男，初次献血。中午 11:30 左右，体检通过后参加献血，捐献全血 200ml。献血过程顺利，无不适。献血完成后，在由志愿者同学陪同前往献血后休息区域途中，该同学突然感觉头晕，随即晕倒，晕倒时面部着地，导致鼻出血和下颌处受伤，伤口长约 2cm。在对伤口进行初步处理后，紧急送医。医院给予相应检查，并对伤口进行了包扎缝合。后期血站进行了跟踪随访，献血者恢复良好。

　　问题：

　　1. 献血者发生了哪种献血不良反应？
　　2. 实际工作中应如何预防此类献血不良反应？

---- **案例 13-2-1 问题导航** ----

　　1. 重度献血不良反应应如何判断？
　　2. 不良反应与献血相关性应如何评估？

一、献血不良反应分类和严重程度评估

　　献血不良反应主要可以分为以局部表现为主的不良反应和以全身表现为主的不良反应，具体分类可参见本章第一节。

　　此外，根据献血者出现的不良反应是否需要治疗以及不良反应的结局，还可将献血不良反应

分为重度不良反应和非重度不良反应。具备以下任一条件的献血不良反应可判断为重度不良反应：①献血不良反应导致住院并采取防止机体功能受到终身性损害或损伤的治疗，或防止死亡的治疗；②献血不良反应导致明显残疾或功能不全，且在献血后持续存在1年以上；③献血不良反应出现后发生死亡，死亡原因可疑、可能或肯定与献血有关。不符合上述重度不良反应判断条件的不良反应为非重度不良反应。

二、献血不良反应与献血相关性评估

在实际工作中，对于献血者出现的不良反应，可根据证据的支持力度，对不良反应与献血的相关性进行评估。

献血不良反应与献血的相关性分为5级。

1级：肯定相关，支持献血导致不良反应发生的证据确凿，不存在合理的质疑。

2级：可能相关，证据明显有利于支持不良反应与献血相关。

3级：可疑相关，证据无法确定不良反应是与献血相关还是与其他因素相关。

4级：可能无关，证据明显有利于支持不良反应与其他原因相关。

5级：肯定无关，支持献血以外的其他原因导致不良反应发生的证据确凿，不存在合理的质疑。

三、献血相关血管迷走神经反射的诱因

献血相关血管迷走神经反射（donation related vasovagal reflex，DRVR）是献血不良反应中最常见的不良反应。大部分发生该不良反应的献血者症状表现较为轻微，如面色苍白、出汗、眩晕、恶心感等。个别会表现为一过性意识丧失（晕厥）、抽搐或大小便失禁。如献血者发生了伴发晕厥的献血相关血管迷走神经反射，会增加导致严重后果的可能性，需要予以重点关注。

因此，识别献血相关血管迷走神经反射的诱发因素和易发人群，对于积极采取干预措施，减少不良反应的发生，具有重要意义。

1. 献血相关血管迷走神经反射的主要诱发因素 ①体位改变（从卧位变为坐位或立位，从蹲位或坐位变为立位）或长时间站立；②情绪紧张、焦虑或恐惧（如初次献血）；③空腹、疲劳、饮酒、睡眠不足、长时间未补充水分；④使用具有血管扩张或利尿作用的药物；⑤过热环境（如热水淋浴和泡热水澡）或环境温度突然变高（如在夏季献血者从使用空调的室内献血场所走到室外炎热环境）或环境闷热；⑥疼痛或不适的刺激（如静脉穿刺尤其是静脉穿刺不顺利时或者看到别人发生献血不良反应时）；⑦采血时间过长（如全血采集时间>10min）。

2. 献血相关血管迷走神经反射的易发人群 具有以下特征，特别是同时具有以下两种或两种以上特征的人群较易发生献血相关血管迷走神经反射：①年轻（<23周岁，特别是<20周岁）；②女性；③初次献血；④血容量<3300ml；⑤具有某些心理或生理特质，如献血恐惧或焦虑、直立性低血压、晕厥史等。

四、献血不良反应的预防和干预

献血不良反应除了会给献血者带来不适，甚至可能出现严重的健康损害之外，也会给献血宣传造成负面影响，导致献血恐惧心理，影响献血积极性。为了保护献血者的安全，预防献血不良反应发生，特别是最常见的献血相关血管迷走神经反射的出现，从事献血服务的工作人员需要对献血相关血管迷走神经反射的易发人群予以特别关注，并尽量采取措施去除常见的献血相关血管迷走神经反射诱发因素：①向献血者强调水和盐的摄入对于预防献血相关血管迷走神经反射发生的重要性，提醒献血者在献血前一天和当天增加水和盐的摄入，对于献血相关血管迷走神经反射发生可能性较大的全血献血者，嘱其在采血前快速饮用含盐液体，并在献血后2h内继续补充含盐液体或饮料；②向献血者告知肌肉收缩和舒张活动（applied muscle tension，AMT）对于减

少献血相关血管迷走神经反射发生的重要性，并在献血过程中指导献血者进行 AMT；③告知献血者分散注意力对于减少献血相关血管迷走神经反射发生的重要性和常用的注意力分散方法，注重工作人员与献血者的沟通和交流；④控制全血献血量，献血相关血管迷走神经反射易发人群的全血献血量不宜超过其血容量的 13%；⑤编制献血辅导资料，并作为献血知情同意的组成部分，在献血前告知献血者有关献血过程、可能发生的献血不良反应及其预防措施的信息，请献血者在知情同意的情况下做出献血决定。献血辅导材料可以在献血活动前发放给意向献血者和献血活动组织者。

如果献血者在献血现场出现献血相关血管迷走神经反射，工作人员应根据严重程度，马上采取处置措施，包括：嘱献血者做 AMT，停止采血，采取头低足高位，头偏向一侧，松开衣领或紧身衣服，晕厥时给予穴位（如人中、合谷穴）按压，监测脉搏和血压，给予献血者安慰和解释、饮用液体。必要时将献血者送医院进行进一步诊治。

国内目前已发布了有关献血不良反应分类及献血相关血管迷走神经反射预防和处置的行业标准和指南。献血不良反应监测也已经成为血液安全监测的重要内容之

二维码　案例 13-2-1 问题导航的知识聚焦

一。血站应及时对献血不良反应案例进行分析汇总，持续、规范地收集、调查、分析和报告，并对献血安全进行客观评估和持续改进，通过尽早采取有效的教育培训指导以及针对性的现场预防与干预措施，减少献血不良反应的发生，保护献血者安全。

案例 13-2-1 分析

1. 该案例中，献血者发生了献血相关血管迷走神经反射，也是献血不良反应中最为常见的以全身表现为主的不良反应。因出现晕厥跌倒，导致献血者发生了意外损伤，后经及时就医并进行相应处置后，恢复良好。

2. 献血不良反应主要分为以局部表现为主的不良反应和以全身表现为主的不良反应。为了保护献血者安全，预防献血不良反应发生，特别是最常见的献血相关血管迷走神经反射的出现，从事献血服务的工作人员需要对献血相关血管迷走神经反射的易发人群予以特别关注，并尽量采取措施去除常见的献血相关血管迷走神经反射诱发因素，包括向献血者强调水和盐的摄入、向献血者告知肌肉收缩和舒张活动、告知献血者分散注意力、控制全血献血量、编制献血辅导资料等。

知识拓展

献血不良反应是血液安全监测的重要内容之一，有效识别和预防献血不良反应，可以及时采取预防和干预措施，消除诱发因素，减少献血不良反应的发生。血站应建立完善的献血不良反应报告系统，并基于完整的报告资料展开调查分析，持续改进工作，以确保献血者和受血者安全。

第三节　输血不良反应的监测

在患者输注血液或成分血过程中，输血不良反应的风险始终无法完全避免，因此，临床上正确处理、上报输血不良反应至关重要。一旦发生输血不良反应，临床治疗处理与调查上报应同时进行。做好输血不良反应调查处理记录与上报工作，有利于提高输血不良反应监测、调查处理、反馈、质量管理水平，进而降低输血不良反应对患者临床治疗的影响，为临床安全输血提供保障。输血不良反应的上报流程包括输血不良反应调查、输血相关性分析、严重度评估和报告。

输血不良反应的定义、分类、发病相关机制、处理及防治等相关内容请参见第十一章。

患者，男，45岁。血型为 A 型 RhD(+)，入院诊断为再生障碍性贫血，以往有输血史，因血小板计数为 $9×10^9$/L，给予输注单采血小板 1U，输注 5min 后患者出现全身散在皮疹伴瘙痒，立即停止输血，更换输血器，输注生理盐水以保持静脉通路通畅，予地塞米松 2.5mg 静脉注射抗过敏治疗。10min 后患者突发意识丧失，面色苍白，大汗淋漓，咳少量粉红色泡沫样痰。

问题：

1. 临床应如何处理此输血不良反应？

2. 输血不良反应为什么要上报，有什么意义？

----- **案例 13-3-1 问题导航** -----

1. 患者发生严重输血不良反应后，临床应如何针对患者进行处理？应如何针对血液进行处理？

2. 输血不良反应上报信息包括哪些？

一、调　查

发生输血不良反应时，医务人员应根据既定程序积极做好输血不良反应的调查处理工作，并做好调查处理记录。调查内容应包括患者不良反应与输血的相关性、输血不良反应症状、类型、所输血液品种与输注量、发生时间、输血不良反应严重程度及临床治疗与转归情况。

二、不良反应与输血的相关性评估

不良反应与输血相关性可分为明确相关到无法确定共 6 个等级。

1. 明确相关　明确证据证明不良反应的原因是输血，未发现其他原因。

2. 可能相关　证据清楚地支持不良反应的原因是输血，但其他原因不能排除。

3. 疑似相关　最可能是输血之外的原因引起不良反应，但输血不能排除。

4. 可能无关　证据清楚地支持不良反应是输血之外的原因，但输血不能排除。

5. 明确无关　充分的明确证据证明不良反应是输血之外的原因。

6. 无法确定　不良反应与输血的关系未知或无法判断。

三、输血不良反应严重程度评估

输血不良反应严重程度从非重度至死亡共分为 4 个等级，包括轻度、重度、危及生命和死亡。

1. 轻度　需要治疗措施（如对症治疗），但未接受治疗不会导致永久性损伤或机体的功能受损。

2. 重度　与不良反应直接相关的住院治疗或住院时间延长，不良反应的后果导致患者永久或明显的残疾或丧失工作能力，或必须给予药物或外科治疗以避免机体的永久性损伤或功能受损。

3. 危及生命　输血后需要重症治疗（如使用血管收缩药物、气管插管、转入重症监护）以避免死亡。

4. 死亡　受血者由于输血不良反应而死亡，仅适用于死亡与输血的相关性属于疑似、可能或明确的情况。如果患者发生了输血不良反应且出现死亡，但其死亡主要原因是输血之外的原因，根据《血液安全监测指南》（T/CSBT 001—2019），不良反应的严重程度等级应按照与反应相关的临床情况给予恰当的分级。

四、输血不良反应的上报

输血不良反应发生、调查处理与转归必须记录在护理记录和输血病程记录中，并随病历保存。负责收集和记录输血不良反应相关信息的临床医护人员逐项填写患者输血不良反应调查处理表，并送输血科（血库）保存 10 年。

输血科（血库）每月统计医院输血不良反应，年终统计分析全年输血不良反应发生率，上报医疗机构医务管理部门；怀疑输血不良反应与血站有关，须书面报告给血站。输血不良反应发生率＝（发生输血不良反应例数/同期输血患者人次）×100%。

医疗机构医务管理部门和输血科（血库）对输血不良反应评价结果的反馈率应为 100%，且医疗机构医务管理部门每年向上级卫生行政部门上报医院输血不良反应发生率。

二维码 案例 13-3-1 问题导航的知识聚焦

案例 13-3-1 分析

1. 患者由轻度转变为重度输血不良反应，应立即采取以下措施：停止输血，生理盐水保持静脉通路畅通，核对患者与血液所有标签、信息，尽早采集患者血液标本，将输血前后的患者标本立即送输血科（血库）进行检测，立即收集反应后尿液送检，迅速查明原因，并立即对症治疗。

2. 对输血链中所有与血液安全有关的不良反应持续、规范地收集、调查、鉴定、分析和报告是血液安全管理体系的重要组成部分。对血液安全进行客观评估和持续改进，可以确定事件的原因、后果、残余风险和变化趋势，可以通过早期预警以阻止或预防事件的发生或再发生，可以改善决策机制，通过具有针对性和有效性的教育培训指导输血链中实践的改进，促进血液安全。

知识拓展

目前国际上输血不良反应监测与上报信息系统有哪些？各有何优缺点？

（吴承高　孟　妍）

第十四章 输血治疗新技术

输血治疗方式随着输血医学的发展、理念的转变及其他科学技术新理论新技术的发现而不断丰富、拓展和深化。进入 21 世纪，输血医学更是从以往单纯提供红细胞、血小板、血浆、冷沉淀等成分血的替代性输血治疗，过渡到对患者病理性血液成分的去除与置换治疗，进而延伸到患者自体或异体有效血液成分的单采富集（如富血小板血浆，PRP）治疗，并正在向嵌合抗原受体 T 细胞（chimeric antigen receptor-modified T cell，CAR-T）为代表的细胞治疗迈进。

第一节 治疗性红细胞单采术

单采（apheresis）衍生于希腊词汇 aphairesis，意指去除或消除。治疗性单采术（therapeutic apheresis，TA）是通过分离和去除患者循环血液中某些病理成分，回输其正常成分并补充一定溶液或正常血浆，从而达到治疗疾病的一项技术。红细胞单采治疗术主要用于治疗某些特定红细胞类疾病，选择性地从患者血液内单采并去除病理性红细胞，起到快速治病的作用。相较于传统放血疗法而言，红细胞单采治疗更加有效、安全。

案例 14-1-1

患者，男，38 岁。红细胞升高 4 年，4 年前体检报告 Hb 200g/L，此次血常规 Hb 217g/L，血压、血糖正常，无吸烟史，未到高原工作过，骨髓+活检，PCR 检查 MPN 均阴性，身高 174cm，体重 84kg，就诊于笔者医院血液科。实验室检查：首次 Hb 215g/L，WBC $5.5×10^9$/L，Hct 67%。骨髓表现为真性红细胞增多症。

给予多次治疗性红细胞单采治疗，联用羟基脲和肌内注射干扰素治疗。采用连续流动式血细胞分离机进行红细胞单采术，患者 3 个月内治疗 3 次，最短间隔 1 周，最长间隔 1 个月。治疗后 Hb 168g/L。

问题：

1. 上述案例中患者为何要进行治疗性红细胞单采术？
2. 等容放血术和治疗性红细胞单采术的区别是什么？

----- **案例 14-1-1 问题导航** -----

1. 治疗性红细胞单采术的常见临床适应证有哪些？
2. 治疗性红细胞单采术治疗效果评价是什么？

一、红细胞单采的原理与方法

（一）原理

治疗性红细胞单采术（therapeutic erythrocyte apheresis）是利用特定机器离心处理患者血液，收集并去除患者过多或病理性红细胞后回输剩余成分，并根据患者情况选择性回输生理盐水或胶体溶液（6% 羟乙基淀粉或明胶）。

（二）方法

利用血细胞分离设备可根据减轻患者症状或达到 Hct 目标值设定需要清除的血液成分的体

积。对于真性红细胞增多症患者，操作需持续至 Hct 正常水平。对于继发性红细胞增多症患者，目标是减轻症状，单采后的红细胞计数维持组织灌注和氧输送到最佳状态。对于肺缺氧或高氧亲和力 Hb，一般认为操作后 Hct 为 0.50～0.52 较为合适，对于发绀型先天性心脏病患者，Hct 值为 0.55～0.60 最佳。

二、红细胞单采的适应证

（一）红细胞增多症

红细胞增多症分为原发性和继发性，原发性红细胞增多症是骨髓增殖性疾病，属于造血干细胞自主性克隆异常增生，如真性红细胞增多症（polycythemia vera，PV），发病率为 0.6/10 万～1.6/10 万，男性多于女性，年龄多在 40 岁以上，临床表现为发病缓慢，病程较长，红细胞明显增多，全血容量增多，常伴有白细胞总数和血小板增多。继发性红细胞增多症与先天性红细胞生成或血红蛋白缺陷等因素相关。PV 治疗需要及时降低红细胞容量和全血容量。当 Hct＞50%，全血黏度显著增加，导致高黏滞血症，症状包括头痛、头晕、意识迟钝、意识模糊、疲劳、肌痛、心绞痛、呼吸困难和血栓形成。针对此类情况，需要及时通过降低 Hct 来纠正血液高黏度，从而降低毛细血管剪切，增加微循环血流量并改善组织灌注，改善临床症状。对于血小板增多症患者和与红细胞增多症相关的急性血栓出血事件的 PV 患者，可能需要同时进行血小板单采术和红细胞单采术。总而言之，真性红细胞增多症的治疗目的是控制红细胞容量及全血容量在正常范围内，缓解临床症状，减少并发症，延长生存期。治疗时应根据患者病情、年龄、治疗成本等多方面考量以求达到花费最小、疗效最佳的效果。

（二）遗传性血色素沉积症

遗传性血色素沉积症（hereditary hemochromatosis，HHC）又称为遗传性血色病，是以铁吸收增加为特征的遗传性疾病，将导致铁在组织和器官中逐渐积累，使器官结构和功能受损。诊断依据：持续的血清转铁蛋白饱和度≥45% 和（或）不明原因血清铁蛋白≥300ng/ml（男性）或≥200ng/ml（绝经前女性）。

（三）其他疾病

疟疾、巴贝虫病、他克莫司药物中毒和镰状细胞病等，可在急救时进行治疗性红细胞置换术。如疟疾患者因含有成熟疟原虫的红细胞堵塞重要器官的微血管，会导致器官衰竭和乳酸酸中毒。迅速去除寄生红细胞以防止病情进一步恶化。治疗性红细胞单采术可作为快速减轻寄生虫血症的辅助疗法，其潜在优势是可降低血管内溶血的风险，同时可去除炎症介质和毒素。

三、等容放血术和红细胞单采的区别

等容放血术一般通过静脉直接放血 200～400ml，间隔 1～3d 一次，虽然能降低 Hct 及改善血黏度，但是同时丢失血浆中大量抗凝物质，增加血栓风险，并且需要多次的静脉穿刺，易加重患者心理压力。治疗性红细胞单采术比简单的手动放血效果更好，因其可以增加单采循环数量提高采集量，减少治疗次数，同时输入生理盐水或胶体溶液能进一步稀释血液，降低 Hct 和红细胞数量，改善高黏状态。

四、红细胞单采的临床应用

通常，单采浓缩红细胞 200ml，可使血红蛋白下降 8～12g/L，均值为 10g/L。例如：一例 PV 患者术前血红蛋白为 180g/L，想要通过治疗性红细胞单采术降低至 130g/L，则需要单采红细胞 1000ml，并且需要以同样速率输入与去除红细胞等量的晶体溶液与胶体溶液。在单采的过程中要及时观察患者的状态，避免低钙血症、精神压力过大等不良反应出现。

二维码　案例 14-1-1 问题导航的
知识聚焦

1.根据患者血常规和骨髓象表现提示真性红细胞增多症，因此采用治疗性红细胞单采术进行治疗。此病需要长期监测红细胞数目，控制在一个理想范围内，由于患者红细胞数目较多，且易反弹，应进行多次单采治疗。首次治疗时应当注意患者是否耐受，有无不良反应，随后治疗过程中可适量增加循环次数，去除较多病理性红细胞，也帮助患者节省治疗费用，患者需要接受羟基脲辅助治疗控制。根据治疗后红细胞数目表明，治疗有效。

2.等容放血术和治疗性红细胞单采术都可以运用于治疗红细胞增多症，但两者各有优缺点，可以根据患者的实际情况，在经济条件允许的情况下首选治疗性红细胞单采术，较快速减轻患者病情的同时减少治疗次数。

知识拓展

1.治疗性红细胞单采术能否取代药物治疗真性红细胞增多症？

2.治疗性红细胞单采术不良反应应当如何处理？

第二节　治疗性血小板单采术

有症状的血小板增多症（计数≥500×10⁹/L），属于血小板单采术的Ⅱ类适应证，预防性治疗或者治疗继发性血小板增多症属于Ⅲ类适应证。通常，血小板增多症可以通过药物控制，但是针对血栓和出血风险高的患者，在短时间内快速去除血小板可以降低血黏度，预防出血以及血栓形成。处理 1.5～2U 血容量通常可以降低血小板计数 30%～50%，检测血小板数目可以判定是否治疗有效以及是否可以终止治疗。由于富血小板血浆也被同时清除，此时需要应用生理盐水、白蛋白，或者血浆作为置换液进行补充。

案例 14-2-1

患者，女，51 岁。1 周前出现头晕、眼花、视物模糊、眼干涩不适、伴有肢端发紧，阵性胸闷、心前区压榨感，并逐日加重，于医院就诊。实验室检查：血常规提示 WBC 10.8×10⁹/L，Hb 123g/L，PLT 2514×10⁹/L，以"原发性血小板增多症"急诊收入医院血液科进行治疗。近一周血小板升高至 2514×10⁹/L，首次行治疗性血小板单采术，术中患者明显感觉头晕不适、面部、口部、四肢麻木、阵发性心悸、气短，心前区发紧压榨感，立即给予口服葡萄糖酸钙溶液 100ml，症状改善不明显，患者于结束前出现上腹不适，呕吐，因此停止采集程序。患者休息 15min 后有所好转，步行返回病房。复查血常规，PLT 1112×10⁹/L，再行治疗性血小板单采术治疗，过程中患者仍感不适如前。先后给予口服葡萄糖酸钙溶液 40ml，静脉注射 10% 葡萄糖酸钙 20ml，间断舌下含服硝酸甘油片 0.5mg，静脉注射 50% 葡萄糖酸钙 100ml 等对症治疗，患者上述症状明显减轻。次日血常规 PLT 示 356×10⁹/L。

问题：

1.上述案例中患者为何要进行治疗性白细胞单采术？

2.患者出现不良反应及如何处理？

3.治疗性血小板单采术的效果如何评定？

----- **案例 14-2-1 问题导航** -----

1.治疗性血小板单采术的常见临床适应证有哪些？

2.治疗过程中可能出现的不良反应是什么及如何应对？

一、血小板单采的原理和方法

（一）原理

治疗性血小板单采术（therapeutic platelet apheresis），简称血小板单采，是指通过血细胞分离机分离和去除患者血液中的病理性血小板，回输剩余正常成分的一种迅速、安全的治疗技术。

（二）方法

以连续流动式血细胞分离机为例，单采程序根据患者血小板数目进行设定，在处理到约 1 个循环血量时，分别测定患者白细胞和血小板计数，根据计数和患者总体情况确定处理全血量，在单采过程中要密切注意患者血压、脉搏、心率、体温等变化情况，如果出现不良反应，应及时给予处理。

二、血小板单采的适应证

血小板增多症（thrombocytosis），即外周血小板计数≥450×10^9/L，可以分为原发性和继发性，原发性血小板增多常见于骨髓增殖性肿瘤（myeloproliferative neoplasm，MPN），如原发性血小板增多症（essential thrombocythemia，ET）、真性红细胞增多症、慢性粒细胞白血病（chronic granulocytic leukemia，CGL）、纤维化前原发性骨髓纤维化（prefibrotic primary myelofibrosis，PMF）、骨髓增生异常综合征等疾病，此时血小板功能异常，出血和血栓形成的风险增加，需要采用治疗性血小板单采术及时去除过多血小板，并结合药物辅助治疗。继发性血小板增多症常见于贫血（急性出血、溶血、缺铁）、感染、炎症、脾切除和（或）恶性肿瘤反应，但因其功能正常，血栓形成或出血风险较小。

当血小板计数≥1000×10^9/L～1500×10^9/L 时，出血风险增加，若伴随白细胞计数升高，出血和血栓形成的风险显著增加。治疗性血小板单采术已被用于预防 MPN 和血小板增多症患者复发或治疗急性血栓栓塞或出血，同时能快速改善其他一线治疗无反应的疾病症状和血栓形成/出血并发症。它还被用于治疗脾切除术后的极度反跳性血小板增多症，以及在妊娠期间预防 PV。当羟基脲禁忌（如妊娠）或需要快速减量（如急诊手术）时，大出血风险增加的患者也应考虑治疗性血小板去除术，同时必须给予降血小板药物以防止血液循环中血小板的重新快速积聚。

三、血小板单采不良反应及处理

通常认为治疗性血细胞单采治疗术是相对安全的，但是也会存在一些不良反应。目前报道显示并发症发生率为 4.3%～6.75%，一旦在治疗过程中患者出现预期以外的不良反应，应当立即停止治疗，联系临床医师或者上级医师，对患者状态进行评估，根据不良反应的严重程度给予对症治疗。

（一）穿刺部位血肿

由于患者外周含有大量异常的细胞，血液呈现高凝状态，高氧消耗致使血管内皮损伤，脆性加大，血流减慢，穿刺部位易形成血肿。通常使用 16～18 号穿刺针，容易在静脉穿刺点出现渗血、血肿。因此要选取患者较粗的肘正中静脉、贵要静脉或头静脉作为进血管路，另一侧肘部静脉差时，选择大隐静脉作为返血管路，穿刺成功后，需要用透明敷贴固定针头，定时观测局部有无红肿、渗漏。若出现血肿，立即拔出针头，用无菌棉球覆盖穿刺处。手指按压 7～10min，同时让患者手臂举至心脏水平以上持续 5～10min。

（二）低钙血症

枸橼酸钠自 1918 年用于血液保存，是长期以来国际上常见的抗凝剂。抗凝原理主要是与血液中的钙离子结合生成可溶性的螯合物，使钙非离子化，从而防止血液凝固。最低抗凝浓度为 0.2%，但在治疗性单采术中，血浆游离钙离子浓度下降，患者可能发生枸橼酸盐中毒，轻度主要表现为口唇、面部或四肢肢端麻木，中度表现除轻度症状外还伴有肢体麻木、恶心、呕吐、胸闷、头晕、手足抽搐、肌肉震颤；重度除以上症状外还伴有烦躁不安、心律不齐、血压下降、心室震颤等。为了减轻低钙血症的发生，患者可在采集前一周口服钙剂。若在采集过程中发生低钙血症，可遵医嘱静脉缓慢注射葡萄糖酸钙注射液，并监测心率。

（三）心血管反应

患者可能在单采过程中出现精神紧张导致呼吸加快，心率稍快，血压上升，采集人员应当及时给予解释安慰，让患者放松，可与其交谈以转移注意力，保持患者生命体征平稳。

（四）低血压

低血压是一种常见但是不属于特异性不良反应，一旦发生，需要暂时停止治疗，对患者进行评估。引发低血压的原因包括低钙血症、血管迷走神经反射、患者原发疾病、过敏反应、空气栓塞、急性溶血反应、细菌污染等。

患者在治疗过程中，体外循环系统血液灌注引起全身血容量下降。在术前对患者进行评估时，需要将此部分血量纳入考评，并且评估患者是否耐受（一般不超过全身循环血量的15%）。如果患者在治疗过程中出现血容量下降并且伴有心动过速，应立即停止治疗，由静脉通路推注生理盐水，维持血容量，并且保持头低足高位，增加回心血量。在继续开始治疗前，需要补液或输注红细胞。

在治疗初期，患者可能由于紧张或焦虑造成血管迷走神经反射，此时治疗人员应当耐心安慰患者，减轻其压力，提示其需要休息。神经系统疾病患者如果在单采术中出现血管迷走神经反射是其基础疾病引起的自主功能障碍所致，这种情况下应当及时停止治疗，联系临床医师判定患者状态，根据评估结果考虑是否继续进行治疗。

四、血小板单采的临床运用

治疗性血小板单采术只是一种桥接疗法，因此还需要结合药物控制和维持患者血小板数目，以防止血小板在单采术后反弹。对于急性血栓性出血，单采血小板治疗术需要控制血小板计数在 $350×10^9$/L～$450×10^9$/L 及症状消退。受孕、接受手术或脾切除术后高危患者的预防目标应根据具体情况确定（考虑患者在特定血小板计数下的血栓形成或出血史）。如果没有详细的临床病史，血小板计数保持在 $450×10^9$/L～$600×10^9$/L 即可。

二维码　案例 14-2-1 问题导航的知识聚焦

知识拓展

1. 治疗性血小板单采术能否取代药物治疗血小板异常增多情况？
2. 治疗性血小板单采术后血小板出现反弹现象的原因是什么？

第三节　治疗性白细胞单采术

治疗性白细胞单采术，简称白细胞单采，适用于有症状的白细胞增多症患者，属于Ⅰ类适应证，预防性的白细胞单采则属于Ⅲ类适应证，单个操作处理 1.5～2 个血容量通常可以减少白细胞计数的30%～60%，白细胞计数可作为是否达到理想操作的终点。另外，为了防止白细胞数目反弹，还会给予羟基脲等药物进行辅助治疗。

案例 14-3-1

患者，女，57 岁。因"急性髓细胞性白血病M1型"就诊。患者于今年2月初无明显诱因出现头痛、头晕和夜间腰背部疼痛3个月来医院就诊。血常规：WBC 216.09×10^9/L，骨髓形态学：AML-M1，骨髓活检：AML 伴 MF。行治疗性白细胞单采术，采集前 WBC 268.80×10⁹/L，采集后 WBC 179.74×10⁹/L。治疗后白细胞有所下降，患者头痛、头晕症状有所改善，但是在治疗后不久白细胞明显回升至 254.37×10⁹/L，继续给予治疗性白细胞单采术治疗，采集后 WBC 187.19×10⁹/L，于次日行治疗性白细胞单采术，采集后 WBC 100.11×10⁹/L，于第 3 天行最后一次采集，采集后 WBC 58×10⁹/L。

　　问题：

　　1. 上述案例中患者为何要进行治疗性白细胞单采术？

　　2. 案例中治疗性白细胞单采术的效果如何？

----- **案例 14-3-1 问题导航** -----

　　1. 治疗性白细胞单采术的常见临床适应证有哪些？

　　2. 治疗性白细胞单采术效果是如何评定的？

一、白细胞单采的原理和方法

（一）原理

　　治疗性白细胞单采术（therapeutic leukocyte apheresis），其原理是患者或供者的血液通过血细胞分离机等将血液中特定细胞能被分离和收集（如白细胞和粒细胞），并将余下成分血回输给患者，同时根据患者病情需要，选择是否回输置换液（如胶体和类晶体溶液）。单采过程中会使用到羟乙基淀粉，是一种沉淀剂，通过刺激缗钱状红细胞的形成，离心过程中可以加速红细胞和白细胞的分离，从而加速白细胞的去除量。

（二）方法

　　同治疗性血小板单采术。

二、白细胞单采的适应证

（一）急性白血病

　　白细胞增多，即外周血白细胞≥100×10⁹/L，常见于高白细胞急性白血病（hyperleukocytic acute leukemia，HAL），患者可能出现肿瘤溶解综合征（tumor lysis syndrome，TLS）、弥散性血管内凝血（disseminated intravascular coagulation，DIC）和白细胞淤滞。

　　HAL 既需要迅速降低外周血白细胞数目以防止白细胞淤滞，又需要避免发生 TLS 或 DIC，治疗包括诱导化疗和积极的支持治疗。目前临床上对于 HAL 患者是否行白细胞分离术，主要从外周血白细胞计数和白细胞淤滞症状两个方面考虑。美国血细胞分离协会提出合并白细胞淤滞的 HAL 需行白细胞分离术（1B，Ⅰ），尤其急性髓系白血病（AML）白细胞≥50×10⁹/L 时即可以分离；而对于无白细胞淤滞的 AML 白细胞≥100×10⁹/L 及 ALL 白细胞≥400×10⁹/L 时可行预防性白细胞分离术（2C，Ⅲ）。虽然 ASFA 提出了白细胞分离阈值，但是临床上白细胞淤滞发生率与白细胞数量并非成正比，需要结合病情选择最佳治疗方案。通常治疗性白细胞单采术结合化疗，可达到白细胞快速消除并缓解白细胞淤滞的效果，同时快速减少血管内白血病细胞负荷改善了组织灌注，有证据表明通过白细胞去除术可以快速逆转肺部和中枢神经系统表现。对伴有高白细胞增多的 AML 的多项回顾性研究表明，预防性白细胞去除术可以降低早期死亡率（治疗后≤3 周），但对整体死亡率和总体或长期存活率没有影响，同时也要考虑白细胞去除术可能会延迟诱导化疗。在患有 ALL 的儿童和成人中，当白细胞≤400×10⁹/L 时，白细胞淤滞发生率＜10%，预防性白细胞去除术与积极诱导化疗和支持治疗相比没有任何优势，但是治疗性白细胞单采术对白细胞淤滞症状患者仍有治疗作用。

（二）慢性白血病

慢性白血病分为慢性粒细胞白血病和慢性淋巴细胞白血病。目前治疗措施主要包括药物化疗（单一用药或者联合药物化疗）、放射治疗、干扰素治疗、骨髓移植、外周血干细胞移植等。慢性淋巴细胞白血病属于惰性淋巴系统肿瘤，应当根据患者的症状严重程度及化疗耐受程度给予适度治疗以控制病情。值得注意的是，当患者白细胞≥100×10⁹/L时，可以适当给予治疗性白细胞单采术以避免白细胞淤滞症及相关并发症的发生。

三、白细胞单采的临床运用

理论上单次治疗可将白细胞降低30%～60%，即处理一个循环血容量可以有效去除白细胞约45%，若一次处理1.5个血容量（血容量约为75ml/kg体重），多数患者白细胞数目可能下降50%以上，但伴有明显脾大的患者白细胞下降可能不明显，是脾中白细胞不断释放至外周血所致，此种患者需要多次进行治疗性白细胞单采术，脾大也会有所改善。应尽可能避免在术前输注红细胞，因其会增加黏度并可能使白细胞淤滞恶化，但重度贫血的成人和（或）低体重儿童可采用红细胞预冲。若患者在术前患有血小板减少症或凝血异常，可输注血小板、冷沉淀和（或）血浆。对于白细胞淤滞的AML患者，当白细胞计数≤50×10⁹/L～100×10⁹/L且症状消失时停药。对于AML患者，保持白细胞≤100×10⁹/L即可。

二维码 案例14-3-1问题导航的知识聚焦

案例14-3-1分析

1. 患者属于急性髓细胞性白血病M1型，其白细胞病理性增多，属于高白细胞血症，有产生白细胞淤滞症的风险，一旦发生白细胞淤滞会导致器官栓塞及出血相关的功能不全，特别是在肺（引起呼吸窘迫和肺泡出血）、中枢神经系统（精神症状改变、头痛、抑郁甚至是颅内出血）及肾衰竭。需要采用治疗性白细胞单采术快速有效地去除过多的病理性白细胞。

2. 单个操作处理：处理1.5～2个单位血容量通常可以降低白细胞计数的30%～60%，根据每次处理后血常规结果提示，单采治疗有效，但是会出现反弹现象，可能是患者骨髓造血仍然很活跃所致，辅助羟基脲及继续单采白细胞治疗后，患者白细胞数目可控。

知识拓展

1. 治疗性白细胞单采术能否取代药物治疗血小板异常增多情况？
2. 治疗性白细胞单采术后血小板出现反弹现象的原因有哪些？

（李忠俊 杨林玉）

第四节 治疗性血浆置换技术

治疗性血浆置换（therapeutic plasma exchange，TPE），简称血浆置换，是临床上常用的一种血液净化技术手段，是将患者全血引出体外分离成血浆和细胞成分，将患者病理性血浆去除，然后以同等速度将新鲜血浆或白蛋白溶液或平衡液等血浆代用品代替分离出的血浆回输进患者体内的过程，达到减轻病理损害、清除致病物质的目的。血浆置换可应用于多种疾病的治疗。

TPE最早于1914年由Abel等报道，抽取切除双肾犬的血液，离心去除血浆后用林格液混合剩下的红细胞回输到犬体内，可以延长犬的存活时间，成为首次血浆置换术的试验报告。1959年Skoog等专家将此技术首次用于临床治疗原发性巨球蛋白血症，得到了很好的治疗效果，此后相关TPE的治疗报道数量不断增加，TPE技术得到不断的改革和创新。尤其是随着血浆单采术的发展，各类血细胞分离机取代了传统的手工分离血液技术，逐渐发展为临床特殊的治疗模式。美国血库协会1986年6月报告了281个输血部门统计的共12 685人次血浆置换术,对各类血液系统疾病、神经系统疾病、肾病系统疾病、风湿性疾病及其他难治性疾病的2225人做的治疗,效果显著。

案例 14-4-1

患者,男,35岁。因"进行性四肢无力伴呼吸困难10d"经急诊转入重症监护室,发病前有感冒表现。患者四肢肌力为0级,四肢腱反射消失,不能自主呼吸,呼吸机维持。脑脊液检测结果:色黄,蛋白质含量10g/L,白细胞水平5×10^6/L,肌电图提示远端运动神经传导潜伏期延长、传导速度减慢、F波异常、传导阻滞等。患者紧急实施TPE治疗,连续2次治疗后,呼吸肌力恢复,可进行自主呼吸,后继续间断4次TPE后,患者四肢肌力逐渐转为4级。

问题:

1. 结合患者临床症状及检查结果,请判断该患者可能患什么疾病?

2. 为什么要对该患者紧急实施TPE治疗?

3. 该患者经TPE治疗后,肌力逐渐转为4级的主要原因是什么?

------ **案例 14-4-1 问题导航** ------------------------------------

1. TPE依据其方法学的不同大致可分为几大类?

2. TPE常见临床适应证有哪些?

3. TPE常见不良反应有哪些?如何处置?

一、血浆置换的原理与方法

(一)原理

治疗性血浆置换是指对患者血液离体后进行处理,将其病理性血浆与血液中的其他成分分离,并使用置换液置换病理性血浆的临床治疗技术。通过置换病理性血浆,可将患者体内病理性抗体、炎症因子、免疫复合物、胆红素等去除,也可以补充凝血因子及白蛋白等。

1. 置换液的种类 依据患者白蛋白水平和出凝血功能,选择不同置换液,降低成分血使用风险,如过敏反应、低钙反应、血液传播性疾病等。

(1)晶体液:生理盐水、乳酸钠林格液等,适用于无出凝血障碍、白蛋白水平正常的患者,用量每次不超过全身血量的15%。

(2)血浆替代品:羟乙基淀粉、右旋糖酐及明胶溶液等,适用于无出凝血障碍、白蛋白水平正常、治疗次数少(1~2次)的患者。

(3)蛋白溶液:5%白蛋白溶液、冰冻血浆、新鲜冰冻血浆、冷沉淀等,其中白蛋白溶液适用于无出凝血障碍的患者,血浆类蛋白溶液适用于出凝血障碍的患者。

2. 各类成分血的分子大小及比重 治疗性血浆置换时,患者血液离体后通过血细胞分离机进行处理,根据不同血液成分比重、分子大小等进行分离,从而达到采集去除病理性血浆的目的。各类成分血大小和比重见表14-4-1。

表14-4-1 各类成分血分子大小及比重

成分血	膜滤过式直径(μm)	离心式比重
血浆		1.025~1.029
血小板	3	1.040
淋巴细胞	10	1.070
粒细胞	13	1.087~1.092
红细胞	7	1.093~1.096

（二）方法

目前血浆置换在临床上应用广泛，而且方式多样，但是原理都是应用血液分离装置，通过建立体外循环的方法将人体自身血浆进行分离并滤过，清除患者自体的异常血浆，然后将自身血液的有形成分及所补充的置换液（白蛋白或是新鲜冰冻血浆等）回输至体内，起到将患者自身血浆中一些致病的物质、代谢产物和自身免疫病产生的自身抗体和毒物得以清除的一种治疗方法。目前血浆置换根据其方法学的不同大致分为两大类：离心式血细胞分离、滤膜式血细胞分离。

1. 离心式血细胞分离　工作原理是利用全血中各种血液成分的比重不同，血液离体后进入血细胞分离机，经离心的作用将各血液成分分层、分离，然后通过仪器设置系统，使不同血液成分进入不同的通道，将患者血浆弃入废液袋中，其余血液成分联合置换液回输给患者。该离心过程又可分为连续式和间断式细胞分离两种。

（1）连续式血细胞分离：该设备有一个离心旋转的管路设计，可以在离心盘管路中收集全血，随后患者血液成分在该管路的流动过程中根据比重不同而分层，分离血浆、血小板、白细胞和红细胞。治疗过程中血细胞分离器处于持续充盈状态，患者血浆被分离去除的同时，置换液及其他成分血同时也回输患者体内，液体进出基本平衡。

连续式血细胞分离可以根据患者的耐受程度，控制血液的离心速度及回收血液、抗凝剂和置换液的输注速度，达到最佳分离效果，治疗起始时期及结束时期对患者血压影响小，但需两个血管通路支持整个治疗过程。

（2）间断式血细胞分离：治疗开始后，将一定容量的全血采集至离心杯中，边采集边离心，当离心仓内充满血液后，停止采血，之后将患者血浆分离至废液袋中，剩余血液与置换液混合后回输至患者体内。该过程可以重复数个循环，治疗起始因血液进入离心杯，但未有液体回输，易引起血压降低，治疗过程仅需一根血管通路即可完成治疗，但因采血和回输在同一根血管通路，对血管要求较高。

2. 滤膜式血细胞分离　也属于连续式分离，是利用滤膜的分子筛特性，依据不同血液成分的分子量和体积大小不同，抗凝全血高速通过微孔滤器时，只允许血浆通过，分离出的血浆被转移至废液袋中，或者在选择性吸附后，同其他血细胞成分一起回输给患者。

该种方式不能分离细胞成分，不能去除循环中特定的血细胞成分，但可以通过双重过滤，清除特定大小的分子，降低血液黏度。

二、血浆置换的适应证

TPE 在临床实践中，主要包括 4 类适应证，其中依据中国人群疾病发病率，我国常见疾病的适应证见表 14-4-2。Ⅰ类适应证，以 TPE 作为一线治疗方法的疾病，无论单独还是与其他治疗方式联合治疗，均被定义为Ⅰ类适应证；Ⅱ类适应证，以 TPE 作为二线治疗方法的疾病，无论单独还是其他治疗方式联合治疗的疾病，均被定义为 TPE 的Ⅱ类适应证；Ⅲ类适应证，尚未明确 TPE 是否为最佳治疗方法，制订相关治疗决策时，应个体化处理疾病，被定义为 TPE 的Ⅲ类适应证。Ⅳ类适应证，文献报道，对 TPE 治疗无效或产生不良反应的疾病，被定义为Ⅳ类适应证。

表 14-4-2　TPE 不同级别的临床适应证

适应证级别	适应证
Ⅰ类适应证	1. 神经系统疾病：急性炎症性脱髓鞘性多发性神经病、慢性炎症性脱髓鞘性多发性神经根神经病、重症肌无力、抗 N-甲基-D-天冬氨酸受体脑炎、副蛋白血症相关神经病等
	2. 泌尿系统疾病：中性粒细胞细胞质抗体相关快速进行性肾小球肾炎、抗肾小球基底膜病、局灶性节段性肾小球硬化症等
	3. 血液系统疾病：遗传性血色病、单克隆免疫球蛋白血症相关的高黏滞血症、血栓性血小板减少性紫癜等
	4. 其他疾病：供、受者血型不合的器官移植，供、受者血型相合的器官移植后排异反应等

续表

适应证级别	适应证
Ⅱ类适应证	急性播散性脑脊髓炎、多发性硬化急性期、视神经脊髓炎急性期、重度冷凝集素病、重度抗磷脂综合征、毒蘑菇中毒、重度系统性红斑狼疮、铁过载等
Ⅲ类适应证	静脉注射免疫球蛋白后发生的急性炎症性脱髓鞘性多发性神经病、原发进展型多发性硬化、视神经炎、神经系统副肿瘤综合征、抗髓鞘相关糖蛋白抗体性神经病、多发性骨髓瘤、再生障碍性贫血、噬血细胞性淋巴组织细胞增多症、输血后紫癜、急性肝衰竭、高三酰甘油血症性胰腺炎、螫刺中毒或药物过量/中毒等
Ⅳ类适应证	皮肌炎或多发性肌炎、银屑病、多灶性运动神经病、肾炎性系统性红斑狼疮、产前溶血,以及HELLP综合征等

三、血浆置换的不良反应及处理

血浆置换引起的不良反应,一方面由置换液引起,如变态反应、低钙反应等;另一方面由患者本身病情引起,如感染、出凝血障碍等,具体临床表现及处理如下。

(一)枸橼酸盐中毒(citrate toxicity)

离心式血细胞分离通常使用枸橼酸作为抗凝剂,同时血浆作为置换液时,外源性枸橼酸盐抗凝剂进入患者体内,当患者血浆中枸橼酸盐含量达到1g/L,则易引起低钙血症,患者出现畏寒、口唇发麻、肢体发麻及痉挛、心律不齐、心室颤动等症状,严重时可致昏迷。部分患者还可出现代谢性碱中毒,伴或不伴低钾血症,以及肌肉无力、疼痛和痉挛,严重时可导致心律失常,加重心力衰竭,甚至心脏停搏。

使用枸橼酸作为抗凝剂或血浆作为置换液时,持续缓慢静脉滴注钙剂,在临床治疗过程中可以明显降低枸橼酸盐中毒发生率,患者出现症状时,适当加快补钙的速度,患者不适症状一般均可缓解。

(二)血容量失衡(blood volume imbalance)

血浆置换治疗开始初期,由于去除血浆和回输血液量未能平衡,患者出现低血容量症状,如胸闷、心慌、面色苍白、血压下降等。

离心式血细胞分离,全血流速较低,对于体重较轻或危重症患者,治疗开始后半小时内可以降低血流速度,待患者血压稳定后可以适当调高血流速度,防止患者出现血容量失衡。

(三)变态反应(allergic reaction)

血浆置换使用的血浆、白蛋白、羟乙基淀粉等,均可引起变态反应,但发生率最高的是血浆,可引起不同程度的变态反应,轻度表现有荨麻疹、皮肤瘙痒、寒战等,严重的可引起喉头水肿伴呼吸困难、变态反应性休克伴血压下降等。

轻度变态反应可以口服或肌内注射抗过敏药,对于有过敏史的患者,可预防性应用抗过敏药。发生严重变态反应时,紧急启动抢救流程。

(四)反跳(rebound)现象

患者进行血浆置换后,在病理性成分大量减少的同时,一些治疗药物,如抗癫痫药同时也被置换出来,造成患者癫痫发作次数增加,使病情反复。

对于血浆蛋白结合率高的抗癫痫药如丙戊酸钠和卡马西平,血药浓度随着置换量浓度下降,血浆置换期间需注意调整用药量,或者在每次血浆置换结束后再用药,对于防止反跳现象发生有预防作用。

(五)机械损伤性溶血(mechanical damage hemolysis)

患者红细胞膜异常、血细胞分离机离心力选择不当、枸橼酸抗凝剂与全血比例不当、红细胞过膜压过高等,均可能引起红细胞破坏,发生机械性溶血。表现为置换出的废液有溶血现象,甚至患者可出现血红蛋白尿。

离心式血细胞分离法全血流速相对较慢，正确把握枸橼酸抗凝剂和全血比例，确保细胞分层清晰，不随意更改离心力，可避免发生机械性溶血。对于膜滤式血细胞分离，需及时补充肝素用量，防止红细胞凝集、过膜压力高引起红细胞破坏。

（六）感染（infection）

血浆置换时使用过多的晶体液、代血浆，可能引起患者免疫球蛋白水平下降，感染风险升高；操作不规范如穿刺部位污染、耗材管路暴露时间久、开放处被病原微生物污染等，可引起患者感染；血液成分或置换液被病原微生物污染等均可造成感染。

血浆置换时如果患者本身有感染灶，置换时免疫球蛋白及抗生素被置换出体外，造成感染不易控制，因此需调整抗生素用量，或在每次血浆置换结束后再予静脉滴注，必要时额外补充静脉免疫球蛋白。

四、血浆置换术的临床应用

（一）血浆置换术在神经系统疾病中的应用

TPE 在神经系统疾病中应用越来越广泛，已经明确可以治疗周围神经系统疾病，如吉兰-巴雷综合征（Guillain-Barré syndrome，GBS）、重症肌无力（myasthenia gravis，MG）、视神经脊髓炎（neuromyelitis optica，NMO）、抗 *N*-甲基-*D*-天冬氨酸受体（*N*-methyl-*D*-aspartate receptor，NMDAR）脑炎等。

TPE 在神经系统疾病中主要是通过清除抗体及炎症因子以达到治疗作用，其中胞外抗体效果优于胞内抗体，具体抗体种类如下。

1. 胞外抗体 即针对位于细胞表面和突触抗原的抗体，TPE 效果佳，此类抗体以 NMDAR 抗体最常见。其他胞外抗体有富亮氨酸胶质瘤失活 1 蛋白（leucine rich glioma-inactivated 1，LGI1）抗体、接触蛋白相关样蛋白 2（contactin-associated protein 2，CASPR2）抗体、γ-氨基丁酸受体 B（gamma-aminobutyric acid type B receptor，GABABR）抗体、γ-氨基丁酸受体 A（gamma-amino-butyric acid type A receptor，GABAAR）抗体、髓鞘少突胶质细胞糖蛋白（myelin oligodendrocyte glycoprotein，MOG）抗体等。

2. 胞内抗体 即针对位于细胞内部结构的抗体，TPE 效果不佳，以谷氨酸脱羧酶 65（glutamic acid decarboxylase 65，GAD65）抗体较为常见，其他胞外抗体有：抗 Hu/抗神经元核抗原 1 型（antineuronal nuclear antigen type 1，ANNA-1）抗体、抗 Ma2/Ta 抗体、抗 CV2/胶原反应介质蛋白 5（collapsin response mediator protein 5，CRMP5）抗体、特异性抗小脑浦肯野细胞抗体（anti-Purkinje cell antibody，APCA）/抗 Yo 抗体、抗神经元骨架蛋白抗体（抗 Ri 抗体）等。

作为一线或二线治疗方法，早期开始 TPE 有利于患者的疾病治疗，如 GBS 治疗以血浆置换作为首要治疗手段时，效果优于应用丙种球蛋白之后再 TPE，可以加快运动恢复、减少使用呼吸机的时间及加速达到其他临床重要获益。对于其他疾病，一些临床反应可能在出院之后的随访才会表现出来，甚至对于血清学阴性的部分 NMO 患者，TPE 依然有效。但对于慢性进行性多发性硬化效果不理想。

（二）血浆置换术在消化系统疾病中的应用

血浆置换在消化系统疾病中主要用于肝脏疾病，如威尔逊氏症（Wilson disease），又称肝豆状核变性，它可以快速清除血液中大量的铜，从而减轻溶血、预防肾衰竭，同时清除大分子毒素（芳香族氨基酸和内毒素），是临床治疗的一线疗法。

血浆置换还可用于乙型肝炎病毒感染或酒精性肝硬化等其他因素引起的早中期急性肝衰竭、亚急性肝衰竭等，是人工肝治疗最常应用的模式，且多采用滤膜式血细胞分离法，可联合吸附装置，对血浆进行二次净化，去除病毒、蛋白结合性药物或毒素，同时将等量的新鲜冰冻与膜内扣留的血液有形成分一起回输给患者，补充肝衰竭所缺乏的凝血因子等物质，针对性地纠正肝衰竭导致的代谢紊乱。

血浆置换用于肝衰竭治疗时，在血浆置换后需联合应用血浆灌流（plasma perfusion，PP）、特异性胆红素吸附、血液滤过（hemofiltration，HF）、血液透析（hemodialysis，HD）等经典血液净化模式，去除患者血液小分子毒性物质，保护肾功能，预防肝肾综合征及肝性脑病的发生。

（三）血浆置换在风湿性疾病中的应用

血浆置换在风湿性疾病主要用于重度系统性红斑狼疮（systemic lupus erythematosus，SLE）、巨噬细胞活化综合征（macrophage activation syndrome，MAS）等。

SLE 患者血液中存在大量自身抗体、免疫复合物及补体沉积，血浆置换可以清除致病性自身抗体、免疫复合物、炎症因子，但需联合免疫抑制剂如环孢素或环磷酰胺。一项前瞻性试验中，使用环孢素和血浆置换控制 SLE，可以使症状消退更快且细胞毒性药物用量减少。血浆置换在 SLE 相关的血栓性血小板减少性紫癜（thrombotic thrombocytopenic purpura，TTP）、MG、黏滞度过高及冷凝集蛋白血症中效果佳，提示血浆置换对难治性或重症患者具有潜在益处。但对于狼疮肾炎，血浆置换加泼尼松和环磷酰胺治疗相对于泼尼松和环磷酰胺未显示有更好的益处。

MAS 患者触发 T 细胞和巨噬细胞过度活化和增殖，产生大量炎症细胞因子而致病，可能是原发性或继发性，由病毒（EB 病毒、巨细胞病毒、细小病毒 B19、流感病毒等）、细菌（结核分枝杆菌、立克次体、葡萄球菌、大肠埃希菌等），或真菌和寄生虫等感染后诱发。整体表现为细胞因子水平极度升高，触发连锁炎症反应，出现脓毒血症表现。血浆置换应用于 MAS 目前无定论，仅有少量文献报道提示血浆置换用于危重病例时可降低病死率。主要用于患者出现肝衰竭时，或是清除过多的炎症因子，改善凝血状态等。血浆置换和甲泼尼龙或丙种球蛋白联合治疗，可改善患者预后。

（四）血浆置换在血液系统疾病中的应用

血浆置换在血液系统疾病中主要用于 TTP、自身免疫性溶血性贫血、冷球蛋白血症等。

TTP 是一种以血小板减少症、微血管病性溶血性贫血、精神状态变化、肾衰竭和发热，病情进展迅速，不及时治疗可能危及生命。通常临床在考虑为 TTP 后的 4~8h 即开始治疗。血浆置换作为一线治疗方案，可以清除 ADAMTS13 抑制剂和血管性血友病因子（von Willebrand factor，vWF）多聚体，同时补充 ADAMTS13。血浆置换可以将 TTP 死亡率降低至 <10%，因此，一旦确定为 TTP，则应马上开始血浆置换。联合使用 50% 白蛋白和 50% 血浆，与全血浆的效果类似，同时可以降低过敏反应和低钙反应发生率。置换频率可以每天进行，直至血小板计数高于 $150×10^9$/L，后期则可以间断进行血浆置换。

自身免疫性溶血性贫血（autoimmune hemolytic anemia，AIHA）是一组以溶血、直接抗球蛋白试验阳性为表现的疾病，分为温抗体型和冷抗体型，通过巨噬细胞吞噬系统在脾脏内破坏。血浆置换可以去除致病的免疫复合物、活化的补体及自身抗体，可以延缓疾病进展，直至免疫抑制剂起效。因患者红细胞表面吸附了大量自身抗体或补体，仅置换血浆不能缓解溶血反应，有报道使用全血置换治疗重症的 AIHA，取得了很好的疗效。但血浆置换对该病的改善是暂时的，需与免疫抑制剂联合使用。治疗频率可以每天进行，直至溶血减少或免疫抑制剂发挥作用。

（五）血浆置换在泌尿系统疾病中的应用

血浆置换在泌尿系统疾病主要用于抗中性粒细胞胞质抗体（antineutrophil cytoplasmic antibody，ANCA）相关快速进行性肾小球肾炎、骨髓瘤管型肾病。

ANCA 相关快速进行性肾小球肾炎是急进性肾小球肾炎的主要原因，有时伴有弥漫性肺泡出血，与抗肾小球基底膜病相似。血浆置换可以去除血液中的 ANCA 自身抗体及免疫复合物，对于疾病发生时依赖透析的患者使用血浆置换治疗，优于免疫抑制剂。在标准应用免疫抑制剂时同时应用血浆置换与低水平的终末期肾病发生率或死亡率有关。治疗频率可以每天，病情缓解后可以隔日或每 2~3d 1 次。

50% 多发性骨髓瘤患者易并发肾病，又称管型肾病，是肾脏远端肾小管被轻链、白蛋白、其他成分组成的管型阻塞，引起肾衰竭，生存期缩短。常规治疗方法是静脉注射生理盐水和碳酸氢钠联合或不联合利尿剂溶解轻链，烷化剂联合激素可减少 M 蛋白的生成。而血浆置换可快速清除轻链，减少肾小球负担，以保护肾功能，提高总生存率。对于透析依赖的患者，43% 的血浆置换患者肾功能恢复且活检提示肾小球无纤维化。对于非少尿的患者应着重液体输入、尿液碱化等，如果后期血清肌酐持续升高不降低，则开始实施血浆置换，血浆置换和血液透析可同时或一前一后相继进行。治疗频率以每日或隔日进行。

（六）血浆置换术在中毒性疾病中的应用

中毒性疾病主要见于药物过量、蜇入毒液、食用或吸入毒物等，如对乙酰氨基酚、蛇毒、毒蜘蛛、毒蘑菇、有机磷、杀虫剂等。

多数中毒事件发生于意外，除局部表现外可能伴随快速或延迟的全身反应。治疗时如有毒素特异性抗体，则立即应用，除此外，可实施催吐、洗胃、口服活性炭措施以降低毒性物质在胃肠道的吸收。

血浆置换可用于清除低容积分布（＜0.2L/kg）和（或）血浆蛋白结合率高（＞80%）的药物或毒素。临床上毒蘑菇中毒最常见，血浆置换效果佳，明显降低死亡率，一旦怀疑，应 24～48h 开始行血浆置换。对于中蛇毒患者，使用抗毒血清后，也可联合实施血浆置换，提高患者生存率。首选白蛋白作为置换液，提高毒物清除效率，对于奎尼丁、普萘洛尔药物过量或合并 ADAMTS13 水平降低时，则选择血浆作为置换液。置换频率为每日 1 次，直至临床症状缓解。

二维码　案例 14-4-1 问题导航的知识聚焦

案例 14-4-1 分析

1. 患者有前驱感染史，病情进展迅速，以对称性弛缓性肢体瘫痪为主，脑脊液生化检测提示蛋白-细胞分离，肌电图提示周围神经脱髓鞘改变，符合吉兰-巴雷综合征诊断，因此首选血浆置换作为一线治疗方法。

2. 患者四肢肌力为 0 级，血浆置换期间容易出现低钙反应，应注意钙剂补充；因呼吸障碍，容易引起酸碱平衡紊乱，低钙血症时引起血钾降低，及时复查血气，调整电解质水平；如使用血浆作为置换液，应注意变态反应的发生，及时应用抗组胺药阻断变态反应。

3. 吉兰-巴雷综合征患者血液中含大量炎症因子或致病抗体，如抗神经节苷脂抗体 GM1、GQ1b 等，血浆置换可快速清除这些抗体及炎症因子，从而快速缓解病情。

知识拓展

1. 治疗性血浆置换与血液透析的区别是什么？
2. 治疗性血浆置换的置换液有哪些？优缺点各是什么？

（夏　荣　朱鑫方）

第五节　富血小板血浆技术

富血小板血浆（platelet rich plasma，PRP），是指全血经离心后分离出来的富含高浓度血小板的成分血，含有大量的生长因子和蛋白质。PRP 治疗是一项新型的输血治疗技术，目前在包括创面修复、整形美容、脱发治疗、运动损伤的修复等领域具有重要作用。本节介绍了自体富血小板血浆疗法的基本原理，富血小板血浆及其主要衍生品的制备技术，并对其临床应用及注意事项进行了相关介绍。

一、自体富血小板血浆疗法的基本原理

（一）自体 PRP 疗法的基本原理

PRP 治疗的基本原理：在患者损伤部位注射或涂敷浓缩血小板，血小板释放出许多生物活性因子（如生长因子、细胞因子、溶酶体）和黏附蛋白等以启动组织修复、生成新的结缔组织和重建血运。血小板是最早在组织损伤部位发现的细胞成分之一，通过暴露于凝血酶和组织胶原蛋白等物质而被激活。一旦被激活，血小板就会释放细胞内胞质颗粒。在组织修复过程的各个阶段，多种生长因子、细胞因子等通过内分泌、旁分泌、自分泌等机制促进细胞的基本功能。活化的血小板可释放多种活性物质，如生长因子和抗菌肽等，其中，生长因子与组织修复的关系最为密切，其生物活性较为明确，且可检测其浓度；抗菌肽是血小板衍生的抗菌蛋白，具有特定的抗菌作用。血浆成分是最为复杂的，包括水、血浆蛋白、无机盐、凝血因子、激素、维生素、酶、趋化因子、黏附因子、ADP 等，凝血因子中的纤维蛋白原对创伤后组织修复有重要用途。这些活性分子构成了 PRP 治疗的重要基础。PRP 的安全性及其巧妙的制备技术，可用于制备能被大众广泛应用的生物制品。最重要的是，与常用的皮质类固醇相比，PRP 是一种无不良反应的自体产品。

（二）自体 PRP 的治疗作用

1. 血小板的作用 血小板是巨核细胞的无核细胞质片段，可沿髓样细胞谱系分化，通过暴露于凝血酶和组织胶原蛋白（肌腱中的主要蛋白质）等物质而被激活。一旦被激活，血小板就会释放细胞内细胞质颗粒，包括 α 颗粒。血小板分泌的信号分子能影响局部炎症反应、干细胞的募集和增殖、细胞黏附和血管生成。这些分子包括血小板衍生生长因子（platelet-derived growth factor，PDGF）、血管内皮细胞生长因子（vascular endothelial growth factor，VEGF）、碱性成纤维细胞生长因子（basic fibroblast growth factor，bFGF）、类胰岛素生长因子（insulin-like growth factor，IGF）、转化生长因子 β（transforming growth factor-β，TGF-β）、白介素-8（interleukin-8，IL-8）和基质金属蛋白酶-2/9（matrix metalloproteinase-2/9，MMP-2/9）等。这些分子构成了 PRP 治疗的物质基础，将它们输送到受伤的组织可以促进伤口愈合。

2. 常见生长因子的作用 血小板 α 颗粒中所含的生长因子对 PRP 的疗效至关重要，包括 PDGF、VEGF、TGF-β、bFGF 和 IGF 等。PDGF 能够通过成纤维细胞和软骨细胞的趋化性和有丝分裂以及间充质干细胞（mesenchymal stem cell，MSC）的趋化性来促进伤口愈合组织形成。PDGF 可促进内皮细胞增殖，因而在血管生成中也具有重要作用。VEGF 主要是调控血管内皮细胞的迁移、增殖和存活，促进新生血管生成和血运重建。TGF-β 主要是通过与相对应的靶细胞受体结合，经一系列的信号传导，激活细胞内信号通路，从而促进细胞增殖、分化和提高机体免疫功能等作用；bFGF 家族参与多种生物学过程，包括细胞增殖、生长和分化。IGF 是一类多功能细胞增殖调控因子，在细胞分化、增殖、个体生长发育中具有重要的促进作用。

3. 血浆蛋白的作用 PRP 的血浆部分含有大量的蛋白质、多肽、活性小分子和金属离子等，是人体天然的营养成分，对促进创伤愈合有重要作用。在创面愈合方面，目前研究较多的主要有 4 种，即纤维蛋白原、凝血酶原、纤维粘连蛋白和玻连蛋白。

4. 白细胞的作用 白细胞是一类有核、球形的血细胞，包括中性粒细胞、单核细胞、淋巴细胞。单核细胞和巨噬细胞在免疫调节过程和组织修复机制中发挥着关键作用。单核细胞的可塑性在组织修复中的作用很重要。中性粒细胞在 PRP 中的重要性尚不清楚。研究发现，中性粒细胞和活化血小板对组织修复的积极影响大于不利影响。

5. 其他成分的作用 PRP 中除了血小板、白细胞、血浆蛋白和生长因子，还有其他成分。例如，血小板中的致密颗粒所释放的生物活性分子：儿茶酚胺、组胺、血清素、ADP、ATP、钙离子和多巴胺等，它们能促使血管收缩，增加毛细血管通透性，吸引和激活巨噬细胞，参与组织再生和塑形，在组织修复过程中发挥着重要的生物学作用。血小板还能释放抗菌肽，具有直接的抗菌特性，在凝血和止血等过程中具有重要作用。在急性组织损伤时，还能调控中性粒细胞，对损伤的血管发挥再生作用。血小板来源的外泌体能够调控多重信号分子，如活性蛋白、RNA、DNA 等，可以激活组织修复中的重要信号通路。

二、自体富血小板血浆的制备

自体 PRP 中血小板数量高于其外周血中的血小板计数。它是通过采集自体全血离心制备的，将密度较大的红细胞与血浆分离。血浆成分分为血沉（白色）棕黄层和相邻血浆层。血沉棕黄层含有白细胞和大部分血小板。相邻的血浆层中血小板较少，白细胞很少。

目前自体 PRP 的分离制备方法主要有 4 种：手工试管法、血小板成分单采、PRP 套装制备和细胞分离胶制备。了解手工试管法的基本原理对于制备 PRP 至关重要。进行重复方法学试验、严格保持无菌状态和定期检查血小板数量，是 PRP 制备技术人员必备的技能。因此，无菌操作的要求限制了 PRP 的手工试管法的推广和应用。

（一）PRP 的制备

目前，关于 PRP 的配方和组成没有明确的规定，并且目前在各种制备 PRP 方法中，PRP 的成分如血小板、白细胞、红细胞和血小板衍生生长因子的浓度差异很大。埃伦费斯特（Ehrenfest）等提出了一个分类，由细胞含量和纤维蛋白结构来区分 4 个主要的类型。

1. 纯富血小板血浆（pure platelet rich plasma，P-PRP） 不含白细胞且在活化后具有低度聚合的纤维蛋白网络。

2. 富白细胞血小板血浆（leucocyte-and platelet rich plasma，L-PRP） 含有白细胞，活化后具有低度聚合的纤维蛋白网络，是目前商业或实验中使用最多的类型。

3. 纯富血小板纤维蛋白（pure platelet rich fibrin，P-PRF） 不含白细胞，但具有高度聚合的纤维蛋白网络。这些产品仅以强活化凝胶形式存在，不能像传统纤维蛋白胶那样注射或使用。

4. 富白细胞血小板纤维蛋白（leucocyte-and platelet rich fibrin，L-PRF） 含有白细胞和高度聚合的纤维蛋白网络的制剂。

该分类系统在 2012 年发表的多学科共识会议上，被大量引用、倡导和验证。

（二）PRP 制备的原则

PRP 是通过差速离心的过程制备的。通过差速离心可以根据不同的比重调整加速度以沉淀某些细胞成分。有很多方法可以制备 PRP，可以通过 PRP 法或血沉棕黄层法制备。

在 PRP 方法中，首先离心分离红细胞，然后进行第 2 次离心以浓缩血小板，血小板悬浮在最终血浆中。在图 14-5-1 中，流程图描述了 PRP 的双离心过程。全血最初收集在含有抗凝剂的试管中。第 1 次离心以恒定的加速度进行，以分离红细胞与剩余的全血。第 1 次离心后，全血分为 3 层：上层主要包含血小板和白细胞，中间的薄层，称为血沉棕黄层，富含白细胞，底层主要由 RBC 组成。若制备 P-PRP，将上层和血沉棕黄层转移到空的无菌管中。若制备 L-PRP，则转移整个血沉棕黄层和极少数 RBC。然后进行第 2 次离心。第 2 次离心应调整重力加速度 "g" 以刚好可以在管底部形成软颗粒（红细胞-血小板）。去除主要由 PPP（贫血小板血浆）组成的上部。由下 1/3 部分的颗粒（5ml 血浆）产生 PRP（富血小板血浆）。

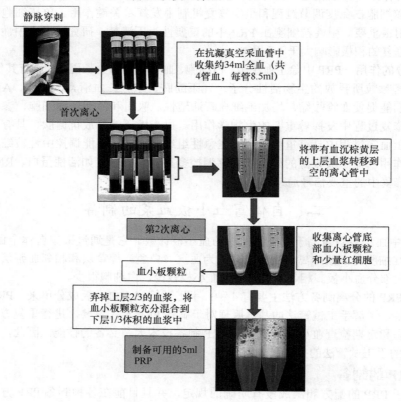

图 14-5-1 制备 PRP 流程图

在血沉棕黄层方法中，全血以"高速"离心，随后收集血沉棕黄层。血沉棕黄层含有高浓度的白细胞。从少量（10ml）全血中，可以产生一层非常薄的血沉棕黄层。其关键在于将血沉棕黄层与下面的 RBC 层分离。

三、富血小板血浆的临床应用

（一）在整形美容中的临床应用

PRP 含有趋化因子、细胞因子、血浆蛋白和生长因子，有助于加速愈合、促进组织生长和透明质酸的生成。研究表明，PRP 中存在 800 多种不同类型的蛋白质。这些蛋白质和生长因子可以刺激干细胞并改善细胞增殖、分化和再生。PRP 因其能够激活成纤维细胞、合成胶原蛋白和细胞外基质的其他元素而成为皮肤年轻化和瘢痕淡化的一种选择，深受广大爱美人士的青睐。

1. PRP 在美容医学和皮肤年轻化中的作用一直是医学美容界的热点。PRP 改善皮肤弹性和外观涉及多种机制，包括皮肤成纤维细胞增殖；基质金属蛋白酶（如 MMP-1 和 MMP-3）的表达增加，降解和去除光损伤的细胞外基质；增加 Ⅰ 型胶原蛋白的表达，改变细胞周期调节剂。有研报道称，每月注射 PRP 可显著改善光线性弹性纤维瘤患者下眼睑区域皮肤的紧致度和弹性，并且几乎无副作用。

2. PRP 在软组织填充和瘢痕处理方面具有良好的应用前景，尤其是对于皮肤科门诊常见的痤疮后瘢痕。PRP 的生长因子与微针技术诱导的生长因子和胶原蛋白具有协同作用。最近有研究提出，对于伤口皮肤，自体 PRP 对胶原蛋白和弹性纤维具有良好的调节作用，能促进皮肤再生和伤口修复。

3. 随着皮肤老化，皮肤会失去一些修复自身损伤的能力。由于 PRP 含有愈合所必需的生长因子，因此已研究将其用于皮肤再生。在一项研究中，12 名女性在前额、鱼尾纹、脸颊和鼻唇沟等部位皮内注射了 PRP。研究人员对疗效进行了评估和分析。患者的皮肤质地、皮肤弹性、屏障功能和光滑度得到了改善，且未观察到严重不良事件。1 个月后，患者皮肤纹理和细纹也有所改善。

（二）在脱发治疗中的临床应用

脱发主要分为非瘢痕性脱发和瘢痕性脱发。目前，PRP 正被用作某些非瘢痕性脱发的新疗法，如雄激素性脱发（androgenetic alopecia，AGA）和斑秃（alopecia areata，AA）。也有研究提到了其治疗瘢痕性脱发的可能性，如扁平苔藓（lichen planus pemphigoides，LPP）和额叶纤维化性脱发（frontal fibrosing alopecia，FFA）。

于贝尔（Uebel）等对接受毛发移植手术的患者进行了研究。在移植前将毛囊浸入 PRP 中。作者发现患者头发的生长得到了改善，毛囊密度也增加了。这说明生长因子可以促进新生血管形成，使新毛发进入生长期。阿尔维斯（Alves）和格里马尔特（Grimalt）进行了一项随机对照双盲临床试验，以了解 PRP 的疗效。结果显示，PRP 治疗后，平均总毛发密度和生长期毛发数量显著增加。利（Li）等研究发现，PRP 治疗后，毛发的生长期/休止期比率（%）增加，加速了休止期到生长期的转变。

PRP 联合脱发治疗可能有助于获得更好的疗效，尤其是在病情稳定或改善缓慢的患者中。一项临床试验旨在评估 PRP 联合 5% 米诺地尔局部治疗和 1mg 非那雄胺口服治疗 AGA 的疗效。结果发现，与单独用药相比，PRP 联合药物治疗（局部给药米诺地尔或口服非那雄胺）显著增加了毛发数量（尤其是生长期毛发数量）和毛发密度。此外，接受米诺地尔和 PRP 局部治疗的患者改善效果更显著。另一项评估 PRP 与局部给药米诺地尔的随机对照试验结果表明，PRP 可有效治疗女性 AGA，促进头发再生，且 PRP 治疗的患者生活质量比米诺地尔治疗的患者更好。需要更多的研究来了解其具体机制，但联合使用米诺地尔和 PRP 能更好地改善毛发再生。

（三）在运动损伤中的临床应用

PRP 最初应用于血液学领域，现已扩展到骨科、皮肤科、口腔颌面外科、整形外科、心脏外科、眼科、泌尿科和妇科等多个临床治疗领域。

PRP 在骨科领域应用是其主要用途之一，主要用于治疗急性和慢性肌肉骨骼疾病。越来越多的证据表明富血小板血浆可改善膝关节骨关节炎（osteoarthritis，OA）症状。与关节内注射安慰剂或透明质酸相比，关节内注射 PRP 后 12 个月，膝关节疼痛和功能显著改善。

但关于 PRP 对肌腱损伤的疗效，不同试验得出了不一致的结果，一项随机试验对 60 例症状持续至少 3 个月的慢性外侧肘肌腱病（lateral elbow tendinopathy，LET）患者的研究显示，与糖皮质激素或生理盐水相比，PRP 未能在 3 个月时显著改善疼痛或失能。此外，PRP 注射没有对受累肌腱的超声表现产生显著影响。由于各组均有大量患者失访，无法按计划实施 1 年随访。一项纳入 230 例慢性 LET 患者的随机试验显示，与未使用 PRP 相比，PRP 注射未在 12 周时改善疼痛评分，但在 24 周时显著改善疼痛评分和肘关节压痛。一项纳入 100 例慢性 LET 患者的随机试验显示，与糖皮质激素注射相比，PRP 注射实现了更显著且持久的功能改善。两组均接受了包含离心力量训练的理疗，并采用经过验证的评估工具测定功能。然而，这些研究未设置安慰剂组，且由一家 PRP 离心机制造商提供部分资助。

目前已发现 PRP 中有几种刺激组织修复的生长因子可在体外增强肌肉再生，但体内研究有限，而且缺乏高质量的随机试验来评估这种疗效。虽然一些分析报告了 PRP 注射对肌腱病的益处，但内收肌损伤的证据仍仅限于观察性研究。因此，PRP 在肌腱损伤治疗效果中需要进行更多高质量的随机对照试验来探讨。

（四）在抗感染中的临床应用

PRP 活化后会释放多种抗菌肽与细胞膜相互作用并增加膜通透性，从而阻碍细胞内蛋白质合成。除了细胞膜外，这些分子还可能靶向细胞内蛋白质以影响 DNA 合成或抑制酶活性。在体外，尤其是在酸性微环境中，与真菌相比，这些分子对细菌具有优先的抗菌活性。并且对广泛的革兰氏阳性菌和革兰氏阴性菌均有效。

PRP 对于难治性伤口有独特的优势，PRP 促进溃疡愈合的能力已在多项临床研究中得到验证。在一项前瞻性随机对照临床研究中，将 PRP 凝胶与生理盐水凝胶治疗难治性糖尿病足溃疡的疗效进行了比较。PRP 凝胶组有 81.3% 的伤口得到改善，而生理盐水凝胶组只有 42.1% 的伤口得到改善。同时，PRP 凝胶组没有表现出任何副作用。在另一项研究中，PRP 凝胶疗效优于防腐软膏。临床试验也证明了 PRP 对感染伤口愈合的积极作用，甚至在严重动脉疾病患者中也显示出疗效。此外，多项临床研究表明 PRP 还对压疮、骨髓炎、慢性鼻窦炎、胸骨感染患者有很好的疗效。

PRP 的局限性之一是抗菌力短效，弱于抗生素；然而，PRP 显示出与抗生素的协同作用，说明它们可以共同用于治疗细菌感染。

综上所述，PRP 具有明确的抗菌特性，这得到了多项体内外研究的支持。总的来说，迄今为止 PRP 的抗菌特性是针对常见病原体的。由于确切的作用机制尚不清楚，因此还需进一步研究 PRP 的杀菌特性。

（五）PRP 在其他领域中的临床应用

除了上述领域，PRP 还可以应用在卵巢功能不全、镇痛等其他领域。

富血小板血浆（PRP）在再生医学中的成功应用使研究人员开始研究其在治疗卵巢储备功能下降、卵巢功能早衰等病症中的作用。自体 PRP 疗法是一种突破性的方法，对于卵巢功能不全患者有很大的希望。然而，目前该领域的研究探讨较少。

一项系统研究评价了卵巢内输注 PRP 干预 663 名低生育力妇女的疗效。研究表明，卵巢内自体 PRP 输注会改善卵巢储备功能，从而增加成熟卵母细胞的产量、受精率以及优质胚胎的形成。恰克尔奥卢（Cakiroglu）等的一项研究发现 PRP 有助于激活现有的窦前或早期窦卵泡。未来需要进行更多高质量的研究来确定可以从 PRP 输注中获得最大益处的亚群。但有研究报道，一名患有卵巢功能早衰的不育女性在自体 PRP 卵巢内输注后出现了流产。巴卡卡克（Bakacak）等研究发现 PRP 对预防大鼠双侧附件扭转和手术扭转后的缺血和再灌注损伤具有显著作用。他们认为这种作用主要是通过增加 VEGF 来实现的。

此外，PRP 在镇痛领域中也有应用。活化的血小板会释放许多促炎和抗炎介质，这些介质既能引起疼痛，也能减轻炎症和疼痛。PRP 通过合成代谢和分解代谢过程、细胞增殖、分化和干细胞调节相关的多种复杂途径促进组织修复，改变再生之前的微环境。尽管 PRP 的确切机制尚不完全清楚，但 PRP 能应用在与慢性疼痛相关的各种临床病理状况（如运动损伤、骨科病变、脊柱疾病和复杂的慢性伤口）中。目前，已有多项临床研究探讨了 PRP 的镇痛作用。几项研究表明，对于肌腱病变或肩袖撕裂治疗的患者，PRP 几乎没有缓解疼痛。而另几项研究表明，PRP 减轻甚至消除了肌腱病变、OA、足底筋膜炎和其他足踝疾病患者的疼痛。血小板浓度和细胞组成是影响 PRP 镇痛效果的关键因素。其他因素包括 PRP 给药方法、应用技术、血小板活化方案、释放的血小板衍生生长因子和细胞因子的生物活性水平、应用 PRP 的组织类型及损伤类型。

四、影响 PRP 产量的因素

有许多因素会影响 PRP 的产量，如抽血；离心速度、制备时间和温度及抗凝剂的使用。

（一）抽血

凝血过程受抽血时间的影响。为了避免意外激活血小板，临床上应使用大口径针头来抽血。在沃特斯和罗伯茨的一项研究中，对 260 例患者进行治疗，他们发现血小板计数随着抽取时间的延长而呈下降趋势。

（二）离心

随着时间的推移，放置在工作台上的一管抗凝全血最终会分离成血浆、红细胞和白细胞部分。在长期储存期间，生物成分可能会降解，这说明需要更快的分离技术。血液中细胞成分的分离可以通过差速离心实现。在差速离心中，调整加速度以沉淀某些细胞成分而使其他成分处于悬浮状态。在离心中，RCF 是分离两相所需的力，这种力也称为相对离心场。它表示为地球引力场 g 的倍数。通过加速度 g，可以实现快速沉降。"g" 是施加在旋转转子内容物上的实际力，它在离心机中分离水溶液。每分钟转数（r/min）使用以下公式计算：

$$g=(1.118 \times 10^{-5})R \cdot S^2$$

式中，g 是 RCF，R 是转子的半径（从转子中心到样品），以厘米（cm）为单位，S 是离心机的转速，以每分钟转数为单位。RCF 取决于所用离心机转子的半径。同一台离心机使用不同的转子会产生不同的加速度。

（三）温度

温度对于防止血小板活化至关重要。AABB 技术手册推荐在 21～24℃下离心以获得 PRP。冷却可能会延迟血小板活化。许多研究者在离心过程中保持 12～16℃的温度以获得最佳的血小板回收率。

（四）抗凝剂

抗凝剂最重要的优势是能够保持血小板的最佳功能、完整性和形态。关于使用的抗凝剂类型，大多数学者不同意使用 EDTA，因为它会损坏血小板膜。因此，推荐使用枸橼酸盐和枸橼酸钠葡萄糖抗凝剂。

（五）PRP 的激活

PRP 可被凝血酶、氯化钙或机械创伤外源性激活。胶原蛋白是 PRP 的天然激活剂，因此当 PRP 用于软组织时，不需要外源性激活。一旦 PRP 被激活，（纤维蛋白原-纤维蛋白）就会开始形成纤维蛋白网络，凝固血浆并形成纤维蛋白凝块或膜。

（六）PRP 中血小板浓度的控制

马克思（Marx）最早以最小血小板计数为 $1 \times 10^6/\mu l$ 证明了 PRP 能促进骨和软组织愈合，这些结果在经椎间孔腰椎融合研究中得到证实，当血小板计数＞$1.3 \times 10^6/\mu l$ 时，融合明显增多。此外，朱斯蒂（Giusti）等研究表明，组织修复机制需要 $1.5 \times 10^9/ml$ 的血小板浓度，以通过内皮细胞诱导血管生成。为了显著诱导血管生成并刺激细胞增殖和细胞迁移，5ml 的 PRP 治疗瓶中应至少含有 7.5×10^9 血小板。

（七）PRP 中红细胞数量的控制

红细胞在体内的生命周期约为 120d，它们最终被巨噬细胞从循环中清除。在某些条件下（如静脉切开手术、氧化应激），PRP 中的红细胞可能会受到损伤。因此，红细胞膜会分解并释放血浆游离血红蛋白（plasma free hemoglobin，PFH）。PFH 及其降解产物（血红素和铁）均对组织有害并产生细胞毒性作用，导致氧化应激、一氧化氮丢失、炎症通路激活和免疫抑制。这些影响最终导致微循环功能障碍、局部血管收缩和血管损伤，以及严重的组织损伤。

最重要的是，PRP 中的红细胞输送到组织时，会引起红细胞衰亡，导致巨噬细胞迁移抑制因子的释放。这种细胞因子抑制单核细胞和巨噬细胞的迁移。它向周围组织产生强烈的促炎信号，抑制干细胞迁移和成纤维细胞增殖，引起明显的局部细胞功能障碍。因此，限制 PRP 制剂中红细胞的数量很重要。此外，红细胞在组织再生中的作用尚未确定。充分的离心和制备过程通常会减少甚至去除红细胞的存在，从而避免溶血和其他不良反应。

五、PRP 的适应证与禁忌证

（一）适应证

PRP 安全、相对便宜且易于管理。因此，被广泛用于标准和保守治疗无效的骨关节炎和肌腱病、肩袖撕裂、韧带损伤和肌肉撕裂，还应用于急慢性创面修复、皮肤美容领域、脱发等方面。

（二）禁忌证

不建议对任何制造成分（如二甲基亚砜）过敏、有严重并发疾病（如急性感染引起发热）或注射部位附近有局部感染的患者使用。PRP 禁用于任何恶性肿瘤或近期恶性肿瘤缓解的患者，但

> 二维码　案例 14-5-1 问题导航的
> 知识聚焦

非转移性皮肤肿瘤如鳞状细胞癌或基底细胞癌除外。因为注射恶性细胞或生长因子，理论上可能会加速恶性肿瘤发展。局部麻醉剂可能会对血小板功能产生不利影响，不应与 PRP 注射到同一位置。由于对血小板数量和功能的影响，不建议血小板减少症患者或在放血前 2 周内使用非甾体抗炎药的患者使用 PRP 治疗。

案例 14-5-1 分析

1. 在损伤部位注射浓缩血小板，血小板会释放出许多生物生长因子，如血小板衍生生长因子（PDGF）、血管内皮细胞生长因子（VEGF）、碱性成纤维细胞生长因子（bFGF）、类胰岛素生长因子（IGF）、转化生长因子 β（TGF-β）和细胞因子、溶酶体和黏附蛋白，来启动组织修复、生成新的结缔组织和重建血运。

2. 应注意抽血的时间不宜太长；选择合适的离心速度、温度；使用枸橼酸盐或枸橼酸钠葡萄糖抗凝剂，保证一定数量的血小板，尽可能减少红细胞数量的存在。

3. 目前 PRP 在临床多领域具有重要作用，包括创面修复、整形美容、脱发治疗、运动损伤的修复等领域。

知识拓展

1. 为什么富血小板血浆治疗禁用于恶性肿瘤患者？
2. 制备富血小板血浆时为什么要尽量减少红细胞的数量？

（桂　嵘　刘乐平）

第六节　其他临床输血治疗技术

细胞生物学和基因工程技术等生命科学相关技术的快速发展，极大地促进了临床治疗技术的进步。尽管这些技术在输血学科的应用与其他临床学科相比有些滞后，但这些技术为输血医学学科的进一步发展展现了广阔的前景。

案例 14-6-1

患者，女，28 岁。2011 年 1 月因"牙龈出血"就诊，既往患过敏性紫癜，血常规示白细胞（WBC）3.2×10^9/L，血红蛋白（Hb）99g/L，血小板（PLT）9×10^9/L，多部位骨髓检查均显

示骨髓有核细胞增生极度减低,其中无核细胞占比为:有核细胞为 1000:7,粒系占 46%,红系占 2%,粒系增生活跃,红系增生极度减低,淋巴细胞比值增高(占 49%),3 张视片未见到巨核细胞,血小板罕见,各系细胞形态未见异常,易见非造血细胞团。骨髓活检结果同骨髓涂片。在排除其他疾病后诊断为非重型再生障碍性贫血。患者先后应用糖皮质激素、环孢素、司坦唑醇等药物治疗。2014 年 6 月患者出现头晕、乏力加重。血常规:WBC $1.46×10^9$/L,中性粒细胞(ANC)$0.56×10^9$/L,Hb 32g/L,网织红细胞 $5.1×10^9$/L,PLT $1×10^9$/L,开始依赖血制品输注,血小板每周输注 1 次,滤白红细胞悬液每月输注 2～3 次。2014 年 8 月 22 日住院治疗,诊断为重型再生障碍性贫血Ⅱ型。由于患者存在双胞胎妹妹,考虑给予无预处理的同基因造血干细胞移植。经过血型、HLA 配型、微卫星多态检查后认定其妹妹符合同基因供者标准。患者接受供者 $CD34^+$ 细胞 $9.7×10^6$/kg 静脉输注,干细胞输注前、后均未给予免疫抑制剂治疗,干细胞输注后第 2 天患者无不良反应,血常规改善出院观察。输注后 16d 查外周血 WBC $2.4×10^9$/L,Hb 113g/L,PLT $129×10^9$/L,之后很快达到正常水平。

问题:

1. 为什么要进行造血干细胞移植?

2. 造血干细胞移植后为什么白细胞、血红蛋白和血小板很快恢复正常?

3. 为什么通过静脉输注就可完成造血干细胞移植?

案例 14-6-1 问题导航

1. 干细胞主要生物学特性有哪些?

2. 干细胞治疗技术临床应用现状是什么?

一、干细胞治疗技术

干细胞(stem cell)是一类具有自我更新(self-renewing)和分化潜能的细胞总称。

(一)干细胞主要特性

1. 干细胞主要生物学特性

(1)自我更新:干细胞通过不断分裂、增殖和自我调节,保持生物体内干细胞数量的相对稳定。因此,干细胞有时又被称为"种子细胞"或"永生细胞"。

(2)分化潜能:干细胞的"干"(stem),原意为植物的茎干,又可引申为起源、原始的意思,因此干细胞又称为起源细胞。干细胞在一定条件下,通过复杂的调节机制,可以增殖分化为各种器官、组织的功能细胞或成熟细胞,维持生物的生长、发育及生理或病理状态下功能细胞的数量和功能。正常的干细胞始终保持这种分化潜能。

(3)趋化性:细胞趋化性指细胞趋向某些化学物质(趋化因子)而定向运动的特性。多种细胞(巨噬细胞、中性粒细胞等)具有趋化性。干细胞也具有趋化性,通过趋化性游走到作用的部位,发挥替代修复和调节作用。干细胞的趋化性,对于其发挥生物学功能具有重要作用。

(4)归巢性:在介绍干细胞归巢性之前,首先应清楚干细胞巢的概念。干细胞巢(stem cell niche)是为干细胞提供养分,利于干细胞存活、增殖和分化的微环境,这一微环境被称为干细胞巢。干细胞巢由和干细胞相邻的各种细胞、细胞外基质(extracellular matrix,ECM)以及多种细胞因子等构成。干细胞归巢性是指内源或外源性干细胞在多种因素的作用下,能趋向性迁移,越过血管内皮细胞游走至干细胞巢,并定植存活的过程。归巢性是趋化性的一种特殊形式。

自我更新和分化潜能是干细胞区别于非干细胞最本质的生物学特性。与干细胞相对应的,由干细胞分化生成的各种功能细胞,不再具有自我更新能力,经过一定时间会老化死亡或凋亡,数量会不断减少,必须通过干细胞不断增殖分化来补充,以达到生理平衡。细胞分化是不可逆的生理过程，分化的功能细胞不能重新变成具有分化潜能的干细胞。

趋化性和归巢性虽不是干细胞专有特性，但在发挥干细胞生理功能和治疗作用中具有重要意义。

2. 干细胞分类

（1）按发育阶段分类：根据干细胞的发育阶段，可将其分为胚胎干细胞（embryonic stem cell，ESC）和成体干细胞（adult stem cells，ASC）。

胚胎干细胞是从早期胚胎内细胞团或原始性腺（生殖嵴）中分离出来的原始细胞，具有体外培养无限增殖、自我更新和分化成所有组织细胞的潜能。生殖嵴获得的细胞又称为胚胎生殖细胞，一般把胚胎生殖细胞也归为胚胎干细胞。

成体干细胞是指存在于成体组织中的干细胞，这些细胞能够自我更新并且能够定向或多向分化形成功能细胞。

（2）按干细胞的分化潜能分类：根据干细胞的分化潜能，将干细胞分为 3 类：全能干细胞、多能干细胞和单能干细胞。

全能干细胞（totipotent stem cell，TSC）是指能够分化、发育成为各种组织器官的干细胞；多能干细胞（pluripotent stem cell，PSC）是一类具有分化成多种细胞潜能的干细胞；单能干细胞（unipotent stem cell，USC）是一类只能向一种类型功能细胞分化的干细胞。

3. 干细胞的主要功能　胚胎干细胞的主要功能是发育成生物体。成体干细胞的主要功能是通过增殖再生，修复和替代由于各种生理性或病理性原因导致的衰亡或凋亡细胞，形成新的功能细胞，从而控制和维持生物体的器官、组织、细胞生长和衰亡的动态平衡。

干细胞除了上述功能外，还通过细胞间的直接作用或间接作用（主要是通过外泌体释放细胞因子实现）发挥免疫调节作用和生长、发育的调节作用。

（二）干细胞技术的应用

20 世纪末以来，干细胞研究和应用一直是生命科学的研究热点，2010～2019 年 10 年间 PubMed 收录发表的干细胞研究相关论文总共多达 22 万余篇。干细胞研究之所以被如此重视，主要是因为干细胞在生命科学研究、新药试验和疾病治疗这三大领域中具有巨大的研究和应用价值，特别是在疾病治疗的应用中是医学领域的一次革命，具有广阔的应用前景。

1. 干细胞技术目前还处于临床研究阶段　最早应用于临床的干细胞技术是造血干细胞移植（骨髓移植）技术。自 20 世纪 60 年代异基因骨髓移植取得成功以来，造血干细胞移植技术不断发展，目前已经成为一项非常成熟的临床技术并应用于白血病等很多种疾病的治疗。以下所述的干细胞技术是指造血干细胞移植之外的干细胞技术。

欧美国家的干细胞临床应用是将干细胞作为药品开展临床应用。干细胞通过临床试验后，经药监部门批准，以药物制剂方式进入临床应用。迄今，全球至少有 16 款干细胞药品已经被批准上市，进入临床应用。

我国干细胞的临床应用采取了与欧美国家不同的政策，采用两种方式进入临床。一种是以治疗用生物制品方式进入临床，即通过"干细胞新药申报"方式进入临床。我国目前尚无已上市的干细胞药物制剂，但自 2018 年 6 月以来国家药品监督管理局重启干细胞疗法的临床注册申请，目前已有 11 款干细胞新药注册申报获得受理，至少 2 款干细胞新药获临床试验默示许可。另一种是以临床技术方式进入临床。目前，干细胞技术还不是成熟的临床技术，而是处于临床研究阶段的新技术。开展干细胞临床研究是有"门槛"的，只有通过"双备案"，才允许开展干细胞临床研究。所谓"双备案"一是指开展干细胞临床研究的机构要备案，二是将要开展的干细胞临床研究项目也要备案。备案机构和备案项目都要满足相关文件规定的基本条件，并按规定流程通过审核后完成备案。

2. 干细胞技术的安全性　迄今为止，无论是动物实验，还是临床研究都表明，成体干细胞临床应用未见严重不良反应，未发现与成体干细胞应用相关的肿瘤形成，也未发生与成体干细胞应用有关的死亡。因为研究表明胚胎干细胞存在致瘤性风险，所以临床应用应慎重，但胚胎干细胞来源的其他干细胞或分化细胞可以被用于细胞治疗。

3. 干细胞临床研究的有效性及问题　如前所述，目前干细胞临床研究采用备案制，干细胞临床研究机构和干细胞临床研究项目均需要备案。迄今，国家批准干细胞临床研究备案机构共 111 家，军队系统的备案医院共 22 家，一共 133 家机构，上述机构已经开展的备案项目有 100 余个。这些干细胞临床研究项目治疗的疾病主要是目前用现有治疗方法和技术没有疗效或疗效差的疾病，如银屑病、卵巢功能早衰合并不孕症、黄斑变性、小儿脑瘫、帕金森病、膝关节骨关节炎、重度溃疡性结肠炎、失代偿期肝硬化等。根据已经发表的文献，干细胞对于这些疾病的治疗都有一定疗效。目前临床研究需要解决的问题是干细胞治疗的适应证、疗效的个体差异显著、细胞应用数量、细胞应用途径和细胞应用间隔及相关标准等。相信随着研究的深入，相关问题一定会得到解决，干细胞治疗技术一定会成为国家批准的临床技术，也将成为很多难治性疾病的首选治疗方法。

（三）干细胞技术展望

如前所述，干细胞在生命科学研究、转基因动物和克隆动物研究、药物筛选、细胞治疗等方面具有广阔的应用前景，但最令人期待的是培育人体需要的组织和器官。

目前培育器官主要有以下技术路线：一是在体外培养设备中直接培育器官，2014 年，*Nature* 上发表了一项研究成果，科学家用人类多能干细胞在实验室培育成微缩版功能性人类三维胃组织（也称类胃器官）。利用患者 iPS 细胞体外培育器官，还可避免移植排斥反应。但是由于实体器官不同细胞来自三个胚层，因此体外培育器官还有很多难题尚未解决。二是利用生物支架培育器官，如利用生物支架培育出人耳。三是利用转基因动物培育器官。动物器官用于人类器官移植最大的障碍是种属间抗原差异引起的排斥反应，转基因动物就是为了解决这一难题。通过敲除胚胎干细胞相关基因，使转基因动物器官不表达引起排斥反应的相关抗原，可以有效降低排斥反应。四是培育含有人类细胞的动物。日本科学家计划将人 iPS 细胞植入动物胚胎，目标是在动物身上培育出能用于移植的人体器官。虽然利用干细胞技术培育器官还有很长的路要走，但前景可期。

二、肿瘤免疫细胞治疗

肿瘤免疫细胞治疗是继手术、化疗、放疗之后第四种肿瘤治疗方法，随着各种生物技术的发展，肿瘤免疫细胞治疗技术不断完善，疗效也越来越好。肿瘤免疫细胞治疗分为肿瘤主动免疫细胞治疗和肿瘤被动免疫细胞治疗。肿瘤主动免疫细胞治疗是激发和增强肿瘤患者抗肿瘤免疫应答的治疗，包括治疗性肿瘤疫苗、PD-1/PD-L1 及 CTLA-4 等免疫检查点抑制剂及各种细胞因子等；肿瘤被动免疫细胞治疗是指给肿瘤患者输注外源的免疫效应物质以达到消除肿瘤的治疗，包括抗肿瘤抗体治疗和免疫细胞治疗。肿瘤免疫细胞治疗因其疗效显著、副作用小，被认为是最具前景的肿瘤治疗技术，而且未来可以作为临床输血的新的治疗技术。

（一）肿瘤免疫细胞治疗的免疫效应细胞

肿瘤免疫细胞治疗主要是通过免疫效应细胞消除肿瘤。这些效应细胞主要包括以下几种。

1. 淋巴因子激活的杀伤细胞（LAK 细胞）　是外周血淋巴细胞在体外经过 IL-2 培养后诱导产生的一类杀伤细胞，具有广谱抗肿瘤作用，其杀伤肿瘤细胞不需抗原致敏且无 MHC 限制性。经 IL-2 激活的 LAK 细胞在输入人体后仍需 IL-2 才能维持其杀伤活性，因此 LAK 细胞与 IL-2 合用比单用 LAK 细胞效果好。

2. 肿瘤浸润性淋巴细胞（TIL 细胞）　从肿瘤部位分离出的淋巴细胞，在体外经 IL-2 等细胞因子扩增后产生，其表型以 CD4$^+$ T 细胞和 CD8$^+$ T 细胞为主，具有一定的肿瘤特异性和 MHC 限制性。尽管 TIL 治疗黑色素瘤表现出了强大的细胞增殖能力和杀伤作用，但在其他肿瘤中并未出现类似疗效。

3. 自然杀伤细胞（NK 细胞）　人体重要的免疫细胞，占总淋巴细胞循环数的 5%～15%，为固有免疫的核心细胞，是人体防御体系的第一道屏障，有较好的抗肿瘤作用。NK 细胞可以来源于外周血单个核细胞、骨髓、脐带血等，肿瘤治疗 NK 细胞一般取自患者自体外周血。肿瘤治疗 NK 细胞需要达到一定数量，一般为每千克体重需 $1\times10^6\sim8\times10^7$ 个 NK 细胞。NK 细胞在外周血中所占比例很低（5%～15%），因此治疗前，必须对其进行体外培养扩增。

4. 细胞因子诱导的杀伤细胞（CIK 细胞） 外周血单个核细胞经抗 CD3 单克隆抗体，以及 IL-2、IFN-γ 和 IL-1α 等细胞因子体外诱导分化获得的具有非 MHC 限制性特点，而且又有 T 细胞抗肿瘤活性的 NK 样 T 细胞。CIK 细胞治疗肿瘤，一般与树突状细胞（dendritic cell，DC）联合应用。

5. T 细胞受体基因工程改造 T 细胞（TCR-T 细胞） 通过基因工程技术，利用病毒或非病毒载体将特异性识别肿瘤抗原 TCR 基因转导至 T 细胞中，使 T 细胞表达能与肿瘤抗原特异性结合的 TCR，这种 T 细胞称为 TCR-T 细胞。目前 TCR-T 细胞治疗肿瘤仍处于临床研究和临床试验阶段，研究和试验表明 TCR-T 细胞在治疗难治复发性黑色素瘤、滑膜肉瘤和肺癌等实体肿瘤中，已经展示了良好的安全性和有效性，是目前有可能在实体瘤取得突破的 T 细胞免疫疗法。

6. 嵌合抗原受体 T 细胞（CAR-T 细胞） 可以通过识别特定肿瘤细胞表面特异性抗原杀灭肿瘤，没有 MHC 限制性，因此 CAR-T 细胞治疗技术是一种新型具有精准靶向效果的肿瘤免疫细胞治疗技术。因其非常好的疗效，也被认为是较有前景的肿瘤免疫细胞治疗技术之一。

（1）CAR-T 细胞的概念：是通过基因工程技术使 T 细胞表面表达能够识别特异性肿瘤抗原的特殊受体，即嵌合抗原受体（chimeric antigen receptor，CAR），表达嵌合抗原受体的 T 细胞称为 CAR-T 细胞。

（2）CAR 的结构：主要由胞外区、跨膜区和胞内信号域三部分组成。胞外区为肿瘤相关抗原的抗体单链可变区域（scFv），负责识别并结合靶抗原；跨膜区是铰链或间隔区，可将 scFv 锚定于细胞膜上；胞内信号域由共刺激因子和 CD3 信号域组成。当抗原被识别和结合后，产生刺激信号传至胞内信号域，T 细胞被激活并发挥效应功能。

（3）CAR-T 细胞技术的临床应用：我国前期 CAR-T 临床研究治疗的疾病主要为难治性或复发性急性 B 细胞白血病、两种或两种以上方法治疗失败的大 B 细胞非霍奇金淋巴瘤、难治性复发的多发性骨髓瘤等。在 CAR-T 细胞治疗过程中，会出现副作用，临床上常见的是细胞因子风暴和神经毒性。

7. 嵌合抗原受体自然杀伤细胞（CAR-NK 细胞） CAR-NK 细胞就是利用基因工程给 NK 细胞加入一个能识别肿瘤细胞抗原的嵌合抗原受体。CAR-NK 细胞技术的原理与 CAR-T 细胞一样，其目的就是增加 NK 细胞杀灭肿瘤细胞的靶向性和精准性，同时增加抗肿瘤活性和细胞增殖能力。在肿瘤治疗上，CAR-NK 细胞较 CAR-T 细胞具有更多的优点。虽然目前 CAR-NK 细胞还处于临床试验和临床研究阶段，但是 CAR-NK 细胞技术已经成为最受期待的肿瘤治疗技术。

（二）肿瘤免疫细胞治疗技术展望

肿瘤免疫细胞治疗的理想状态是治疗肿瘤疗效好，毒副作用小。为了达到这个目标，必须从以下方向改进技术。

1. 提高效应细胞的数量和质量 效应细胞越多，质量越好，免疫细胞治疗肿瘤疗效越好。因此，研发出免疫效应细胞，如 T 细胞、NK 细胞、DC 细胞及经过基因修饰的 TCR-T 细胞、CAR-T 细胞和 CAR-NK 细胞等免疫细胞体外扩增的方法和试剂非常重要。未来技术将会简便、高效获得免疫效应细胞，特别是基因修饰的免疫细胞，最终实现产品产业化。

2. 共刺激分子调节 根据 T 细胞激活双信号学说，T 细胞激活除了 MHC-抗原-TCR、MHC 限制性等特异性信号外，还需要共刺激分子调节信号。共刺激分子通过调节信号影响 T 细胞活化、增殖、存活及细胞因子分泌，发挥有效激发、适度效应和适时终止等作用。共刺激分子分为增强性共刺激分子和抑制性共刺激分子，分别增强和抑制免疫应答。二代和三代 CAR 都是通过引入增强性共刺激因子 CD28、4-1BB、OX40 等来增加 T 细胞抗肿瘤效应。免疫检查点抑制剂其实就是抑制性共刺激分子 CTLA-4、PD-1 及 PD-L1 的抗体。通过应用免疫检查点抑制剂，解除免疫应答的抑制，增强 T 细胞的功能。今后会有更多的技术通过利用共刺激分子来调节免疫细胞抗肿瘤效应，提高疗效，降低毒副作用。

3. 肿瘤抗原的选择 目前已经发现了 100 多个肿瘤抗原，但大多数抗原在正常组织细胞也有表达，因此治疗时免疫细胞对正常组织细胞也有攻击，产生脱靶效应。为 TCR 和 CAR 选择特异性高的肿瘤抗原，可以增加疗效，降低脱靶效应等毒副作用。随着生物信息学和基因工程技术的发展，特异性高的肿瘤人工合成抗原将会极大地提高肿瘤免疫细胞治疗的疗效，降低毒副作用。

三、细胞治疗与输血医学

与输血医学密切相关的干细胞技术是干细胞体外定向诱导分化为血液细胞技术。目前已经有文献报告，利用胚胎干细胞可以体外生成红细胞；利用脂肪间充质干细胞或 iPS 细胞可以生产出血小板。干细胞体外生成血液细胞技术对输血学科具有划时代的意义，如果这一技术得以实现，不但可以解决血液短缺问题，还可以从根本上消除经血传播疾病的发生和免疫性输血反应等输血风险。干细胞体外生成血液细胞技术将成为输血医学颠覆性技术创新，彻底改变输血学科工作模式和格局。

此外，细胞治疗等技术手段将来必然会成为临床医学通用技术，但是输血医学在细胞治疗技术上具有学科优势。一是因为输血是最早的细胞治疗，输血医学是最早研究细胞治疗的学科；二是因为血液是免疫细胞和干细胞的方便来源。随着输血医学成为临床医学二级学科以及干细胞治疗技术和肿瘤免疫细胞治疗技术不断成熟，这些技术一定会成为新的临床输血治疗技术而被广泛应用。

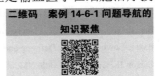

二维码　案例 14-6-1 问题导航的知识聚焦

案例 14-6-1 分析

1. 再生障碍性贫血简称再障，以骨髓造血细胞增生减低和外周血全血细胞减少为特征，临床以贫血、出血和感染为主要表现，是一组由多种病因所致的骨髓造血干细胞功能障碍综合征。再生障碍性贫血一般首选激素、免疫抑制剂治疗，当免疫抑制剂治疗无效时，则需要采用造血干细胞移植治疗。患者经激素和免疫抑制剂治疗后，病情没有缓解，并逐渐加重，而选择造血干细胞移植治疗。造血干细胞是血液系统的成体干细胞，具有干细胞共有的自我更新和分化潜能的特性。除了发生病变，造血干细胞的自我更新能力会保持终身。当各种原因引起造血干细胞自我更新能力减弱或消失时，会导致骨髓造血细胞增生减低和外周血全血细胞减少。因此，通过造血干细胞移植将正常造血干细胞替代异常造血干细胞是再障非常有效的治疗方法。

2. 造血干细胞移植后造血干细胞恢复正常，形成新的造血功能。造血干细胞是多能干细胞，具有多向分化潜能，可以分化生成所有血细胞，所以造血干细胞移植后，白细胞、血红蛋白和血小板于 1～3 个月内可以恢复正常。

3. 骨髓是干细胞巢，又称干细胞生态位，是为干细胞提供养分，利于其存活、增殖和分化的微环境。造血干细胞具有归巢性，通过静脉输注就可以游走到骨髓，并在骨髓内存活、增殖和分化。

知识拓展

1. 干细胞的应用领域有哪些？
2. 为什么说干细胞的临床应用改变了疾病治疗模式？
3. 肿瘤免疫细胞治疗与化疗和放疗相比具有哪些优势？

（李剑平）

参 考 文 献

程涛, 李扬秋, 高瀛岱, 2019. 基础血液学. 北京: 科学出版社.

龚道元, 孙晓春, 曾涛, 2020. 临床输血检验技术. 北京: 人民卫生出版社.

郝一文, 程大也, 2017. 临床输血管理指导手册. 沈阳: 辽宁科学技术出版社.

贺志安, 张晨光, 卢金海, 2018. 输血医学概论. 北京: 科学出版社.

胡丽华, 2019. 临床输血学检验. 第 4 版. 北京: 中国医药科技出版社.

刘忠, 2019. 全血和成分血使用标准释义. 北京: 人民卫生出版社.

欧洲输血委员会, 2018. 成分血的制备使用和质量保证指南. 第 19 版. 胡伟译. 北京: 人民卫生出版社.

魏晴, 郑山根, 2019. 现代临床输血指南. 武汉: 华中科技大学出版社.

杨成民, 刘进, 赵桐茂, 2022. 中华输血学. 第 2 版. 北京: 人民卫生出版社.

杨伟毅, 潘建科, 曹学伟, 等, 2017. 地中海贫血患者膝关节置换术围手术期的血液管理. 现代医院, 17(182): 1812-1815.

于洋, 汪德清, 2021. 输血相容性检测实验室管理. 北京: 化学工业出版社.

赵树铭, 李忠俊, 夏荣, 2022. 实用临床输血学. 第 2 版. 北京: 人民卫生出版社.

Badami KG, Chai K, 2022. Placebo and nocebo effects in transfusion medicine. Transfusion Medicine, 32: 115-119.

Baxter-Lowe LA, 2021. Defining and characterizing HLA diversity. Human Immunology, 82: 455-456.

Carson JL, Guyatt G, Heddle NM, et al., 2016. Clinical practice guidelines from the AABB: red blood cell transfusion thresholds and storage. JAMA, 316(19): 2025-2035.

Dalmau J, Graus F, 2018. Antibody-mediated encephalitis. N Engl J Med, 378(9): 840-851.

Daniels G, 2013. Human Blood Groups. 3rd ed. Oxford: Wiley-Blackwell.

Estcourt LJ, Birchall J, Allard S, et al., 2017. Guidelines for the use of platelet transfusions. Br J Haematol, 176(3): 365-394.

Everts P, Onishi K, Jayaram P, et al., 2020. Platelet-rich plasma: new performance understandings and therapeutic considerations in 2020. Int J Mol Sci, 21(20): 7794.

Guinn NR, Fuller M, Murray S, et al., 2022. Treatment through a preoperative anemia clinic is associated with a reduction in perioperative red blood cell transfusion in patients undergoing orthopedic and gynecologic surgery. Transfusion, 62(4): 809-816.

Han ZZ, Wang M, Yu SH, 2021. Effects of stored autotransfusion on electrolytes and postoperative complications in patients undergoing elective orthopedic surgery. Am J Transl Res, 13(6): 7200-7206.

Henning PR, Grear BJ, 2018. Platelet-rich plasma in the foot and ankle. Curr Rev Musculoskelet Med, 11(4): 616-623.

Kanate AS, Majhail NS, Savani BN, et al., 2020. Indications for hematopoietic cell transplantation and immune effector cell therapy: guidelines from the American society for transplantation and cellular therapy. Biol Blood Marrow Transplant, 26(7): 1247-1256.

Lin MY, Lin CS, Hu S, Chung WH, 2020. Progress in the use of platelet-rich plasma in aesthetic and medical dermatology. J Clin Aesthet Dermatol, 13(8): 28-35.

Mark K Fung, 2020. 美国血库协会技术手册. 第 19 版. 桂嵘译. 北京: 人民卫生出版社.

Mueller MM, Van Remoortel H, Meybohm P, et al., 2019. Patient blood management: recommendations from the 2018 Frankfurt consensus conference. JAMA, 321(10): 983-997.

Munoz M, Stensballe J, Ducloy-Bouthors AS, et al., 2019. Patient blood management in obstetrics: prevention and treat-ment of postpartum Haemorrhage. A NATA consensus statement. Blood Transfus, 17(2): 112-136.

Nierhaus, A, Berlot G, Kindgen-Milles D, et al., 2020. Best-practice IgM- and IgA-enriched immunoglobulin use in patients with sepsis. Ann Intensive Care, 10(1): 132.

Padmanabhan A, Connelly-Smith L, Aqui N, et al., 2019. Guidelines on the use of therapeutic apheresis in clinical practice-evidence-based approach from the writing committee of the American Society for Apheresis: the eighth special issue. Journal of Clinical Apheresis, 34(3): 171-354.

Parr DG, Lara B, 2017. Clinical utility of alpha-1 proteinase inhibitor in the management of adult patients with severe alpha-1 antitrypsin deficiency: a review of the current literature. Drug Des Devel Ther, 11: 2149-2162.

Pascoli MD, Fasolato S, Piano S, et al., 2019. Long-term administration of human albumin improves survival in patients with cirrhosis and refractory ascites. Liver Int, 39(1): 98-105.

Spahn DR, Bouillon B, Cerny V, et al., 2019. The European guideline on management of major bleeding and coagulopathy following trauma: fifth edition. Crit Care, 23(1): 98.

Spahn DR, Muñoz M, Klein AA, et al., 2020. Patient blood management: effectiveness and future potential. Anesthesiology, 133(1): 212-222.

Warner MA, Shore-Lesserson L, Shander A, et al., 2020. Perioperative anemia: prevention, diagnosis, and management throughout the spectrum of perioperative care. Anesth Analg, 130(5): 1364-1380.

World Health Organization, 2017. Guidelines on estimation of residual risk of HIV, HBV or HCV infections via cellular blood components and plasma. WHO Technical Report Series, 1004: 163-196.

WS/T 794—2022, 2022. 输血相容性检测标准.

附录　采供血及临床输血相关主要法规汇总

	法规名称	首发者	首发时间	现行版本号	现版发布时间
1	中华人民共和国献血法	第八届全国人民代表大会常务委员会	1997/12/29	第 1 版	1997/12/29
2	血液制品管理条例	国务院	1996/12/30	2016 年修订版	2016/2/6
3	血站管理办法	卫生部	2005/11/17	第 3 次修订	2017/12/26
4	医疗机构临床用血管理办法	卫生部	2012/6/7	第 1 次修订	2019/2/28
5	单采血浆站管理办法	卫生部	2008/1/4	修订版	2016/1/19
6	血站质量管理规范	卫生部	2006/4/25	第 1 次修订	2010/7/23
7	血站实验室质量管理规范	卫生部	2006/5/9	第 1 版	2006/5/9
8	血站技术操作规程	卫生部	2011/12/31	2019 版	2019/4/28
9	临床输血技术规范	卫生部	2000/6/1	第 1 版	2000/6/1
10	全血及成分血质量要求	卫生部	2001/10/22	GB18469-2012	2012/5/11
11	献血者健康检查要求	卫生部	2001/10/22	GB 18467-2011	2011/12/30
12	血液储存标准	国家卫生健康委员会	2023/9/5	WS/T 399-2023	2023/9/5
13	血液运输标准	卫生部	2012/12/3	WS/T 400-2023	2023/9/5
14	献血不良反应分类指南	国家卫生和计划生育委员会	2017/5/12	WS/T 551—2017	2017/5/12
15	全血及成分血质量监测指南	国家卫生和计划生育委员会	2017/5/12	WS/T 550—2017	2017/5/12
16	输血医学术语	卫生部	2001/7/20	WS/T 203—2020	2020/4/23
17	单采血浆站基本标准	卫生部	1994/8/22	第 2 次修订	2021/12/10
18	内科输血	国家卫生健康委员会	2018/9/26	WS/T 622—2018	2018/9/26
19	全血和成分血使用	国家卫生健康委员会	2018/9/26	WS/T 623—2018	2018/9/26
20	输血反应分类	国家卫生健康委员会	2018/9/26	WS/T 624—2018	2018/9/26
21	输血相容性检测标准	国家卫生健康委员会	2022/1/21	WS/T 794—2022	2022/1/21
22	儿科输血指南	国家卫生健康委员会	2022/1/21	WS/T 795—2022	2022/1/21
23	围手术期患者血液管理指南	国家卫生健康委员会	2022/1/21	WS/T 796—2022	2022/1/21

（截至 2023 年 12 月 15 日）

（张树超　刘志远）